U0200876

后浪出版公司

全科医生鉴别诊断

第2版

－精华版－

THE PATIENT HISTORY

An Evidence-based Approach to Differential Diagnosis

──── Second Edition ────

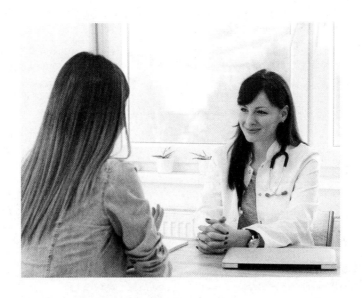

〔美〕马克·C. 亨德森（Mark C. Henderson）
〔美〕劳伦斯·M. 蒂尔尼（Lawrence M. Tierney） 编著
〔美〕杰德拉·W. 斯美塔那（Gerald W. Smetana）

徐自强　孙　沄　主译

科学技术文献出版社
SCIENTIFIC AND TECHNICAL DOCUMENTATION PRESS
·北 京·

图书在版编目（CIP）数据

全科医生鉴别诊断：第2版：精华版 / (美) 马克·C.亨德森 (Mark C. Henderson)，(美) 劳伦斯·M.蒂尔尼 (Lawrence M. Tierney)，(美) 杰拉德·W.斯美塔那 (Gerald W. Smetana) 编著；徐自强，孙沄主译.—北京：科学技术文献出版社，2020.2

书名原文：The Patient History: An Evidence-based Approach to Differential Diagnosis（second edition）

ISBN 978-7-5189-5057-7

Ⅰ.①全… Ⅱ.①马… ②劳… ③杰… ④徐… ⑤孙… Ⅲ.①临床医学—诊疗 Ⅳ.①R4

中国版本图书馆CIP数据核字(2018)第294568号

著作权合同登记号　图字：01-2018-8169

Mark C. Henderson, Lawrence M. Tierney, Gerald W. Smetana

The Patient History: An Evidence-based Approach to Differential Diagnosis（second edition）

ISBN 978-0-07-162494-7

Copyright © 2012 by McGraw-Hill Education.

All Rights reserved. No part of this publication may be reproduced or transmitted in any form or by any means, electronic or mechanical, including without limitation photocopying, recording, taping, or any database, information or retrieval system, without the prior written permission of the publisher.

This authorized Chinese adaptation is jointly published by McGraw-Hill Education and Scientific and Technical Docuomentation Press & Post Wave Publishing Consulting (Beijing) Ltd.Co.This edition is authorized for sale in the People's Republic of China only, excluding Hong Kong, Macao SAR and Taiwan.

Translation Copyright © 2020 by McGraw-Hill Education and Scientific and Technical Docuomentation Press & Post Wave Publishing Consulting (Beijing) Ltd.Co.

版权所有。未经出版人事先书面许可，对本出版物的任何部分不得以任何方式或途径复制传播，包括但不限于复印、录制、录音，或通过任何数据库、信息或可检索的系统。

本授权中文简体字改编版由麦格劳–希尔教育出版公司和科学技术文献出版社和后浪出版咨询（北京）有限公司合作出版。此版本经授权仅限在中华人民共和国境内（不包括香港特别行政区、澳门特别行政区和台湾地区）销售。

版权© 2020由麦格劳–希尔教育出版公司、科学技术文献出版社和后浪出版咨询（北京）有限公司所有。

本书封面贴有McGraw-Hill Education公司防伪标签，无标签者不得销售。

全科医生鉴别诊断（第2版）（精华版）

责任编辑：李　丹　王梦莹	责任出版：张志平	筹划出版：银杏树下
出版统筹：吴兴元	营销推广：ONEBOOK	装帧制造：墨白空间

出　版　者　科学技术文献出版社
地　　　址　北京市复兴路15号　邮编 100038
编　务　部　(010) 58882938，58882087（传真）
发　行　部　(010) 58882868，58882870（传真）
邮　购　部　(010) 58882873
销　售　部　(010) 64010019
官 方 网 址　www.stdp.com.cn
发　行　者　科学技术文献出版社发行　全国各地新华书店经销
印　刷　者　捷鹰印刷（天津）有限公司
版　　　次　2020 年 2 月第 1 版　2020 年 2 月第 1 次印刷
开　　　本　787×1092　1/16
字　　　数　798千
印　　　张　38.5
书　　　号　ISBN 978-7-5189-5057-7
定　　　价　118.00元

版权所有　违法必究

购买本图书，凡字迹不清、缺页、倒页、脱页者，请联系销售部调换

译者名单

主　译　徐自强　孙　沄
副主译　卫晶仙　龚　辉　胡　军　王文法
译　者（以姓氏笔画排序）

卫晶仙　　运城市眼科医院

王文法　　楚雄彝族自治州人民医院

乐冬友　　郴州市第一人民医院

孙　沄　　深圳市南山区蛇口人民医院

李　霞　　山西省人民医院

吴纯刚　　常德市第一人民医院

何德剑　　郴州市第一人民医院

胡　军　　江苏省人民医院

徐自强　　郴州市第一人民医院

龚　辉　　复旦大学附属金山医院

蔡贵榕　　成都市金牛区妇幼保健院

廖玉峰　　郴州市第一人民医院

原著者名单

Naheed R. Abbasi, MD
Summit Medical Group
Berkeley Heights, New Jersey

Sandra G. Adams, MD, MS
Associate Professor of Medicine, Pulmonary/Critical Care Division, University of Texas Health Science Center at San Antonio;
Staff Physician, South Texas Veterans Health Care System
San Antonio, Texas

Miya E. Allen, MD
Fellow, Division of Endocrinology, Department of Internal Medicine, University of California, Davis
Sacramento, California

Antonio Anzueto, MD
Department of Pulmonary/Critical Care Medicine, University of Texas Health Science Center and the South Texas Veterans Health Care System
San Antonio, Texas

kenneth A. Arndt, MD
Co-director, SkinCare Physicians
Chestnut Hill, Massachusetts;
Adjunct Professor of Dermatology, Brown Medical School; Adjunct Professor of Medicine (Dermatology), Dartmouth Medical School
Hanover, New Hampshire;
Clinical Professor of Dermatology Emeritus, Harvard Medical School
Boston, Massachusetts

Paul B. Aronowitz, MD
Program Director, Internal Medicine Residency, California Pacific Medical Center
San Francisco, California

Matthew c. Baker, MD
Harvard Medical School, MS IV
Boston, Massachusetts

Jason J. S. Barton, MD, PHD, FRCPC
Professor and Canada Research Chair, Departments of Medicine (Neurology), Ophthalmology and Visual Sciences, and Psychology, University of British Columbia
Vancouver, British Columbia, Canada

Carol K. Bates, MD
Division of General Medicine and Primary Care, Beth Israel Deaconess Medical Center; Associate Professor of Medicine; Assistant Dean for Faculty Affairs, Harvard Medical School
Boston, Massachusetts

Thomas E. Baudendistel, MD
Program Director, Internal Medicine Residency, Kaiser Oakland
Oakland, California

John Wolfe Blotzer, MD
Clinical Associate Professor of Medicine, Department of Medicine, Pennsylvania State College of Medicine
Hershey, Pennsylvania;
Rheumatology, York Hospital York,
Pennsylvania

Alexander R. Carbo, MD
Assistant Professor of Medicine, Harvard Medical School;

Hospitalist, Division of General Medicine, Beth Israel Deaconess Medical Center
Boston, Massachusetts

Dayana Carcamo-Molina, MD
Resident Physician, Internal Medicine Department, Kaiser Permanente Medical Center
Oakland, California

Deborah Lynn Cardell, MD
Clinical Assistant Professor, Division of General Medicine, University of Texas Health Science Center at San Antonio
San Antonio, Texas

Gina R. Chacon, MD
Professor of Internal Medicine, Michigan State University
East Lansing, Michigan

Helen K. Chew, MD, FACP
Professor, Department of Internal Medicine, Division of Hematology and Oncology, University of California, Davis
Sacramento, California

Roger Chou, MD, FACP
Associate Professor, Department of Medicine and Department of Medical Informatics and Clinical Epidemiology, Oregon Health & Science University
Portland, Oregon

Virginia U. Collier, MD, MACP
Hugh R. Sharp, Jr. Chair of Medicine, Christina Care Health System
Newark, Delaware;
Professor of Medicine, Jefferson Medical College
Philadelphia, Pennsylvania

Michelle V. Conde, MD, FACP
Staff Physician, South Texas Veterans Health Care System, Audie L. Murphy Division;
Clinical Associate Professor, Division of General Medicine, University of Texas Health Science Center
San Antonio, Texas

Filippo Cremonini, MD, MSc, PhD
Assistant Professor of Medicine, Division of Gastroenterology, Beth Israel Deaconess Medical Center
Boston, Massachusetts

Richard A. Deyo, MD, MPH
Kaiser Permanente Professor of Evidence-Based Family Medicine, Department of Family Medicine and Department of Medicine, Oregon Health & Science University
Portland, Oregon

Francesca C. Dwamena, MD, MS
Professor of Medicine, Interim Chair, Department of Internal Medicine, Michigan State University
East Lansing, Michigan

Nephertiti Efeovbokhan, MD
Resident Physician, Department of Internal Medicine, Michigan State University
East Lansing, Michigan

Aaron E. Falk, MD
Chief Resident, Department of Internal Medicine, California Pacific Medical Center

San Francisco, California

Tonya L. Fancher, MD, MPH, FACP
Associate Professor and Associate Program Director, Department of Internal Medicine, University of California, Davis
Sacramento, California

Sara B. Fazio, MD, FACP
Associate Professor of Medicine, Harvard Medical School; Clerkship Director, Department of Internal Medicine, Beth Israel Deaconess Medical Center
Boston, Massachusetts

David S. Fefferman, MD
Clinical Instructor in Medicine, Harvard Medical School
Boston, Massachusetts;
Private Practice, Digestive Health Associates
Stoneham, Massachusetts

David Feinbloom, MD
Hospital Medicine Program, Beth Israel Deaconess Medical Center, Assistant Professor of Medicine, Harvard Medical School
Boston, Massachusetts

Robert D. Ficalora, MD
Senior Associate Program Director, Internal Medicine Residency Associate Professor of Medicine,
Mayo Clinic College of Medicine
Rochester, Minnesota

Faith T. Fitzgerald, MD
Professor of Medicine and Director of Humanities and Bioethics, University of California, Davis School of Medicine
Sacramento, California

Auguste H. Fortin Vi, MD, MPH
Associate Professor of Medicine, Department of Internal Medicine, Yale University School of Medicine
New Haven, Connecticut

Steven Gelber, MD, MPH
Physician, Kaiser Permanente
Santa Rosa, California

Mona A. Gohara, MD
Assistant Clinical Professor of Medicine, Department of Dermatology, Yale School of Medicine
New Haven, Connecticut

John D. Goodson, MD
Associate Professor of Medicine, Harvard Medical School;
Physician, Massachusetts General Hospital
Boston, Massachusetts

Laurie M. Gordon, MD
Instructor, Department of Neurology, Harvard Medical School, Beth Israel Deaconess Medical Center
Boston, Massachusetts

Emmy M. Graber, MD
Assistant Professor of Dermatology, Boston University School of Medicine and Boston Medical Center;
Director, Cosmetic and Laser Center, Boston University;
Associate Director, Resident Training Program, Boston University School of Medicine
Boston, Massachusetts

Michelle M. Guidry, MD
Assistant Professor, Tulane University Health Science Center
New Orleans, Louisiana

David R. Gutknecht, MD
Associate Program Director, Internal Medicine Residency, Geisinger Health System
Danville, Pennsylvania

Mary E. Harris, MD
Internal Medicine Residency Director, Geisinger Health System

Danville, Pennsylvania

Mark C. Henderson, MD, FACP
Professor of Clinical Medicine and Vice Chair, Department of Internal Medicine, Associate Dean for Admissions, University of California, Davis School of Medicine
Sacramento, California

Calvin H. Hirsch, MD, FACP
Professor of Clinical Internal Medicine (Geriatrics) and Public Health Sciences, Division of General Medicine, University of California, Davis Medical Center
Sacramento, California

Zachary B. Holt, MD
Associate Physician, Department of Internal Medicine, University of California, Davis
Sacramento, California

David F. Jacobson, MD, FACP
Associate Program Director, Department of Medicine, California Pacific Medical Center
San Francisco, California

Craig R. Keenan, MD
Associate Professor, Department of Medicine, University of California, Davis Medical Center
Sacramento, California

ciarán P. Kelly, MD
Professor of Medicine, Harvard Medical School, Gastroenterology Fellowship Program Director, Beth Israel Deaconess Medical Center
Boston, Massachusetts

Melanie M. Kingsley, MD
Assistant Professor, Director of Cosmetic Dermatology & Laser Surgery, Department of Dermatology, Indiana University School of Medicine
Indianapolis, Indiana

Veera Pavan Kotaru, MD, FACP
Assistant Professor of Medicine, Department of Medicine, Michigan State University
East Lansing, Michigan

Helaina Laks Kravitz, MD
Student Health and Counseling Services, University of California, Davis
Sacramento, California

Richard L. Kravitz, MD, MSPH, FACP
Division of General Medicine, University of California, Davis
Sacramento, California

Randall E. Lee, MD, FACP
Staff Gastroenterologist, Veterans Affairs Northern California Healthcare System, Associate Clinical Professor of Medicine, University of California, Davis School of Medicine
Sacramento, California

Anthony Lembo, MD
Associate Professor of Medicine, Harvard Medical School;
Director of Gastrointestinal Motility Center, Beth Israel Deaconess Medical Center
Boston, Massachusetts

Peter A. Lio, MD
Assistant Professor of Dermatology and Pediatrics, Department of Dermatology, Northwestern University, Feinberg School of Medicine
Chicago, Illinois

Timothy S. Loo, MD
Instructor, Harvard Medical School, Division of General Medicine and Primary Care, Beth Israel Deaconess Medical Center
Boston, Massachusetts

Catherine R. Lucey, MD, FACP
Vice Dean for Education, University of California, San Francisco
  School of Medicine
San Francisco, California

Iris MA, MD
Department of Internal Medicine, Stanford University Medical Center
Stanford, California

Diego Maselli, MD
Department of Pulmonary/Critical Care Medicine, University of
  Texas Health Science Center and the South Texas Veterans
  Health Care System
San Antonio, Texas

Kenneth R. McQuaid, MD
Chief of Gastroenterology, San Francisco Veterans Affairs Medical
  Center, Professor of Clinical Medicine, University of California
San Francisco, California

Felipe J. Molina, Md
Instructor, Harvard Medical School, Division of General Medicine
  and Primary Care, Beth Israel Deaconess Medical Center
Boston, Massachusetts

Jason A. Nieuwsma, Phd
Assistant Professor, Duke University Medical Center;
Associate Director, Veterans Affairs Mental Health and Chaplaincy
  Program
Durham, North Carolina

Thuan Ong, MD, MPH
Acting Instructor, Department of Medicine, Division of Gerontolo-
  gy and Geriatric Medicine, University of Washington
Seattle, Washington

Jane E. O'rorke, MD, FacP
Professor, Division of General Medicine, Department of Medicine,
  University of Texas Health Science Center
San Antonio, Texas

Jay i. Peters, MD
Professor of Medicine; Chief, Pulmonary and Critical Care Medi-
  cine, University of Texas Health Sciences Center at San Antonio
San Antonio, Texas

Sumanth D. Prabhu, MD
Mary Gertrude Waters Chair of Cardiovascular Medicine, Director,
  Division of Cardiovascular Disease;
Professor of Medicine, Physiology, and Biophysics, University of
  Alabama
Birmingham, Alabama

Daniel Press, MD
Staff Neurologist, Beth Israel Deaconess Medical Center;
Assistant Professor of Neurology, Harvard Medical School
Boston, Massachusetts

Erika E. Reid, MD
Dermatology Resident, University of Pennsylvania
Philadelphia, Pennsylvania

Michael Ronthal, MB, BCH, FRCP
Professor, Department of Neurology, Beth Israel Deaconess Medical
  Center, Harvard Medical School
Boston, Massachusetts

Stephany Sanchez, MD
Physician, Sacramento County Department of Health and Human
  Services and Department of Internal Medicine, University of
  California, Davis
Sacramento, California

Amarpreet S. Sandhu, do
Department of Internal Medicine, Kaiser Permanente
Oakland, California

Mysti D. W. Schott, MD, FACP

Associate Professor, Department of Medicine, Division of General
  Medicine, University of Texas Health Science Center
San Antonio, Texas

Jessica Sheehan, MD
Dermatologist and Mohs Surgeon, North Shore Center for Medical
  Aesthetics,
Lake Forest Northwestern Hospital
Chicago, Illinois

Amandeep Shergill, MD
Assistant Clinical Professor of Medicine, Division of Gastroenter-
  ology, Department of Medicine, San Francisco Veterans Affairs
  Medical Center and University of California
San Francisco, California

Amy N. Ship, MD
Assistant Professor of Medicine, Harvard Medical School, Division
  of General Medicine and Primary Care, Beth Israel Deaconess
  Medical Center
Boston, Massachusetts

Richard J. Simons, MD
Professor of Medicine, Vice Dean for Educational Affairs, Pennsyl-
  vania State College of Medicine
Hershey, Pennsylvania

Gerald W. Smetana, MD
Division of General Medicine and Primary Care, Beth Israel Dea-
  coness Medical Center;
Associate Professor of Medicine, Harvard Medical School
Boston, Massachusetts

M. E. Beth Smith, DO
Assistant Professor, Department of Medicine, Department of Medi-
  cal Informatics and Clinical Epidemiology, Oregon Health &
  Science University
Portland, Oregon

Robert C. Smith, MD, MS
Professor of Medicine, Division of General Internal Medicine, Col-
  lege of Human Medicine, Michigan State University
East Lansing, Michigan

Malathi Srinivasan, MD
Associate Professor, Department of Medicine, School of Medicine,
  University of California, Davis
Sacramento, California

Daniel J. Sullivan, MD, MPH
Division of General Medicine and Primary Care, Beth Israel Dea-
  coness Medical Center;
Assistant Professor of Medicine, Harvard Medical School
Boston, Massachusetts

Nicole A. Swallow, MD, FacP
Associate Director, Internal Medicine Residency Training Program;
Assistant Professor of Medicine, Pennsylvania State University,
  Hershey Medical Center
Hershey, Pennsylvania

Sara L. Swenson, MD
Associate Program Director, Department of Medicine, California
  Pacific Medical Center
San Francisco, California

Daniel Tarsy, MD
Professor, Department of Neurology, Harvard Medical School, Beth
  Israel Deaconess Medical Center
Boston, Massachusetts

Anjala Tess, MD
Assistant Professor, Harvard Medical School, Hospital Medicine,
  Beth Israel Deaconess Medical Center
Boston, Massachusetts

Lawrence M. Tierney, Jr., MD
Professor of Medicine, University of California, San Francisco;

Associate Chief of Medical Service, Veterans Affairs Medical Center
San Francisco, California

Emily S. Wang, MD
Staff Physician, South Texas Veterans Health Care System, Clinical Assistant Professor of Medicine, University of Texas Health Science Center at San Antonio
San Antonio, Texas

Jeff wiese, MD, FACP
Professor of Medicine, Associate Dean, Graduate Medical Education, Tulane University Health Sciences Center
New Orleans, Louisiana

John W. Williams, Jr., MD, MHSc
Professor of Medicine, Psychiatry, and Behavioral Science, Duke University Medical Center and Durham Veterans Affairs Center for Health Services Research in Primary Care
Durham, North Carolina

Mark C. Wilson, MD, MPH
Professor of Medicine, and Associate Dean for Graduate Medical Education, University of Iowa Carver College of Medicine
Iowa City, Iowa

Christopher M. Wittich, MD, PharmD
Assistant Professor, Department of Medicine, Division of General Internal Medicine, Mayo Clinic College of Medicine
Rochester, Minnesota

Michael H. Zaroukian, MD, PhD, FACP, FHIMSS
Professor of Medicine, Michigan State University;
Vice President & Chief Medical Information Officer Sparrow Health System
Lansing, Michigan

前　言

授人以鱼，不如授人以渔；授人以渔，不如授人以欲。

——中国谚语

本书旨在向专业医护人员介绍病史采集这个不会随时间褪色的技术，为患者疾病诊断提供基础。患者独特的病史是病史采集的核心，且没有固定的分类，但是，新学者开始进行病史采集时，应遵循基本原则。

在初级诊疗方面，本书与其他书籍的不同点在哪里呢？首先，本书采用了以患者为中心的方法，且根据症状而非疾病对本书进行了编排。毕竟患者是因为出现某些症状而去就诊。其次，本书将循证医学的原理应用于临床病史。我们从医学文献中找出询问病史的最佳方法，从而做出诊断。

尽管现代诊断和成像技术取得了巨大进步发展，但最近有证据表明，临床医生仍然可以仅根据病史对大多数患者作出诊断（Paley et al. Arch Intern Med. 2011;171:1394－1396）。本书介绍了如何根据病史资料确定或排除某个诊断。有些常见疾病其病史的某些方面尚未得到正式研究，但是流行病学、患病率和预后已经进行了确切的分析。将这些信息结合临床经验，有助于引导医生根据某个或某些症状得出最可能的诊断。

本书第一部分介绍了病史采集的一般原则和循证方法。第二至第十二部分根据临床症状进行编排，涉及59个常见的临床症状，编排内容包括案例介绍、背景、关键术语、鉴别诊断、问诊框架、预警症状、重点问诊、预后和注意事项。每章结尾处都有诊断流程图。第十三部分介绍了如何将采集到的病史信息告知给同事或上级医师。

每章都包括多个临床实践中可能会询问到的实际问题，这些问题包括从基本询问到经验丰富的医师可能会询问到的需要重点关注的问题。本书不包括体格检查或实验室检查，以免偏离本书的重点——病史采集。

采集病史需要与患者交流并观察患者。Faith Fitzgerald 和 Larry Tierney 两位大师在本书开头和结尾处，讲述了病史采集这门古老艺术中关键但易被忽略的内容。我们希望本书成为各位读者提高临床技能的工具。

致 谢

  我要感谢我的妻子 Helen 和我的父母 Starr 和 Donna Henderson，如果没有他们的耐心和爱，我将永远不会成为一名医生。感谢我的孩子们 Jessica、Paul 和 John，感谢他们给我带来源源不断的灵感。感谢我的同事 Jerry Smetana 医生，感谢他给予我源源不断的支持，以及感谢所有的作者所做出的详细实用的学术贡献。我感谢我的老师、同事和朋友——Larry Tierney 医生，数十年前给予我的教导，仔细问诊在临床中至关重要。最后，我向我的学生和实习生致敬，多年来我们教学相长。

Mark C. Henderson, MD

Sacramento, California

目　录

第五部分　呼吸系统

第六部分　心血管系统

第七部分　消化系统

第八部分　泌尿生殖系统

第九部分　女性健康

第十部分　肌肉骨骼系统

第十一部分　神经系统

第十二部分　精神疾病

第十三部分　案例交流

第一部分

总　论

第1章
病史与体格检查

Faith T. Fitzgerald, MD

　　病史与体格检查是相辅相成的。有经验的医生会根据患者的病史，有针对性地进行相应的体格检查，同时，医生会根据体格检查方面的发现，进一步询问病史。

　　有医生认为，临床病史是诊疗过程的核心，病史为85%的病例提供了直接的诊断依据。但是，由于当前患者所提供的病史和医生所采集病史均来自既往史、住院病史，例如：患者携既往的实验室检查结果就诊，医生或医学生会将主诉写为"发热，白细胞增多，超声心动图显示二尖瓣瓣膜赘生物"，而患者前来就诊首要关心的是高胆固醇。医生潜意识里认为实验室检查、影像学检查是客观的，更具有科学性，患者主诉更具有主观性。此外，技术诊断的进步似乎证明了这些检查结果是准确可靠的。

　　缺少详细病史，对患者的个人史、居住环境和人格特征没有深入的了解，临床实践就丧失了艺术性和科学性。对于前来就诊的患者，首先应由有经验的医生采集病史，只有有经验的医生才能从中提炼出有用信息，理解非语言信息，将病史和体格检查有机整合起来。例如，患者主诉焦虑，医生注意到其有突眼、甲状腺功能性震颤，会询问患者体重是否减轻，是否有甲状腺疾病家族史；在体格检查中注重以下体征，如脉速、甲状腺增大等。又如，主诉吞咽困难的患者，伴有行动缓慢、僵硬、说话语调单一、无力及面部表情减少等帕金森病常见症状，医生会询问帕金森病的其他危险因素，在体格检查中，注意以下体征，如静止性震颤、齿轮样强直及步态异常等。完整的体格检查并不是机械地进行，而是基于病史的采集。

　　单纯通过讲座、授课、标准化训练及视频教学，即便是这本教科书，也难以培养良好的病史采集能力，必须通过聆听每位患者的"故事"，观察相应的体征。对此，医学生和初级住院医生会感到困惑，病史采集过程中结构和内容区分不开，"只见树木，不见森林"的做法难以出色地完成一份病史的采集，只有聆听患者所吐露的详情，才能明确下一步的工作该如何进行。这与其他艺术和科学是一致的。临床医生只有通过刻苦实践，才能对患者的病情做出准确评估。在采集病史的过程中，明确重点，明确需要舍弃的内容，在交谈中发挥引导作用（细微而不唐突地影响谈话内容），要达到以上的要求，不能一蹴而就，需要长时间积累。唯一的途径就是在临床工作中多参与，向患者询问病史，即所谓"实践出真知"。

　　在21世纪，临床医生接受过良好的医学教育、拥有先进的诊疗手段，但为什么还会出现不被患者信任甚至被投诉的情况呢？可能是患者自身的恐惧、失望、疲劳和疼痛等强烈的情绪反应导致。各种实验室检查和影像学检查，难以对患者的症状做出解释；只有通过病史采集和体格检查才能了解患者的所需，提供针对性的建议或治疗。

在这个时代，患者最不满意的方面是，医生没有聆听他们的需求。随着电子病历的发展，这种情况愈加严重，医生专注于既往病史，却对患者本次就医的目的听而不闻。患者抱怨最多的是，医生的精力更多地用在使用公式化的语言将资料输入到计算机中，只留给患者一个背影或者敲击键盘的一幕。

病史采集及体格检查丰富了医生的职业生涯。几十年后，医生在回忆自己的职业生涯时，记住的不是各种化验单、MRI 检查结果，甚至是过去的重大医学发现（这些发现可能已经被修正），他们记住的、向医学生所讲述的是患者的"故事"，患者是谁，患者的行为举止，患者体征与病史之间的相互印证。如果记忆足够久远，留下的就是病史和体格检查，其中的"故事"会留在医生和患者的记忆中。

20 世纪诗人 T.S.Eliot 曾说过，"在知识中，我们丧失的智慧去哪儿了？在信息中，我们丧失的知识去哪儿了？"毫无疑问，实验室检查及影像学检查是必要的信息，但是只有将这些信息与病史和体格检查有机整合，才能得到知识。

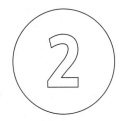
第2章
详细病史采集

Helaina Laks Kravitz, MD; Richard L. Kravitz, MD, MSPH

在诊室或病房内与患者第一次接触时，循序渐进地进行询问，将获得的信息进行分类，这些做起来颇有难度。本章主要介绍病史采集的技巧，有助于不同阶段的医学生跨过一些常见"门槛"，有效提高病史采集能力。

一、第一印象很重要

与患者的首次接触是建立良好医患关系的基础。更多关心患者的需求，为日后的治疗等做良好的铺垫。

二、充分利用有限时间与患者相处

在日常诊疗过程中，医生时间紧迫，如有多名患者需要查房、查阅化验单、大查房前需对查房内容进行再一次浏览等。在患者眼中，医生很匆忙，时间有限。在面对患者的时候，医生仍需要全身心投入。向患者问好，称呼其姓名，说话时坐下来而不是站在一边。尽可能保持眼神接触。在记录病情或输入电子病历（electronic medical record，EMR）时，多与患者进行眼神接触。这样，患者通常会感到自己的需求得到聆听，自己得到照料，不会要求更多的时间。

三、查房之前查阅病历（纸质或电子版）

病历中有丰富的信息，有效地利用病历是很有益的。较之向患者再次询问相关信息，颇为节省时间。查看病历后，仍需要对关键信息进行核对（例如，"我在您的以往住院病历中，看到您在1966年因为肾病住院，您能再描述一下吗？"）。另外，对于认知功能障碍或语言组织能力弱的患者，应充分利用病历，并与患者家属、朋友及其他曾经治疗过的医生进行核实确认。最后，需要警惕"口传查房本"（例如，患者上一次出院记录中仅写有"狼疮"，却没有相应的体征和实验室检查结果佐证）。要注意到这些问题，就需要对患者及病历进行仔细核查。

四、电子病历无法说明患者所有情况

现在EMR越来越普遍，许多医院都安装有计算机，EMR潜在的益处是很多的。但是，如果不能谨慎利用EMR，EMR的使用会扭曲医患关系。根据EMR评估患者的现病史时，要记住患者本人就在诊室里。有经验的医生会在间歇的空档（例如，接诊完一名患者，新患者进诊室之前）处理电子病历。按一定的角度摆放计算机显示屏，这样患者和医生都可以看到显示屏。一些医生则在敲击键盘的间歇与患者进行对话、保持眼神接触。

五、采集病史不必拘泥于顺序

口述病史和书写病史都需要按照标准的格式进行。顺序一般为：就诊的原因或主诉、现病史（the history of present illness，HPI）、既往史（包括饮食和药物过敏史）、家族史、个人史、社会史、系统回顾、体格检查、初步诊断和治疗计划。标准化的格式有助于整理问诊思路，减少遗漏，易于展示。但是，采集病史时不必拘泥于此。

严格按照模板进行问诊会遗漏部分信息，等待"正确"的时间来询问相关的病史，不仅显得教条化，而且会降低诊断的可靠性（医生可能忽略了某些问诊内容）。

六、有混淆的时候主动纠正

患者并不介意重复自己的情况，他们希望医生能了解自己的真实情况，所以不要担心说"对不起，刚才说的内容我不是很明白"。有时，不连贯的病史反映了患者的认知功能障碍；更为常见的是，"错放"的细节仅反映个体经历的复杂性。然而，必须明确关键细节以便采取有效的治疗措施：疼痛或呼吸困难是不是突然发生的？是急性（以小时计），亚急性（以日或周计），还是慢性（更长）？恶心、纳差继发于疼痛之后还是之前？主诉排尿增多的患者是排尿次数多，但每次尿量很少，还是真正的尿量增多（多尿症）？如果情况与实际不符，需要仔细将其弄清楚。

七、时序性是关键：与患者一起理清时间顺序

在病史中，时序性极为重要。理清时间顺序：症状开始的时间、疾病对患者的影响、已采取的治疗措施（有效或无效）。症状出现的时序性有助于建立诊断和决定对症处理的顺序。性质不变的长年头痛，严重器质性病变的可能性较小；而新发的中等程度的头痛可能是颅内压增高的表现。慢性稳定型心绞痛可以在门诊治疗；而次数增加、程度加重的胸痛可能需要紧急干预。

当患者的病史完全混乱时，向患者询问最后一次感觉自己完全健康的时间。然后询问患者第一次感觉到自己生病的时间，继之询问患者第二次的时间，如此问诊下去。可靠的时序性是诊断准确的基础。

八、对患者恐惧心理的应对

大部分医生意识到"癌症"这一诊断会令患者产生恐惧的心理，因此，需要做好应对患者情绪反应的准备。然而，有些看似琐碎的细节对于患者而言可能是难以承受的，

需要挖掘患者自身对于疾病的看法和情感。

九、信任并确认

对患者的答复不要照单全收。许多的回答需要进一步询问，特别是回答与其他的资料不相符时。例如：48岁女性患者，慢性咳嗽。对"您是否吸烟"的回答是"不"，她的意思可能是昨天刚戒烟，而吸烟史有30年，20支／天。有时需要对概念加以界定。嗜酒者可能回答每天饮酒1瓶或2瓶，但是细心的医生会继续询问，得知患者所谓的"酒"是指约240ml的烈酒（或约1000ml的啤酒）。

十、明确患者正在服用的药物

查看病历，要求患者提供处方药的详单是很重要的，但是详单并非与患者正在服用的药物完全一致。要求患者在下次就诊时携带所有正在服用的药物有助于解决这一问题。有时药物"疗效欠佳"可能是因为患者漏服（药物应日服3次或4次）。单纯地增加药物类型或增大剂量不能使药物起效，而细致地询问病史会"提高疗效"。

十一、跟着直觉

医患之间的对话归根结底是两个人的对话，当出现问题时，往往有因可循。注意患者的情绪反应是否符合当时的情景。例如：患者描述胸部疼痛时表现为极度担忧，还是随意，"事不关己"的样子；在回答某些问题时，患者是看向远方还是双手紧搓，患者有可能有所保留。对此不妄加指责，简单地加以观察或推测足矣："您看来似乎在担心什么。""谈论这个问题是不是让您感到不舒服？"你的直觉通常是正确的，并会因此获得重要的信息。

十二、审慎应用：沉默是金

因不想遗漏任何信息，大部分初学者往往谈论过多。甚至经验丰富的医生也会打断患者的描述（平均23s）。尽管明确要点非常重要，但是尽量不要打断患者。引用William Osler的一句话："聆听患者，患者在告诉你诊断是什么。"医生需要记住，让患者讲述自己的"故事"，才能将"故事"整合、重组，形成病史。

十三、其他

患者在每一次就诊过程中，平均有3个主要关心的方面。在问诊中询问患者"还有其他的问题吗？"（或其他问法），这会给予患者继续陈述的机会或向医生进行提问的机会。越早知道患者此次来的目的，越有机会解决患者的问题。

十四、优秀的病史采集能达到双重目的

在采集病史的过程中，将以上的框架进行具体化，不仅能获得患者正确的信息，而且能为有效治疗打下良好的基础。

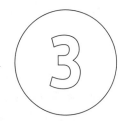

Chapter 3

第3章
以患者为中心的问诊

Francesca C. Dwamena, MD, MS, Auguste H. Fortin Ⅵ, MD, MPH, and Robert C. Smith, MD, MS

案例介绍

你是一名住院医生，正在对患者问诊。你看到该患者当日门诊病例，注意到："女，38岁，左侧颈部疼痛1周。"她是另外一名医生的患者，之前你从未见过。你有15min的问诊时间。

思考：

1.如何在1min内，获得患者此次就诊的目的？

2.如何就患者的颈部疼痛进行以患者为中心的问诊？

3.如何知道患者对于颈部疼痛的个人感受和情绪反应？

一、概述

高效的问诊技能需要系统化的学习和实践。传统的做法是训练医学生使用主要以医生为中心的问诊方法获取生物医学信息。医生询问特定的问题，通常是封闭式的，以获得初步的诊断。遗憾的是，这种方式通常会导致信息的不完整和（或）不准确，限制了医生与患者建立和谐医患关系的能力。以患者为中心的问诊方式关注患者的个人感受和情绪反应，鼓励患者自发地描述症状。医生通过关注患者的情感和需求，能够与患者有效建立和谐的医患关系。当以患者为中心的问诊方式与更为传统的以医生为中心的问诊方法相整合时，医生能够获取更加完整的生物–心理"故事"（表3–1）。

表3–1 问诊方式	
关键术语	**内容**
生物–心理–社会（biopsychosocial, BPS）医学模式	BPS模式会涵盖患者生物、心理、社会因素，不同于生物医学模式，后者仅从疾病（生理或精神）的视角看待患者
以患者为中心的问诊方式	医生鼓励患者说出自己认为最重要的事情，促进患者描述自己的"故事"
以医生为中心的问诊方式	医生询问特定的问题，获得特定的细节，作出诊断，录入数据库，而不是聆听患者的需求
以患者为中心与以医生为中心的问诊方法相结合	医生使用以患者为中心与以医生为中心的问诊方法相结合的方式来获得患者生理方面、个人感受（包括社会活动方面）和情绪反应等资料，综合这些资料形成生物–心理–社会"故事"

但是，许多医生仍使用单一的以医生为中心的问诊方法，这不利于患者表达自身问题。如果获取的信息侧重患者的生理症状，忽略患者心理、社会方面的情况，医生易得出错误结论。鼓励患者自由地表达自身关心问题的做法会得到更为有效的信息，并且会提高患者的满意度和依从性。这种做法还可以减少患者就诊次数和医疗纠纷。接受以患者为中心的问诊方式的患者，血压较为稳定，血糖水平控制更好，预后更佳，住院时间缩短，重症患者的病死率降低，癌症预后改善。

这里主要介绍以患者为中心的问诊方式，这种方式循序渐进，以患者行为作限定，随机对照试验证实有效。

二、问诊推进技巧

为了能够有效地进行以患者为中心的问诊，医生必须掌握问诊的核心框架，并建立良好的医患关系。

（一）开放式提问技巧

由患者描述症状和关心的问题，引出患者此次就诊的目的。开放式提问技巧鼓励患者充分地表达自己的想法（如问题、情感、恐惧），而不是根据医生的问题作出回答（表3-2）。这与封闭式提问不同，封闭式提问以医生特定的问题为主（例如，诊断是什么），主要用于以医生为中心的问诊过程中（见第4章）。

表3-2　开放式提问技巧

技巧	内容／定义
非重点问诊技巧	允许患者自由描述，对谈话内容不做限定
沉默	保持沉默，注意聆听。注意：沉默时间过长会使患者感到不自在
非语言性鼓励	通过手势、面部表情和（或）其他肢体语言鼓励患者继续说下去
中性的表达	简短、无评论色彩的语言，例如"哦""啊哈""是"或"嗯"来鼓励患者继续说下去
重点问诊技巧	就患者的谈话内容，向患者提出特定的话题，这对于保持问诊的效果和效率很重要
回应	重复字或词鼓励患者详细描述
开放式提问	可以直接让患者对某个问题进行详细讲述
总结或复述	简要复述患者所说的"故事"，进行确认或使患者再次回到问题上来

（二）建立良好医患关系的技巧

建立良好医患关系的技巧用于鼓励患者表达自己的情感，促进患者交流。一旦患者表现出或说出一种情感，医生应及时采用下列移情技巧来与患者产生共鸣：称呼其名（naming）、理解（understanding）、尊重（respecting）、支持（supporting）（记忆方法为"NURS"）（表 3-3）。

表 3-3　问诊技巧

技巧	内容 / 定义
询问情感的技巧	促进患者表达自己的情感
直接询问	直接询问患者的感受是什么
间接询问	当直接询问未能立即奏效的时候，接下来通常需要再次直接询问
·剖析自我	与患者分享相关的经历或感受，可能与患者产生共鸣
·疾病的影响	询问疾病对患者及其伴侣产生什么影响
·患者对疾病的解释	询问患者，让患者讲述自己认为是什么原因导致了该疾病
移情技巧	对患者表达的情感产生言语上的共鸣
复述	重复患者所表达的感受，表示已经听到了患者的话
理解	在得知更多关于这种感受的内容后，向患者表达自己已经理解
尊重	适当表扬患者或对患者的处境表示认同
支持	与患者提供合作或提供具体的解决办法

三、以患者为中心的问诊流程

第一步：问诊开始（30 ~ 60s）。

首先确认患者身份信息、向患者介绍自己，确定患者已经准备好，然后开始问诊。这一步灵活掌握，通常控制在 1min 以内（表 3-4）。

表 3-4　问诊第一步

第一步：问诊开始	具体步骤
1.向患者打招呼	进行恰当的问候或握手
2.称呼患者的姓名	使用患者偏好的名字称呼患者
3.自我介绍并明确角色	医学生应解释自己的医疗团队，坦言自己的特定角色（如实习医生）
4.确定患者准备好，注意私密性	必要时请第三方暂时离开和（或）关门或拉窗帘
5.消除沟通障碍	注意到可能阻碍有效沟通的生理、情感或周围环境等因素
6.确保患者舒适、放松	尽可能采用交谈轻松话题的方式（如谈论天气或医院食物），使患者放松

举例说明：早上好，Green女士。我是Smith医生，是您今天的接诊医生（与患者握手；放置好座椅以便与患者对视；关门以保证患者的隐私；与患者聊家常，使患者放松）。希望您今天到这来没有遇到什么难题。

第二步：了解患者此次就诊的目的，包括主诉（30～60s）。

向患者说明大概的时间和流程，医生简要地为患者此次就诊做一个安排。经过接触后，医生能够有效地在1min内得知患者本次就诊的目的（表3-5）。

表3-5　问诊第二步

第二步：获取主诉，制订就诊清单	具体步骤
7.表明需要的时间	这样使患者明确交谈时间，提高医生和患者的效率
8.表明医生所需物品及相关准备事项	医生做好相关准备工作，有效解决患者问题
9.列出患者需要的沟通事项	尽量避免出现重要的事情在最后的时间来谈，避免患者抱怨没有时间谈论重要的事情。患者提供需要沟通的事项的详单，询问"还有其他的事情吗？"直到完成这个详单。这一步中，医生需要知道患者不必提供过多的细节
10.总结并完成清单	如果不够明确，需要明确主诉，理清详单的先后顺序，并让患者决定此次就诊解决的问题中哪些可以顺延到下一次就诊

举例说明：我们共有15min的时间，我需要5min给您做检查，获取生命体征信息。在此之前，我需要了解您这次就诊想要表达的内容……还有其他问题吗？所以您这次就诊主要是想治疗头痛，开些药；还有其他的吗？

第三步：开始现病史的记录（30～60s）。

在第三步中，医生进行开放式提问，仔细倾听（采用开放式非重点问诊技巧），并注意患者的环境和非语言行为，从中得到线索（表3-6）。

表3-6　问诊第三步

第三步：开始现病史的记录	具体步骤
11.切入主题，开放式提问	进行开放式提问或请患者讲述"故事"
12.仔细倾听，了解患者个人环境	采用非重点问诊技巧，鼓励患者自由讲述
13.通过非语言资源获得其他信息	记录患者的生理特征、外表、居住环境等其他信息

第四步：继续记录现病史，以患者为中心（3～5min）。

生物–心理–社会模式的内容包括症状［生理方面和（或）心理方面的症状］，情绪反应（患者对于疾病的感受）、个人史（上述两个方面均不包含的内容）。第四步的目的是帮助患者说出独特的症状、个人史和情绪反应。经过临床实践，敏锐的医生能够运用开放式重点问诊和建立良好医患关系的技巧，让患者说出自身最关心的事情。在问诊过程中，医生也能够得到丰富的诊断依据，这是封闭式问诊难以做到的。因此，本步骤的挑战是尽量不要使用以医生为中心的问诊方式（表3–7）。

表3–7 问诊第四步

第四步：继续记录现病史	具体步骤
14.记录患者的症状或问题	必要时采用重点问诊技巧，鼓励患者说出生理方面的问题，避免使用以医生为中心的提问方式询问患者的症状，比如起始时间、持续时间，以便与患者继续交谈。目的是通过患者的讲述来了解其问题
15.记录患者个人情况	采用重点提问技巧引导患者，从患者的陈述或非语言性资源中得到更多患者个人情况
16.记录患者的情绪反应	采用"询问情感的技巧"鼓励患者说出自己的情绪反应
17.对患者表达的情绪有所反馈	使用移情技巧（NURS）对患者的情绪反应有所反馈，表达共鸣
18.拓展患者的故事	采用提问和建立良好关系的技巧领会患者的语言和非语言性资源，循环数次，并与患者深入沟通

当患者表现出某种情感（例如：害怕），医生使用NURS方法处理：①复述（"害怕"）；②理解（"我能够理解您为什么会害怕"）；③尊重（"这对您来说确实很不容易"）；④支持（"我们共同努力解决这个问题"）。

第五步：过渡到以医生为中心的流程（30s）

医生结束以患者为中心的问诊，开始以医生为中心的流程获得更多细节，完成患者生物–心理–社会等方面的病史采集（表3–8）。

表3–8 问诊第五步

第五步：过渡到以医生为中心的流程	具体步骤
19.总结上述现病史	以两三句话总结患者的症状、个人史、情绪反应
20.核实准确性	询问患者总结是否准确

表3-8 问诊第五步	
第五步：过渡到以医生为中心的流程	**具体步骤**
21.告知患者做好准备，问诊内容和方法将发生变化	询问患者是否准备好回答其他特定的问题

举例说明：您现在头痛，在工作时加重，担心失去工作……对吗？接下来我会问一些关于头痛的其他特定的问题，可以吗？

四、小结

以患者为中心的问诊方式包含五步，二十一个子步，第一、第二步中，医生使患者做好沟通的准备。第三、第四步中，医生采用非重点问诊技巧、重点问诊技巧、询问情绪反应和移情技巧鼓励患者说出症状、个人情况和感受。然后通过询问患者的其他情况和情感信息对患者的"故事"了解得更多、更详细，循环数次，同时注意患者在问诊过程中的反应。在第五步中，医生开始以医生为中心的流程（详见第4章），获得现病史和其他病史资料的更多细节（表3-9）。

表3-9 五步：二十一子步，以患者为中心的问诊
第一步：问诊开始
1.向患者打招呼
2.称呼患者的姓名
3.自我介绍并明确角色
4.确定患者准备好，注意私密性
5.消除沟通障碍
6.确保患者舒适、放松
第二步：获取主诉，设定安排
7.表明需要的时间
8.表明医生的要求
9.列出患者需要沟通的事项
10.总结并完成安排
第三步：开始现病史的记录
11.切入主题，开放式提问
12.仔细倾听，了解患者个人生活环境
13.通过非语言资源获得其他信息
第四步：继续记录现病史
14.记录患者的症状或问题
15.记录患者个人情况
16.记录患者的情绪反应
17.对患者表达的情绪有所反馈
18.拓展患者的故事

续表

表3-9 五步：二十一子步，以患者为中心的问诊
第五步：过渡到以医生为中心的流程
19.总结上述现病史
20.核实准确性
21.告知患者做好准备，问诊内容和方法将发生变化

4 Chapter

第4章

以临床医生为中心的问诊

Augusten H. FortinVI, MD, MPH, Francesca C. Dwamena,
MD, MS, and Robert C. Smith, MD, MS

案例介绍

你于第3章中（一位38岁的女士发现丈夫有外遇后，左侧颈部疼痛1周）已经完成了以患者为中心的问诊部分。现在需要学习"以临床医生为中心"的问诊方法以了解患者及其颈部疼痛情况。

思考：

1. 关于颈部疼痛，还需要了解哪些细节？

2. 社会经历中哪方面最重要？

3. 当询问患者家庭情况时，患者开始哭泣，你该怎么办？

一、概述

问诊中以患者为中心的部分需要患者对症状及其对生活的影响进行描述，包括产生的情绪反应。考虑患者的现病史（history of present illness, HPI）（见第3章）。

尽管以患者为中心的问诊能够提供社会心理方面的重要信息，但是这些信息在诊断方面并不充分。因此，需要通过以医生为中心的问诊方式获得更多的细节（症状特征、家族史和社会经历）。临床医生需询问患者未提及的信息来完成现病史的采集。同时也需询问患者其他方面的生活和经历，考虑除当前疾病以外的其他疾病，并评估疾病风险，更好地了解患者。关键术语见表4-1。

表4-1 问诊	
关键术语	**内容**
以临床医生为中心的问诊	临床医生在交流中占主导地位，获取患者并未提供的特殊细节，经常用于诊断疾病或完善常规信息
封闭式问题	能够使用 "是" "否"，一个数字或一个简短的答案进行回答的问题。例如："你从什么时候开始头痛？" "具体位置在哪里？"
开放式问题/请求	鼓励患者叙述或讲一个故事。例如，"请告诉我更多你头痛的事情。" "请继续。"

二、现病史

临床医生通过进一步询问相关问题，获得患者尚未提到的与症状有关的其他详细信息（如药物、住院及随访）。

　　1.进一步获取症状相关信息　往往需要对患者已提及的症状进行更多地了解。为了充分了解症状，临床医生需要清楚症状的7个"基本特征"：起病和病情进展状况、位置和放射区域、特性、程度、相关症状、设置及转换因素（表4-2）。

表4-2　症状的7个基本特征

1.起病及病情进展情况	4.量化
（1）症状发病时间及两次发作的时间间隔	（1）发作类型
（2）症状持续时间	（2）强度或严重程度
（3）症状周期性和频发性	（3）障碍或残疾
（4）症状病程	（4）数字描述
①短病程	①事件编号
②长病程	②大小
2.位置和放射区域	③容积
（1）精确位置	5.相关症状
（2）深层或表面	6.设置
（3）局限或扩散	7.转化因素
3.性质	（1）诱发和加重因素
（1）经常性描述	（2）缓解因素
（2）非经常性描述	

　　即便表达能力非常好的患者也不可能提到病史中所有的重要因素，因此，临床医生必须通过以医生为中心的问诊方式了解更多的细节。以开放式提问开始（"请告诉我更多关于您胸痛方面的信息。"），然后使用特殊的封闭式问题引出所有的基本特征（"请指一下胸部左侧，哪里都痛吗？""除了这个部位疼痛，还有其他部位疼痛吗？"）。对于非疼痛性的症状（如虚弱、头晕），可能并不能完全应用所有的基本特征（如位置、放射性）。

　　应该确定症状的精确位置。症状位置及是否有疼痛放射区域对诊断很重要（如后背疼痛放射至臀部，以及向下放射至大腿外侧和小腿内侧，提示L_5-S_1神经根受到椎间盘突出的影响）。

　　症状特征有助于诊断，例如，胸骨后灼痛更可能是因为食管反流，然而胸部（压榨样）疼痛更可能是心绞痛或心肌梗死导致。患者有时用不平常的方式描述症状（例如，"就像有人来到我身体内想把我撕成两半的感觉。"），这种语言可能提示患者存在心理问题，也可能提示病情严重。

　　当对疼痛症状进行量化时，要使用代表严重程度的编号："在1～10级中，1级代表没有疼痛，10级代表你能够想象的最坏的疼痛，请你给你描述的疼痛进行评分，你会打几分？"

2.询问相同系统的相关症状　得到症状所有相关的基本特征后，需要询问相同系统中的相关症状。实际上，对该系统执行"系统的重点审查"，确定哪种症状存在，哪种症状不存在，如"患者有胸部疼痛，但没有呼吸困难"，可排除肺栓塞。

3.询问其他相关症状　如果患者描述的症状是你正在考虑的相关症状，询问该系统以外的症状也非常重要，例如，当评估类风湿关节炎和疲劳的患者时，询问胃肠道出血的症状（"粪便是否呈黑色？"），即使该症状在肌肉骨骼系统之外，因为出血可能由非甾体抗炎药引起。在有多种问题的患者中，需要对多个系统进行询问。

4.相关非症状信息的询问　需要询问患者尚未提到的相关次要数据，包括药物、诊断、治疗、医生及住院时间。阐明可能的诊断，缩小鉴别诊断。例如，如果怀疑肺栓塞，需要询问最近是否有长时间驾车或乘飞机的情况。

5.未解读的扫描式提问与假设验证　当第一次学习问诊时，学生经常不知道引起患者症状的原因是什么。利用以患者为中心和以临床医生为中心的问诊方法，用广泛的信息，引导你重阅教科书和其他资料，得出最可能的诊断。新手医生必须非常详细地进行问诊（"扫描"过程），因为他们不能即时对患者的回答作出分析，进而无法根据分析结果提出相关问题。这些医生发现问题，并分析假设后，需要继续询问患者，来验证假设，有必要用更多的问题再询问患者。

6.必要时应当转变为以患者为中心　以医生为中心的问诊仅仅是问诊过程的一部分。如果患者表现出不良情绪，医生必须转为以患者为中心的问诊方式，使用NURS技巧。例如问及患者父母时，如果患者突然开始哭泣，并随后说父亲最近刚刚去世，医生必须转变为以患者为中心的问诊方式，使用NURS技巧从去世事件中了解更多信息，要对患者表示支持和同情："你非常难过，我能够理解，这对你来说确实是一段困难的时期，我有什么可以帮助你的吗？"

7.病史采集后的总结　尽管你可能对诊断有一个合理的想法，但仍需要辅助信息，有些信息与HPI直接相关（例如，需要重大手术的便血患者，心肌梗死的病史将与其直接相关）。许多数据与HPI并无直接关联，却可以提供重要信息（如个人运动习惯、教育背景和肺结核家族史）。

以患者为中心的问诊方式与现病史采集中以临床医生为中心的问诊方式部分相近。主要以开放式问题开始，接着紧跟一些封闭式问题以获得详情信息，必要时，需要采用以患者为中心的技巧和NURS技巧。

三、既往史

在既往史中，需要询问与HPI非直接相关的医学问题和事件（表4-3）。以开放式问题开始（例如，"你儿童时期的健康状况怎么样？"），继而着重使用封闭式问题获得详细信息（例如，"你患过水痘吗？""患过麻疹吗？"）。

表4-3 既往史
1.一般健康状况和既往疾病情况
儿童：麻疹、腮腺炎、风疹、水痘、猩红热和风湿热等
成年人：高血压、脑血管疾病、糖尿病、心脏病、心脏杂音、肺结核、性病、肿瘤和输血等
2.外伤、事故、心理治疗及原因不明的疾病
3.住院情况（药物、手术、产科、精神病）
4.免疫史
儿童：麻疹、腮腺炎、风疹、脊髓灰质炎、乙型肝炎、水痘、百日咳/破伤风/白喉、嗜血杆菌B等
成年人：破伤风加强针、甲型肝炎、乙型肝炎、流行性感冒（流感）、肺炎球菌肺炎等
5.妊娠史和月经史
初潮年龄，周期、月经持续时间、每日使用卫生巾的数量等
妊娠，并发症；自然阴道分娩/剖宫产的活产婴儿数目；流产次数；绝经的年龄
6.药物史
列出目前使用的药物，包括剂量和给药途径
仔细询问避孕药、维生素、缓泻药等药物使用情况
7.过敏史
环境、药物和食物
确保药物"过敏"是真正的药物过敏，而非药物不良反应

1.药物　明确患者正在使用的药物，包括其剂量和给药途径。特别要询问避孕药、激素类药物、泻药和维生素等，患者有时并不认为这些是药物。使用开放式、非主观性问题进行依从性评估，例如："请说明一下你目前使用的药物？"这让患者有机会讲述是否按医嘱吃药，以及药物不良反应或药物费用过高等情况。

2.过敏　询问患者环境、食物和药物过敏情况。一些药物"过敏"其实是药物不良反应（如吗啡引起的瘙痒）或非过敏性不良反应（如阿司匹林引起的胃出血）。

四、社会史

社会史是指能够影响疾病发生风险、严重程度及疾病结局的行为和其他个人因素，有助于医生更好地了解患者（表4-4）。

如果时间允许，询问表4-4中的条目。例如，如果患者有急性发热性疾病，需要询问近期旅行和宠物饲养等情况。

以下这些重要的社交情况需要进行询问。

1.习惯　询问吸烟情况，包括类型（如烟斗、鼻烟和嚼烟草等）和数量（每年吸烟包数乘吸烟年数）。

确定患者是否饮酒、有无相关健康问题。例如询问，"你饮啤酒、葡萄酒，还是烈酒？你能饮多少酒？饮酒曾经给你带来过问题吗？你最后一次饮酒是在什么时候？"如果回答24小时内饮过酒，表明酗酒的阳性预测值为68%，阴性预测值为98%。如果患者饮酒，请根据"CAGE"饮酒方面的具体问题。

C："你想过戒酒吗？"

A："当别人跟你谈你饮酒的问题时你会感到烦恼吗？"

G："你曾经对饮酒感到内疚吗？"

E："你有过起床后第一件事就是饮酒吗？（睁开眼就想饮酒的人）？"

对以上CAGE测试问题有两项或两项以上是肯定答案的话，患者酗酒的灵敏度及特异度大于90%。

应确定患者是否使用或滥用街头毒品或处方药物，并量化其用量。

2.个人生活

（1）职业：患者的职业可能影响健康。需要询问，"你是户外工作者吗？""请谈谈你的工作。""你从事什么类型的工作？""你从事这项工作多久了？""你还从事别的什么工作吗？""你曾在工作中接触过油烟、粉尘、射线或噪声吗？""你认为你的工作正在影响你的症状吗？"如果是，继续问，"远离工作后症状有改善吗？""同你一起工作的其他人有相似症状吗？"如果患者并不在室外工作，请让其描述一下一日工作情况。

（2）家庭生活和性生活：以这样的方式询问患者的家庭生活情况，"你与他人一起生活吗？请和我谈一下他或她的情况。""请告诉我你家庭成员情况。"这样就能够自然而然地过渡到性生活问题。建议询问以下问题。

"在你的生活中有很特别的人吗？你与这个人发生过性关系吗？"

"你是否与男人、女人，还是两者都发生过性关系？"

"你与可能患有性病或艾滋病的人（注射毒品者、可卡因使用者、妓女、陌生性伴侣、同性恋或双性恋男子）发生过性关系吗？"

"你使用避孕套来预防疾病吗？大概有多大的概率？"

"你对性还有其他方面的问题吗？"

"还有我需要知道的其他性生活吗？

为了调查性问题，询问：

"你注意到最近你性功能发生变化了吗？"

可询问男性患者以下问题："你有勃起方面的问题吗？""你有性高潮方面的问题吗？"

可询问女性患者以下问题："性交过程中你会感觉到疼痛吗？""你的阴道润滑或达到

兴奋有困难吗？""你的性高潮有困难吗？"

"你的疾病影响性功能吗？"

不要假设患者的性生活。回避这样的问题，"你已婚还是单身？"或（对女性提问）"你有男朋友吗？"，对同性恋、女同性恋、双性恋、变性患者使用性别中立的语言（如"伙伴"和"配偶"）进行交流，这有助于让他们更诚实地说明相关状况，能与医生敞开心扉。

医生问诊的其余部分，需要根据具体情况进行询问。例如，在拥挤的急诊室中，向急性心力衰竭患者询问详细的性生活并不恰当。患者病情稳定下来后，且处于一个私密性较好的空间时，再询问前面提到的问题。

（3）亲密伴侣暴力：一项研究表明每年有200万～400万的美国女性遭受虐待，表明每4个美国家庭中就有1个发生家庭暴力。尽管这令人感到不舒服，但临床医生也必须比较小心地询问伴侣暴力问题，即使患者并不想谈这个重要的问题。建议使用的询问方法是，"你曾经遭受过殴打、脚踢或来自他人特别的伤害吗？曾经有人强迫你进行性活动吗？"

（4）精神修养和宗教信仰：精神修养和宗教信仰对患者来说是重要的，尤其在患病的时候。建议使用助记符FICA来询问以下问题。

F（信仰和信念）："你认为自己是一个有精神修养或信仰的人吗？""你的信仰或信念是什么？""什么给予了你生活的意义？"

I（重要性和影响力）："信仰在你的生活中有多重要？""信仰影响到你对待自己和对待疾病的方式吗？""在恢复健康或应对疾病中你的信念起了什么作用？"

C（组织）："你信仰宗教吗？""你所在宗教机构支持你吗？如果支持，它是如何支持你的？""有你真正爱的人或对你来说非常重要的人吗？"

A（护理记录）："你愿意我在医疗保健中记录这些问题吗？"

表4-4　社交史	
1.习惯	2.健康促进
·喝咖啡	·饮食
·吸烟	·体力活动 / 运动史
——类型	·功能状态
——吸烟总包数	·安全
·饮酒	——安全带的使用
——类型以及每次 / 每天 / 每周摄入总量	——头盔的使用
——"CAGE"问题	——家中烟雾检测器
·药物	·筛查
——毒品	——宫颈癌
——非法使用处方药	

续表

表4-4 社交史

——乳腺癌	——困难
——前列腺癌	· 亲密伙伴的暴力 / 虐待
——结肠癌	· 压力
——高脂血症	——家里和工作中
——高血压	· 健康信念
——糖尿病	· 宗教 / 信仰
——艾滋病	· 暴露物
——梅毒	——宠物
——肺结核	——旅行
——青光眼	——在家中患病，在工作地点患病
3. 个人生活	——性传播
· 职业	· 重要的生活经历
——工作地点	——抚养情况和家庭关系
——责任层级	——学校
——每日行程和时间表	——服兵役
——健康危害	——经济状况
——职业中的暴露情况	——年龄
——压力	——退休
——满意度	——生活满意度
· 爱好与娱乐	——文化 / 民族背景
· 家庭生活	· 法律问题
· 个人关系和支持系统	——生前遗嘱或预先指示
· 性生活	——委托书
——取向	——紧急联系人
——实践	

五、家族史

家族史是一个重要的信息来源（表4~5）。询问患者直系亲属的年龄和健康状况，以及一级直系亲属的死亡原因和死亡时的年龄。近期失去亲人的患者会表现出一些情绪，应该使用NURS记录。

可通过询问疾病（如癌症、心脏疾病、糖尿病、肺结核、酗酒和哮喘等）的家族史对遗传疾病和非遗传疾病进行筛查。

表4-5 家族史

1. 询问患者祖父母、父母、兄弟姐妹和子女的年龄和健康情况（或死亡原因）

续表

表 4-5 家族史	
2.家族史特别询问	
· 糖尿病	· 哮喘
· 肺结核	· 吸烟
· 肿瘤	· 酗酒
· 高血压	· 体重问题
· 脑卒中	· 精神疾病
· 心脏疾病	——抑郁
· 高脂血症或高胆固醇血症	——自杀
· 出血性疾病	——精神分裂症
· 贫血	· 患者正在经历的相似症状
· 肾病	

六、系统回顾

系统回顾（review of systems，ROS）是系统性地、完整地回顾患者的资料。作为最后一遍搜集病史资料，避免问诊过程中患者或医生忽略或遗漏某些内容。部分 ROS 已经完成（见 HPI 部分）。现在检查其他系统资料完善病史（表 4-6）。此时，医生根据现病史和既往史对诊断有了一定合理的推断。ROS 不用于发现当前疾病的显著症状，而是用于筛查与现病史不相关的症状（如肺炎疑似患者出现阴道异常出血）。ROS 中，没有必要将所有症状都找出来，仅识别那些对患者造成严重问题的症状即可。

表 4-6 系统回顾	
一般状况	容易发生淤伤
正常健康状态	痣的变化
发热	色素缺失
寒战	毛发分布的变化
盗汗	**头**
食欲	头晕
体重改变	头痛
虚弱	外伤
疲劳	晕厥
疼痛	**眼**
缺乏快感	戴眼镜
皮肤	视力改变
皮疹	重影（复视）
瘙痒	疼痛
荨麻疹	红肿

续表

表4-6 系统回顾

分泌物
青光眼病史
白内障
耳
听力丧失
使用听力辅助设备
分泌物
疼痛
鸣响（耳鸣）
鼻
鼻出血（鼻衄）
分泌物
嗅觉丧失（嗅觉缺失症）
口和喉
牙龈出血
吞咽疼痛
吞咽困难
嘶哑
舌头灼痛（舌痛）
牙痛
颈部
肿块
甲状腺肿大
强直
胸部
咳嗽
疼痛
呼吸短促（呼吸困难）
咳痰
咯血
喘息
乳腺
肿块
血性分泌物
乳性分泌物（溢乳）
疼痛
自我检查
心脏
胸痛
心悸
呼吸短促（呼吸困难）

· 劳力性
· 平卧（端坐）时
· 醒来时（夜间阵发性呼吸困难）
· 足或其他部位肿胀（水肿）
血管
走路时小腿、大腿、臀部等部位疼痛（间歇性跛行）
腿部肿胀
血块（血栓性静脉炎）
溃疡
胃肠道
食欲缺乏
恶心
呕吐
呕血（吐血）
吞咽困难／疼痛
胃灼热（消化不良）
腹痛
便秘
腹泻
粪便颜色／直径的变化
柏油样便（黑粪症）
直肠出血（便血）
痔
尿
频繁排尿（尿频）
晚上排尿（夜尿）
突然排尿的冲动（尿急）
排尿困难
尿失禁
血尿
排尿疼痛（尿痛）
女性生殖系统
糜烂、分泌物、瘙痒
月经初潮年龄
月经周期
月经量
末次月经
经间期出血
妊娠
人工流产／自然流产

续表

表 4-6 系统回顾

性欲	癫痫发作
性交痛	**肌肉骨骼系统**
性高潮	虚弱
绝经年龄	疼痛
更年期症状	僵直
绝经后出血	**内分泌系统**
男性生殖系统	·糖尿病
病变/分泌物	——口渴
勃起功能障碍	——尿频
性高潮	——手/足麻木或刺痛感
睾丸肿大/疼痛	——体重增加或减少
性欲	——精神错乱、出汗、头晕（发生低血糖反应）
疝	——视物模糊
神经精神系统	——最近一次眼部体检的时间
晕厥	·甲状腺
瘫痪	——颈部肿胀
麻木	——体重增加或减轻
刺痛	——心悸或心跳加速
震颤	——震颤
失去记忆	——脱发
情绪的变化	——干性皮肤
睡眠	——对热或冷不耐受
神经紧张	——皮肤色素缺失（白癜风）
言语障碍	——便秘或腹泻
平衡感差（共济失调）	
幻觉	

七、总结

以临床医生为中心的问诊方式可帮助医生作出准确诊断，并创建患者病史、资料。结合以患者为中心的问诊方式，临床医生挖掘出患者的生物心理社会经历，不仅涵盖所患疾病，还包括了与疾病有关的个人和情感问题（表4-7）。

表 4-7 以临床医生为中心的问诊部分*

现病史补充	家族史
既往史	系统回顾
社会史	

注：*如果需要，可以替换成以患者为中心的问诊技巧。

5 Chapter

第5章

基于循证医学的临床决策

Mark C.Wilson, MD, MPH, Mark C. Henderson, MD, and Gerald W. Smetana, MD

一、处理鉴别诊断的不确定性

临床决策充满不确定性，增加了临床诊断的难度。初学者可能试图对可能的原因逐一进行分析，最后得出诊断。有经验的医生会根据自身的临床经验、模式识别和一系列方法，使患者被错误的诊断策略延迟诊断、增加风险和增加医疗成本。医生最为明智的做法是根据医学研究得出最佳证据，指导临床实践。本章主要介绍鉴别诊断、验前概率、检查的特征性表现，增强医生的诊断能力。

前来就诊的患者有他们所关心的问题，作为临床医生，要发现主诉之外更多的信息，整合关键发现，发现临床问题。要做到这一点，必须精通不同疾病典型的临床表现、不同原因出现的概率、特征性表现的意义，以得出最终诊断。本书的目的即提供上述信息。关键术语见表5-1。

表5-1 关键术语

关键术语	内容
敏感度	即患者中获得阳性检测的样本占患者总数的百分比，又称真阳性率
特异度	即健康人群中获得阴性检测的样本占健康人群总数的百分比，又称真阴性率
患病率	在特定人群中患有该病的人所占的比例
检查前的可能性	在进行进一步检查之前，医生认为患者患某种疾病的可能性（0～100%）
检查后的可能性	根据新的临床发现或辅助检查结果，修正检查前的可能性
阳性预测值	即获得阳性检测结果的样本中，真正患病的人所占百分比
阴性预测值	即获得阴性检测结果的样本中，真正未患病的人所占百分比
似然比	在某一疾病患者中获得某一检测结果或临床发现的概率与在无此疾病人群得出这一概率的比值

如果患者主诉头痛，根据这一症状，联想哪些疾病可能导致头痛，他们各自的主要临床表现，各自的患病率，从最可能到最罕见。接下来的问诊基于某些特定发现的有力或预测性的价值，增加或减少某诊断的可能性。

这一步即鉴别诊断，在这一过程中，临床医生应用临床知识和来自患者独特的发现，获得初步诊断可能性的先后顺序、部分可供替换的选择，其他患病证据不足的疾病不再考虑。鉴别诊断并不是生硬地记忆疾病，而是一个动态的过程，医生根据信息或辅助检查结果不断修正初步诊断，直到有确凿的证据支持该诊断。

二、处理可能性和行动阈值

临床决策的重要训练内容之一是确定"不确定性"。因为我们所采集的临床信息和大部分辅助检查结果并不能完全确诊为某疾病，所以需要习惯思考并说出疾病的可能性。

"可能性"可用0–1表示，1表示某疾病的确定存在，0则表示某疾病不可能存在。通常情况下，医生处于二者之间的"灰色地带"。优秀的医生会使用有效的方法来排除某些疾病或确定某种疾病。

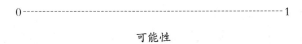

可能性

这种可能性方法对于缺乏诊断"金标准"的疾病（如确定性实验室检查、病理检查或影像学检查）尤其重要。在这些疾病中，我们诊断的主要依据是临床病史和体格检查。偏头痛就是这类疾病，偏头痛是临床诊断，其辅助检查结果是完全正常的。

实际上，分析每条临床信息对疾病的影响是临床决策的基础。有 2 个关键阈值，帮助我们确定疾病存在的概率。应用临床检查进一步确定某种疾病发生的可能性，或者在更为确定的情况下，高于治疗阈值的概率（图 5-1）。

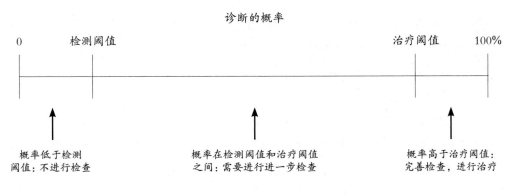

图 5-1　决策制订的两个关键阈值

三、找出验前概率

可能会有多个诊断来解释患者所担心的问题。对于临床上常见的问题，例如头痛，可使用系统研究得出证据，判断给定疾病的概率，随后进行临床检查，达到"怀疑"级别被称为验前概率。

以个人经验为基础的数据有助于估计疾病检测前概率。更准确的估计来自临床研究，其中包括一个明确的患病人群，他们全部经过标准化地诊断评估，确定最终的诊断。验前概率的另一个来源是临床预测规则、量化病史资料及体格检查的预测价值，进而预测潜在的疾病。

作为临床医生，必须学会如何将这些类型的系统研究证据进行整合，从而进行临床推理。回到我们的例子中，25岁女性患者出现头痛，偏头痛的患病率或验前概率是18%，而65岁男性患者偏头痛的患病率是7%。因此，偏头痛的患病率仅依据年龄和性别，年轻女性患者的患病率已高出2.5倍。

四、应用检查的特征性表现

对于患有或未患有某疾病的患者，我们对其相关病史（或体格检查）存在与否进行了研究。我们可以通过评价指标（灵敏度和特异度，预测值和似然比）完善对疾病的初步评估。

一个临床表现和给定疾病之间的关系可以用一个简单的2×2表来表示（表5-2）。

表5-2 临床表现与给定疾病的关系

	存在该病	不存在该病
存在该临床表现	真阳性	假阳性
不存在该临床表现	假阴性	真阴性

使用此表格，有4个诊断的可能性或结果：

① 存在该临床表现，患者有该病（真阳性）。

② 存在该临床表现，但是患者无该病（假阳性）。

③ 不存在该临床表现，但是患者患有该病（假阴性）。

④ 不存在该临床表现，并且患者未患该病（真阴性）。

1.灵敏度和特异度　这些术语来自表5-2，用来表示在有或无目标疾病患者的研究中，进行检查的结果。灵敏度是指在已知患有该疾病患者中，出现某临床表现或试验结果的概率。具有很高灵敏度的临床表现有助于排除诊断，因为随着灵敏度的增加，假阴性（falsenegatives，FN）率降低。假阴性率低的话，若患者检查结果为阴性，更可能落入第2列（即未患有该病）。让我们再回到5-2表：

$$灵敏度 = 真阳性 / （真阳性 + 假阴性）$$

特异度是指实际未患某病，根据诊断方法，正确判定为未患某病的概率。具有高特异度的临床表现有助于确定诊断，因为随着特异度增强，假阳性（false positives，FP）率降低。假阳性率非常低的话，检测结果为阳性的患者更可能是正在考虑的诊断结果。

$$特异度 = 真阴性 / （真阴性 + 假阳性）$$

一项关于头痛患者历史特征的大型系统回顾研究发现，恶心症状的存在，对偏头痛诊断的灵敏度为81%，特异度为96%。高特异度提示存在恶心症状，应增加对偏头痛这一潜在原因的怀疑，那么偏头痛真阳性比假阳性可能性更高。

2.预测值　遗憾的是，临床医生无从得知就诊者是否患有该病（即预知灵敏度和特异度）。我们需要通过高特异度或灵敏度的检查手段，推断疾病的存在与否。临床医生在得到阳性或阴性检测结果后，也可以考虑2×2表——即交叉看表。

阳性预测值（positive predictive value，PPV）是指阳性临床发现或测试结果中正确地判定患有该疾病患者的概率（看第1排）。因此，PPV是检查结果呈阳性的所有患者（TP+FP）中患有该疾病的患者（TP）的比例。

阴性预测值（negative predictive value，NPV）是指阴性临床发现或测试结果中，正确判定患者未患该疾病的概率（看第2排）。NPV是检查结果呈阴性的所有患者（TN+FN）中未患有该疾病的患者（TN）的比例。

从临床医生的角度来解读测试结果，是非常有吸引力的。只有当我们从患者群体中得到关于PPV和NPV的系统证据与实践经验类似时才是可靠的。不同人群，某疾病的患病率不同，预测值不同。

PPV在高患病率的人群中是很高的，因此，阳性发现结果更有可能是真阳性（即真正患有疾病且检查结果为阳性）。相反，在患病率低的群体中阳性测试结果更有可能是假阳性（与真阳性相比），因此，PPV骤降。

3.似然比　似然比（likelihood ratio，LR）用于判断检测方法的可靠性，避免预测值的缺点。似然比也反映了从临床医生的角度获得检查结果，但是独立于疾病的患病率。似然比是"医生的朋友"，因为在临床实践中帮助医生根据检查结果作出有意义的判断。

似然比仅仅是可能性的比值（LR = L1/L2），比较给定的测试结果在患有该病与未患该病患者的可能性。因为我们将临床表现作为检测结果，并可以使用下列公式计算似然比：

$$LR = 患该病的患者有该临床表现的可能性 / 未患该病的患者有该临床表现的可能性$$

当似然比＞1时，分子较大，意味着检查结果发生于患有该疾病的患者的可能性大于未患该疾病的患者（从而增加了疾病的概率）。当似然比＜1时，分母较大，意味着测试结果发生于未患该疾病的患者的可能性更大（从而降低疾病的概率）。似然比接近1则无诊断价值，因为检查结果在患有该病和未患该病的患者中发生的可能性一样（表5-3）。

当使用表5-2的二分法结果时，我们将似然比视为阳性临床表现或检查结果（LR^+）和阴性检查结果（LR^-）。根据灵敏度和特异度经典的实验表现特征（the test performance characteritics）可以很容易地计算似然比。

$$LR^+ = 灵敏度／（1-特异度）$$
$$LR^- = （1-灵敏度）／特异度$$

表5-3 各种似然比对疾病验后概率的影响

似然比	对疾病验后概率的影响
10	大
5	中度
2	轻度
1	无
0.5	轻度
0.2	中度
0.1	大

举例说明，2名头痛患者，恶心症状的灵敏度为81%，特异度为96%。因此，相关的LR是：

$$LR^+ = 灵敏度／（1-特异度）= 0.81／（1-0.96）= 20.2$$
$$LR^- = （1-灵敏度）／特异度 = （1-0.81）/0.96 = 0.20$$

因此，偏头痛患者出现恶心的概率是其他头痛患者的20倍。偏头痛患者不出现恶心的概率是其他头痛患者的20%。

五、验后概率

似然比可以帮助我们将验前概率转化为验后概率。似然比的变化对验后概率影响更大（表5-1）。

除了这种定性理解似然比，应用似然比量化验后概率最快的方式是使用列线表（图5-2）。

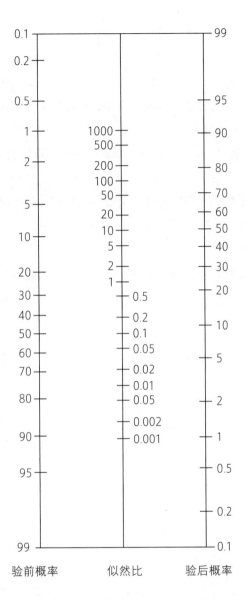

0.1			99

图 5-2 根据验前概率和似然比确定验后概率的列线表。为了确定验后概率，将直尺放在特定测试的验前概率和似然比之间，验后概率将是直尺跨越的验后概率线

　　在一名 25 岁的女性患者，头痛、偏头痛的患病率或验前概率为 18%。当我们直接通过一个新的临床表现的似然比得到验前概率时，我们也得到她患有偏头痛的验后概率。因为恶心症状是一个有力的临床表现（LR⁺ =20），所以验后概率达到 80%，足以推定诊断为偏头痛，并开始适当的治疗。同样，对于 65 岁男性患者，恶心症状增加了偏头痛的可能性，从 7%（检查前）至 60%（检查后）。虽然这项临床发现显著增加偏头痛的验后概率，但是仍然有显著的不确定性，在作出诊断前将可能需要参考其他的临床发现。

　　这个例子说明关键临床发现对明确临床诊断和治疗决策的影响。提高专业临床推理能力具有难度，但临床推理能力是临床医生为患者作出明智诊断和管理决策的基础。

六、注意事项

1.鉴别诊断是一个动态的过程，在此过程中，临床医生需权衡新的临床表现和实验室检查结果，积极调整可能的诊断。

2.当探究某一临床问题时，医生通常通过临床经验和疾病患病率的最佳证据来判断验前概率。

3.要得到有效诊断需要我们理解并使用关键临床发现和检查结果的试验表现特征。

4.似然比是"医生的朋友"，可以帮助临床医生将检查结果从验前概率转换到验后概率。

5.临床医生应寻找最有意义的临床发现，无论是进一步进行检查还是治疗，这种临床发现都能将验后概率提高至临床行动阈值（clinical action threshold）。

第二部分

一 般 症 状

第6章

头 晕

Michelle V. Conde, MD, Emily Wang, MD,
and Mark C. Henderson, MD

案例介绍

一位61岁的女性患者由于在过去2周中断断续续的头晕来到你的诊室，称她由于头晕而影响工作。陈述晨起"整个房间都在旋转"，头晕伴有恶心，这种情形持续时间不到1min。

思考：

1. 现病史中哪些部分在问诊中很重要？

2. 你认为头晕症状是什么原因引起的？

3. 你应该询问哪些预警症状从而判断疾病的严重程度？

一、概述

头晕可分为四种：眩晕、晕厥、平衡失调、头重脚轻（其他头晕）。但是，很难在一个患者中确定是哪一种头晕，尤其是老年患者，他们可能同时患有多种头晕，用药也可能引起不止一种类型的头晕。关键术语见表6-1。

表6-1 关键术语	
关键术语	内容
平衡失调	由于平衡发生困难而行走受到影响。有时候被描述为双足眩晕。严格说来，平衡失调不会发生在无法行走的患者中
头重脚轻	不属于眩晕、晕厥、平衡失调的类型，也被称为其他头晕
晕厥	是一个人将要晕倒或失去意识的感觉，但是实际失去意识是可以避免的。晕厥是指突然的、瞬间的意识丧失（见第29章）
眩晕	患者感到自身或周围环境物体旋转或摇动的一种主动感觉障碍
良性阵发性位置性眩晕（benign paroxysmal positional vertigo, BPPV）	是一种常见的周围性前庭疾病，往往由内耳耳石（钙化颗粒）转移到后半规管引起。耳石能够放大后半规管平面中的运动，这些运动能够导致在头部位置发生变化后发生一系列眩晕
梅尼埃病	是前庭末梢病变引起的一种眩晕，临床表现为反复发作的旋转性眩晕、波动性听力下降、耳鸣和耳闷胀感。过多的内淋巴液导致半规管内压力增加

续表

表6-1 关键术语	
关键术语	**内容**
前庭神经元炎	急性前庭末梢症状，一般持续一日或更长时间，并经常伴随恶心、呕吐和头晕等症状。可能与之前的感染性疾病有关。迷路炎也有相似的临床症状表现，但还包括听力丧失
椎基底动脉供血不足（vertebro-basi-lar artery insufficiency, VBI）	回流脑干的血流量减少，表现如下：眩晕，脑神经功能障碍（如复视、声音嘶哑、吞咽困难和构音障碍）或者小脑功能障碍（如共济失调），感觉和运动损伤也可能发生。VBI（从动脉到动脉栓塞，血流量少，椎动脉夹层动脉瘤）可能引起短暂性脑缺血发作（transient ischemic attack, TIA）或脑卒中

二、病因

根据临床实践了解头晕的病因。对12个医疗机构（初级医疗单位，$n=2$；专科医院，$n=6$；综合医院急诊科，$n=4$）的4500名门诊患者进行调查，结果发现前庭周围性或中枢性原因引起的头晕占病例的60%。约1/7的患者病因不明确。然而，对因严重头晕到急诊科就诊的患者调查发现，心血管疾病或其他病因导致头晕的比例明显增高。在此调查中，一般原因占头晕原因的50%，前庭末梢和神经性疾病分别为32.9%和7.2%（表6-2）。

表6-2 头晕的鉴别诊断	
主要门诊情况	**比例**
前庭末梢	44%
BPPV	16%
前庭神经元 / 迷路炎	9%
梅尼埃病	5%
中央前庭病变	10%
其他（包括药物性复发性前庭疾病）	14%
脑血管	6%
肿瘤	<1%
其他（多发性硬化和偏头痛）	3%
非前庭，非精神病	24%
晕厥（包括血容量不足、心律失常或其他心血管疾病）	6%
平衡失调	5%

续表

表6-2 头晕的鉴别诊断

主要门诊情况	比例
其他（包括贫血、代谢性原因、帕金森病和药物）	13%
精神科	16%
精神障碍	11%
换气过度	45%
未知	13%
急诊科	
儿科 / 前庭	32.9%
心血管	21.1%
呼吸	11.5%
神经	11.2%（脑血管4%）
代谢	11%
损伤/中毒	10.6%
精神	7.2%
泌尿生殖系统	5.1%
感染	2.9%

三、开始问诊

在问诊开始之前查看患者的用药情况。

避免诱导性提问，可能需要针对最可能出现的障碍采取封闭式问诊（表6-3）。

表6-3 问诊

开放式问题	有效问诊的提示
请告诉我你的症状。请不要使用头晕这个词向我描述你现在的感觉	让患者使用自己的语言
从开始到结束，请回顾你最后一次有这种感觉的时间	避免打断
让我们一起回顾一下你的用药情况，包括非处方药、营养品或中草药	倾听患者，获取诊断线索

四、问诊框架

1.预警症状的评估。

2.查看用药清单。

3.将头晕分为眩晕、晕厥前兆和晕厥、平衡失调及头重脚轻感（其他头晕）。

4.在确定每种头晕的病因时，要考虑发作时间和症状持续时间、伴随症状、诱发因素、动脉粥样硬化风险因素和合并症。

5.注意患者可能不能准确地描述头晕的状况，尤其是在急诊科。症状发作的时间、持续时间、相关症状、诱因，比性质更可靠。

五、找出预警症状

严重疾病导致头晕的情况比较少见。参与研究的大部分患者可能不会有生命危险，包括慢性头晕患者和急性头晕患者。因此，这些研究数据可能低估了急性头晕患者患严重疾病的可能（表6-4）。

表6-4 头晕原因

选定的严重疾病	比例[a]
脑血管疾病（脑卒中、TIA）	6%
心律失常	1.5%
脑瘤	＜1%

注：a 对12项研究中的头晕患者（主要是门诊患者）进行分析，所得原因数据。

鉴别心脑血管疾病、神经系统疾病需要详细问诊。存在重要神经系统症状应该立即进行脑成像检查，排除严重中枢神经系统原因引起的眩晕，如VBI。实验室检查结果可提示其他严重疾病，如贫血、低血糖和一氧化碳中毒（表6-5、表6-6）。

表6-5 预警症状（一）

预警症状	严重原因	良性原因
胸部不适或晕厥	见第27章"胸痛"和第29章"晕厥"	
急性发作的眩晕加上神经系统功能缺损（如复视、偏瘫和构音障碍）	VBI 脑干肿块 脑膜脑炎 脑神经炎 血管炎（累及第Ⅷ对脑神经） 多发性硬化或其他脱髓鞘疾病 部分性发作	基底动脉偏头痛
急性发作的眩晕加上颈部或枕部头痛及神经系统功能缺损	VBI（如椎动脉夹层）	

续表

表6-5 预警症状（一）

预警症状	严重原因	良性原因
急性眩晕（持续超过1天）、恶心、呕吐、严重不平衡	小脑卒中／肿块（患者通常不能行走，会跌倒）	急性前庭神经炎／迷路炎（患者向一侧倾斜，但仍然能行走）
突然发生严重眩晕、面瘫、耳痛、外耳道发生疱疹、听力下降	拉姆齐-亨特综合征（Ramsay Hunt syndrome）（耳部带状疱疹）	
糖尿病史［胰岛素和（或）口服降糖药的使用］	低血糖	

表6-6 预警症状（二）

头晕患者其他临床症状	预测原因的阳性似然比	考虑
无眩晕，有精神功能缺损症状，或年龄＞69岁	1.5（严重原因）	严重原因，包括癫痫发作、脑卒中、心律失常、内分泌或药物不良反应。如果有神经功能缺损症状存在，则需要考虑严重原因
有眩晕，无精神功能缺损症状，年龄≤69岁	0.3（严重原因）	非急性原因，包括前庭末梢疾病，不太可能是中枢神经系统原因
晨间眩晕（早晨起床时发生的眩晕）	1.6（外周原因）	前庭末梢疾病

六、重点问诊

在听完患者讲述完他或她的"故事"后，医生通过进一步的封闭式问诊，可探究出最相近的亚型（表6-7）。

表6-7 重点问诊

问题	考虑
当你有这些症状时，你看到周围的物体在旋转吗？就如同刚从旋转木马上下来一样？	眩晕（如果答案是"旋转"）
你感觉头或下肢有不适症状吗？现在平衡性有问题吗？	平衡失调（如果答案是"腿部有症状"）
你曾经晕倒过吗？	晕厥、癫痫发作
曾经感觉到要晕倒但没有晕倒（就像站起来太快的时候的感觉）过吗？	晕厥前兆

续表

表6-7 重点问诊	
问题	**考虑**
患者回答模糊:非特异性描述不能与上述类别相适应（例如:"我只是有点晕"）	头重脚轻（其他头晕）

七、鉴别诊断

1.眩晕 一旦确定为眩晕，了解发作时间和症状持续时间有助于缩小鉴别诊断的范围。通过评估程度、病程、伴随症状及改变症状的因素等方面得到眩晕的更多特征。

2.晕厥前兆/晕厥 对丧失意识的头晕患者，必须区分原因是晕厥还是癫痫发作。晕厥前兆/晕厥的诊断方法详见第29章。

3.平衡失调 视力损伤、听力丧失、周围神经病变及肌肉骨骼系统病变均可导致多种感觉障碍综合征。该综合征在老年人中很常见。进行具有针对性的问诊来深入了解感觉和（或）运动功能障碍。

具体问题和考虑的疾病见表6-8、表6-9。

表6-8 鉴别诊断（一）	
问题	**考虑**
程度	
是轻度眩晕吗？	中枢疾病（中枢疾病与外周疾病相比，所致"眩晕程度较轻"）
眩晕严重吗？是严重到让你卧床或无法工作吗？	梅尼埃病 前庭神经元炎/迷路炎 BPPV 复发性前庭病变
起病方式与病程	
起病急吗？	VBI BPPV 梅尼埃病 外淋巴瘘（听神经瘤起病缓）
症状开始持续数小时，一天后达到高峰吗？	前庭神经元炎
症状反复发作吗？	BPPV（发作持续秒数） 梅尼埃病 复发性前庭病变 VBI（评估其他神经系统症状）
眩晕在早晨发生更为普遍吗？	前庭末梢原因（如前庭神经或迷路炎）

表6-8　鉴别诊断（一）	
问题	**考虑**
伴随症状	
有恶心、呕吐、出汗的症状吗？	一般是前庭末梢病变（如梅尼埃病、前庭神经元/迷路或复发性前庭炎）; 有时可能是VBI
有分泌物吗？	慢性化脓性中耳炎
有复视、无力或身体一侧麻木吗？	VBI 脑干肿瘤 基底动脉偏头痛 癫痫部分发作
有头痛症状吗？	基底动脉偏头痛 小脑肿块
有耳鸣症状吗？	梅尼埃病 听神经瘤 药物毒性（如氨基糖苷类抗生素、水杨酸类药物和髓祥利尿药）
眩晕前耳内有闷胀感吗？	梅尼埃病 其他耳部症状
是否有听力丧失？	梅尼埃病（阵发性眩晕） 其他耳部症状（如中耳炎和耳硬化） 听神经瘤 药物毒性 迷路炎（持续性眩晕） 迷路脑震荡（穿内耳颅底骨折） 迷路梗死（与神经系统体征相关） 外淋巴瘘 脑卒中（同侧完全性耳聋）
之前患有病毒性疾病吗？	前庭神经元炎或迷路炎
有严重的平衡失调吗？	小脑卒中/肿块
耳道中有出血吗？	颞骨骨折
影响因素	
在床上翻身、弯腰、伸直或伸脖子向上看，会加重症状吗？	BPPV
咳嗽、打喷嚏或压力增加会加重症状吗？	外淋巴瘘（鼓膜穿孔致淋巴液漏入中耳，通常发生在耳气压伤或耳手术后）

表6-9 鉴别诊断（二）	
问题	**考虑**
视力有问题吗?	视力损伤（如白内障）
听力有问题吗?	传导性听力损失（如耵聍、中耳炎和耳硬化）和（或）感音性听力损失（老年性聋和老年退化性听力损失）
双腿或双脚有刺痛或麻木感吗?	神经根、神经丛或周围神经病变
感觉到双腿无力或行动不协调吗?	肌肉骨骼系统病变（如颈椎病、骨关节炎、头痛引起的颈部眩晕），小脑失调，椎管狭窄，脊髓疾病或运动障碍（如帕金森病）

引起平衡失调的常见病变包括如下几点。

（1）糖尿病性周围神经病变。

（2）帕金森病。

（3）酒精性小脑变性。

（4）维生素 B_{12} 缺乏。

（5）椎-基底动脉卒中后遗症。

（6）双侧前庭功能减退症（乙醇，氨基糖苷类毒性；氨基糖苷类的毒性可能与振动幻视并发，症状为眼球上下跳动）。

4. 头晕目眩（其他头晕） 通常情况下，患者很难对心理障碍导致的头晕目眩症状进行描述。此外，此种类型的头晕还可能与药物毒性及药物滥用有关。

可根据4个临床线索（4S模型）预测门诊患者是否患有潜在的抑郁症和焦虑症。如有两个以上的临床线索，需进行更详细的心理测评（表6-10）。

表6-10 模型（线索：症状数目、压力、严重程度、自评健康状况）		
询问	**线索**	**阳性似然比**
告诉我你现在的症状	症状种类（如果有≥6种症状，属于阳性反应）	
你前1周压力大吗?	压力	1.9（2个线索）
请描述症状，从10（不能承受）到0（没有感觉）	严重程度（≥6为阳性反应）	5.4（3个线索）
总体评价你的健康状态	自评健康状况是优秀、非常好、好、一般，还是差	36.3（所有4个线索）

八、诊断流程

请注意，一种原因可导致多种类型的头晕。一些患者描述的症状与这四种头晕类型都不符。一半的老年患者会有两种以上的头晕类型。精神病往往与其他头晕的原因共存，平衡失调可能在眩晕症状之后出现。前庭神经元炎或迷路炎最早与眩晕一起出现，但随后引起持续数周或数月的腿部不平稳（平衡失调）。同样，平衡失调后会出现椎基底动脉卒中性眩晕，因为患者（尤其是老年患者）多器官和循环系统的代偿功能已经下降了。

头晕和眩晕的诊断流程见图6-1、图6-2。

九、注意事项

1.一种病因可能引起多种类型的头晕。

2.体位性眩晕可能与直立性高血压混淆。两者都在站起时发生，但是体位性眩晕发生与体位改变有关，不会导致全脑低灌注。体位性眩晕（不是直立性低血压）可能在床上翻身、穿袜子或系鞋带时发生。

3.小脑卒中只表现为眩晕和共济失调的情况仍时有发生，因此容易被误诊为前庭神经元炎。共济失调很严重，大多数患者在无支持的情况下不能行走。如为急性发病和有动脉粥样硬化危险因素，应高度怀疑为小脑卒中。

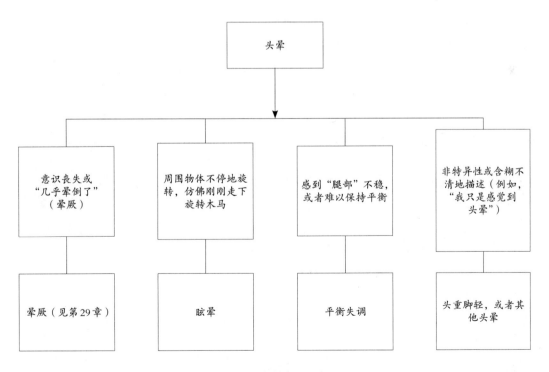

图6-1　诊断流程：头晕

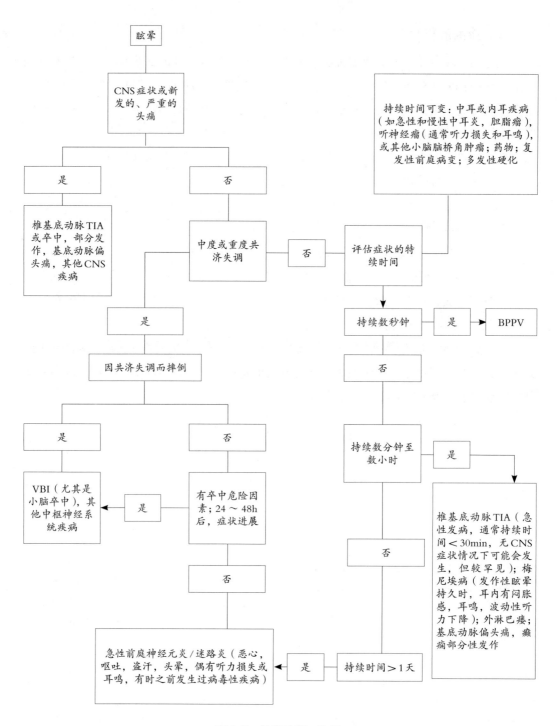

图6-2　诊断流程：眩晕

注：CNS症状：焦距感觉或运动障碍，脑干的调查结果，例如构音障碍、复视、吞咽困难和声音嘶哑。休克的危险因素：年龄、吸烟、血脂异常、家族病史、糖尿病、高血压、房颤、冠心病、充血性心力衰竭和周围血管疾病。

十、预后

在一项社区研究中，3% 的持续性头晕患者由于症状严重而无法行走。有眩晕、晕厥或避免可能引起头晕情况等病史，提示可能为慢性障碍性头晕。

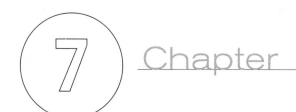

第7章

疲　劳

Richard J. Simons, MD, and Nicole A. Swallow, MD

案例介绍

一位45岁的女性患者在感觉糟糕数月后前来就诊。她总是感觉很累，并且发现进行日常活动都有困难。她的疲劳让她无法很好地照顾丈夫和两个孩子。无显著病史，并且在之前数年未就过医。

思考：

1. 你还需要了解"疲劳"方面的其他哪些信息？

2. 你认为她的疲劳是什么原因引起的？

3. 在这个患者中你要寻找哪些预警症状？

4. 实验室检查有助于作出诊断吗？

一、概述

疲劳是初级诊疗过程中常见的症状。24% ~ 32%的成年患者去初级诊疗机构就诊时称自己有疲劳症状。疲劳是每个人时不时都会经历的一种感受，但是持续性疲劳会被认为是不正常的。患者对疲劳的描述包括缺乏完成任务的体力、精疲力尽和劳累。疲劳往往提示潜在的躯体疾病或精神疾病。关键术语见表7-1。

表7-1　关键术语	
关键术语	**内容**
慢性疲劳	指持续6个月左右
慢性疲劳综合征	原因不明的、持续性的或复发性疲劳（新的或明确的发病）；不是持续劳作的结果；通过休息不能缓解；可导致工作、学习、社交、日常生活方面的能力大幅下降，且下述症状中有4种或超过4种存在，持续时间超过6个月
	1. 患者称短期记忆力或注意力下降
	2. 咽痛
	3. 颈部或腋窝淋巴结有触痛
	4. 肌肉痛
	5. 多发性关节痛，无红肿
	6. 新发头痛或头痛加重
	7. 通过睡眠无法恢复体力
	8. 劳累后不适持续24h

续表

表7-1 关键术语	
关键术语	**内容**
特发性疲劳	非躯体疾病或精神疾病引起的疲劳
持续性疲劳	疲劳持续超过1个月

慢性疲劳综合征（chronic fatigue syndrome，CFS）仅是慢性疲劳的一小部分。CFS一直是一个有争议的疾病。几个世纪以来，用不同的疾病名称来表示，包括奋力综合征、神经衰弱（1890年）和最近的海湾战争综合征（1991年）。最近，美国疾病控制与预防中心（Center for Disease Control, CDC）开发出了一种工具用于协助诊断CFS，该工具是在前期工作基础上开发出来的。不幸的是，因为疲劳可能伴随躯体疾病和精神疾病，因此，对临床医生来说，评估和治疗疲劳患者有相当大的挑战，有时会让临床医生很沮丧。在大多数患者，通过详细询问病史（尤其是精神问题）、体格检查及实验室检查等均能发现病因。

二、病因

约70%的慢性疲劳患者有身体疾病或心理异常。精神异常（抑郁症或焦虑症）是疲劳的主要原因，急性或慢性疾病占25%。尽管CDC认为CFS的患病率为2.5%，CFS只能解释一小部分疲劳问题。最近的研究表明，社会或个人因素是导致疲劳的重要原因。例如，一项对参加多伦多女性健康专题会议的女性进行的调查显示，女性疲劳与做家务、工作、睡眠质量差、感情问题、照顾患病的家人，以及经济上的担忧有关。其他多个研究表明，社会、地理、环境和遗传因素可能导致疲劳和抑郁（表7-2）。

表7-2 鉴别诊断		
心理	吸收不良综合征	隐匿性恶性肿瘤
抑郁症	肝硬化	**药物**
焦虑症	**血液**	抗抑郁药
物质滥用	贫血	抗组胺药
饮食失调	白血病或淋巴瘤	苯二氮䓬类
心脏	**感染**	催眠药
心力衰竭	心内膜炎	麻醉药
内分泌	单核细胞增多症	**肺部**
艾迪生病	结核病	慢性阻塞性肺疾病
糖尿病	人类免疫缺陷病毒（HIV）感染	睡眠呼吸暂停综合征
甲状腺疾病	肝炎	**风湿性疾病**
库欣综合征	**神经**	纤维肌痛
甲状旁腺功能亢进症	多发性硬化	莱姆病
胃肠道	重症肌无力	类风湿关节炎
炎症性肠病	**肿瘤**	系统性红斑狼疮

三、开始问诊

请患者描述疲劳的具体情况。疲劳必须与嗜睡（白天睡眠时间过长）相鉴别，嗜睡是一种原发性睡眠障碍。不应将广义的疲劳与劳力性呼吸困难或真性肌肉无力相混淆。尽管这些症状均可导致活动能力减退，但潜在的病因大不相同（表7-3）。

表7-3 问诊	
开放式问题	**有效问诊的提示**
请谈一下你疲劳方面的问题，当你说"疲劳"的时候是什么意思？	将疲劳和其他症状区分开，比如嗜睡或气短
告诉我疲劳程度，疲劳对你的生活有影响吗？	确认疲劳对患者生活方式、社交和工作能力方面的影响
请告诉我，当你第一次注意到疲劳时，有什么新的或不寻常的情况	找出可能的突发事件

然而注意疲劳和其他相关症状出现的先后顺序。查明疲劳的起病状况。起病通常是隐匿的，然而CFS患者常报告疲劳是在病毒性感染之后才出现的。

了解精神方面的线索。疲劳对患者社交能力和工作能力方面有影响。相关的压力及近期生活事件可以对潜在原因提供线索。

四、问诊框架

1. 清晰描述患者的疲劳情况（包括起病、持续时间和加重因素）。
2. 探索相关症状以发现尚未诊断出来的疾病。
3. 详细询问用药史。
4. 探索患者的社会经历。
5. 筛查潜在的精神疾病（抑郁症、焦虑症或物质滥用）。

五、找出预警症状

体重显著下降、盗汗或发热，提示全身性疾病可能是导致疲劳的原因。患者往往认为疲劳是特殊活动导致的。相反，精神疾病所致的疲劳，患者想要"一直休息"。一些器质性疾病导致的疲劳（如腹痛和排便习惯改变）可能与基础疾病相关，然而合并多种躯体症状的患者往往有精神方面的障碍（表7-4）。

严重疾病

尽管大多数疲劳由焦虑症和（或）抑郁症导致，但是严重躯体疾病有时也可能导致疲劳。因为相关临床特征，一些严重疾病在刚刚发病时就可被诊断出。发热、呼吸困难、

关节痛等分别提示感染、心脏病和风湿性疾病。贫血和甲状腺疾病可通过实验室检查被
发现。实验室检查在无提示性病史或体格检查结果时，很少具有诊断价值。隐匿性恶性
肿瘤罕见，但往往可引起慢性疲劳。体重减少、发热或盗汗等可能提示隐匿性恶性肿瘤。

表 7-4　预警症状

预警症状	严重原因	良性原因
发热、盗汗	感染 淋巴瘤 隐匿性肿瘤	病毒性疾病
体重减轻	感染 恶性肿瘤 吸收不良 甲状腺疾病 抑郁症 饮食不调	
咽痛	传染性单核细胞增多症 链球菌性咽炎	病毒性疾病
淋巴结肿大	HIV 感染 传染性单核细胞增多症 淋巴瘤 梅毒	病毒性疾病
呼吸急促	心力衰竭 慢性阻塞性肺疾病 贫血	焦虑症
心悸	心律失常 甲状腺毒症	焦虑症
关节痛和僵直	风湿性关节炎 莱姆病	病毒性疾病
背痛、弥漫性骨性疼痛	癌转移 多发性骨髓瘤	机械性下背痛
过度口渴和排尿	糖尿病 尿崩症	
腹痛	消化性溃疡 炎症性肠病 腹腔内恶性肿瘤 肠系膜缺血	肠易激综合征 非溃疡性消化不良
黄疸	肝炎 胰腺癌 肝硬化 药物不良反应	吉尔伯特综合征（Gilbert's syndrome）

续表

表7-4　预警症状		
预警症状	**严重原因**	**良性原因**
胸痛	冠状动脉疾病 胃食管反流	焦虑症或惊恐障碍 胃食管反流
腹泻	炎症性肠病 吸收不良 肠道寄生虫	肠易激综合征 泻药滥用
直肠出血	炎症性肠病 结肠癌	痔
复视、说话或咀嚼困难、咀嚼疼痛	重症肌无力 颞动脉炎 多发性硬化	
睡眠障碍	抑郁症 睡眠呼吸暂停综合征	焦虑症

六、重点问诊

了解患者疲劳特征和预警症状之后，医生需要进一步询问更重点和直接的问题。请记住，慢性疲劳患者往往会有未确诊的心理疾病，患者可能认为其情绪问题为慢性疲劳导致。一项对慢性疲劳患者的研究发现，在大部分被确诊为精神疾病的患者，精神疾病症状先于疲劳或与疲劳同时出现，提示精神疾病可能是原发因素，而非疲劳的并发症（表7-5）。

表7-5　重点问诊	
问题	**考虑**
特征	
疲劳影响到你的工作和生活了吗？	慢性疲劳 CFS
你停止过锻炼吗？	慢性疲劳 CFS
体力活动后你变得更加虚弱和劳累吗？	肌肉或神经疾病
体力活动使你变得气短吗？	肺源性心脏病 贫血 甲状腺功能亢进症
起病方式与病程	
你记得疲劳开始的准确时间吗？	CFS往往在病毒性疾病后出现
你感觉疲劳多久了？	最近出现的疲劳能够自行缓解

续表

表 7-5 重点问诊	
问题	**考虑**
你感觉早晨更加疲劳吗?	抑郁症
你整天都感觉劳累吗?	慢性焦虑症
你在一天结束的时候感觉疲劳吗?	继发于躯体疾病的疲劳(与精神疾病不同)
你的疲劳是在手术后开始的吗?	手术后发生的疲劳
你曾经接受过放射治疗吗?	放射治疗后发生的疲劳
相关症状(见预警症状)	
你的疲劳感仅仅发生在体力消耗后吗?	肌无力和肺源性心脏病
疲劳和体力活动不相关吗?	心因性疲劳
你在周末感觉好些吗?	长期工作压力
经过一夜的良好休息你的疲劳症状有改善吗?	睡眠不足
探索个人史和社会史	
生活中你感觉到最近压力更大了吗?你的家庭中出现什么问题了吗?在工作中压力更大了吗?你经历过一位好友或亲属的死亡吗?	压力相关或心因性疲劳
你最后一次假期是什么时候?(工作、家庭和娱乐之间失衡)	过度工作
你饮酒吗?有没有人劝过你戒酒,你有每天早晨起床先饮酒的习惯吗?你曾经因为有人劝过你戒酒而感觉到厌烦这个人吗?你在饮酒时感觉愧疚吗?	酗酒;最后 4 个问题包含了 CAGE 的筛查测试。两个以上为阳性反应表明这些测试在检测酗酒方面具有较高敏感度和特异度
探索个人史或社会史	
你是否使用海洛因、可卡因或其他违禁药物?	HIV 感染 肝病
是否有多个性伴侣?	HIV 感染
你最近去过发展中国家旅游吗?	寄生虫感染
你定期服用什么药物——包括处方药和非处方药?你最近开始服用新药物了吗?	药物性疲劳(常见药物包括抗高血压药、镇静催眠药、抗抑郁药、抗组胺药和麻醉药品)
发现精神疾病	
你的情绪怎么样?你曾感觉到伤心、抑郁或情绪低落吗?	抑郁症
你最近更加急躁或易怒吗?	抑郁症
你经常感觉到激动吗?	抑郁症 焦虑症
你最近缺乏兴趣或厌恶社交活动吗?	抑郁症
你最近对性缺乏兴趣吗?	
你最近对任何事感觉愧疚吗?	
你最近集中注意力是否有问题?	
你最近对以前感兴趣的事情失去兴趣了吗?	
你是否丧失过自尊?	

续表

表7-5　重点问诊	
问题	**考虑**
你的食欲受到影响了吗？	抑郁症（经常减少）
你入睡更加困难吗？	抑郁症（经常在起床时发生） 焦虑症
你早晨感觉更加糟糕吗？	抑郁症
你感觉到绝望吗？	
你最近想过自杀吗？	
你最近过度紧张或焦虑吗？	焦虑症
你经常为一些事情感到担心吗？	
你最近有突然强烈焦虑的症状吗？如果是，你最近 　有过胸痛、心慌和盗汗的症状吗？	焦虑症 惊恐障碍
你最近很容易就分散注意力吗？	焦虑症

七、诊断流程

必须细致地研究病史，才能对疲劳患者作出诊断。如果患者早期病史不能提示为器质性疾病，医生需要对有预警症状的系统进行重点检查，关注并发的精神障碍。需要进行全面体格检查，特别关注病史中提到的组织和器官。实验室检查应以病史和体格检查为指导，如果在病史或体格检查中无需要引起注意的问题，则可以不进行实验室检查。依据收集到的信息、完整的血细胞计数、血清化学分析，以及促甲状腺激素检测，有助于排除潜在的严重疾病。诊断流程如图7-1所示。

八、注意事项

1. 如果患者病史和（或）体格检查提示潜在原因，需进行进一步检查。

2. 要注意潜在抑郁症、焦虑症或身体疾病。

3. 很多疲劳原因不明。

九、预后

慢性疲劳患者预后一般不良。Kroenke等进行了一项经典研究，结果发现102个慢性疲劳患者中，仅29个（28%）患者症状有所改善。总之，长期疲劳和潜在精神疾病的存在提示预后不良。幸运的是，特发性疲劳和慢性疲劳综合征都不会引起死亡或器官衰竭，尽管相关疲劳会导致患病率显著升高。基础性疾病导致的疲劳，其预后取决于疾病本身。

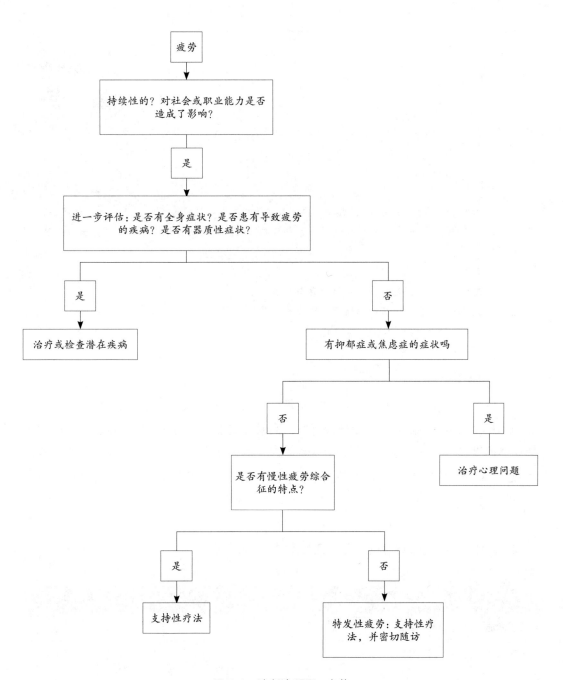

图 7-1　诊断流程图：疲劳

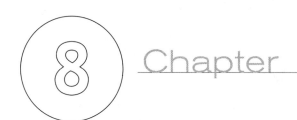

第8章

发 热

Anjala V. Tess，MD

案例介绍

一位3个孩子的母亲，29岁，因"发热"来就诊。患者健康状况良好，3天前她身体不适，感觉到"发热"，并在深呼吸的时候感到胸部疼痛严重。晚上的体温是39.2℃，并出现气短和干咳，今天来就诊。

思考：

1.需要询问哪些问题来判断发热的类型？

2.了解发热类型如何帮助你缩小鉴别诊断范围？

3.哪些预警症状提示需进行紧急评估？

一、概述

人体温度是由下丘脑的核群调控的，使其维持在一定温度。恒温涉及多种机制。例如，运动和血管收缩产生热量，导致体温升高。高到一定温度后出汗和皮肤血管扩张增加散热使体温下降。当设定温度提高到更高水平时，身体就会通过提高体温做出反应，就是发热。巨噬细胞和单核细胞在各种刺激下产生细胞因子，使下丘脑提高设定温度。关键术语见表8-1。

18～40岁的健康人正常体温为37℃，尽管整体平均口腔体温为36.8℃，但每日都会有波动。体温通过口腔或直肠测量，直肠体温比口腔体温高0.3～0.5℃。

表8-1 关键术语	
关键术语	**内容**
发热	应对内源性细胞因子，身体做出体温升高的反应。发热范围的精确低限是37.4～38℃。最近一项研究提示用现代体温计测量，早晨体温高于37.2℃或夜间体温高于37.8℃可以定为发热
过高热	周围环境温度过高时，人体体温调节机制丧失，体温升高来增加热损失，以此来应对周围环境的温度过高。不能通过增加散热使体温下降，如中暑，体温可达41℃
不明原因的发热	体温超过38.3℃，持续3周或更长时间，尽管接受了1周临床检查，仍无明确的诊断（fever of unknown origin，FUO）

二、病因

发热是去门诊就诊的第三大常见原因，是门诊就诊20大原因之一。很多疾病都会导致体温升高，发热的原因有很多（表8-2）。

表8-2 原因分类		
患者分类	**原因**	**比例**
住院患者	细菌感染	51%
	非细菌感染	5%
	非感染性原因	25%
	原因不明	19%
FUO患者	感染	16%～24.5%
	恶性肿瘤	7%～14.5%
	炎症疾病	22%～26.4%
	其他原因	4%～15.3%
	原因不明	25.7%～30%

发热患病率数据很有限，但是一些研究还是给出了几种特殊人群发热的原因，包括住院患者和FUO患者（表8-3、表8-4）。

表8-3 发热的鉴别诊断	
原因	**比例[a]**
感染	
细菌	· 由于季节和地理原因而流行程度不同
病毒	· 69%住院患者可能有病毒感染症状，包括肺和胸膜、尿路、血液和皮肤的感染
寄生虫	
真菌	· 一项针对住院患者的研究发现，院内感染包括细菌感染（51%）、非细菌感染（5%）、非感染性原因（25%）和原因不明（19%）。肺炎、导管相关脓毒症中，艰难梭菌感染引起的腹泻、伤口感染和尿路感染均为细菌感染
立克次体	
	· FUO最常见的感染原因是肺结核和腹腔内脓肿
	· 近期有出国旅游经历的患者可能接触细菌、病毒、真菌或寄生虫。疟疾和呼吸道感染是最常见的感染，尽管有25%原因不明
恶性	
淋巴瘤	发热可发生于任何恶性肿瘤，是副肿瘤的特征之一
	· 霍奇金病或非霍奇金淋巴瘤往往发生FUO
	· 10%～11%霍奇金病患者有发热和（或）夜间盗汗（持续性症状）

续表

表8-3 发热的鉴别诊断	
原因	比例[a]
	· Pel-Ebstein 发热和持续数小时或数天的回归热，发生在16%的霍奇金淋巴瘤患者中
白血病	
肝转移	
肝细胞癌	20%患者有发热症状
肾细胞癌	33%患者有发热症状
胰腺癌	
炎症	
系统性红斑狼疮（SLE）	36% SLE患者有发热症状，并且在疾病进程中发热风险增至52%
风湿热	
巨细胞性动脉炎（GCA）	42%的GCA患者有发热症状
韦氏肉芽肿病	
类风湿关节炎	临床表现除了多发性关节炎外，高达25%的类风湿关节炎患者有发热症状
结节性多动脉炎	
炎症性肠病（IBD）	42%患者有发热症状，而且发热症状经常是在病程的较晚期出现
痛风	15%～43%的痛风患者有发热症状，是急性发作的一种症状
其他	
肺栓塞（PE）	14%的患者有发热症状
药物热	在高达5%的药物热患者中，发热是唯一的临床症状。在已经住院且新出现发热的患者中，药物热占10%
人为发热	人为发热与体温计操作或自我损伤有关，这些行为可导致感染或药物热
结节病	
肾上腺皮质功能不全	
甲状腺功能亢进症	
胰腺炎	

注：a 患病率未标明表示患病率未知。

表8–4　过高热的鉴别诊断	
疾病	评价
中暑	可能起源于中枢神经系统（central nervous system，CNS）功能异常或在高温环境中过度运动。死亡率高达10%。
抗精神病药恶性综合征（NMS）	对抗精神病药物的特异度反应，比如丁酰苯类、吩噻嗪类和硫杂蒽类等。累积数据显示该疾病的患病率为0.2%，在39%的患者中体温超过40℃。
恶性高热	一种罕见的肌肉膜上的遗传异常，患者更容易患严重的横纹肌溶解和出现温度失调等症状。有可能在使用特定麻醉药时发生，在环境温度过高时可能发生这种情况。目前病死率为5%，1960年时的病死率为70%。

三、开始问诊

1. 回顾就诊前几天重要的生命体征，评估发热持续时间和严重程度（表8–5）。

2. 注意相关症状。询问一般性问题，完成系统回顾。

3. 采集完整用药史。

表8–5　问诊技巧	
问题	牢记
发热症状多久了？	确定症状持续时间
怎样测体温的？在哪个部位测的？	确定测量方法
请描述一下你在发热过程中出现的新症状	仔细听取患者关于发热和其他相关症状的描述，便于发现诊断依据

四、问诊框架

1. 询问预警症状。

2. 寻找导致发热的主要原因：感染、恶性肿瘤或其他。

3. 记住询问最近的住院情况、旅行情况、是否使用新药和风险暴露情况。

五、找出预警症状

严重疾病

评估预警症状，是为了发现需要紧急处理的疾病（表8–6）。

表8-6 预警症状		
预警症状	严重原因	良性原因
高热（＞41℃）	中枢神经系统感染、NMS和中暑	
皮疹	脑膜炎、细菌性感染性休克、立克次体病和细菌性心内膜炎	病毒疹、药物热
精神状态和感觉变化	脑膜炎、脑炎、NMS、中暑和细菌感染性休克	
头晕或头重脚轻	细菌感染性休克，肾上腺功能减退和PE	病毒性迷路炎
化疗	医院感染引起的中性粒细胞减少	
气短和胸痛	PE、肺炎和脓胸	

六、重点问诊

记住同一种症状可能是不同疾病引起的（例如，腹泻可能是肠胃炎引起，也可能是炎症性肠病引起），需要综合考虑其他症状来明确诊断（表8-7）。

表8-7 重点问诊	
问题	考虑
你曾接触过患者吗？	感染
你最近去过医院或旅行过吗？	
你最近做过手术吗？	
你最近体重减轻了吗？	恶性肿瘤
你有骨痛吗？	
你有关节炎或皮疹吗？	炎症性疾病
你有过血管炎或其他炎症性疾病的个人史或家族史吗？	
特征	
发热时，体温有多高？	CNS感染、中暑和NMS
＞41℃	
病程	
你发热症状持续多久了？	若初始检查结果阴性，判定为FUO
＞3周且温度＞38.2℃	

续表

表8-7 重点问诊

问题	考虑
是哪种类型的发热	
· 持续发热（波动＜0.5℃）	提示CNS疾病或革兰氏阴性杆菌菌血症
· 午后发热（一种规律的体温升降，发生于16：00时和午夜）	缺乏昼夜变化提示非感染性原因，但无法完全确定
· 间日疟（以48h为周期）	间日疟原虫或卵形疟原虫引起的疟疾
· 三日疟（以72h为周期）	三日疟原虫引起的疟疾
相关症状	
有干咳、鼻塞、鼻窦痛或咽痛的症状吗？	急性咽炎（病毒性或细菌性）、鼻窦炎或上呼吸道感染
皮肤有发红吗？	蜂窝织炎、静脉炎、真菌感染和药物反应
有咳痰或气短的症状吗？	肺炎（病毒性、细菌性、真菌性），支气管炎和结核病
痰中有血吗？	肺炎、支气管炎、结核病、PE和肺癌
有胸痛的症状吗？	PE、肺炎、心包炎和细菌性心内膜炎
排尿过程中有灼烧感吗？	尿路感染、肾盂肾炎、肾细胞癌、尿道炎和前列腺炎
尿中有血吗？	尿路感染、肾盂肾炎、肾细胞癌、韦氏肉芽肿病、SLE和肾血管疾病
有恶心呕吐症状吗？	胃肠道疾病（病毒性或细菌性）、胆囊炎、胆管炎、肾盂肾炎、肝炎和胰腺炎
有腹泻症状吗？	胃肠道疾病（病毒性或细菌性）、感染性结肠炎、寄生虫感染和IBD
有腹痛症状吗？	胃肠道疾病（病毒性或细菌性）、胆囊炎、胆管炎、肾盂肾病、肝炎、胰腺癌、胰腺炎、肝转移癌、结节性多发性动脉炎和IBD
你发现皮肤变黄（黄疸）了吗？	胆囊炎、肝炎、肝脓肿、肝恶性肿瘤
你有过寒战吗？	菌血症和心内膜炎
你有盗汗、体重减轻或全身乏力的症状吗？	霍奇金病、非霍奇金淋巴瘤和肾细胞癌
有过关节僵直或关节疼痛的症状吗？	脓毒性关节炎、SLE、风湿热、GCA、韦氏肉芽肿病、风湿性关节炎、结节性多发性动脉炎和IBD
有头痛的症状吗？	GCA、脑膜炎、脑炎和鼻窦炎

续表

表 8-7　重点问诊	
问题	**考虑**
你有颌跛行（咀嚼时疼痛）的症状吗？	GCA
你有易擦伤或牙龈出血的症状吗？	白血病和淋巴瘤
你有过说话困难、复视、上肢或下肢无力和癫痫发作吗？	脑膜炎、脑炎、脑出血和心内膜炎伴CNS栓塞
你曾经出现过意识障碍吗？	脑膜炎、脑炎、细菌感染性休克
影响因素（潜在的诱发因素）	
你最近做过手术吗？是否去牙科就诊过？	细菌性心内膜炎
你最近使用过新药吗？	药物热
你最近使用过抗精神病药物吗？	NMS
如果你最近住过院	
·做过手术吗？	脓肿、伤口感染和恶性高热
·尿路内或静脉内放置过导管吗？	导管性尿路感染或菌血症
·是否使用新抗生素？	艰难梭菌性结肠炎和药物热
如果你最近出国旅游过	
·在较长一段时间内处于久坐或久卧状态吗？	PE或深静脉血栓
·你喝过未处理的水或使用过未处理的日用品吗？	沙门菌病、志贺菌病、肝炎、阿米巴病和布鲁菌病
·你是否吃过生肉或未煮熟的肉？	肠道感染、绦虫病和旋毛虫病
·你是否暴露于有蚊子的环境中？	疟疾和登革热
·你是否暴露于有蜱的环境中？	立克次体病、兔热病、非洲锥虫病、莱姆病和药物热
·你使用过新的预防性药物，如抗生素或抗疟疾药物吗？	
你最近发生过无保护性交或使用过静脉注射药物吗？	急性HIV感染、乙肝或丙肝、梅毒、淋病或心内膜炎
是否刚从收容所或监狱出来？	结核病（包括复发和传播期的）
发热过程中，你最近进行过运动吗？	中暑
你做过心脏瓣膜手术吗？	心内膜炎

七、诊断流程

在询问患者病史过程中，需要留意医院感染、药物热或旅行方面的证据。

若这些原因可能性较小，还需寻找其他原因（感染性疾病、恶性肿瘤或血管炎等），然后使用以上所列的具体问题缩小鉴别诊断范围。诊断流程如图8-1所示。

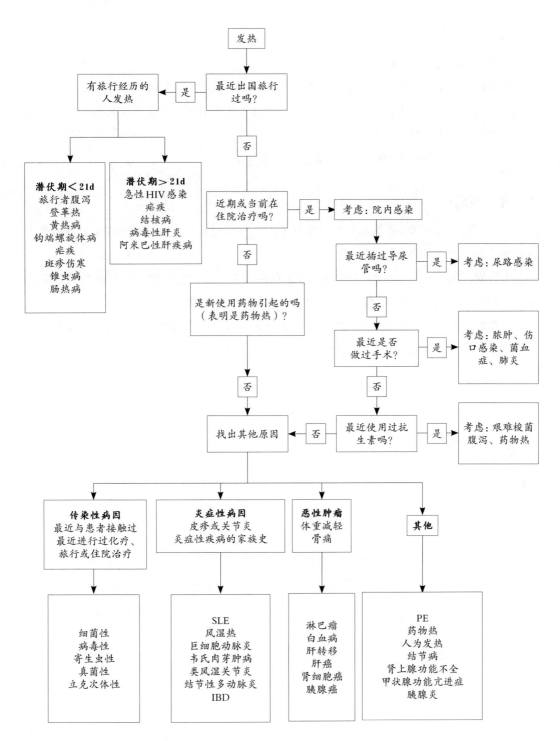

图8-1 诊断流程：发热

八、注意事项

1.发热需要及时进行评估。

2.收集尽可能多的相关症状和可能诱发因素，以便得出诊断结论。

3.老年患者和免疫力低下者的体温可能不如年轻患者或免疫正常患者体温那么高。这些患者可能表现为低热或不发热。

4.不要仅依靠发热类型进行诊断或进行实验室检查。

九、预后

1.大多数急性发热性疾病可以根据既往病史、体格检查和实验室检查或放射性检查快速诊断出来。预后与潜在原因有关。

2.数周内原因仍然不明确的FUO患者，预后效果较好。恶性肿瘤引起的发热患者诊断后5年内死亡率超过50%。感染引起的发热患者死亡率较低（22%）。

3.在中暑患者中，死亡率达10%，NMS的患者中病死率为20%。快速诊断在发现重要易感因素方面至关重要。询问用药史时，要注意所有使用过的药物，包括麻醉药。

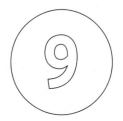

Chapter 9

第9章

头 痛

Geraki W. Smetana, MD

案例介绍

一位27岁的女性患者因头痛来就诊，头痛从她上高中时就开始了。她的母亲让她来看病。头痛不会影响睡眠，但是会影响到工作，有时甚至让她无法工作，有时发作会引起呕吐。在过去的6个月中，头痛变得更严重和更频繁，这促使她决定今天就诊。

思考

1.你还需要询问哪些问题以进一步了解患者头痛问题？

2.患者是哪种类型的头痛？

3.你怎么判断这是陈旧性头痛还是新发头痛？

4.你能通过开放式提问了解病史从而明确诊断吗？

5.你如何根据患者病史区分良性头痛和需要紧急处理的严重头痛？

一、概述

在实际生活中头痛是一种极其常见的症状，是促进患者就诊的10大最常见原因之一。有两种询问头痛病史的方法。第一种是获得预警症状特征，促使我们考虑引发头痛的严重原因。第二种是了解常见头痛症状的典型特征，这种方法能让我们根据独特病史诊断偏头痛、紧张性头痛及丛集性头痛。关键术语见表9-1。

表9-1 关键术语

关键术语	内容
原发性头痛	是一种慢性的良性复发性头痛，原因不明。包括偏头痛和紧张性头痛
继发性头痛	潜在疾病引起的头痛
新发头痛	最近新发头痛症状或性质发生改变的慢性头痛。与症状不变的慢性头痛相比，这种头痛更可能是病理性的
头痛先兆	在头痛发作之前出现复杂的神经学现象，包括暗点、失语症和轻偏
畏光	当看向强光时，会头痛或头痛加剧
恐声	当暴露于声音较大的环境中时，会头痛或头痛加剧
霹雳性头痛	突发的剧烈头痛

续表

表9-1 关键术语	
关键术语	**内容**
颈源性头痛	起源于颈部的头痛，往往是肌紧张或颈部退行性关节炎引起，也指枕大神经痛
阳性似然比	如果某个临床因素存在，某病诊断可能性增加
阴性似然比	如果某个临床因素缺失，某病诊断可能性减少

二、病因

大多数慢性头痛是偏头痛或紧张性头痛。头痛的原因与具体情况有关。转到专科头痛诊所的患者中，药物引起头痛和慢性头痛的比例较高（表9-2）。

表9-2 原因及患病率	
原因	**急诊室中头痛患者的比例[a]**
原发性头痛	
紧张性头痛	12% ～ 19%
偏头痛	3% ～ 5%
丛集性头痛	
良性劳累性、性方面或咳嗽性头痛	
慢性每日头痛	
继发性头痛（常见良性原因）	
病毒性症状	39%
药物性头痛（如咖啡因、乙醇、镇痛药、谷氨酸钠或口服避孕药）	
颞下颌关节（temporomandibular joint, TMJ）功能障碍	
鼻窦炎	1.0%
颈源性头痛	

注：a 空格表明患病率未知。

三、开始问诊

1. 让患者先讲述头痛病史，然后再询问更具有针对性的问题。

2. 大多数头痛的诊断依赖于病史，而体格检查和实验室检查仅提供诊断线索。

3. 了解患者所关心的问题。即使大多数头痛是良性的，但由于担心头通可能是脑瘤或其他严重疾病导致的，患者经常寻求医疗帮助（表9-3）。

表9-3　问诊技巧	
问题	**牢记**
请告诉我你的头痛的症状	听患者讲述病史
头痛第一次发作是在什么时候？	不要匆忙打断患者，也不要过早关注病史
给我举个你最近一次头痛发作的例子。叙述头痛 　从开始发作到缓解的整个过程	适时鼓励患者

四、问诊框架

1.首先，正确区分慢性头痛急性发作与新发头痛。

2.慢性头痛和新发头痛的鉴别诊断完全不同，不能正确区分慢性头痛和新发头痛可能会导致误诊、问诊效率低下，以及进行错误的诊断性试验。

3.通过核心症状特征获取头痛特征。

（1）起病情况。

（2）持续时间。

（3）发作频率。

（4）疼痛性质。

（5）疼痛部位。

（6）包括先兆在内的相关特征。

（7）加剧和减缓因素。

（8）随着时间的推移发作频率或性质方面的改变。

五、找出预警症状

1.慢性头痛症状的加重或改变让人们担心头痛可能是疾病导致的。

2.并非所有的继发性头痛都是严重疾病导致（如病毒感染、颈源性头痛），但是在数周至数月内，头痛加重或出现新症状，提示头痛可能是严重疾病导致，应该立即进行进一步检查。

严重疾病

引发头痛的严重疾病罕见，但是易被漏诊，因此应予以重视。据估计，一般人群中，严重疾病的连续1年的发病率为：巨细胞动脉炎（在大于50岁的患者中为0.02%）、脑瘤（0.8%）、转移性肿瘤（0.15%）、脑卒中（0.7%）、蛛网膜下腔出血（0.9%～1.3%）、动静脉畸形（0.02%～0.1%）（表9-4）。

表9-4 严重疾病及其比例

诊断结果	急诊室中头痛患者的比例[a]
创伤后头痛	9.3%
高血压急症	4.8%
蛛网膜下腔出血	0.9% ~ 1.3%
脑瘤	0.8%
脑膜炎	0.6%
巨细胞性动脉炎（giant cell arteritis，GCA）	
良性颅内压增高	
脑脓肿	
颈动脉或椎动脉夹层	
脑卒中	
脑动静脉畸形（arteriovenous malformation, AVM）	
一氧化碳中毒	

注：a 空处表明患病率未知。

开放式问诊之后，应询问患者是否出现以下预警症状，以评估病因是否为严重疾病，并考虑接下来应进行的检查。

另一项评估预警症状的方法是，了解哪些方面的病史可以通过神经成像预测哪种疾病具有较高的似然比，以此确定头痛的严重原因。一项发表于《美国医学会杂志》的荟萃分析结果表明，以下因素提示神经成像可能存在异常（表9-5、表9-6）。

表9-5 预警症状

预警症状	严重原因	预测严重症状的阳性似然比	良性原因
往往提示头痛的病因较严重			
视力丧失	GCA和急性闭角型青光眼		
长时间视觉异常先兆	AVM		
平衡失调	脑卒中和脑瘤	49	
意识障碍或昏睡	脑膜炎、脑炎、脑瘤和脑脓肿	1.5	
新发癫痫	脑卒中、脑炎和脑瘤	1.36	
可能提示头痛的病因较严重			
发热	脑膜炎、脑炎和脑脓肿		病毒性症状
体重减轻	脑瘤		
恶性肿瘤史	脑瘤	2.02	

续表

表9-5　预警症状

预警症状	严重原因	预测严重症状的阳性似然比	良性原因
HIV感染史	中枢神经系统淋巴瘤、弓形虫病和隐球菌性脑炎	1.80	鼻窦炎
神经外科手术或中枢神经系统分流术	脑积水和脑膜炎		
眼痛	急性闭角型青光眼		丛集性头痛
爆裂样头痛	蛛网膜下腔出血	1.9	丛集性头痛
50岁之后新出现的头痛	脑瘤、脑卒中和GCA		颈源性头痛
持续数周到数月的进展性头痛	脑瘤	12	
复视	脑瘤、GCA、脑卒中和AVM	3.4（对GCA的诊断）	眼肌麻痹性偏头痛
轻偏瘫	脑瘤、脑卒中和脑脓肿	3.69	有典型先兆症状的偏头痛
失语症	脑瘤、脑卒中和脑脓肿		有典型先兆症状的偏头痛
使人醒来的头痛	脑瘤	1.7 ～ 98	丛集性头痛
工作时头痛加重	一氧化碳中毒		
Valsalva试验头痛加重	脑瘤	2.3	
恶心	脑瘤、脑积水和一氧化碳中毒		偏头痛
颈强直	脑膜炎		紧张性头痛、颈源性头痛、TMJ功能障碍
劳累、咳嗽或性生活诱发头痛	蛛网膜下腔出血		劳累性头痛、咳嗽性头痛或性交性头痛

表9-6　症状的似然比

特征	严重原因的阳性似然比	严重原因的阴性似然比
丛集性头痛	11	0.95
神经系统检查异常	5.3	0.71
未定义的头痛	3.8	0.66
局部神经系统症状	3.1	0.79
劳累或堵鼻鼓气时加重	2.3	0.70
呕吐	1.8	0.47
头痛加重	1.6	1.0

续表

表9-6 症状的似然比		
特征	严重原因的阳性似然比	严重原因的阴性似然比
起病快的头痛	1.3	0.79
新发头痛	1.2	0.89
恶心	1.1	0.86
头痛严重程度加剧	0.83	1.2

美国头痛协会推荐使用"SSNOOP"识别可能患有继发性头痛的患者。

- S：全身性症状（发热或体重减轻）
- S：全身性疾病（HIV感染和恶性肿瘤）
- N：神经系统症状或征兆
- O：突然起病
- O：在40岁之后起病
- P：既往头痛史（首次、加重或与以往症状不同头痛）

六、重点问诊

待患者讲述完头痛的相关病史后，考虑可能的预警症状。应该询问下述问题以缩小鉴别诊断范围（表9-7）。

表9-7 重点问诊	
问题	考虑
直系亲属中有人患有偏头痛吗？	偏头痛
描述头痛起病情况	爆裂样头痛，应考虑蛛网膜下腔出血
当你开始经历头痛，是在什么时候？	头痛症状存在的时间越长，该症状越有可能是良性的。偏头痛和紧张性头痛经常在青春期出现
这种头痛症状与你之前所患的头痛症状相同吗？头痛症状在哪些方面不同？	问题在于是陈旧性头痛还是新发头痛。陈旧性头痛通常是良性的
你为什么选择今天来就医？	确定患者首次就诊日程及最可能相关的特征
在你头痛开始前，是否注意到预警症状？	反复发作的头痛，有特征性先兆症状存在，可确诊为偏头痛
起病	
请告诉我最有代表性的一次头痛的起病情况	
· 头痛突然发生且剧烈	蛛网膜下腔出血

续表

表9-7 重点问诊

问题	考虑
·在5～10min迅速发展扩散	丛集性头痛
·发作开始后约1h症状会加重	紧张性头痛
	偏头痛
持续时间	
头痛症状持续多久？	请注意，每种常见的原发性头痛都有其特异的持续时间
·4～72h	偏头痛
·30min到1周	紧张性头痛
·15min到3h	丛集性头痛
频率	
如果你有反复发作的头痛，多长时间发作一次？	在以下列出的典型频率可能会发生显著变化
·每月1～2次	偏头痛
·每周1～2次	紧张性头痛
·每天1～4次	丛集性头痛
头痛经常在一天中的哪个时间段发生	
凌晨2:00到3:00时	丛集性头痛
早晨起床的时候	脑瘤
	阻塞性睡眠呼吸暂停综合征
	TMJ功能障碍
中午	紧张性头痛
周末	偏头痛
	咖啡戒断性头痛
疼痛特点	
头痛症状是什么样的	
·如心脏搏动般的搏动性头痛	偏头痛
	GCA
·头部周围有"紧箍"感或压力感	紧张性头痛
	颈源性头痛
	TMJ功能障碍
·刺痛或针扎样疼痛，就像电击的感觉	丛集性头痛
	三叉神经痛
头痛严重程度	
·严重到无法工作	偏头痛
	蛛网膜下腔出血

续表

表9-7 重点问诊	
问题	**考虑**
· 轻度	紧张性头痛
	GCA
	脑瘤（该类头痛症状开始时轻微，不会对人的生活工作造成严重影响；但经过几周到几个月后，疼痛会逐渐加重，这是一个重要线索）
疼痛部位	
疼痛位于头部的哪个位置	
· 只在一侧发生头痛，但头痛在头两侧转换	偏头痛
	GCA
· 总是在同一侧发生头痛症状	丛集性头痛
	脑瘤
	AVM
	GCA
	三叉神经痛
头部两侧均有头痛症状	紧张性头痛
	GCA
眼部周围	丛集性头痛
	三叉神经痛
	急性闭角型青光眼
	鼻窦炎
前额部	紧张性头痛
	颈源性头痛
	鼻窦炎
颞处	紧张性头痛
	GCA
	丛集性头痛
	偏头痛
头部后部	颈源性头痛
	颅后窝肿块
头顶部	蝶窦炎和颈椎性头痛
包括先兆在内的相关特点	
头痛之前，有任何预警症状吗？	头痛一旦开始，这些症状可能会持续（但不会超过1h）
· 在双眼的一侧有之字形的闪光，持续约20分钟	偏头痛典型视觉先兆
· 说话没有逻辑	在所有的偏头痛先兆症状中，失语症患病率为11%，但是当这些症状第一次发生或持续时间超过1小时时，一般考虑急性血管事件的可能，如颈动脉夹层或脑卒中

续表

表9-7　重点问诊	
问题	**考虑**
·在面部或手部的一侧具有麻木感或刺痛感	在所有的偏头痛先兆中，单侧感觉异常的发生率为20%
·身体一侧无力	偏头痛先兆症状中，偏瘫的发生率为4%，但是可能也表现出脑卒中或颅内肿块占位病变的症状，因此需要进行紧急评估，除非随着时间的推移该症状不会加重
当你头痛的时候，有其他伴随症状吗？	对于丛集性头痛，相关症状只发生一侧，头痛也发生相同侧
·红眼	急性闭角型青光眼 丛集性头痛
·流泪	丛集性头痛
·流鼻涕或鼻塞	丛集性头痛
·额或面部出汗	丛集性头痛
·上睑下垂	丛集性头痛
·瞳孔缩小	丛集性头痛
·恶心	偏头痛 脑瘤
·畏光	偏头痛 脑膜炎
·畏声	偏头痛
加重或缓解因素（头痛的触发因素）	
你发现哪些因素引起了头痛？	
·特定食物（尤其是巧克力和奶酪）	偏头痛
·乙醇	偏头痛 丛集性头痛
·经期	偏头痛（往往发生在经期之前或刚开始的几天内）
·咖啡因戒断	偏头痛
·Valsalva试验	脑瘤 偏头痛
·身体活动，如上楼梯和身体屈曲	偏头痛 脑瘤
·头部和颈部转动	颈椎性头痛
·触摸头皮	GCA
随着时间的推移，症状的频率或性质发生改变	
头痛的性质发生改变了吗？	
·头痛发生改变了吗？（例如，搏动性变为非搏动性，或从颞部转移到枕部）	新原因导致头痛发生变化
·在几周到几个月的时间内，症状变得更加严重	脑瘤

七、诊断流程

第一步是区分新发头痛和陈旧性头痛。评估新发头痛时，临床医生须重视预警特征。尽管大多数新发头痛是病毒性疾病和其他良性疾病导致的，几乎所有的严重或病理性头痛都是新发的。诊断流程如图9-1所示。

大部分反复发作的头痛为偏头痛或紧张性头痛。以上重点询问的问题有助于我们区分这两种常见头痛。以下特征存在（LR⁺）或不存在（LR⁻）有助于我们区分偏头痛和紧张性头痛。阳性LR为2，意味着如果某个症状存在，这种诊断的可能性增加2倍。阴性LR为0.5，意味着如果某个症状不存在，这种诊断的可能性降低50%（表9-8）。

表9-8 症状的似然比

特征	与紧张性头痛相比，诊断偏头痛的阳性LR	与紧张性头痛相比，诊断偏头痛的阴性LR
恶心	19.2	0.19
畏光	5.8	0.25
畏声	5.2	0.38
体力活动使头痛加重	3.7	0.24
单侧头痛	3.7	0.43
搏动性头痛	2.9	0.36
食用巧克力诱发头痛	7.1	0.70
食用奶酪为诱发头痛	4.9	0.68

将这些特征结合起来，有助于鉴别偏头痛和紧张性头痛。可通过POUND这个缩略词帮助记忆这些特征（表9-9）。

表9-9 POUND助记词

助记词
P: 搏动性
O: 4～72h
U: 单侧
N: 恶心或呕吐
D: 严重到影响工作

5个特征中表现出来的特征总数	与紧张性头痛相比，偏头痛的阳性似然比
1～2	0.41
3	3.5
4～5	24

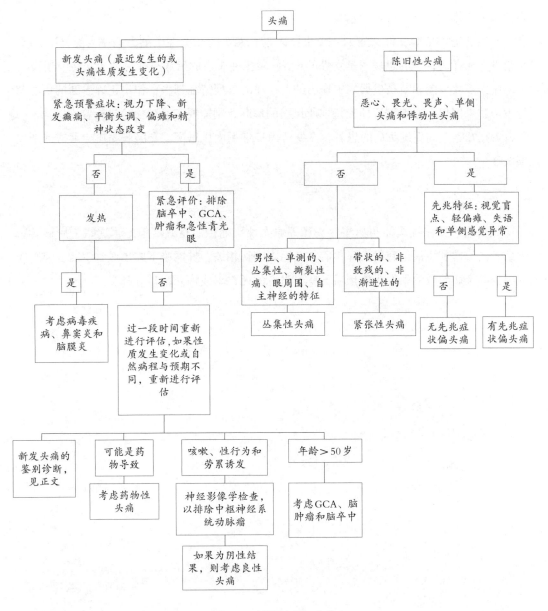

图9-1 诊断流程：头痛

八、注意事项

1.请牢记，首先要区分陈旧性头痛和新发头痛。

2.偏头痛和紧张性头痛只有在随着时间推移，再次出现相似的疼痛模式，才能被确诊。当患者首次出现偏头痛或紧张性头痛疼痛模式时，需要对其进行鉴别诊断。

3.如果发病时间对于建议的诊断而言显得太短或太长，需要重新考虑诊断结果。每种头痛都有其特征性的时间特点。

4.在神经影像学检查证实无颅内病变之前，不要诊断为咳嗽性头痛、性交性头痛或劳累性头痛。排除CNS动脉瘤很重要。

5.性别是评估原发性头痛的一个重要因素。偏头痛在女性中的患病率为男性的3倍。丛集性头痛在男性中的患病率是女性的6倍。紧张性头痛的患病率在男性和女性中相当。

6.大多数头痛诊断是根据病史作出的。存在的典型特征越多，作出正确诊断的信心就越大。如果仅仅一些典型特征支持你所作出的诊断，则需要与其他疾病进行鉴别。

7.在妊娠期间新发头痛的患者，需要考虑良性颅内压增高、硬脑膜窦血栓形成或新发偏头痛。

九、预后

偏头痛、紧张性头痛和丛集性头痛等原发性头痛预后良好。但是，这些头痛显著影响患者的工作和生活。新发头痛预后与其原因密切相关。蛛网膜下腔出血、GCA、脑瘤或脑膜炎等疾病导致的新发头痛预后不良，患者的死亡率或病死率显著升高。

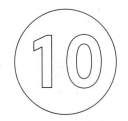

第10章

失　眠

Craig R. Keenan, MD, FACP

案例介绍

　　一位52岁的女性患者因经常失眠来就诊，并要求你开具她在电视广告中看到的镇静催眠药。

　　思考：

　　1. 对这位失眠患者，诊断时主要的考虑因素有哪些？

　　2. 你还需要获取哪些信息来了解患者的睡眠问题？

　　3. 你需要询问哪些问题来判断失眠症状是否与严重疾病相关？

一、概述

　　失眠是一种很常见的症状。30% ～ 50%的成人都经历过失眠，且20%的成人有持续性失眠问题。失眠患病率随着年龄的增长而升高，女性更为常见。

　　尽管失眠的定义有很多种，但大多数失眠问题是入睡困难、醒来次数多、醒来后长时间无法入睡及入睡困难。失眠往往会引发精神疾病。失眠患者发生工伤事故的风险大大增加（3 ～ 4倍）、道路事故风险也增加（2 ～ 3倍），且老年失眠患者跌倒和髋部骨折的风险也增加。

　　失眠往往由其他疾病或精神疾病、原发性睡眠障碍和药物滥用等引起，这种失眠称为共病性失眠。无其他伴随疾病的失眠被称为特发性或原发性失眠。病史是最重要的诊断工具，有助于发现共病性失眠的可能原因。只有极少数体检发现有助于诊断。必要的特异性检查（如多导睡眠图或活动记录仪）也很少。因为治疗或消除病因是治疗失眠的基石，因此，了解病史对成功治疗至关重要。关键术语见表10-1。

表10-1　关键术语	
关键术语	内容
适应性睡眠障碍	与急性生活事件相关的失眠（如疾病或外科手术、丧亲之痛、离婚和压力等）
睡眠相位前移症候群	昼夜节律失调，患者早晨醒来，但是夜间入睡无困难，能保证正常的睡眠质量和睡眠时间
共病性失眠	疾病和精神疾病、药物滥用或其他原发性睡眠障碍导致

续表

关键术语	内容
睡眠相位前移症候群	昼夜节律失调，患者入睡困难，一旦入睡，具有正常的睡眠质量和睡眠时间
失眠	具有以下一个或多个特征的睡眠质量差或睡眠不足：入睡困难、睡眠维持困难、清晨醒来太早或睡眠后无法得到充分休息
周期性肢体运动障碍（periodic limb movement disorder, PLMD）	是一种以周期性重复性的肢体抽动为特征的睡眠障碍。这种抽动会使醒来频次增加而引起失眠。可以使用多导睡眠图进行诊断
原发性失眠	非躯体疾病、精神疾病或其他病变引起的失眠
心理生理失眠	获得性或条件性失眠，是原发性失眠的一种，往往由急性事件导致。患者正常入睡后，处于高觉醒状态。当急性事件解决后，条件性失眠仍旧存在
不宁腿综合征（restless legs syndrome, RLS）	一种清醒时的现象，通过腿部活动来缓解腿部强烈的无法忍受的不适，往往与感觉异常或感觉迟钝有关，这种不适会引起入睡困难。应通过病史进行诊断
短睡者	这类人总睡眠时间短，对日常工作生活没有影响
睡眠卫生	导致和改善失眠的睡眠习惯包括：通常起床时间，通常睡觉时间，起床时间和睡觉时间的规律性，睡觉前活动（包括吃饭、饮水、运动、性活动和工作等），睡觉时活动（如在卧室内使用电脑、看电视或听收音机等），以及白天其他活动（如白天小睡）

表 10-1　关键术语

二、病因

失眠的常见易感因素和患病率，见表10-2。许多失眠是多因素引起的。

50%以上的失眠患者有复发性、持续性或多种健康问题，这些问题对失眠起到了促进作用。精神疾病是最常见的原因。30%～40%的失眠由精神疾病引起，其中抑郁症和焦虑症最常见。80%的抑郁症患者有失眠症状。4%～11%的失眠由疾病或精神疾病导致。原发性睡眠障碍中，最常引起失眠的是RLS、PLMD和睡眠相关呼吸障碍。20%～30%失眠病例由这些疾病导致。伴侣提供的睡眠呼吸暂停综合征和PLMD方面的证据通常是非常有帮助的，这些证据包括鼾声如雷、呼吸暂停或肢体运动。药物不良反应也是导致失眠的常见原因。最常见的药物包括抗惊厥药、抗抑郁药、抗高血压药、抗肿瘤药、支气管扩张药、抗胆碱能药物、糖皮质激素、减充血药、激素、左旋多巴、兴奋剂和尼古丁等。

了解失眠的持续时间有助于缩小诊断范围。短暂失眠持续时间不会超过1周；短期失眠持续时间为1～3周，长期失眠超过3周。导致长期失眠的原因可分为5类：精神疾病、躯体疾病、药物和物质影响、生活方式问题及原发性睡眠障碍（表10-2）。

　　一些长期失眠患者没有睡眠障碍方面的客观证据，这种失眠为认知性睡眠困扰。需要根据特殊检查结果来诊断（多导睡眠或活动记录仪）。

表10-2　鉴别诊断

鉴别诊断	比例
精神疾病	30%～40%
抑郁症	
焦虑症（如创伤后应激障碍、广泛性焦虑症或惊恐障碍）	
躁郁症	
其他精神疾病	
躯体疾病	4%～11%
慢性疾病	
充血性心力衰竭（congestive hear failure，CHF）	
缺血性心脏病	
慢性阻塞性肺疾病／哮喘	
消化性溃疡（peptic ulcer，PU）	
胃食管反流病（gastroesophageal reflux disease，GERD）	
困绝经期	
慢性疲劳综合征	
纤维肌痛、风湿性关节炎或其他肌肉骨骼系统疾病	
终末期肾疾病	
良性前列腺肥大	
尿失禁	
甲状腺病	
糖尿病或尿崩症	
过敏性鼻炎	
脑卒中	
痴呆	
神经退行性疾病和运动障碍	
脑瘤	
脑部创伤后失眠	

续表

表10-2　鉴别诊断	
鉴别诊断	**比例**
癫痫	
头痛综合征	
致死性家族性失眠症	
药物	3% ～ 7%
非处方药物和处方药物的不良反应	
毒品	
酒精滥用	
咖啡因	
尼古丁	
中枢神经系统镇静药停用	
生活方式	10%
轮班工作	
不良睡眠卫生或环境因素（如噪声或温度）	
时差	
压力性生活事件	
原发性睡眠障碍	12% ～ 16%
持发性失眠	
精神生理性失眠	5% ～ 9%
睡眠呼吸暂停综合征	
认知性睡眠困扰	15%
RLS 或 PLMD	
昼夜节律紊乱（睡眠时相提前综合征或睡眠时相延迟综合征）	
失眠	

三、开始问诊

1.问诊前，查阅患者病历。寻找失眠的潜在原因（如此前存在的疾病或精神疾病），并在问诊中了解更多信息。

2.如果可能的话，在患者就诊前，让患者坚持记录每周的睡眠情况。这能提供一些非常重要的信息，包括睡觉时间、起床时间、白天小睡时间、入睡花费时间、夜间醒来次数和醒来后再次入睡时间。总睡眠时间和睡眠质量客观评估。

3.如果可能的话，还应对患者的伴侣进行问诊，以起到补充病史的作用。

四、问诊框架

1.详细询问睡眠问题的性质和变化情况，确定主要的失眠问题——入睡困难、容易觉醒、睡眠质量差，以及通过睡眠无法使机体得到充分休息。

确定失眠的自然史，包括起病、促进因素、持续时间和发作频率。

评估患者的睡眠卫生情况。

通过评价失眠对社会、工作和生活的影响，判断失眠的严重程度。通过问卷来评价，问卷包括Epworth睡眠量表、失眠严重程度指数量表，这些都能在网上轻易地查找到。

2.进一步询问病史，涵盖相关疾病、精神疾病和睡眠障碍等。

查看既往病史和精神疾病史、用药史及物质使用史。

对你的问题中未涵盖的症状进行询问或调查。

3.如果可能的话，需要从患者的伴侣口述中了解其他病史信息。他们能提供患者睡眠质量和时间方面、白天活动影响及夜间事件方面的信息（如打鼾、呼吸暂停和肢体抽动等）。

4.让患者完成一份睡眠日志（如果还没有做的话），这有助于作出正确的诊断，同时有助于评估治疗效果。

五、找出预警症状

与失眠相关的预警症状与疾病的严重程度有关（表10-3）。

表10-3 预警症状

预警症状	严重疾病	可能的后果
重度打鼾、呼吸暂停和白天嗜睡	阻塞型睡眠呼吸暂停或中枢型睡眠呼吸暂停	未纠正的缺氧状态会引起右心衰竭和肺动脉高压
有自杀或杀人的想法	严重的精神疾病（抑郁症、躁郁症或精神病）	自杀 杀人
夜间胸部疼痛或胸闷	不稳定型冠心病	心肌梗死或心律失常
夜间呼吸困难	失代偿性肺部疾病（哮喘和慢性阻塞性肺疾病） 失代偿性充血性心力衰竭 不稳定型冠心病 原因不明的呼吸暂停综合征	呼吸系统疾病和心脏疾病加重可能的慢性缺氧状态

六、重点问诊

开放式问诊后，往往有必要进行针对性检查，寻找失眠可能的原因（表10-4）。

表 10–4 重点问诊	
问题	**考虑**
描述睡眠情况	
你的主要问题是:	
· 入睡困难	焦虑症
	糟糕的睡眠习惯
	睡眠相位延迟综合征
	RLS
	睡眠呼吸暂停极少会引起入睡问题
· 早醒	抑郁症患者经常发生
	睡眠时相提前综合征
· 醒来次数多	睡眠呼吸暂停
	夜间心绞痛或呼吸系统疾病
	PLMD
	药物不良反应
	环境因素
· 睡眠后机体未得到充分休息	睡眠呼吸暂停
	纤维肌痛
确定失眠病程	
睡眠问题是从什么时候开始的?	童年时开始失眠提示这种失眠为原发性失眠
	短暂或短期失眠经常是突发性生活事件引起
你认为什么引起了失眠?有生活中的事情影响到你的睡眠吗?(出生、死亡、换工作、搬家、工作压力、新的伴侣或经济压力)	失眠的最初原因(可能并不是目前的原因)
1 周中有几天失眠?	确定严重程度
需要多久才能入睡?	
当不能入睡的时候你都做些什么?	
你会在夜间醒来吗?如果是,你会醒多少次,大约在什么时间醒?	
为什么醒?	特殊症状可能提示疾病或用药情况
保持清醒状态会有多久?	
现在什么是你失眠的原因?	可发现环境因素、压力因素、疾病或精神方面的问题
每天晚上能睡多少小时?	
睡眠状态曾经很好吗?	如果长期的或儿童或青少年时期开始,则考虑其为原发性失眠
晚上准备睡觉的时候会担心睡不着吗?	担心失眠症状提示可能是精神生理方面的失眠
评估睡眠卫生	
描述一天中白天和晚上的相关情况	为了确定睡眠习惯。非正常时间的睡眠类型可能帮助发现昼夜节律性障碍

续表

表 10–4 重点问诊

问题	考虑
平时几点起床？周末呢？	不规律的睡觉时间和觉醒时间能导致失眠（糟糕的睡眠习惯）
描述一下你上床前的活动？你在晚上9：00之后吃东西吗？在很晚的时候进行体育锻炼吗？进行性活动吗？在床上看书或看电视吗？工作吗？	所有这些活动均能引起失眠
白天会小睡一会吗？	小睡可能引起夜间失眠
伴侣会对你的睡眠产生不良影响吗？	伴侣睡眠障碍（失眠、PLMD、睡眠呼吸暂停和打鼾）能引起失眠
卧室中有电视或者电脑吗？	睡觉以外的活动能引起失眠
卧室安静并且黑暗吗？	可能的环境因素（噪声和光）
离开家之后睡眠会好些吗？	如果是，考虑适应性方面的疾病（精神生理方面失眠）

通过评估白天工作生活来判断失眠的严重程度

问题	考虑
你夜间的睡眠情况对你的白天活动产生了什么样的影响？	
感觉到疲劳或嗜睡吗？	非特异的；但是，白天睡眠过多或不适当的时间入睡暗示睡眠呼吸暂停综合征或发作性嗜睡病
有注意力不集中的情况吗？	
有易怒的情况吗？	易怒可能是缺乏充足睡眠引起
失眠影响工作了吗？	
失眠影响人际交往了吗？	
失眠影响白天的情绪了吗？	
你白天小睡吗？	日间小睡可能会引起失眠，也可能是失眠导致

评估先前治疗效果

问题	考虑
针对失眠，你正在接受或你已经接受治疗了吗？	在制订治疗方案中有用
哪些起作用了？哪些没有起作用？	
你尝试了其他治疗方法吗？	可能的非药物治疗
评估物质、药物和精神健康方面的原因	
你有疾病或精神健康方面的问题吗？	
你正在服用什么药物？正在服用中草药或非处方药吗？	许多中草药制剂和感冒或过敏性药物中包括兴奋药。许多处方类药物引起失眠
你饮用含咖啡因的饮料或吃巧克力吗？	咖啡因是一种常见的经常被患者忽略的兴奋剂
你吸烟吗？	尼古丁是一种常见的兴奋剂
你饮酒或使用药物吗？用量是多少	酒精和毒品的滥用或停用
你感觉到沮丧吗？有内疚或绝望的感觉吗？食欲怎么样？发现以前喜欢的事情你不再喜欢了吗？体重有增加或下降吗？	抑郁症、躁郁症

续表

表 10-4 重点问诊	
问题	**考虑**
感觉到焦虑吗？有惊恐障碍吗？	焦虑症
评估夜间症状	
在夜间，由于以下原因醒来	
·气短	未控制的哮喘
	COPD
	冠状动脉疾病
	CHF
	睡眠呼吸暂停综合征
·胸部疼痛、胸闷或上腹疼痛	冠状动脉疾病
	GERD
	PU
·咳嗽	CHF
	未控制的哮喘
	COPD
	其他肺部疾病
你打鼾严重吗？	阻塞性睡眠呼吸暂停
有人告诉过你，当你睡觉的时候，出现了停止呼吸、窒息或有肢体抽动吗？	梗死性或中枢性睡眠呼吸暂停综合征或 PLMD
你的腿部有时会抽搐或不能保持静止吗？当尽力入睡时，感觉腿部疼痛吗？	PLMD 或 RLS
睡觉梦游或说梦话吗？	异睡症
想要在非睡眠时间睡觉吗？	昼夜节律障碍
夜间频繁起来排尿吗？	利尿剂导致多尿
	前列腺疾病
	糖尿病引起频繁觉醒
夜间有头痛症状吗？	头痛（由于各种原因）
	需要进行进一步检查
夜间会有让你醒来的疼痛吗？	任何疼痛均能引起失眠

七、诊断流程

失眠的诊断流程如图 10-1 所示。

八、注意事项

1.失眠症状往往由多种因素引起，因此，需要根据诊断流程图中的步骤进行诊断。

2.失眠在初级诊疗机构未得到重视，不到 1/2 的初级诊疗医生会采集失眠病史，且 60% 的严重失眠没有诊断出来。

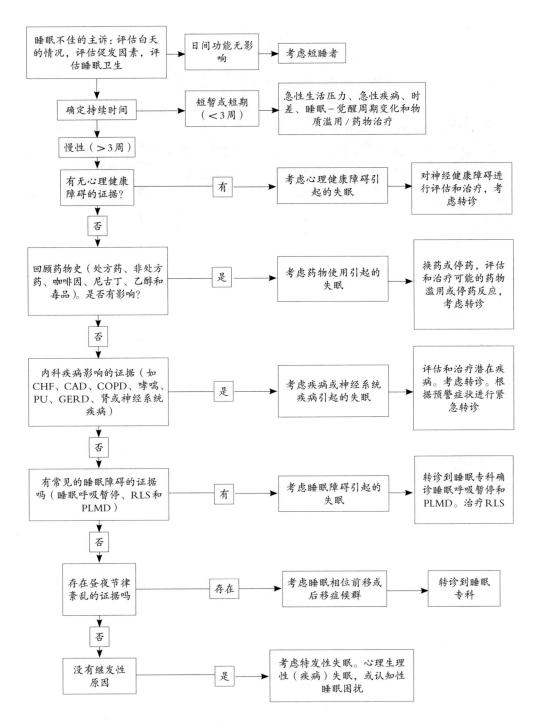

图10-1 诊断流程：失眠

注：CAD，冠状动脉疾病；CHF，充血性心力衰竭；COPD，慢性阻塞性肺疾病；GERD，胃食管反流；PLMD，周期性肢体抽动障碍；PU，消化性溃疡；RLS，不宁腿综合征。

3.失眠需治疗潜在原因，通常采取多种治疗方式。针对潜在的精神问题、躯体疾病或睡眠障碍方面的治疗是主要治疗方式，但是改善睡眠卫生的行为疗法也是重要的治疗方式。因此，需要根据完整病史作出诊断，采取针对性的干预措施。

九、预后

研究表明，失眠通常极具持久性，尤其在患有共患病和精神病疾的患者。最近的研究表明，46%～72%的失眠患者会在3年后继续出现失眠症状。

第11章
淋巴结肿大

Michael H. Zaroukian, MD, PhD, Gina R. Chacon, MD, and Nephertiti Efeovbokhan, MD

案例介绍

患者，男，19岁，主诉"发热、头痛、咽痛、疲劳2周"，颈前部多个淋巴结肿大，否认有流涕或咳嗽。肿大的淋巴结有触痛，症状无改善，患者对此感到担心。

思考：

1. 对于该患者肿大的淋巴结体征，还需要询问哪些问题来进一步了解？

2. 如何分类该患者的淋巴结病？你认为该淋巴结病是那种类型的？

3. 导致淋巴结肿大的可能原因有哪些？

4. 医生如何通过开放式提问及焦点性病史，得到初步诊断？

5. 如何鉴别淋巴结病的良性病因和需要进一步评估的严重病因？

一、概述

淋巴结病是指1个或多个淋巴结肿大。应提醒患者，在一个或多个淋巴结区域有肉眼可见的、肿胀的、可触及的、有疼痛或压痛感的包块，这种情况常常是淋巴结肿大。在颈部和腹股沟可触及小的淋巴结，这可能是一种正常现象，但是在锁骨上窝、腋窝、滑车上或腘窝通常不应触及淋巴结（图11-1至图11-3）。

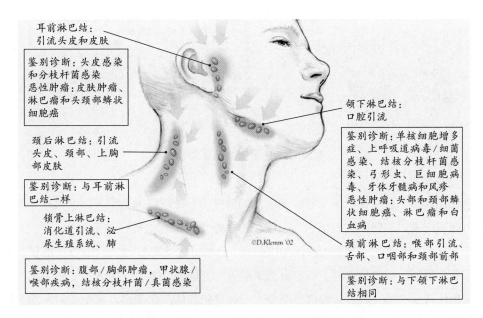

图11-1 头颈部淋巴结及其引流部位

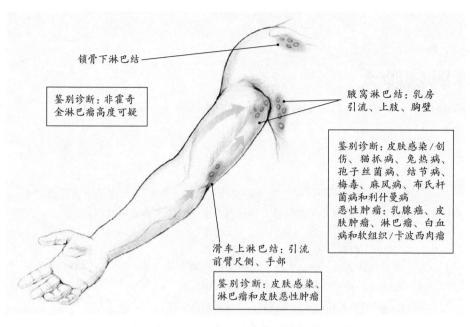

锁骨下淋巴结

鉴别诊断：非霍奇
金淋巴瘤高度可疑

腋窝淋巴结：乳房
引流、上肢、胸壁

鉴别诊断：皮肤感染/创
伤、猫抓病、兔热病、
孢子丝菌病、结节病、
梅毒、麻风病、布氏杆
菌病和利什曼病
恶性肿瘤：乳腺癌、皮
肤肿瘤、淋巴瘤、白血
病和软组织/卡波西肉瘤

滑车上淋巴结：引流
前臂尺侧、手部

鉴别诊断：皮肤感染、
淋巴瘤和皮肤恶性肿瘤

图11-2 腋窝淋巴及其引流

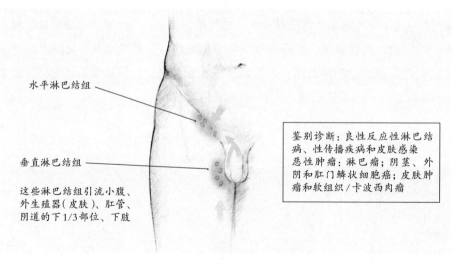

水平淋巴结组

垂直淋巴结组

这些淋巴结组引流小腹、
外生殖器（皮肤）、肛管、
阴道的下1/3部位、下肢

鉴别诊断：良性反应性淋巴结
病、性传播疾病和皮肤感染
恶性肿瘤：淋巴瘤；阴茎、外
阴和肛门鳞状细胞癌；皮肤肿
瘤和软组织/卡波西肉瘤

图11-3 腹股沟淋巴及其引流

　　淋巴结病通常由炎性细胞或肿瘤细胞浸润淋巴结、淋巴细胞增生导致，出血或脓肿形成也可能引起淋巴结病。在初级医疗机构，由恶性疾病引起的淋巴结病较为罕见；上呼吸道感染或非特异性疾病占淋巴结病病因的2/3。然而，恶性肿瘤的风险随着年龄和其他因素的增长而增加。详细病史对于确定淋巴结肿大的原因非常重要。患者可能因为淋巴结肿大非常担忧甚至焦虑，患者认为淋巴结肿大可能是癌症的临床表现。病史询问有助于排除大部分恶性疾病或其他潜在的严重疾病。下一步的评估方法如下（表11-1）。

关键术语	内容
表11-1　关键术语	
关键术语	**内容**
淋巴结病	1个或多个淋巴结异常增大（成年人＞1.0cm；儿童和青少年＞1.5cm）
全身性淋巴结病	肿大淋巴结累及多个身体区域
局限性淋巴结病	肿大淋巴结累及单一身体区域（如颈部和腹股沟）

二、病因

在初级诊疗机构,2/3以上淋巴结病是非特异性疾病或上呼吸道疾病(病毒性或细菌性）导致，＜1%是恶性疾病导致。一项研究表明，84%因"淋巴结肿大"转诊的患者为良性病因，另外16%的患者患有恶性疾病（淋巴瘤或转移性腺癌）。在良性淋巴结肿大的患者中，63%为非特异性或反应性疾病（未发现致病原），其他由特异性原因引起，最常见的是感染性单核细胞增多症、弓形虫病或结核病。所以，大部分淋巴结肿大为非特异性原因，不需要或极少需要进行诊断性检查。

导致淋巴结肿大的多种病原体和疾病未在本章进行全面论述，但是可以通过其他资料找到相关内容。在美国，引起淋巴结肿大的大部分原因见下表，有助于记忆的方法是CINEMA DIVITT（congenital 先天性、infectious 感染性、neoplastic 肿瘤性、endocrine 内分泌性、metablic 代谢性、allergic 过敏性、degenerative 退行性、inflammatory/ immunologic 炎症性／免疫性、vascular血管性、idiopathic or iatrogenic特发性或医源性、traumatic外伤性或toxic中毒性）。另一个方法是MIAMI（malignancies恶性疾病、infections感染、autoimmune disorders自身免疫性疾病、miscellaneous and unusual conditions其他不常见疾病或iatrogenic causes医源性原因）（表11-2）。

原因	初级医疗机构中的患病比例
表11-2　淋巴结肿大的部分原因	
原因	**初级医疗机构中的患病比例**
先天性	
·先天性梅毒	
感染性	18%（上呼吸道感染）
·细菌性	
——放线菌病	
——非典型分枝杆菌感染	
——布氏菌病	
——猫抓病（汉氏巴尔通体）	
——软下疳	
——衣原体感染（性病淋巴肉芽肿、沙眼）	
——白喉	

续表

表 11-2 淋巴结肿大的部分原因	
原因	初级医疗机构中的患病比例
——麻风	
——莱姆病	
——性病淋巴肉芽肿	
——鼠疫	
——原发性和继发性梅毒	
——猩红热	
——皮肤感染（链球菌和葡萄球菌）	
——链球菌性咽炎	
——结核病	
——兔热病	
——口腔疾病（牙周炎）	
·病毒性	
——腺病毒	
——巨细胞病毒	
——流行性角膜结膜炎	
——EB病毒（传染性单核细胞增多症）	
——乙型肝炎、丙型肝炎	
——单纯疱疹病毒	
——疱疹病毒-6	
——疱疹病毒-8	
——人类免疫缺陷病毒	
——麻疹	
——风疹	
——腮腺炎	
——牛痘	
——水痘带状疱疹病毒（水痘）	
·真菌性	
——球孢子菌病	
——隐球菌病	
——组织胞浆菌病	
——副球孢子菌病	
——孢子丝菌病	
·寄生虫	
——美洲锥虫病	
——丝虫病	
——黑热病	
——利什曼病	

续表

表 11-2　淋巴结肿大的部分原因	
原因	**初级医疗机构中的患病比例**
——弓形虫病	
——锥体虫病	
·立克次体	
——Q 热	
——立克次体痘	
——恙虫病	
·螨	
——疥疮	
肿瘤	0.8% ～ 1.1%（4%：年龄＞40岁）
·淋巴瘤	
·白血病	
·转移性实体瘤（主要原发灶）：乳腺、结肠、食管、头颈部、肾、肺部、卵巢、前列腺、皮肤（黑色素瘤）、胃和睾丸	
内分泌	
·肾上腺功能不全	
·甲状腺功能亢进症	
·甲状腺功能减退症	
·多发性内分泌肿瘤（见肿瘤）	
代谢性	
·脂质贮积症（戈谢病、尼曼-皮克病、法布里病或丹吉尔病）	
·重度高甘油三酯血症	
·过敏性	
血清病	
退行性	
·淀粉样变（继发性）	
炎症性 / 免疫性	
·血管免疫母细胞淋巴结病	
·淀粉样变（原发性）	
·皮肌炎	
·移植物抗宿主病	
·幼年型类风湿关节炎	
·混合性结缔组织病	
·原发性胆汁性肝硬化	
·类风湿关节炎	
·血清病	
·硅树脂相关疾病	

续表

表11-2　淋巴结肿大的部分原因	
原因	**初级医疗机构中的患病比例**
・系统性红斑狼疮	
・结节病	
・干燥症	
血管性	
・血管炎	
——变应性肉芽肿血管炎（成年人）	
——川崎病（儿童）	
特发性或者医源性	29%～64%
・非特异度淋巴结病	
・处方药（见毒性）	
外伤性	32%（包括划伤以及咬伤所致继发性感染引起的淋巴结病）
・擦伤或者撕裂伤	
・烧伤	
・猫抓病（汉氏巴尔通体）	
・手术	
毒性（药物，化学物质）	
・降压药物	
——阿替洛尔	
——卡托普利	
——肼屈嗪	
・抗菌药物	
——头孢菌素类	
——青霉素	
——乙胺嘧啶	
——磺胺类	
・抗癫痫药物	
——卡马西平	
——苯妥英钠	
——扑米酮	
・抗风湿药	
——别嘌醇	
——金制剂	
・舒林酸	
・化学物质	
——铍中毒	
——硅肺病	

注：空格表示尚无患病比例估计。

三、开始问诊

1.在问诊之前，回顾患者的问题、用药情况，以及既往史、家族史、社会史、性生活史、旅行史及职业情况等相关线索。

2.要牢记恶性疾病的风险随年龄增长而增加，特别是50岁以上的人群。

3.回顾淋巴系统解剖及每组淋巴结群的组织和器官引流情况（表11–3）。

表11–3 问诊技巧	
开放式问题	**有效问诊的提示**
描述一下肿块情况	建立一种舒适且信任的医患关系
你在什么部位触摸到肿块？	首先进行开放式问诊，其次进行重点问诊
肿块特征是什么？	对患者未提及的重要方面进行全面的问诊（助记词：COLD TAPE）
你第一次注意到这个肿块是在什么时候？	性质（Character）:肿块像什么
肿块随着时间有没有发生变化？	发作（Onset）:什么时候开始的
你最近还有其他疾病或其他症状吗？	位置（Location）:肿块在什么位置
说明工作、业余爱好、宠物及旅行情况	病程（Duration）:肿块持续多长时间了
是否接触过传染性病原体、化学物质、昆虫或患者？	缓解因素（Relieving factors）:什么会使肿块好一些
最近有没有服用药物？	加重因素（Aggravating factors）:什么会使肿块加重
说明吸烟情况及饮酒情况。	诱发因素（Precipitating factors）:肿块是什么引起的
家庭成员中有患癌症的吗？	
叙述你的性生活情况。	
治疗（Therapy）:你采取哪些方法来治疗肿块？	
伴随症状（Associated symptoms）:肿块以外还有哪些其他症状？	
既往史（Past medical history）:你之前发生过这种情况吗？	
情绪反应（Emotional impact）:你对这一症状有什么感受，症状对你的生活产生哪些影响？	

四、问诊框架

1.确定淋巴结肿大发病情况及进展过程。

2.确定是否伴有其他症状，以及症状是局部的还是全身性的。

3.询问相关的工作情况、家庭情况、业余爱好、习惯、宠物、旅行史、性生活及用药情况。

五、找出预警症状

大部分淋巴结病是良性或自限性传染性或炎症性疾病引起的。对于局灶性感染导致的淋巴结病可通过抗生素进行治疗。肿瘤等危及生命的疾病、全身感染及自身免疫性结缔组织病及其相关预警症状和临床表现，有助于早期诊断和早期治疗（表11-4、表11-5）。

表11-4 严重疾病的比例

严重疾病	在初级医疗机构的相对患病比例
肿瘤	1% ~ 4%
局灶性感染（抗菌药物治疗可能有效）	10% ~ 30%
全身感染	<1%
严重自身免疫性疾病	<1%

表11-5 预警症状

预警症状	考虑
持续存在或增长数周或数月	肿瘤
	全身炎症/感染
淋巴结质地硬	转移性肿瘤
右侧锁骨上淋巴结肿大	纵隔肿瘤、食管癌或胸腔内转移肿瘤
左侧锁骨上淋巴结肿大	来源于胸腔、腹部或盆腔肿瘤的转移
腋窝无局部外伤或者感染	乳腺癌
	其他转移性肿瘤
肱骨内上髁无局部外伤或者感染	淋巴瘤
	结节病
	继发性梅毒
腹股沟淋巴结肿大	性传播疾病
	腹部/盆腔恶性肿瘤
全身性淋巴结肿大	HIV感染
	结核病
	结节病
	药物
颈部、腋窝及腹股沟淋巴结肿大，伴有光敏性皮疹、口腔溃疡或关节痛	系统性红斑狼疮
全身症状（不适、疲劳、发热、非刻意体重减轻和盗汗）	淋巴瘤
	转移性肿瘤
	自身免疫性疾病
	结核病
	全身感染
	药物
声音嘶哑、吞咽困难、慢性咳嗽和咯血	源自头颈部或肺部的转移癌
腹部疼痛、便血、黑便和血尿	肿瘤（消化系统、泌尿生殖系统）
	肠道感染

续表

六、重点问诊

在倾听患者对淋巴结肿大症状的开放式描述之后，进行重点提问，以便确定最可能原因。询问患者有无预警症状。预警症状的存在会极大影响后续诊断（表11-6）。

表11-6　重点问诊	
问题	**考虑**
你有肿瘤病史吗？	肿瘤转移
近期进行过旅行吗？	感染性疾病
有头颈部（包括甲状腺、甲状旁腺）肿瘤家族史吗？	多发性内分泌肿瘤
饮酒或者吸烟吗？如果有，分别是多大量？	肿瘤（头颈部、肺部和胃肠道）
你有过放射线接触史吗？	肿瘤
结核菌素试验阳性吗？与未经治疗的结核病患者接触过吗？	结核病
吃过未煮熟的肉类、接触过猫的粪便或饮用过未加热的羊奶吗？	弓形虫病
被猫咬过或者抓过吗？你和寄生跳蚤的猫接触过吗？	猫抓病（汉氏巴尔通体）
饮用过未加热的牛奶或奶酪吗？	布鲁菌病
你狩猎、清洗或吃过野生动物吗？	兔热病
经常搔抓自己吗？	反复微小创伤
被蜱咬过或去莱姆病流行的地方（如美国东北部）旅行过吗？	莱姆病
进行过非安全性接触吗？	HIV
注射过毒品吗？	HIV 乙型肝炎和丙型肝炎 梅毒
近期服药期间出现过发热、关节疼痛或皮疹吗？	药物相关性血清病伴有淋巴结肿大
痣的颜色、大小或形状是否发生变化？	黑色素瘤
痣是否出现出血、疼痛、触痛、瘙痒或脱屑？	
你被玫瑰花刺刺伤过吗？修剪过玫瑰花枝吗？	孢子丝菌病
生殖部位出现过大水疱吗？	生殖器疱疹
身体一侧出现过呈带状分布的痛性大水疱吗？	带状疱疹
特征	
肿大的淋巴结：	
·疼痛或者有触痛吗？	感染 炎症性原因
·质地硬吗？	肿瘤转移
·引流情况如何？	细菌感染

续表

表11-6 重点问诊

问题	考虑
起病方式与病程	
淋巴结的症状随着时间有哪些变化,包括:	
· 持续时间超过1个月了吗?	恶性肿瘤
· 不断增大	恶性肿瘤
· 服用新的药物之后出现	药物
相关症状	
除了淋巴结肿大以外,还有:	
· 发热、寒战或出汗	感染 淋巴瘤 甲状腺功能亢进症
· 皮疹、发红、咬伤、昆虫叮咬、划伤或擦伤	细菌性或病毒性感染 螨感染 继发性梅毒
· 咽痛或感冒症状	病毒性或链球菌性咽炎
· 生殖器溃疡或有分泌物	性传播疾病
· 疲劳	EB病毒 乙型肝炎和丙型肝炎 巨细胞病毒感染 甲状腺功能障碍 肾上腺功能不全
· 非刻意体重减轻	恶性疾病 HIV感染 结核病
· 乳腺肿块或有分泌物	乳腺癌
· 持续咳嗽、声音嘶哑或咯血	头颈部肿瘤 肺癌 结核病 结节病
· 吞咽困难、腹部疼痛、铅笔样细便、便中带血或柏油样便	胃肠道恶性肿瘤
· 痣发生变化	黑色素瘤
· 睾丸疼痛或结节	睾丸癌 腮腺炎

续表

表11-6 重点问诊	
问题	考虑
· 尿中带血	前列腺癌 肾或膀胱恶性肿瘤
· 关节疼痛、口腔溃疡、日晒后出现皮疹、口干或眼干	自身免疫性结缔组织病 药物相关性血清病
影响因素	
哪些因素会使淋巴结肿大或恶化，例如：	
· 应用抗生素	缓解：感染 加重：药物相关性淋巴结病
· 阿司匹林、布洛芬、萘普生或非甾体抗炎药	缓解：炎症 加重：舒林酸性淋巴结肿大

七、诊断流程

见图11-4。

八、注意事项

1.记住患者所说的淋巴结肿大可能是另外一种疾病（如脂肪瘤、皮脂囊肿、脓肿或甲状腺结节）。

2.由良性自限性原因引起的淋巴结肿大，也可能导致患者或患者家属担心病因是恶性，产从而生强烈的消极情绪。

3.非特异性淋巴肿大持续存在或有进展时，应及时进行反复评估，并继续就检查方案及相关风险、花费和获益，与患者沟通，共同作出决策。

九、预后

在初级医疗机构观察到的情况是，淋巴结肿大，尤其是在年轻患者，病因大多为良性和自限性的，预后良好，只需观察。由严重系统性感染（如HIV感染、梅毒和结核病）或恶性疾病引起的淋巴结肿大，其预后取决于很多因素，包括确诊时间、正确治疗的开始时间、患者免疫和生理状况，以及致病原或肿瘤的生物学特征。

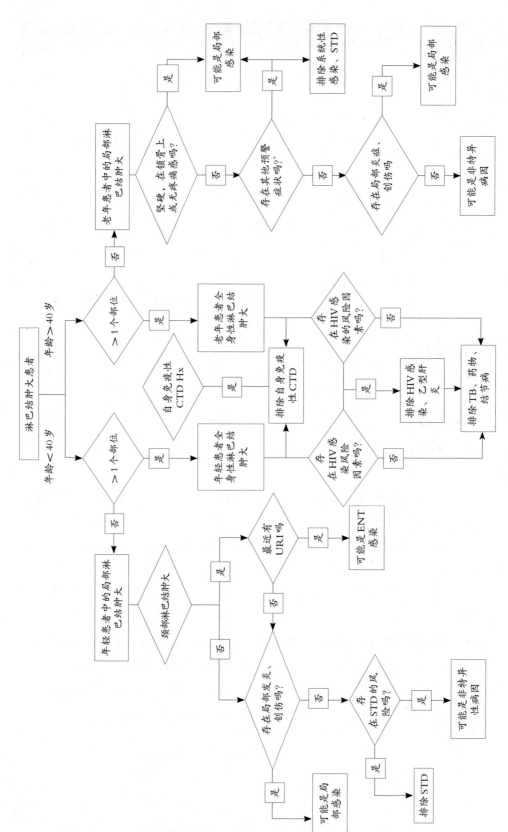

图11-4　诊断流程：全身淋巴结肿大

注：STD，性传播疾病；CTD，结缔组织病；URI，上呼吸道感染；ENT，耳鼻咽喉病；TB，结核病；Hx，历史；HIV，人类免疫缺陷病毒。+提示恶性肿瘤的其他预警症状，包括数周或数月内进展性淋巴结肿大，酒精和烟草的使用，全身症状（不适、乏力、发热、体重减轻或盗汗），声音嘶哑，吞咽困难，慢性咳嗽，咯血，血尿，黑便，便血，腹部疼痛。部外伤或感染的腋窝或上踝骨内上踝的淋巴结肿大。

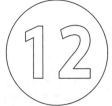

第12章

盗 汗

David Feinbloon, MD 和 Gerald W. Smetana, MD

案例介绍

患者，女，48岁，因"出汗过多"就诊。进一步问诊，患者常有面色潮红，醒来发现床单是湿的。最初患者未予重视，但是近期发生频率增加，患者担心患病。

思考：

1. 如何鉴别盗汗及其他类型的出汗症状？

2. 哪些疾病与盗汗有关？如何根据患者的病史作出正确诊断？

3. 通过开放式问诊及重点问诊，能否作出明确的诊断？还需要其他的实验室检查吗？

4. 患者的病史中，哪些要素有助于鉴别引起盗汗的良性原因？哪些疾病需要紧急干预？

一、概述

在初级医疗机构，盗汗是一种常见的主诉。盗汗的原因大部分是良性的，但是盗汗也有可能是全身严重疾病的临床表现，应该及时进行全面评估，确定病因（图12-1）。诊断需基于详细的问诊，以及对该症状流行病学和鉴别诊断的充分了解。

盗汗是需要患者更换床单的大量出汗。这一定义强调了需要将"盗汗"与其他引起出汗增多但无夜间节律性或临床指征的疾病相鉴别。引起盗汗的原因有很多，包括常见的、典型的良性疾病，以及病死率和死亡率均很高的严重疾病。关键术语见表12-1。

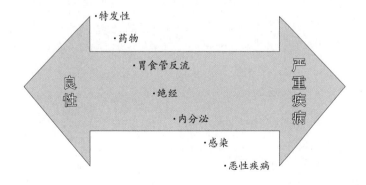

图12-1　盗汗的常见病因

表 12-1　关键术语	
关键术语	**内容**
潮红	皮肤血管迅速扩张，皮肤颜色显著变化，从亮红色到发绀。尽管初期仅累及面部、颈部及上胸部，但是也会累及全身，包括手掌和足底
潮热	与绝经相关的自主神经症状。潮热症状的特征是面部、胸部及后背突然出现强烈的热感和发红，可能伴有心悸、多汗及焦虑情绪，这些症状持续时间为 5 ~ 15min
多汗	超出维持内环境热稳态的需要，令人烦恼的、良性出汗增多
盗汗	睡眠中大量出汗，需要患者更换床单。根据定义，无下列情况：发热、被子过厚或睡眠环境温度较高

二、病因

尽管导致盗汗的原因有很多，但是确诊有一定的难度。常见的原因包括与妊娠、绝经激素水平变化，以及药物（尤其是退热药和抗抑郁药）。相关疾病患病率见表 12-2。

表 12-2　与盗汗有关的情况	
诊断	**比例**[a]
绝经	女性患者中，14% ~ 80% 盗汗与绝经相关
感染	
结核病	29% ~ 62%，取决于不同研究结果。常见于复发的结核病和年轻患者
人类免疫缺陷病毒	9% ~ 70%，取决于不同研究结果。常见于急性反转录病毒综合征、机会致病菌感染或恶性肿瘤（如淋巴瘤）
心内膜炎	17% ~ 25%，取决于不同研究结果
骨髓炎	
脓肿（肝、肺、腹部）	
细菌性	
·布鲁菌病	
真菌	
·组织胞浆菌病	
·球孢子菌病	
·芽生菌病	
病毒	

续表

表 12-2 与盗汗有关的情况

诊断	比例[a]
·EB 病毒	34%，见于一项研究
·巨细胞病毒	60%，见于一项研究
寄生虫	
疟疾	达 91%，见于一项研究
巴贝西虫病	
恶性疾病	
霍奇金病	达 25%，常视为 "B" 症状
非霍奇金淋巴瘤	
慢性髓细胞性白血病	
慢性淋巴细胞白血病	
实体肿瘤	
·肾细胞癌	
·前列腺癌	
·髓样甲状腺癌	
·生殖细胞瘤	
·转移性肿瘤	
药物	
解热药	
非甾体抗炎药	
氯氮平	5%
选择性 5- 羟色胺再摄取抑制药	5%～10%
文拉法辛	2%
多奈哌齐	
利妥昔单抗	15%
甲磺酸伊马替尼	13%～17%
醋酸亮丙瑞林	85%
达那唑	65%
比卡鲁胺 + 促黄体生成素释放激素	25%
阳那曲唑	5%
雷洛昔芬	2%～3%
干扰素	8%
甲磺酸沙奎那韦	8%
曲坦类药物	1%～3%

表 12-2 与盗汗有关的情况	
诊断	**比例**[a]
环孢素	达 4%
胰岛素和磺脲类降糖药	夜间低血糖可表现为盗汗
风湿病	
显微镜下多血管炎	71%，见于一系列研究
颞动脉炎	病例研究
其他	
阻塞性睡眠呼吸暂停	66%，见于一系列研究，但未经证实
慢性疲劳综合征	30%～40%，见于一系列研究，但是与并存的疾病难以鉴别
Dumping 综合征	有过报道，但是患病率低
甲状腺功能亢进症	50%～91%出汗增多，尽管单纯的盗汗症状少见
胃食管反流	有过报道，但是特征并不明显

注：a 空格处表明患病比例未知。

三、开始问诊

1. 允许患者用自己的语言描述症状，不要催促也不要打断。

2. 避免诱导式问诊。问诊快结束时，针对可能性较大的疾病采用封闭式问诊。

3. 患者在谈论性行为或吸食毒品时会感到不舒适，临床医生对此要敏感。部分病史资料可为盗汗原因提供诊断线索。

4. 在问诊之前，查看患者用药情况，并在问诊过程中进行核实（表12-3）。

表 12-3 问诊技巧	
问题	**考虑**
我知道你有盗汗的症状；你能和我讲述相关情况吗？	让患者用自己的语言描述症状
请描述你所说的"盗汗"是指什么？	不要打断
请描述一下，从入睡到早上醒来的整个睡眠过程	仔细聆听患者，寻找线索，为后续问诊提供指导
其他时间有出汗增多的情况吗？	向患者说明盗汗是常见症状且通常可治疗，这有助于患者提供完整的病史资料

四、问诊框架

1. 首要目标是确定患者所说的盗汗与临床上的盗汗是一个意思。所以，临床医生必须首先排除发热或房间温度较高等因素导致的多汗。

2. 最好将盗汗分为良性原因引起的和严重疾病引起的两种类型。需要进行更全面的检查来排除严重疾病。下列特征有助于区分这两类盗汗。

起始：急性、亚急性或慢性。

频率：偶发、每夜、每周及每月。

模式：逐渐加重或时轻时重。

伴随症状：体重减轻、来月经、腹泻及咳嗽等。

存在显著危险因素（如到疫区旅行、无保护性行为及注射毒品）。

五、找出预警症状

盗汗可能是严重疾病唯一的临床表现，所以鉴别病因是良性原因还是严重疾病很关键。如果存在体重减轻、淋巴结病、咳嗽、血尿、咯血、便血、皮疹、关节炎、背痛、腹泻、高风险性行为、吸食毒品、近期旅行或疾病接触史等病史，应提高对严重疾病的警惕。

严重疾病

引起盗汗的严重原因并不常见。另外，盗汗作为严重疾病唯一的临床表现的情况也不常见。引起盗汗的严重原因必须予以排除，因为延迟诊断或漏诊这些严重疾病可能导致病死率和死亡率明显升高。

在完成病史采集的开放式问诊部分之后，询问有无可能提示恶性疾病的症状。尽管下表所列的症状缺乏特异性，当患者对下列症状作肯定回答时，需要进一步问诊，指导体格检查，并确定是否需要进行辅助检查（表12-4）。

表12-4 预警症状

预警症状	严重原因	良性原因
非刻意体重减轻	淋巴瘤	膳食改变
	实体瘤	甲状腺功能亢进症
	亚急性心内膜炎	糖尿病
	结核病	吸收障碍
	HIV感染	
	血管炎	
食欲缺乏或过早饱感	淋巴瘤	消化不良
	胃肠道恶性疾病	抑郁症
		药物
阵发性腹泻	类癌瘤	病毒或细菌性感染
	甲状腺髓样癌	肠胃炎
	炎症性肠病	肠易激综合征
		药物
		甲状腺功能亢进症
便血或柏油样便	胃癌	胃炎

续表

表12-4 预警症状

预警症状	严重原因	良性原因
	结肠癌	消化性溃疡
		结肠息肉
		动静脉畸形
血尿	尿路上皮肿瘤	尿路感染
	肾细胞癌	月经
	血管炎	尿道炎
		肾结石
淋巴结肿大或触痛	淋巴瘤	病毒性感染（如巨细胞病毒和EB病毒）
	结核病	蜂窝织炎
	真菌感染	药物反应
		咽炎
瘙痒	淋巴瘤	皮肤干燥症
	胆管恶性疾病	特异反应性皮炎
	肾衰竭	甲状腺功能减退症
	真性红细胞增多症	
新发背痛	心内膜炎	退行性关节病变
	骨髓炎	坐骨神经痛
	恶性疾病	肌肉拉伤
睾丸肿胀或疼痛	生殖细胞肿瘤	附睾炎
	肾细胞癌	外伤
		睾丸炎
		阴囊积水／精索静脉曲张
容易擦伤或者出血	白血病	血管性血友病
	淋巴瘤	维生素C缺乏
		类固醇诱发性紫癜
心悸	嗜铬细胞瘤	心房或心室期前收缩
		甲状腺功能亢进症
		咖啡因
		尼古丁
		药物
新发头痛	嗜铬细胞瘤	紧张性头痛
	中枢神经系统肿瘤	偏头痛
	巨细胞性动脉炎	
喘息或气短	类癌瘤	哮喘
	肺癌	支气管痉挛
	心包腔积液或胸腔积液	后鼻滴涕
		药物

续表

表12-4	预警症状	
预警症状	严重原因	良性原因
过敏性反应		过敏反应
新发咳嗽或咳嗽	肺癌	支气管炎
伴有痰中带血	结核病	鼻窦炎
	组织胞浆菌病	咳嗽变异性哮喘
	球孢子菌病	
	血管炎	
高血压	嗜铬细胞瘤	体重增加
	血管炎	原发性高血压
		药物
反复阵发性眩晕	嗜铬细胞瘤	低血容量/脱水
头重脚轻	类癌瘤	良性体位性眩晕
	胰岛瘤	位听神经炎
关节炎或关节痛	HIV 感染	骨关节炎
	风湿病	创伤后
	心内膜炎	
新发或反复性皮疹	HIV 感染	病毒性皮疹
	血管炎	药物性皮疹
	立克次体病	皮炎
	梅毒	

六、重点问诊

在倾听患者描述盗汗症状之后，通过封闭性问诊寻找原因。

七、诊断流程

第一步是将盗汗与其他引起过热等情况引起的多汗，如急性发热性疾病、房间温度过高等。一旦确定患者有盗汗症状，下一步就是找出提示严重疾病的预警症状或体征。需要询问育龄女性的经期症状。药物是引起盗汗症状的常见原因，所以需要采集详细的用药情况，包括非处方药和草药。有甲状腺功能亢进症症状或体征的患者需进行详细评估。

盗汗的罕见原因有胃食管反流和阻塞性睡眠呼吸暂停综合征。最近的研究结果对后者表示质疑。

如果引起盗汗的原因尚不明确，需要定期对患者进行重新评估，因为随着时间的推移，常会出现新的有助于诊断的症状。盗汗的诊断流程见图12-2。

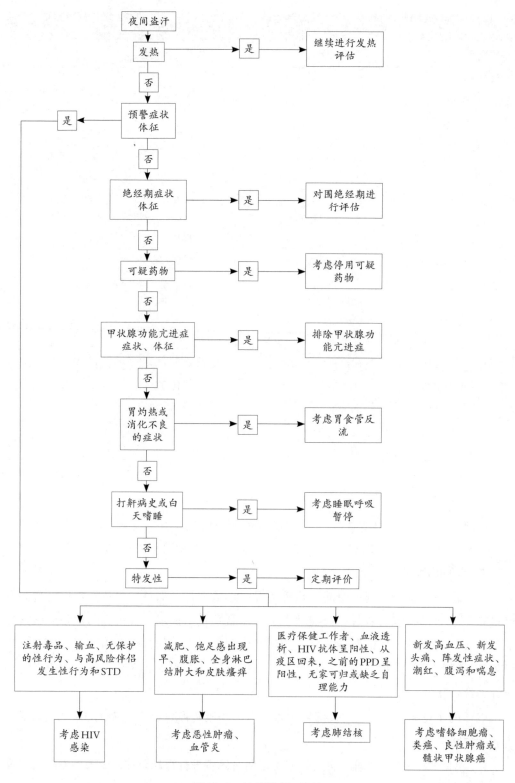

图12-2 诊断流程：盗汗

注：IV，静脉注射；STD，性传播疾病；PPD，纯化蛋白衍生物。

八、注意事项

1.新近出现的、伴有其他全身症状或用良性疾病不能完全解释的盗汗，在排除严重疾病前应视为严重疾病导致。

2.进行全面的系统评估之前，确定排除引起盗汗的虚假原因，同样，一开始必须排除发热。

3.当患者有体重减轻、潮红、腹泻、高血压、淋巴结肿大或咳嗽时，应高度怀疑患者患有严重疾病。在不确定的情况下，侧重于仔细排除严重疾病。

4.患者临床基本情况对作出正确诊断非常重要，例如，45岁围绝经期女性患者盗汗症状的常见原因与60岁男性患者伴有体重减轻、侧腹部痛、血尿的原因具有很大差异性。注意人口特征、人畜共患疾病、旅行史和其他暴露因素会缩小鉴别诊断范围。

5.全面回顾患者所有处方药、草药及非处方药。

6.一段时间后重新评估你的初步诊断，尤其注意新出现或者情况相反的信息。

九、预后

盗汗的预后取决于潜在疾病。大部分原因是良性的，通过适当治疗能够使盗汗得到控制。引起盗汗的严重原因包括恶性疾病和感染，但较为少见。未及时诊断这类疾病可能导致较高的病死率和死亡率。HIV感染和结核病还会危及公共健康。

第13章
肌无力

Iris Ma, MD

案例介绍

患者，女，28岁，因"无力"去急诊就诊。最近1周，患者自觉右上肢无力和麻木及阵发性头晕。2天前症状加重，目前症状没有再次加重。

思考：

1. 对于该患者无力的症状还需要问询哪些问题？

2. 如何确定病变位置？

3. 根据患者无力的病史，如何确定该患者是否需要紧急干预？

4. 根据患者症状的持续时间和进展情况如何缩小鉴别诊断范围？

一、概述

接诊主诉"肌无力"患者时，临床医生必须首先确定患者是否有功能性或运动性无力症状。许多主诉肌无力的患者实际上是虚弱导致的功能性上的无力，尽管肌力正常但是仍感到筋疲力尽、无精打采、疲劳感增加，或反复运动引起的肌肉疲劳。功能性肌无力可能由多种疾病引起，包括肿瘤、感染、代谢性精神错乱、炎症性疾病和精神疾病。这类肌无力患者由于缺乏体力或者情绪方面的动力，难以完成日常的活动，但是肌力正常。另外一个可能引起"无力"症状的原因是疼痛，尽管肌力正常，但是疼痛使患者难以完成特定活动。神经肌无力患者即使使用全力也无法活动肌肉。

评估肌无力患者时，第一步是区别是功能性肌无力还是神经性肌无力。需要系统性地采集病史，注意症状起始、症状进展及运动通路上病变的定位。尽管所有肌无力患者均需要仔细评估，本章主要讨论病史提示真正肌无力的患者。本章下面所提到的"肌无力"均是指神经肌肉性无力。关键术语见表13-1。

表13-1 关键术语

关键术语	内容
上行性麻痹	起始于足部，向上进展的运动性肌无力
延髓症状	面部肌肉、舌肌无力，导致说话困难、吞咽困难及微笑困难
下行性麻痹	起始于面部，向下进展的运动性肌无力
远端无力	肢体远端的肌无力（如足下垂）
轻偏瘫	半侧身体无力

续表

表 13-1 关键术语	
关键术语	**内容**
单瘫	一个肢体的无力
下肢轻瘫	双下肢无力
近端肌无力	近端肌肉无力（如肩带肌和股四头肌）导致从坐姿站起困难或上肢举过头顶困难
四肢轻瘫	四肢无力
托德麻痹	癫痫发作后可逆性肌无力
上运动神经元损害	从中枢神经系统到 α 运动神经元的运动通路发生异常，导致痉挛、腱反射亢进和肌张力增高
下运动神经元损害	脑干的 α 运动神经元或脊髓灰质发生异常，导致肌肉萎缩、腱反射减低和肌束颤动

二、病因

首先考虑导致肌无力的疾病和病变部位。脑到肌肉任何一点出现损伤或功能障碍都会引起神经肌肉无力。一旦确定了无力的位置，即缩小了鉴别诊断的范围。

鉴别诊断

鉴别诊断取决于病灶部位确定、症状持续时间和进展情况。突发性肌无力属于预警症状。患有隐匿性或者偶发性肌肉无力的患者通常推迟就诊时间（表 13-2）。

表 13-2 鉴别诊断		
解剖学定位	**诊断**	**比例**
中枢神经系统疾病	脑部功能障碍	
	· 脑卒中或短暂性脑缺血发作	脑卒中：3%
	· 颅内出血（蛛网膜下腔出血、硬膜下腔出血、硬膜外出血、脑实质出血）	短暂性脑缺血发作：2.3%
	· 肿瘤	
	· 感染	
	· 多发性硬化	
	脊髓功能障碍（脊髓病）	
	· 肿瘤	多发性硬化：0.09%
	· 感染（如硬膜外脓肿）	

表 13-2 鉴别诊断		
解剖学定位	诊断	比例
	· 外伤	
	· 颈椎病	
运动神经元	主要累及下运动神经元的疾病:	
	· 肌萎缩性侧索硬化	4/1 000 000
神经根	脊髓神经根功能障碍:	
	· 神经孔受压	
	· 椎间盘突出	
	· 颈椎病	
周围神经	单神经病:单个周围神经功能障碍	
	· 桡神经麻痹	多神经病:2.4%
	多神经病:多个周围神经功能障碍	
	· 毒性／代谢性:糖尿病、乙醇中毒、维生素B_{12}缺乏、尿毒症和重金属中毒	
	· 炎症性:吉兰-巴雷综合征、慢性炎性脱髓鞘性多发性神经病、血管炎(如结节性多动脉炎)	吉兰-巴雷综合征:0.6～2.4/10 000
	· 浸润性:淀粉样变和结节病	
	· 感染性:HIV 感染和麻风	
	· 先天性:腓骨肌萎缩症	
神经肌肉接头	重症肌无力	重症肌无力:14/10 000
	兰伯特-伊顿肌无力综合征	
	肉毒杆菌中毒	
肌肉	遗传性:迪谢内肌营养不良、贝克肌营养不良、线粒体肌病、周期性麻痹、酸性麦芽糖酶缺乏	迪谢内肌营养不良:患病率为 2.9/10 000 出生
	炎症性:多发性肌炎、皮肌炎和包涵体肌炎	贝克肌营养不良:患病率为 0.5/100 000 出生
	风湿性:混合性结缔组织病	
	内分泌疾病:甲状腺功能亢进症和皮质醇增多症	
	药物诱发性:乙醇、可卡因、他汀类、糖皮质激素、氯喹和秋水仙碱(神经肌病)	
	横纹肌溶解	

三、开始问诊

1.进行重点问诊之前,让患者使用自己的语言描述肌无力症状。

2.问诊开始后应首先明确患者的无力症状是真正的无力还是功能性无力。

3.导致肌无力且伴有助于诊断的症状体征的疾病很少见。肌无力症状、解剖学定位及伴随症状有助于诊断。缩小鉴别诊断范围有助于有效地作出正确诊断（表13-3）。

表13-3 问诊技巧

开放式问题	有效问诊的提示
请描述肌无力的症状	开放式问题会产生有益的信息
无力症状是如何发生的？无力症状是什么时候开始的？	患者无力症状的持续时间及发展过程对发现潜在原因非常有益
有无特定的工作难以完成或难以参加所有的活动	自诉参加所有的活动均无力且伴有疲劳感的患者可能是患有功能性无力

四、问诊框架

1.询问无力患者症状的持续时间及发展过程。

2.询问无力患者症状的分布情况并进行定位。

3.询问患者伴随症状和体征。

4.询问患者的既往史、社会史及家族史等可能引起无力症状的风险因素。

五、找出预警症状

应对在数小时或者数日内逐渐进展的无力症状进行及时评估，因为许多潜在疾病如果得不到及时诊断和治疗，可能发生不可逆的神经系统损害或者死亡（表13-4）。

1.早期溶栓能够改善脑卒中的预后，所以快速干预非常重要。

2.患有呼吸肌无力症状体征的患者需要及时进行气管内插管。

3.早期血浆分离治疗对于吉兰-巴雷综合征是至关重要。

表13-4 预警症状

预警症状	严重原因	良性原因
急性进展性下行性	肉毒杆菌中毒	
四肢轻瘫	下行性吉兰-巴雷综合征（米-费综合征）	
	有机磷中毒	
	脑干脑卒中	
急性进展性上行性麻痹	吉兰-巴雷综合征	

续表

预警症状	严重原因	良性原因
急性进展性下降性麻痹	横贯性脊髓炎 脊髓压迫（肿瘤、感染、外伤及椎间盘突出）	
突发性偏瘫	脑卒中或短暂性脑缺血发作 颅内出血	偏瘫型偏头痛 托德瘫痪 分离性障碍
突发性单瘫	脑卒中 单神经病	压迫神经病
局灶性背痛伴有轻瘫	吉兰-巴雷综合征 横贯性脊髓炎 脊髓压迫（肿瘤、感染或外伤）	
其他发展为同样的无力症状	肉毒杆菌中毒 有机磷中毒	
接触蜱伴有四肢轻瘫	蜱瘫痪	
复视，视物模糊或球部 症状伴有四肢轻瘫	肉毒杆菌中毒 有机磷中毒 下行性吉兰-巴雷综合征 脑干卒中 多发性硬化	
根性疼痛（按照脊髓神经根分布的触 电样疼痛）伴有轻瘫	横贯性脊髓 脊髓压迫（肿瘤、感染、外伤及椎间盘突出）	
头痛伴有偏瘫	颅内出血 中枢神经系统恶性疾病 脑部脓肿	
不自主运动伴有偏瘫	脑卒中 中枢神经系统肿瘤	托德瘫痪
高强度运动史或者反复运动史	横纹肌溶解	压迫性神经病 劳力性疲劳
肿瘤史	转移性肿瘤 副肿瘤综合征	
发热史或注射毒品史	硬膜外脓肿	
甲状腺功能亢进症疾病史（常常表现 为新发的房颤）	甲状腺毒性周期性麻痹（尤其是亚洲男性）	

六、重点问诊

如果患者的无力症状进展是隐性的，临床医生通过重点问诊，了解症状进展的情况，找出相关疾病的风险因素。临床医生在进行体格检查之前，确定肌无力分布及范围。相关神经系统症状（如感觉缺失和眩晕）及局部无力症状通常提示神经系统疾病，而近端肌无力提示肌病。肌病和重症肌无力二者均累及横纹肌。重症肌无力是肌肉疲劳性疾病，所以会累及使用最频繁的肌肉（如眼外肌）。肌病进展情况与肌肉使用频率无关，所以累及最明显的是较大的近端肌肉（表13-5）。

表13–5　重点问诊	
问题	**考虑**
个人史、家族史和暴露史	
你有糖尿病吗？	单神经炎
	多神经病
	脑卒中
你有高血压、高胆固醇血症、血管性疾病、吸烟史或雌激素使用史吗？	脑卒中
你有甲状腺功能亢进症或甲状腺功能亢进的症状吗？	甲状腺性肌病
	重症肌无力（有时伴有甲状腺功能亢进）
你目前在服用药物吗？	类固醇性肌病
	他汀类肌病
	药物诱发性重症肌无力（青霉胺、氨基糖苷类和钙通道阻滞药）
你饮酒吗？酒量多少？	酒精性肌病
	酒精中毒性多神经病
你有肾病吗？	尿毒症性多神经病
你有类风湿关节炎吗？	颈神经根病或肌病
你有过急性颈扭伤或其他颈部外伤史吗？	
你进行过恶性肿瘤治疗吗？	兰伯特–伊顿肌无力症状
你最近有体重减轻、盗汗或疲劳情况吗？	（特别是小细胞肺癌）
	脊髓压迫
你有过静脉注射毒品或进行无保护性行为吗？	远端对称性多神经病
你有HIV感染吗？	多发性单神经炎
	毒性多神经病（由于核苷类反转录酶抑制药）
	慢性炎性脱髓鞘性神经根神经病
	肌病（多发性肌炎以及齐夫多定相关性肌病）
你患过视神经炎吗？	多发性硬化
环境温度升高会加重你的无力症状吗？	多发性硬化
最近1周有过昏迷情况吗？	压迫性周围神经病
你有过皮疹或体重减轻吗？	血管炎相关性单神经炎
	皮肌炎
	恶性疾病
	甲状腺功能亢进症

续表

表 13-5 重点问诊

问题	考虑
你有类似情况的家族史吗？	腓骨肌萎缩症
	家族性周期性麻痹
	迪谢内或贝克肌营养不良
	线粒体性肌病

病情进展

无力症状会反反复复吗？（偶发性无力）	重症肌无力
	多发性硬化
无力症状逐渐加重吗？（进展性无力）	肌萎缩性侧索硬化症
	多发性肌炎／皮肌炎
	慢性多神经病
无力症状是突然出现的然后始终存在吗？	脑卒中
	压迫性神经病或者神经根病
无力症状是逐渐改善的吗？	压迫性神经病
	多发性硬化
	单神经炎

分布

身体两侧都感到无力吗？	脊髓压迫（肿瘤、感染和椎间盘退行性病变）
	肌病
	重症肌无力
	肌萎缩性侧索硬化症
	多发性硬化（变异性横贯性脊髓炎）
无力症状是局限于一个肢体还是某个肢体的部分？	周围性神经病或者神经根病
	多发性硬化
	脑卒中
	托德瘫痪
无力症状累及一侧肢体或者面部吗？	脑卒中或短暂性脑缺血发作
	偏瘫性偏头痛
将头抬离床面、从坐姿站起来或梳头（近端肌肉无力）是否有困难？	多发性肌炎或皮肌炎
	糖尿病性肌萎缩（下肢近端肌肉无力）
	迪谢内或贝克肌营养不良
足尖站立时感到有困难吗？（远端肌肉无力重于近端肌肉无力）	包涵体肌炎
	多神经病或神经根病
声音发生变化了吗？吞咽时困难吗？	肌萎缩性侧索硬化症
	多发性肌炎或者皮肌炎
	重症肌无力
	脑卒中
看东西时有重影吗？（复视）	单神经炎（脑神经IV和VI）
	重症肌无力
	多发性硬化

续表

表13-5 重点问诊	
问题	**考虑**
眼睑下垂吗?	重症肌无力 肉毒杆菌中毒(急性)
相关症状	
无力症状还伴随有麻木感或针刺感吗?	多发性硬化 脑卒中 多发性神经病 神经系统疾病但非肌病
有肌肉抽搐了吗?（肌束颤动）	肌萎缩性侧索硬化症
影响因素	
运动之后无力症状会加重吗?	重症肌无力 线粒体性肌病
运动之后无力症状会缓解吗?	兰伯特-伊顿肌无力综合征

七、诊断流程

肌无力的诊断流程见图13-1。

八、注意事项

1.尽管患者的病史可提示肌无力的分布情况和病变部位，但是仍需要通过体格检查进行鉴别诊断。有经验的神经内科医生通过对症状的临床评估，能够准确确定75%的神经内科症状类型和原因。

2.当患者有典型症状和体征时，对潜在的原因作出诊断相对容易。然而，许多疾病具有多种临床表现（如重症肌无力、肌萎缩性侧索硬化症或多发性硬化）。

3.引起肌无力的原因可能不止一个。兰伯特-伊顿肌无力综合征可能是小细胞肺癌的副肿瘤综合征的一种临床表现，也可能是转移性肿瘤压迫脊髓所致。

九、预后

1.如果急性脑卒中患者在4.5小时内得到溶栓治疗，可改善预后。

2.免疫抑制药的使用可能对由神经滋养管脉管炎导致的单神经炎有效。

3.压迫引起的单神经病变，解除压迫，随着时间推移症状通常能够缓解。

4.慢性进展性代谢性多神经病变的肌无力症状通常不会缓解。

5.80%经过静脉注射免疫球蛋白或血浆置换治疗的吉兰-巴雷综合征患者，可完全恢复或仅遗留轻微的神经系统功能障碍。吉兰-巴雷综合征患者的死亡通常是呼吸衰竭并发症导致的。

6.重症肌无力患者需要长期使用免疫抑制药进行治疗，如泼尼松、硫唑嘌呤或环孢素。

7.急性多发性硬化患者静脉注射甲泼尼龙能加快恢复。β干扰素能降低复发率。

8.肌萎缩性侧索硬化症是致命性疾病。

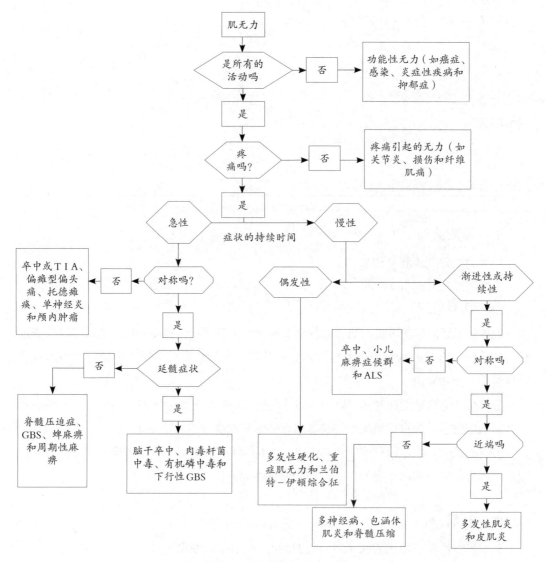

图13-1 诊断流程：肌无力

注：ALS，肌萎缩性侧索硬化症；GBS，吉兰-巴雷综合征；TIA，短暂性脑缺血发作。

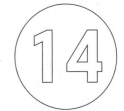

第14章

体重增加

Timothy S. Loo, MD

案例介绍

　　一位35岁的女性患者来到你这里建立健康档案，她没有特殊的担心。在检查中，观察到她体形肥胖。她的体质指数（BMI）为36.5kg/m²，体重为95kg，身高为161cm。当你对肥胖和潜在并发症提出担忧时，她表示对自己的目前体重并不满意，并且已经制订了饮食计划来减肥。她表示在过去的4年中一直保持或接近这个体重。她感觉66kg的时候最舒服。

　　思考：

　　1.还需要了解哪些病史来区分是原发性体重增加还是继发性体重增加？

　　2.如何通过病史对肥胖相关并发症进行筛查？

一、概述

　　体重增加是一种体重的绝对增加。体重增加通常是身体中脂肪过度积累的结果，虽然水肿和腹水等疾病也会导致体重增加。体重增加是一种普遍和显著的公共健康问题。无论基础体重多少，体重增加的确会导致不良健康后果。肥胖是美国人死亡的主要原因及第二大可预防的死因。过去的20年中，肥胖患病率显著上升；目前，64%的美国人超重，且30%为肥胖。

　　原发性体重增加是热量摄取和能量消耗的不平衡导致的一种脂肪累积。内分泌失调和药物不良反应等继发性原因导致的体重增加较少见。了解患者病史主要有3个主要作用：①区分不正常体液潴留引起的体重增加和体内脂肪积累引起的体重增加；②发现导致脂肪过度积累的影响因素或继发性原因；③筛选由体重增加或肥胖引起的严重并发症。关键术语见表14-1。

表14-1　关键术语

关键术语	内容
体质指数（BMI）	BMI是一种测量体重与身高相对比例的工具，其算法是体重（以千克为单位计算）除以身高（以米计算）的平方。它往往与其他计算身体脂肪方法共同衡量体重相关健康风险，这种衡量方法成本低
肥胖	以身体脂肪的大量积累和健康风险因素增高为特征的长期慢性疾病。其定义为BMI ≥ 30kg/m²，并且被更加细致地分为一度（BMI 30 ～ 34.9kg/m²）、二度（BMI 35 ～ 39.9kg/m²）和三度（BMI ≥ 40kg/m²）。

续表

表 14-1　关键术语	
关键术语	**内容**
超重	高于正常体重范围，并且低于肥胖体重范围。其定义是 BMI 25 ～ 29.9kg/m²

二、病因

大多数人的体重增加是原发性的，是生理或行为方面发生改变导致能量的摄取和消耗之间不平衡，引起体内脂肪过度累积。体重改变的自然病史依赖于几个因素。24 ～ 34 岁人群体重最易增加；55 岁以后，体重常常开始减轻。体重增加女性高于男性。由于社会经济地位的区别，美国黑人女性在 25 ～ 45 岁平均体重增加值比白种人稍高。除此之外，体重增加还有可能是妊娠或绝经等生理学方面的改变导致。当吸烟者停止吸烟时，也会出现体重增加，因为尼古丁有轻度兴奋和食欲抑制作用。美国人 10 年间 BMI 和体重变化见表 14-2。

表 14-2　10 年间美国人 BMI 和体重变化			
年龄（岁）	**BMI 改变** [平均（95% 可信区间），kg/m²]		**体重改变** [平均（95% 可信区间），kg/m²]	
	男性	**女性**	**男性**	**女性**
25 ～ 34	0.9（0.1，1.1）	1.3（1.1，1.5）	6.1（4.7，7.4）	7.6（6.4，8.7）
35 ～ 44	0.5（0.3，0.7）	0.9（0.7，1.1）	3.4（2.0，4.7）	5.2（4.1，6.4）
45 ～ 54	0（-0.2，0.2）	0.3（0.1，0.5）	0（-1.4，1.4）	1.7（0.6，2.9）
55 ～ 64	-0.3（-0.5，-0.1）	-0.5（-0.8，-0.2）	-2.0（-3.4，-0.7）	-2.9（-4.7，-1.2）
65 ～ 74	-1.1（-1.3，-0.9）	-1.7（-1.9，-1.5）	-7.4（-8.8，-6.1）	-9.9（-11.1，-8.7）

体重增加也可能由内分泌失调、遗传综合征或药物不良反应等继发性原因导致，但不常见。继发性原因经常与原发性肥胖共同存在，因此针对继发性原因的治疗可能不会完全逆转体重，使其回到正常水平。药物不良反应可能是最常见的继发性原因。常见药物包括糖皮质激素、抗惊厥药、抗精神病药、抗抑郁药、避孕药及降血糖药物。某些内分泌系统疾病也可引起肥胖，如高胰岛素血症、皮质醇增多症、甲状腺功能减退症、多囊卵巢综合征和性腺功能减退症等。极少数遗传疾病也可导致肥胖，如普拉德-威利综合征、劳-穆-比综合征、科恩综合征和比蒙德综合征。肥胖鉴别诊断见表 14-3。

表14-3　鉴别诊断

原因	具体内容
原发性体重增加或肥胖	是体重增加最常见的原因
绝经	3年内20%的患者体重增加≥4.5kg
停止吸烟	16% ～ 21%的停止吸烟的患者在10年内体重增加了≥1.5kg
热量摄取增加	酒精；假期体重增加
体力活动水平下降	
药物	
糖皮质激素	变异性体重增加
糖尿病药物（磺酰脲类和胰岛素）	磺酰脲类：3年内体重平均增加1.8 ～ 3kg 胰岛素：3年时间体重平均增加3kg
抗惊厥药（加巴喷丁、丙戊酸钠和卡马西平）	丙戊酸钠：44% ～ 57%患者体重平均增加21kg
抗精神病药（吩噻嗪类、丁酰苯类和非典型性抗精神病药物）	非典型性抗精神病药（奥氮平、喹硫平、利培酮、齐拉西酮）：9.8% ～ 29%患者体重增加超过7%；平均体重增加：2.0 ～ 12kg
抗抑郁药（三环类抗抑郁药、单胺氧化酶抑制药和米氮平）	三环类：13%患者体重增加超过10%；平均体重增加：每月增加0.6 ～ 1.4kg；选择性5-羟色胺再摄取抑制药：4% ～ 26%患者的体重增加超过7%；最大的体重增加为7.7 ～ 14kg。非典型性抗抑郁药（米氮平）：10% ～ 13%患者体重增加超过7%
注射或口服避孕药	18%患者体重增加超过2.0kg
内分泌失调	
库欣综合征	
甲状腺功能减退症	
高胰岛素血症	
多囊卵巢综合征	
性腺功能减退症	

三、开始问诊

1.让患者描述体重增加症状。

2.尽量了解患者体重增加方面的问题。患者可能会担心体重增加过快、肥胖风险增加和发生并发症。患者就诊也可能仅仅是为了控制体重。

3. 确定体重增加的速度和时间，确定其增加方式是否与既往增加方式一致（表14-4）。

4. 评估患者最近生活中的变化，如最近的压力事件、婚姻、妊娠情况或最近减肥计划完成情况。

5. 要善解人意。患者可能会因体重增加而感到尴尬、自卑或沮丧。

表14-4　问诊技巧	
问题	**牢记**
告诉我体重增加方面的问题	倾听
症状什么时候开始的？	避免打断
体重是如何增加的？	倾听体重增加的过程和尝试过的减肥计划，用于发现诊断线索和任何既往在体重减轻方面诊断线索的尝试

四、问诊框架

1. 评估提示体重增加是体液潴留导致的症状。

2. 评估与肥胖发展有关的危险因素，包括饮食或活动水平变化，最近绝经或情绪改变。

3. 发现提示继发性原因的因素。

4. 筛选肥胖有关的严重并发症。

五、找出预警症状

体液潴留会使体重快速增加，并导致严重的并发症。导致液体潴留的主要原因包括充血性心力衰竭、肾衰竭和慢性肝病。这些疾病会使机体在极短时间内出现肺水肿、血管神经性水肿、腹水和代谢紊乱。严重疾病见表14-5，预警症状见表14-6。

表14-5　严重疾病	
	考虑
体液潴留	充血性心力衰竭
	肾衰竭
	慢性肝病
严重的共患疾病及其在肥胖症人群中的患病率	葡萄糖耐量异常或糖尿病（7%～20%）
	高血压（49%～65%）
	高脂血症（34%～41%）
	冠状动脉心脏病（10%～19%）
	睡眠呼吸暂停综合征（10%～19%）
	骨性关节炎（5%～17%）

表14-6 预警症状		
预警症状	严重原因	良性原因
体液潴留		
数天或数周内体重增加	充血性心力衰竭 肾衰竭 慢性肝病	
夜间呼吸困难或咳嗽	充血性心力衰竭	后鼻滴涕 胃食管反流 阻塞性肺疾病
无法平躺睡觉	充血性心力衰竭	
腰围和腿围最近有所增加	腹水	便秘 胃肠胀气
皮肤发黄或结膜发白	慢性肝病	
茶色尿	慢性肝病	
出血时间延长或过度出血	慢性肝病 肾衰竭	抗血小板药物 抗凝血药
尿量减少	肾衰竭	良性前列腺肥大
恶心、呕吐或全身瘙痒	肾衰竭 慢性肝病	甲状腺疾病 药物不良反应
足部、踝部或腿部肿胀	充血性心力衰竭 肾衰竭 慢性肝病	静脉淤滞
共患疾病		
口渴或尿量增加	糖尿病	利尿药的使用
视物模糊	糖尿病	屈光不正
体力劳动或情感压力导致胸闷	冠状动脉心脏病	焦虑症或惊恐发作
夜间打鼾或呼吸暂停	睡眠呼吸暂停综合征	
日间保持清醒有困难	睡眠呼吸暂停综合征	夜班工作 时差
关节疼痛或僵直	骨性关节炎	滑膜炎、肌肉或韧带拉伤

六、重点问诊

对预警症状评估完毕后，评估与肥胖进展有关的影响因素（表14-7）。

表14-7 重点问诊

问题	考虑
自然史	
体重增加从什么时候开始的？目前体重增加模式与之前的一样吗？	需要考虑如年龄、性别、种族和最近生活中的事件以评估体重增加是否异常。体重增加往往与妊娠、育儿、戒烟或婚姻状况或职业状况的改变等生活事件共同发生
饮食习惯	
请描述你的典型的饮食情况。饮食习惯发生过变化吗？	饮食习惯的描述有助于评估有多少能量的正向平衡由热量摄入过多引起
请描述你的典型的早餐、午餐和晚餐情况最近这些情况有改变吗？	油腻食物更容易让人们摄入过多热量，因为其能量密度更高且口感更佳
你是否频繁出去就餐或吃快餐？这种情况改变过吗？	在绝大多数情况下，外出就餐使人们更容易多食，并摄入高热量食物
体力活动类型	
你经常进行有计划的体力活动吗？这种类型改变过吗？	久坐者体重增加的风险是从事体力活动者的2倍，有资料显示，健壮的超重组与不健壮的正常体重组相比，死亡率更低
减肥计划	
你最近尝试过减肥吗？什么时候开始的？已经减轻了多少？	不幸的是，成功减肥者在6个月后，体重反弹，体重增加量是减掉的50%以上
共患心理疾病	
你感到过沮丧吗？怎么评价你的情绪？	食欲下降是抑郁症的一种自主神经症状
你最近生活压力很大吗？在不饿的情况会通过吃零食的方法减少压力吗？	对一些患者来说，吃零食是缓解压力的一种方式
你有过暴饮暴食的情况吗？曾经使用利尿药或轻泻药来帮助减肥吗？你曾经试图自己呕吐过吗？	考虑患者饮食失调（尤其是年轻女性），这些患者暴饮暴食后会担心体重增加或体形变化
药物	
你在使用什么药物？	与体重增加有关的常见药物见表14-3鉴别诊断
家族史	
你家族中其他人也有超重的现象吗？	对双胞胎、领养儿童和家庭的研究显示，25%～40%BMI的变异与基因有关
内分泌失调	由于这些疾病的症状无特异性，因此临床诊断要根据症状的发生及进展作出

续表

表 14-7　重点问诊

问题	考虑
你注意到在面部、躯干部或腹部有异常多的脂肪堆积吗？	库欣综合征
你注意到腹部或胁腹部的皮肤变薄，有红紫色条纹或更容易被擦伤吗？	
你有高血压吗？	
你血糖升高了吗？	
你的月经周期不规律吗？	
你注意到胡须和粉刺有所增加吗？	
你是否更加容易感觉到累或疲劳？	甲状腺功能减退症
你有皮肤干燥或毛发脱落的现象吗？	
你感到冷吗？	
你有尽管胃口很差，但是体重却在不断增长的情况吗？	
你最近有便秘的情况出现吗？	
你禁食时出现过偶发性意识模糊、头痛、癫痫或视力改变的现象吗？	超高胰岛素血症（包括胰岛素瘤）
你禁食时出现过心悸、盗汗或战栗的现象吗？	
月经周期是否不规律？	多囊卵巢综合征
你怀孕有困难吗？	
你注意到胡须或粉刺有所增加吗？	
男性：	
·你的性欲有减退吗？	性功能减退
·你勃起有困难吗？	
·你注意到体毛和阴毛变得稀疏了吗？	
·你发生过潮热吗？	
女性：	
·你月经周期的类型有改变吗？	性功能减退
·你经历过潮热吗？	
·你经历过失眠吗？	
·你的性欲有所减退吗？	
·性交过程中有感觉到不舒服或者疼痛吗？	

七、诊断流程

体重增加的诊断流程如图14-1所示。

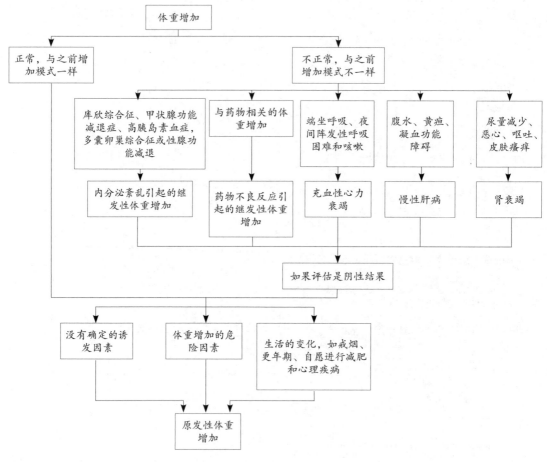

图14-1 诊断流程：体重增加

八、注意事项

1.如果体液潴留引起的体重增加速度非常快，说明疾病很严重，应该对其进行快速评估。体重增加往往不是疾病的主要症状。因为身体脂肪的积累呈渐进式，起病方式与病程的差别有助于区别这两种机制。

2.尽管绝大多数体重增加是原发性或生理性的，当体重增加的程度与患者生活方式变化或之前的体重增加模式不相符时，应该考虑继发性原因。

3.尽管继发性原因可能会使体重增加，但是在极少数情况下它会是患者肥胖的唯一原因。

4.因为药物可能是导致肥胖的最常见继发性原因，因此需要获得详细完整的用药史。

九、预后

1.流行病学分析显示当BMI高于25kg/m^{2}时，死亡风险开始缓慢增加；当BMI高于30kg/m^{2}时，死亡风险显著增加。这种死亡风险的增加大多是并发症所致。体重减轻，甚至轻微程度的体重减轻就会使共患疾病得到改善；刻意减肥是否能够降低死亡率尚为未知。

2.由于持续减肥很难实现，因此，应该更加重视体重增加的预防。

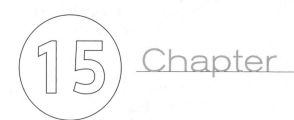

ThuanOng, MD, MPH; Miya Allen, MD Tanya Fancher, MD, MPH

第15章

体重减轻

案例介绍

患者，男，78岁，日本人，因"近6个月体重减轻6kg"前来就诊。患者患有中度阿尔茨海默病，日常生活和起居依赖于养老机构。患者主诉食欲缺乏，感觉食物没有"吸引力"。养老机构为患者准备的所有食物都是美国西部特色的。对患者进行系统回顾，发现除佩戴义齿感到不适，余为阴性。患者既往病史为冠心病、高血压及甲状腺功能减退症。用药情况：阿司匹林325mg/d，赖诺普利20mg/d，美托洛尔25mg，2次/日，左甲状腺素100μg/d，多奈哌齐10mg/d，晚间服用。

思考：

1. 对于该患者体重减轻的症状，你还要询问哪些问题？

2. 对于该患者体重减轻的症状，你如何进行分类？

3. 引起患者体重减轻症状可能的原因有哪些？

4. 对引起患者体重减轻症状的原因如何进行鉴别？

一、概述

体重减轻症状可分为两类，即非刻意和刻意。非刻意性体重减轻是多种疾病相关的恶病质的一种临床表现。多项研究一致表明，即使在对既往疾病和年龄进行调整后，仍发现非刻意性体重减轻会使死亡率增加。以健康节食方式实现的刻意性体重减轻在人群中很常见，然而，显著的刻意性体重减轻提示患者可能有精神疾病，如饮食失调性疾病，特别是在女性群体中。厌食症在15～24岁女性群体中病死率增加12倍。根据病史采集、体格检查及有针对性的辅助检查，能诊断出体重减轻的大多数原因。关键术语见表15-1。

表15-1 关键术语	
关键术语	**内容**
厌食症	无食欲
神经性厌食症	特别害怕体重增加，患者有意使体重明显下降至正常生理标准体重以下，并极力维持这种状态的一种心理生理障碍
神经性暴食症	反复出现的暴饮暴食，继之进行反复的补偿行为避免体重增加（如滥用泻药和自行诱发呕吐）

续表

表15-1 关键术语

关键术语	内容
恶病质	通常与慢性疾病相关的营养不良性全身性肌肉和（或）脂肪消耗
非刻意性体重减轻	并非有意进行的体重减轻；有时患者并不会因此就医，而是通过既往记录得到该信息
营养不良	营养摄入不足或不均衡，或者营养素利用受损所致的营养状况不佳
刻意性体重减轻	有意使体重减轻；饮食失调患者并不会因这个问题来就医

二、病因

体重减轻是许多疾病的非特异度体征。非刻意性体重减轻的大多数原因划分为以下4类：①恶性肿瘤；②精神疾病；③慢性炎症性疾病或者感染性疾病；④代谢性疾病。肿瘤是非刻意性体重减轻最常见的原因，占全部的16% ~ 36%。导致非刻意性体重减轻的精神疾病也很常见（如抑郁症）。健康节食后，饮食失调（最常见的是神经性厌食症及神经性暴食症）是刻意性体重减轻最常见的原因。95%的厌食症患者和80%的暴食症患者为女性。女性在一生中患厌食症的风险是3.7%，患暴食症的风险是4.2%。老年患者非刻意性体重减轻往往是一种综合征（即多因素的），与潜在的年龄相关性改变、疾病、心理社会事件及药物不良反应等因素相关（表15-2）。鉴别诊断见表15-3。

表15-2 老年患者非刻意性体重减轻的常见原因

体重减轻原因	比例
恶性肿瘤	16% ~ 36%
原因不明	10% ~ 36%
精神疾病（尤其是抑郁症）	9% ~ 42%
胃肠道疾病	6% ~ 19%
呼吸系统疾病	6%
内分泌紊乱（尤其是甲状腺功能亢进症）	4% ~ 11%
酗酒导致的营养障碍	4% ~ 8%
肾病	4%
心血管疾病	2% ~ 9%
神经系统疾病	2% ~ 7%
慢性感染	2% ~ 5%
结缔组织病	2% ~ 4%
药物诱发的体重减轻（药物不良反应）	2%

表 15-3　鉴别诊断	
刻意性体重减轻	
神经性厌食症	诊断标准：
	·低于理想体重的15%以上
	·担心体重反弹
	·体像障碍
	·原发性闭经或连续3个月没有来月经
神经性暴食症	诊断标准：
	·反复暴饮暴食
	——间断性大量进食
	——自我感觉缺乏控制进食的能力
	·反复性避免体重增加的补偿行为
	·上述行为至少每周2次，持续3个月
	·对体型不满意
健康节食	健康节食是有计划减少能量摄入，但是不会刻意减少特定食物或食物类型的摄入
	·体重减轻是缓慢且稳定的；每周体重减轻0.75～0.9kg，不超过1.4kg
	·包括特定的节食方式，如需要医疗监测，极低热量饮食
	·包括规律锻炼及保持体重减轻的计划
	健康节食时应考虑文化背景

三、开始问诊

1.查看病历来确诊体重减轻。临床上显著的体重减轻通常定义为6～12个月内体重减轻4.5kg以上，或者低于基础体重值的5%。

2.计算体重指数（BMI）＝体重（kg）／［身高（m）］^{2}。体重指数正常范围是18.5～24.9kg/m^2。

体重指数小于18.5kg/m^{2}即为体重过轻。

3.计算理想体重（ideal body weight，IBW）。

男性：理想体重（50kg+2.3kg）/inch（高于5英尺的部分）。

女性：理想体重（45.5kg+2.3kg）/inch（高于5英尺的部分）。

四、问诊框架

1.患者通常会担心非刻意性体重减轻。需要向患者明确你会与患者共同努力来寻找导致非刻意性体重减轻的原因。

2.重视患者的年龄，年龄有助于缩小鉴别诊断范围。

3.确定患者体重减轻是刻意性还是非刻意性的。

4.评估是否存在厌食症和食物摄入障碍。

5.确定体重减轻症状的起始时间、持续时间及体重减轻的程度。

6.进行系统回顾是寻找阳性变化（尤其是肺部和消化系统），进行性别和年龄相关性肿瘤筛查，以及抑郁情绪和认知功能受损情况筛查（"抑郁情绪"筛查工具参见第64章抑郁）。

7.采集既往病史的过程中，询问患者有无慢性炎症性疾病或暴露情况。

五、找出预警症状

1.除了健康节食以外，显著性体重减轻本身就是一个预警症状，提示可能存在疾病。

2.在非刻意性体重减轻的患者中，1/3为肿瘤导致。

3.在精神疾病中，饮食紊乱是导致早死的首要原因。饮食紊乱会导致电解质失调、致死性心律失常等，需要进行紧急评估。

六、重点问诊

在患者描述完情况之后，通过询问一些封闭式问题来缩小鉴别诊断的范围（表15-4）。

表15-4 重点问诊

问题	考虑
你的食欲有所增加吗？	甲状腺功能亢进症或者吸收不良、糖尿病、口咽部疾病
你没有食欲吗？	肿瘤、精神疾病、充血性心力衰竭、慢性阻塞性肺疾病、慢性感染、HIV感染/获得性免疫缺陷综合征、慢性炎症性或者结缔组织病
你有发热、寒战或者盗汗等症状吗？	感染（如结核病）或血液系统恶性肿瘤
你进行过超负荷运动吗？	饮食紊乱
你过度关注自己的形象吗？	饮食紊乱
你的月经周期不规律吗？（女性患者）	神经性厌食症
你有通过自己诱发呕吐，服用利尿药，泻药或者灌肠等来控制体重吗？	暴食症
你对做事情兴趣很低或缺少乐趣吗？	抑郁症
你排便频繁或经常腹泻吗？	吸收不良
你是因为腹部疼痛而不想进食吗？	肠系膜缺血
你怀孕了吗？	妊娠剧吐
你有腹部疼痛、早饱、便中带血或吞咽困难等症状吗？	胃肠道癌症
改变膳食症状会随之有所变化吗？	吸收不良
你静脉注射过毒品吗？你进行过非安全性性行为吗？接受过输血吗？	HIV感染

表15-4 重点问诊	
问题	**考虑**
你服用过可卡因、苯丙胺或非处方药[a]（如麻黄属植物、麻黄碱、麻黄、5-羟色胺、茶、藤黄属植物[羟基柠檬酸]、抑制食欲的草药、苯丁胺、圣约翰草、草药泻剂、利尿药或褪黑素）	药物诱发性体重减轻
体重减轻症状与开始服用新的药物有关吗？	药物诱发性厌食症或高代谢状态（如5-羟色胺再摄取抑制药、左旋多巴、地高辛、二甲双胍、茶碱、阿片类和苯哌啶醋酸甲酯）
你感到紧张、出汗和潮热吗？	甲状腺功能亢进症
你有口渴或排尿次数增加症状吗？	糖尿病
你在站立的时候出现过面部潮红或头晕的症状吗（且血压升高）？	嗜铬细胞瘤
你有新发皮疹、关节疼痛或关节肿胀吗？	结缔组织病或者自身免疫性疾病（如类风湿关节炎、系统性红斑狼疮和结节病）

注：a仅列举部分药物。

七、诊断流程

在疾病引起体重减轻的患者中，通常有症状或体征提示特定器官或系统发生了病变。一项非常重要的任务是将恶性疾病或其他严重疾病与精神疾病相鉴别。在非刻意性体重减轻的患者中，体格检查能够为55%患者提示诊断结果。最终诊断为肿瘤的非刻意性体重减轻患者，在初步评估过程中，至少1项实验室检查结果异常。全血细胞计数异常、乳酸脱氢酶异常、清蛋白异常及转氨酶异常鉴别价值最高（表15-5）。所有肿瘤患者及94%其他器质性疾病患者至少会有1项实验室检查结果异常。

表15-5 肿瘤诊断实验室检查似然比		
实验室检查	**癌症诊断的阳性似然比（95%置信区间）**	**癌症诊断的阴性似然比（95%置信区间）**
全血细胞计数异常[a]	1.5（1.3～1.9）	0.4（0.3～0.6）
清蛋白＜3.5mg/dl	2.1（1.5～2.8）	0.4（0.3～0.6）
肝酶异常[b]	2.5（1.7～3.6）	0.5（0.3～0.7）
乳酸脱氢酶＞500U/L	5.2（3～11）	0.6（0.5～0.8）
以上任何一项	1.5（0.9～1.2）	0.2（0.1～0.4）

注：a血红蛋白＜11g/L（女性）；＜13g/L（男性）；或者白细胞计数＞12.0×10⁹/L；
b谷丙转氨酶或谷草转氨酶＞50U/L；碱性磷酸酶＞300 U/L；或者γ-谷氨酰转移酶＞50U。

如果通过详细的问诊和体格检查仍不能确定是否存在体重减轻，可以暂缓进行下一步的检查。如果存在预警症状、症状发生变化或在随访时确诊体重减轻，可以进行相应的检查。体重减轻症状的诊断流程见图15-1。

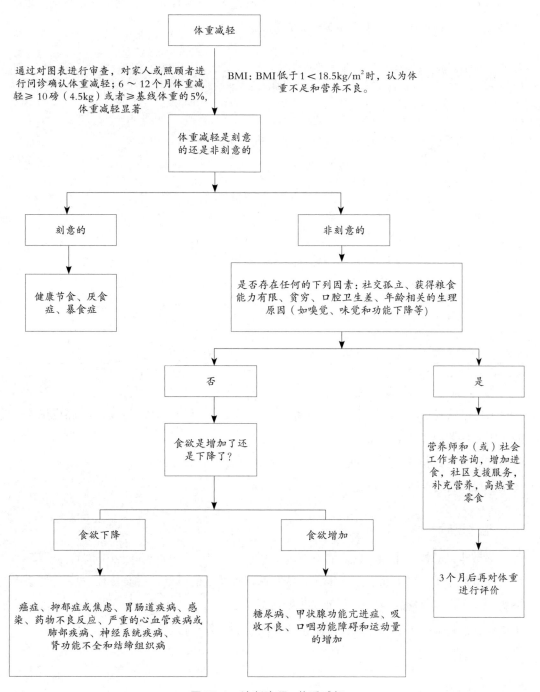

图15-1　诊断流程：体重减轻

八、注意事项

1.不要忘记孟乔森综合征，患者可能会通过刻意减轻体重获得他人关注。

2.老年患者代表一类特定的人群。使用"MEALS ON WHEELS"助记词来牢记导致老年患者非刻意性体重减轻的常见可治性原因（表15-6）。

表15-6	导致老年患者非刻意性体重减轻的常见可治疗原因
M	药物作用（Medication effects）
E	情绪问题，尤其是抑郁（Emotional problem）
A	迟发性[a]"（神经性）厌食症，酗酒（Anorexia tardive[nervosa]，alcoholism）
L	晚年性妄想症（Late-life paranoia）
S	吞咽障碍（Swallowing disorder）
O	口腔因素（Oral factors），如义齿佩戴不合适和龋齿
N	贫困（No money）
W	无目的游荡或其他痴呆相关的行为（Wandering）
H	甲状腺功能亢进或减退，甲状旁腺功能亢进，肾上腺功能减退（Hyper-/hypothyroidism，hyperparathyroidism，hypoadrenalism）
E	肠道疾病（Enteric problems），如吸收不良
E	进食障碍（Eating problems），如不能自己进食
L	低盐、低胆固醇饮食（Low-salt，low-cholesterol diets）
S	社会事件（Social issues），如社交孤立，无法得到偏爱的食物

注：a迟发性厌食症是指老年患者对摄入食物和自身形象出现异常态度，体重显著下降。

3.体重减轻之前可能已经存在厌食症或营养不良。可以使用成年人营养不良的筛查工具（即简易营养评价工具和简易营养评定简表）。

4.如果初次检查结果是阴性的（10%～36%的病例），需要进行36个月的随访，因为部分原因会随着时间而表现出来。

九、预后

通常非刻意性体重减轻的患者有较高的死亡率：24个月9%，30个月38%。体重减轻症状的潜在原因不同，预后差异很大。特发性体重减轻的患者预后非常好：6个月的生存率为95%。未经治疗的神经性厌食症患者18%～20%在20年内死亡，最常见的原因是心脏疾病、肾衰竭或自杀。暴食症患者10年早死死亡率为5%。

第三部分

眼、耳、鼻、喉

第16章

红　眼

David F. Jacobson, MD

案例介绍

　　患者，女，41岁，因"红眼"就诊，眼部弥漫性充血，持续2天。伴有轻度的水样分泌物，轻微的沙粒样感觉。无明显疼痛，视力无明显变化。

　　思考：

　　1.为缩小诊断范围，你将重点询问哪些问题？

　　2.哪些预警症状提示需要立即转诊至眼科？

　　3.如何判断患者的眼部症状属于全身系统疾病的一部分？

一、概述

　　在临床实践中，眼部疾病非常常见，占急诊就诊人数的3%。患者的主诉经常是"红眼"，而代表的疾病却非常广泛。引起"红眼"的大部分原因是良性或具有自限性的，初级临床医生有能力进行处理。但是，部分原因引起的"红眼"需要立即转诊至眼科。体格检查很重要，完善的病史在区分良性原因和使死亡率增高的原因中发挥重要作用。关键术语见表16-1。

　　眼眶和眼睑的结构示意见图16-1。

表 16-1　关键术语

关键术语	内容
结膜	贴于眼睑内面和眼球表面的一层柔软、光滑而透明的薄膜
睑板腺	是一种眼睑软骨板特殊分化的汗腺
睫状体	位于虹膜和脉络膜之间，参与房水生成和调节
脉络膜	位于巩膜和视网膜之间的血管膜
结膜水肿	结膜的水肿
眶隔	又称睑韧带，为眼眶的前界
异物感	有东西"卡"在眼内的感觉
血清反应阴性的脊柱关节病变	活动性关节炎、银屑病关节炎、炎症性肠病和强直性脊柱炎

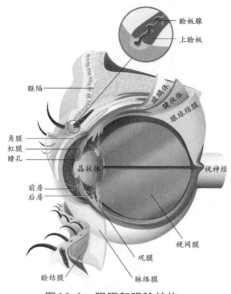

睑板腺
上睑板

眶隔
玻璃体
睫状体
眼球结膜

角膜
虹膜
瞳孔
晶状体
视神经

前房
后房

视网膜

巩膜

睑结膜
脉络膜

图16-1 眼眶和眼睑结构

二、病因

"红眼"内的充血通常由结膜炎引起，但也可能由于巩膜或巩膜外层血管扩张，或者眼部深层结构或周围结构炎症引起。尽管"红眼"的疾病发生率并不十分明确，但是大部分原因是良性的。急诊中，75%的眼部不适由结膜炎、角膜擦伤或角膜异物引起。有一项研究表明，主诉眼部不适的门诊患者中最常见的诊断是结膜炎和其他良性眼睑疾病，如睑缘炎。同一项研究还发现，导致红眼的致死性疾病罕见；急性闭角型青光眼仅占1.2%，葡萄膜炎仅占0.6%。鉴别诊断见表16-2。

表 16-2 鉴别诊断		
诊断	**解释**	**每1000人（1～74岁）中的患病率**[a]
不需要转诊到眼科的眼部疾病		
睑板腺囊肿	睑板腺慢性肉芽肿性炎	
睑腺炎（麦粒肿）	沿着眼线腺体的急性化脓性炎症	1
睑炎	由脂溢性皮炎或葡萄球菌感染引起，眼睑的急性或慢性炎症导致充血，结痂	26
翼状胬肉	长期受紫外线刺激而引起的局部球结膜（鼻侧）的一种良性病变	16
结膜下出血	结膜下血管出血，可能发生于高血压、出血倾向或瓦氏试验（咳嗽和紧张）	

续表

表16-2 鉴别诊断

诊断	解释	每1000人（1～74岁）中的患病率[a]
结膜炎	结膜炎症	13
·病毒性	常见病毒为腺病毒	
·细菌性	最常见细菌为金黄色葡萄球菌、肺炎链球菌、流感嗜血杆菌。由淋菌引起的超急性结膜炎需要立即转诊	
·过敏性	患者通常有过敏性疾病史，主诉瘙痒。可能伴有结膜水肿	
异物／角膜擦伤	患者通常诉有外伤史或异物进入眼内史（异物由初级医生去除或转诊至眼科）	
巩膜外层炎	外层巩膜血管扩张，通常为特发性	
需要转诊到眼科的眼部疾病		
巩膜炎	巩膜炎症通常与自身免疫性疾病或结缔组织病相关，如类风湿关节炎和多血管炎性肉芽肿病	
葡萄膜炎	虹膜、睫状体或脉络膜炎症（虹膜炎、睫状体炎、脉络膜炎），前葡萄膜炎（累及虹膜和睫状体）比后葡萄膜炎（累及脉络膜）更为常见。30%～70%的病例与人类白细胞抗原B27有关。通常与系统性疾病有关，如血清反应阴性的脊椎关节病变、结节病及多种细菌性感染、病毒性感染、寄生虫性感染和真菌性感染	
急性闭角型青光眼	由于房水流出受阻引起的眼内压升高导致，多见于老年人	3[b]
眼内炎	眼内炎症/感染可能由于外伤扩散、眼部手术或出血性疾病的扩散	
角膜炎	角膜炎症可能是细菌性（金黄色葡萄球菌、肺炎链球菌和铜绿假单胞菌）和病毒性的（单纯疱疹病毒和带状疱疹病毒）	2
导致红眼的眼外因素		
眶周蜂窝织炎（隔前）	眶隔前部软组织的细菌性感染	
眼眶蜂窝织炎	眶隔后部较深眼眶组织的细菌性感染，通常是潜在的鼻窦炎扩散所致，较之眶周蜂窝织炎，病情更为严重	

注：a 空格表示患病率未知；

b 此患病率适于"导致视力下降"青光眼，并不专指急性闭角型青光眼。在门诊中，急性青光眼表现并不常见。

三、开始问诊

1.首先进行开放式提问，让患者使用自己的语言来描述病情。

2.需要进行重点问诊，这些问题有助于鉴别引起"红眼"的原因是良性的还是需要转诊至眼科的更为严重的原因。

3.在采集病史时，需要注意患者的全身表现，患有更为严重疾病的患者坐在较暗的诊室中，难以睁开患眼，或是看起来健康状况不良。

四、问诊框架

1.明确疾病的严重程度。

2.评估患者是否有过类似发作史。

3.询问

（1）处方药或非处方药。

（2）可能导致眼部疾病的疾病，如炎症性肠病、结缔组织病（类风湿关节炎等）、自身免疫性疾病或炎症性疾病（如结节病和结核病）。

（3）外伤或近期眼部手术。

（4）隐形眼镜使用（使患者患角膜疾病的风险增加，如感染性角膜炎；佩戴隐形眼镜者比佩戴一般眼镜者角膜疾病发生风险高）。

4.始终评估预警症状。

五、找出预警症状

采集病史过程中尤为重要的是筛选出预警症状，预警症状会提示需要迅速或立即转诊至眼科的病情严重、危及视力的疾病。如果患者暴露于致病源，首先应立即冲洗，转诊至急诊。如果患者无暴露史，检查者需要关注下列预警症状，如疼痛、异物感、视力下降或畏光等。遗憾的是，有关下列预警症状的阳性预测值或阴性预测值的信息资料很少（表16-3）。

表 16-3 预警症状

预警症状	严重原因	良性原因
异物感	角膜炎	异物／角膜擦伤结膜炎（患者常表述为眼内有沙砾的感觉，而不是真正的异物感）
恶心和呕吐 疼痛	急性闭角型青光眼 角膜炎 巩膜炎 葡萄膜炎 急性闭角型青光眼 眼内炎	巩膜外层炎（可能有轻度钝痛）

续表

表16-3 预警症状

预警症状	严重原因	良性原因
畏光	眼眶蜂窝织炎 角膜炎 巩膜炎 葡萄膜炎	异物／角膜擦伤
视力下降	角膜炎 葡萄膜炎 急性闭角型青光眼 眼内炎 巩膜炎（有时）	结膜炎（视力正常，但是分泌物可能导致轻度视物模糊，眨眼后视觉变得清晰）
复视	眼眶蜂窝织炎	

六、重点问诊（表16-4）

表16-4 重点问诊

问题	考虑
总体	
有异物进入眼中吗？	异物
眼局部发红吗？	结膜下出（充）血、发炎的翼状胬肉和巩膜外层炎
最近与其他患者有过接触吗？	病毒性结膜炎
你是否受到较长时间的紫外线刺激（室外作业或业余活动）？	翼状胬肉
眼发红之前你咳嗽或打喷嚏吗？	结膜下出血
如果存在分泌物	
是水样分泌物吗？	过敏性结膜炎 病毒性结膜炎
醒来时睫毛会被脓性分泌物粘在一起吗？	细菌性结膜炎
脓性分泌物是急性的吗（＜24h）？	淋菌性结膜炎
你最近有上呼吸道感染或接触过其他患者吗？	病毒性结膜炎
你的性生活活跃吗？	淋菌性结膜炎 衣原体性结膜炎
分泌物是慢性分泌的吗？	衣原体性结膜炎
如果存在疼痛或不适的症状	
有轻度烧灼感吗？	眼外疾病，如睑缘炎 结膜炎 翼状胬肉 巩膜外层炎

续表

表16-4 重点问诊	
问题	**考虑**
是锐痛吗?	角膜炎
	角膜溃疡/擦伤
是钝痛吗?	巩膜外层炎
	巩膜炎
	葡萄膜炎
	急性闭眼型青光眼
相关症状	
你会看到光线周围有光晕吗?	急性闭角型青光眼
你会感到剧烈瘙痒吗?	过敏性结膜炎
你有复视吗?转动眼球时会痛吗?	眼眶蜂窝织炎
你会感到恶心、呕吐或腹部疼痛吗?	急性闭角型青光眼
相关病史	
你正在服用抗凝药吗?	结膜下出血
你佩戴过隐形眼镜吗?	角膜炎
	角膜溃疡/擦伤
你有类风湿关节炎吗?ª	巩膜炎
	巩膜外层炎(较巩膜炎少见)
你有血清阴性脊椎关节病变吗?	葡萄膜炎

注:a 系统性疾病中可能有很大一部分相互重叠,包括巩膜外层炎、巩膜炎、葡萄膜炎等。

七、诊断流程

初步评估主要是筛选出预警症状;如果存在预警症状,不仅需要及时进行恰当的治疗,还需要进一步采取诊断性检查方法,后者可能只能在眼科内完成。如果患者无预警症状,病史通常会指向某一特定的疾病,从而选择适当的治疗方法。红眼的诊断流程见图16-2。

八、注意事项

1.鉴别异物感和良性沙粒感非常重要,砂粒感在结膜炎中较为常见。真正的异物感提示累及角膜导致明显不适。同时可能导致患者有难以睁开患眼的主观感觉。

2.结膜炎通常并不引起疼痛或视力下降,只会有分泌物导致的轻度视物模糊。较为特殊的是淋病奈瑟菌引起的超急性细菌性结膜炎,该病可导致眼部不适,如果未能得到及时治疗,会发生溃疡或穿孔等并发症,甚至会危及视力。

3.急性闭角型青光眼可能表现为头痛,而不是眼痛。其他系统性症状,如恶心、呕吐和腹部疼痛,会进一步导致诊断难度增加。

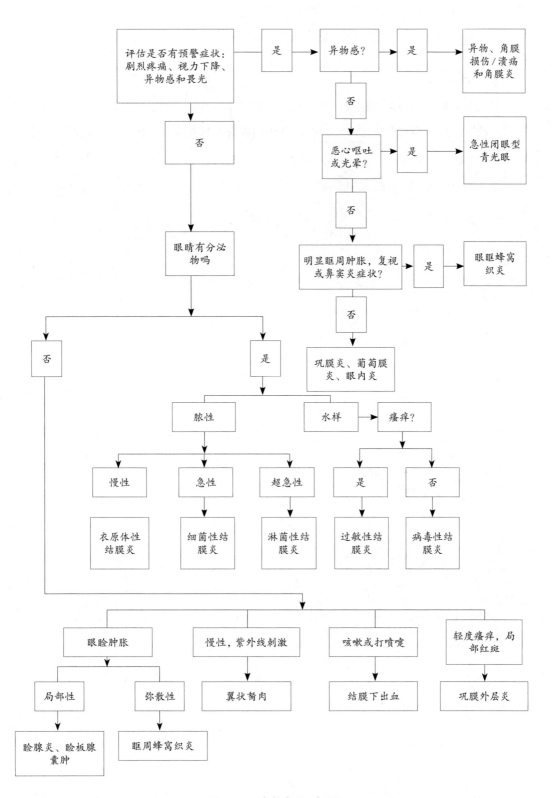

图16-2 诊断流程：红眼

4.尽管巩膜外层炎通常是特发性的，但也可以由全身性疾病引起。

九、预后

导致红眼的大部分原因具有自限性或仅需要简单的支持治疗，如进行热敷或局部应用抗感染药物。危及视力的疾病通常与前文所述的预警症状相关，需要立即转诊至眼科进行治疗。

第17章
耳 痛

Daniel J. Sullivan, MD, MPH

案例介绍

患者，男，45岁，因"左耳疼痛2周"就诊，左耳疼痛发生于呼吸道感染后不久。患者将疼痛描述为左耳内的一种"压力感"，且伴有"轻微的爆裂声"。

思考：

1. 还需要询问哪些相关症状？

2. 询问发病过程在鉴别导致耳痛的不同原因方面有何帮助？

3. 患者的年龄在缩小诊断范围方面有哪些帮助？

一、概述

耳痛是初级诊疗机构中儿童和成年人常见的主诉之一。在芬兰的一个随机样本，411名成年人中，7.5%的男性和23.4%的女性曾患耳痛，症状与前6个月的感染无关。引起耳痛的原因可能与耳内或耳附近病变有关，也可能与较远部位的病变有关。在大部分病例中，了解详细病史可以显著缩小诊断范围，体格检查也很重要。引起耳痛的大部分局部原因都会产生特定体征，而在由较远部位病变放射所致的耳痛中，患耳及周围部位体格检查结果通常是正常的。关键术语见表17-1。

表 17-1 关键术语

关键术语	内容
急性中耳炎	中耳内流出感染性液体，由细菌性或病毒性病原体引起
阴性预测值	获得阴性检测结果的样本中，真正不患病的人占样本的百分比
耳痛	耳痛
外耳炎	外耳道炎症性病变（通常是感染性的）
耳漏	来自外耳道的分泌物
耳郭	耳的外部结构，包括外耳道
阳性预测值	得出阳性检测结果的样本中，真正患病的人占样本的百分比
灵敏度	在兴趣人群中某检测方法（或症状）检测结果阳性（存在）的频率
浆液性耳炎	中耳内存在非感染性液体，通常由上呼吸道感染或过敏引起的咽鼓管阻塞所致

表 17–1 关键术语	
关键术语	**内容**
特异度	在非兴趣人群中某检测方法（或症状）检测结果阴性（不存在）的频率
耳屏	外耳道前面的舌样突起，由软骨构成

二、病因

在大部分病例中，导致耳痛的原因是局部的，可以分为外耳原因和内耳原因。外耳原因是指鼓膜外的部位发生病变，包括外耳道炎、耳道内异物、耵聍和乳突炎。有时，疖疮也可能引起耳痛。内耳问题是指位于鼓膜和鼓膜内的部位发生的病变，包括急性中耳炎（最常见）和咽鼓管功能障碍。气压伤或直接暴力损伤所致的鼓膜损伤也可引起耳痛（表17–2）。

表 17–2 鉴别诊断	
	频率
外耳痛	
疖疮	相对少见
外耳道炎	常见
异物	儿童相对常见
乳突炎	不常见
内耳痛	
中耳炎	常见
咽鼓管功能障碍（浆液性中耳炎）	常见
气压伤	不常见
牵涉性痛	**比例[a]**
牙齿问题（尤其是第三磨牙）	38.4%
颞下颌关节功能障碍	35.4%
颈椎（尤其是关节炎）	8.4%
神经痛（发生于三叉神经、膝状神经节、蝶腭神经和舌咽神经）	4.9%
消化道原因（包括胃食管反流）	3.7%
肿瘤	2.9%
其他（甲状腺炎、依格尔综合征、心绞痛、耳下腺病和颈动脉瘤）	6.4%

注：a 群体为转诊至耳鼻喉第三级专科门诊的患者。

急性中耳炎是引起儿童耳痛最常见的原因。病史在急性中耳炎的诊断中作用有限。

在一项研究中，对小于4岁、患有上呼吸道感染症状的儿童进行了分析，结果显示耳痛对急性中耳炎的阳性预测值是83%，阴性预测值是78%。另外一项研究发现，耳痛是儿童急性中耳炎最可靠的预测因素。然而，耳痛对中耳炎的敏感性仅有60%，其特异度为85%。

耳痛可能由较远部位疼痛放射所致。在这种疼痛中，疼痛是经由神经传至耳部。耳部的神经支配很复杂，由迷走神经、舌咽神经、三叉神经、面神经及颈（C2和C3）神经根的感觉支组成。相应的，多种因素会使疼痛放射至耳部引起耳痛，包括下颌关节功能障碍、牙槽突、脑神经病变，以及舌根、喉或喉下病变。

一项对615名耳痛患者的研究发现，耳部外观正常（牵涉性痛）占38%、下颌关节功能障碍占35%、颈椎功能障碍占8%、神经痛占5%、消化功能紊乱占4%、恶性疾病占3%、其他原因占6%。

三、开始问诊

1.首先进行开放式提问，让患者（或家长）使用自己的语言描述病情。

2.如果患儿年龄较小，患儿的父母或照顾者可能是提供病史的主要来源。向患儿照顾者询问为什么认为患儿有耳痛问题。

3.确定耳痛的发展过程、相关症状和加重因素等，因为这些因素有助于鉴别导致耳痛的原因。问诊技巧见表17-3。

表17-3　问诊技巧

问题	牢记
请描述你的耳痛的情况	在患者描述完自身的情况之前，不要打断患者
还有哪些其他症状？	
什么会使耳痛加剧？	
耳痛持续多长时间？	

四、问诊框架

对急性或亚急性耳痛与慢性耳痛的鉴别极为重要。总体而言，牵涉性痛患者的病程常为数月或数年。但较为特殊的是第三磨牙脓肿所致的牵涉性痛，它所引起的耳痛可能是急性的。

因为引起耳痛的几个常见原因是感染性因素，所以在问诊过程中首先考虑感染。患者存在发热症状，即缩小了诊断的范围。患者存在其他上呼吸道感染症状（如咽痛、鼻塞和咳嗽）提示中耳炎或浆液性耳炎。季节性过敏可能损害咽鼓管功能，使患者易患浆液性耳炎或中耳炎。

患者的年龄也是判断耳痛原因需要考虑的重要因素。急性中耳炎目前是导致儿童耳痛最重要的原因，但是在成年人却不是常见原因。牵涉性痛在儿童非常少见，但是在成年人中，随着年龄的增加，牵涉性痛的相对发病频率也在增加。

五、找出预警症状

严重疾病

引起耳痛的严重原因非常罕见。临床医生需要在有耳痛的患者中考虑并排除以下4种严重疾病：恶性疾病导致的牵涉性痛、坏死性（恶性）外耳炎、颞动脉炎及乳突炎。

恶性疾病引起的牵涉性痛通常会持续一段时间。在牵涉性痛的患者中，从耳痛发作开始到肿瘤的确诊时间为4～21个月，平均7.5个月。这些患者通常年龄较大，患者平均年龄为55.8岁。

坏死性（恶性）外耳炎十分罕见。在该病中，外耳道炎进展性侵蚀颞骨和邻近结构。该病几乎均由铜绿假单胞菌感染所致。坏死性（恶性）外耳炎发生于免疫功能不全患者，尤其是老年糖尿病患者。外耳道炎治疗效果不佳的患者中应疑似此病。这类患者平均年龄为73.6岁，其中，64.2%的患者患有糖尿病。耳痛（97.8%）和耳漏（91.3%）是常见的，面瘫不常见（19.6%）。对于坏死性（恶性）外耳道炎，早期发现是关键，因为该病的死亡率相对较高（在老年患者中达46%）。

当患者年龄大于50岁，急性或亚急性病程，主诉头痛、颞区疼痛或头皮压痛时，应考虑颞动脉炎。颞动脉炎的一个相对特异性症状为颌跛行，颌跛行是指颞下颌关节（TMJ）近端有疼痛，由短暂咀嚼引发或加重，休息之后疼痛缓解。患者可能将此描述为耳痛，但是经过细致问诊，应该明确疼痛的具体部位。颞动脉炎很少表现为真正的耳痛。对于颞动脉炎的及早发现很重要，因为未经治疗，此病会导致突然且永久性失明（表17-4）。

表17-4 预警症状

预警症状	严重原因	阳性似然比（LR⁺）	良性原因
体重减轻	肿瘤	无LR数据，但25%体重明显减轻的患者找不到明显诱因	
持续性耳痛伴有分泌物，夜间加重	坏死性（恶性）外耳炎		"普通"的外耳炎
咀嚼时患耳附近疼痛 患者年龄＞50岁	颞动脉炎	4.2	TMJ功能障碍
儿童患者耳后疼痛肿胀，近期有上呼吸道感染或耳部感染	乳突炎		淋巴结病

　　乳突炎通常发生于儿童，中耳炎的病变扩散至耳后乳突气房时发生。典型的临床表现为发热，伴有耳后肿胀、牙痛和红斑，有时因为肿块的占位效应会把患耳推向前方。患者经常诉说患病数周，症状有所改善，但是继之出现发热和局部感染症状。乳突炎必须及早诊断和治疗，因为感染可能会扩散至附近的重要结构，如颞骨、脑膜和脑。

六、重点问诊（表17-5）

表17-5　重点问诊	
问题	**考虑**
你磨牙吗？	TMJ功能障碍
你游泳吗？	外耳炎
你有皮肤疾病，如银屑病或脂溢性皮炎吗？	外耳炎
你使用挖耳勺或其他的东西清理耳朵吗？	外耳炎
你的耳被打击过吗？	气压伤
你近期进行过深水潜水吗？	气压伤
你患有糖尿病吗？在接受药物治疗吗？	坏死性（恶性）外耳炎
你存在免疫功能不全吗？	
你在咀嚼时疼痛会加重吗？	TMJ功能障碍（常见）或颞动脉炎（不常见）
（对于小儿）孩子会牵拉自己的耳朵吗？	急性中耳炎
特征	
耳痛是：	
·耳内深部有剧烈疼痛吗？	中耳炎
·像有压力或阻塞感吗？	咽鼓管功能障碍（浆液性中耳炎） 耵聍填塞
·烧灼样、刀割样或麻刺痛吗？	神经痛（累及三叉神经、膝状体核、蝶腭神经、 　舌咽神经或颈神经根）
·双侧痛吗？	外耳炎 胃食管反流 TMJ功能障碍
起病方式与病程	
耳痛之前发生过上呼吸道感染吗？	
·10d或更短时间	中耳炎、咽鼓管功能障碍（浆液性中耳炎）
·10d或更长时间	乳突炎
耳痛持续时间长达数周吗？	牵涉性痛

续表

表 17-5 重点问诊

问题	考虑
在航空旅途或者深水潜水过程中有剧烈疼痛吗？	气压伤
相关症状	
发热吗？	中耳炎或乳突炎
耳痛和（或）耳后肿胀吗？	乳突炎
耳有分泌物吗？	外耳炎或鼓膜穿孔（中耳炎所致）
流液后耳痛会明显下降吗？	中耳炎所致鼓膜穿孔
耳聋吗？	中耳炎
	咽鼓管功能障碍（浆液性中耳炎）
	气压伤
患侧耳内有轻微的爆裂声或汩汩声吗？	咽鼓管功能障碍（浆液性中耳炎）
有下颌摩擦声吗？	TMJ 功能障碍
耳痛的同时伴有瘙痒感吗？	外耳炎
	原发性皮肤病（银屑病或脂溢性皮炎）
有体重减轻吗？	恶性肿瘤（牵涉痛）
你患有季节性过敏或花粉热吗？	咽鼓管功能障碍（浆液性耳炎）
影响因素	
弯曲颈部疼痛是否加剧？	颈部关节炎（C2、C3 神经根型颈椎病牵涉痛）
牵拉耳是否使疼痛加重？	外耳炎
吞咽时疼痛是否加剧？	茎突过长综合征（依格尔综合征）
疼痛是否在早晨加重？	TMJ 功能障碍 胃食管反流
摄入过热或过冷的食物疼痛会加重吗？	受感染的第三磨牙
疼痛在夜间加重吗？	坏死性（恶性）外耳炎
轻触会引起疼痛吗？	神经痛

七、诊断流程

在接待患有耳痛的患者过程中，首先需要做的是鉴别急性或亚急性耳痛与慢性耳痛。对于急性耳痛的患者，应询问有无发热及其他上呼吸道感染症状。而慢性耳部感染则倾向于牵涉性痛。口腔疾病尤其 TMJ 功能障碍，是引起慢性耳痛的常见原因，因此，对于较长时间耳痛的患者需要考虑此类疾病。

对于一般镇痛药效果不佳的疼痛或烧灼性疼痛或刺痛，需要考虑支配耳部或邻近部位的感觉神经纤维（如三叉神经）受侵害的疾病。耳痛的诊断流程见图17-1。

八、注意事项

1.患者病史往往是诊断的起点，体格检查能够提供非常重要的诊断线索。大部分局部病变导致的耳痛具有特征性症状和体征，然而大部分牵涉性痛患者的耳部检查通常是正常的。

2.耳痛的性质和严重程度也可能是有价值的特征。急性中耳炎的疼痛一般是剧烈的，并且影响睡眠质量。咽鼓管功能障碍引起的耳痛通常为中度，患者一般描述为耳部不适或阻塞感。神经炎症导致的牵涉性痛，患者通常将其描述为烧灼样疼痛、刀割样疼痛或"电样"疼痛，轻轻触摸即可诱发。

3.耵聍填塞引起耳痛的情况较为少见。如果耳内存在耵聍，需要将耵聍取出，以排除耵聍填塞引起耳痛的可能，进一步探究导致鼓膜后刺痛的真正原因（如中耳炎）。

九、预后

总体而言，耳痛的预后良好。大部分耳痛经过适当的治疗后能较快缓解。部分疾病，如TMJ功能障碍，导致的牵涉性耳痛，通常是慢性的。

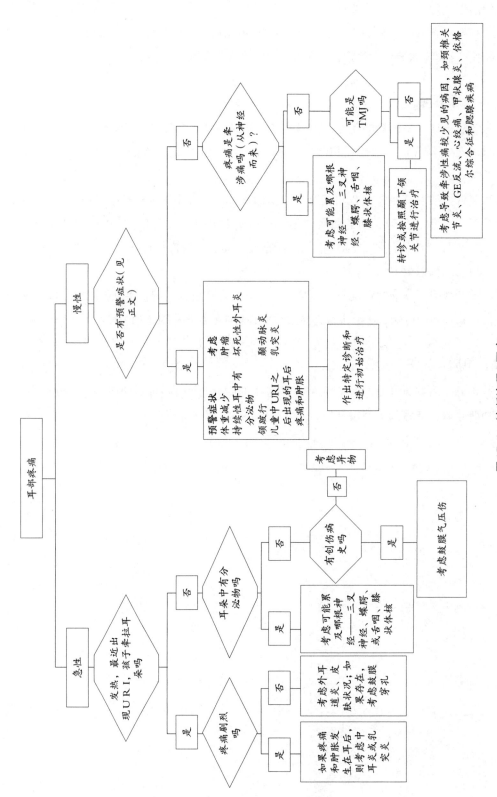

图 17-1 诊断流程：耳痛

注：URI，上呼吸道感染；TMJ，颞下颌关节；GE，胃食管。

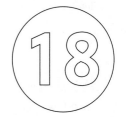

第18章
听力减退

Felipe J. Molina, MD

案例介绍

患者，男，75岁，一次常规随访中，你询问了听力减退相关问题。患者并不想谈论此话题，但是患者说他在看电视和有人小声对他说话的时候存在理解困难的情况。他的家人认为他的听力不如以前了。患者最近没有参加社交活动和家庭聚会，因为患者会因为要求别人重复词或短语而倍感难堪。

思考：

1. 患者的哪些背景资料或病史资料能够有助于确定其听力减退类型？

2. 何时需要耳科医生来做紧急评估？患者的哪些病史资料能够帮助你确定这一点？

3. 在得到开放式提问的病史以后，如何采用重点问诊缩小听力减退鉴别诊断的范围？

一、概述

在美国老年群体中，耳聋是位于高血压和关节炎之后的第三大常见慢性疾病。1/10的美国人（2800万人）均有不同程度的耳聋。耳聋的患病率随着年龄的增长显著上升；在65岁以上的人群中25%～40%的人有耳聋问题。导致耳聋的两大最常见原因即老年性聋和噪声性聋——是悄然发展、未被患者发现、未得到诊断和治疗的。导致耳聋的良性原因如果未能被及时发现，会进一步导致功能下降、社会活动孤立和抑郁情绪。耳聋中更为显著但是较为少见原因导致耳聋的，例如突发性聋或伴有其他症状的耳聋，患者可能更倾向主动求医，进而得到及时转诊和治疗。临床医生根据详细病史可以缩小诊断范围，从而采取适当的治疗手段。

关于耳聋的问诊方法主要包含以下两个关键步骤。首先，通过询问筛选性问题或使用问卷确定存在耳聋和耳聋程度；其次，重点关注预警症状，通过一系列特定的问题确定原因。

了解听力系统的基本解剖知识非常重要。听力系统划分为外耳、中耳和内耳。外耳由耳郭和外耳道组成。外耳的功能包括保护、判断声源位置，对声音的被动扩大及将声波传至鼓膜，引起鼓膜振动。中耳包括鼓膜及鼓膜后气室内的听小骨链（锤骨、砧骨和镫骨）。听小骨链将来自鼓膜的声波振动传至耳蜗。耳蜗（位于颞骨内的外淋巴液中）、前庭器及第Ⅷ对脑神经（位听神经）构成内耳。在内耳毛细胞将声波的机械振动转化为电冲动，从耳蜗内的内淋巴液传至听神经。关键术语见表18-1。

表18-1 关键术语	
关键术语	**内容**
传导性聋	由外耳和中耳疾病导致声音到达内耳的机械性传导受阻。通过听力检测来测定气-骨音差来判断
感音神经性聋	由内耳（耳蜗或听神经）疾病造成，通常是毛细胞受损引起。听力范围是单耳1kHz或双耳2kHz，纯音阈值40dB或更高。正常说话音量介于45dB到60dB
混合性聋	表现兼具感音性聋和传导性聋的特点
噪声性聋	耳蜗毛细胞连续或间断暴露于大声，引起耳蜗毛细胞受损，导致渐进性不可逆性的感音性聋。暴露于声音均值>85dB，时间>8h可以导致噪声性聋
耳毒性药物	引起耳蜗毛细胞受损和感音神经性聋的药物
老年性聋	遗传因素和环境因素导致的年龄相关性感音神经性聋。通常是渐进性和双侧性的。首先发生的是对高频声音的听力丧失
突发性感音神经性聋	原因不明，并不常见。3d以内至少下降3个连续频率，以及下降30dB。大部分为单侧性。可能原因包括感染、血管性、自身免疫性或偏头痛。与脑卒中的风险增高有关
耳鸣	在无任何外界声源或电刺激时耳内感觉有声音的主观感觉，声音类似铃声（或轰隆声、滴答声、钟声）。通常继发于感音神经性聋，但也可以由外耳或中耳疾病引起

二、病因

耳聋分为传导性聋和感音神经性聋两类。美国成年人中大部分为感音神经性聋（>90%）。目前老年性聋是最常见的感音神经性聋，其次是噪声性聋。传导性聋占全部耳聋不足10%。成年人中导致传导性聋最常见因素是耵聍填塞、耳硬化、胆脂瘤和继发于慢性中耳炎的鼓膜穿孔（表18-2）。

表18-2 鉴别诊断	
诊断	**患病情况[a]**
传导性聋	
外耳	
·耵聍填塞	<10%
·外耳炎、外伤、鳞状细胞癌、银屑病	
·外生骨疣、骨瘤	

续表

表18-2　鉴别诊断

诊断	患病情况[a]
中耳	
· 慢性中耳炎	每年18/100 000
· 耳硬化	1.0%
· 胆脂瘤、气压伤、鼓膜穿孔、颞骨外伤、血管球瘤	
感音神经性聋	＞90%（1700千万）
老年性聋	75岁以上老年人群的37%
噪声性聋	1000万人
听神经瘤	每年1/60 000成年人
梅尼埃病	300万至500万人，每年300 000新发病例
突发性感音神经性聋	每年4000新发病例或1/10 000
脑膜炎、耳毒性药物、病毒性耳蜗炎、自身免疫性疾病、多发性硬化、外淋巴瘘、梅毒、脑血管缺血性疾病、穿透性外伤、脑膜瘤、甲状腺功能亢进症、偏头痛、先天性畸形和病毒感染	
混合性聋	
耳硬化、慢性中耳炎、外伤、肿瘤、脑膜炎、耳毒性药物、病毒性耳蜗炎、自身免疫性疾病、多发性硬化、外淋巴瘘、梅毒、脑血管缺血性疾病、穿透性外伤、脑膜瘤、甲状腺功能亢进症、偏头痛、先天性畸形、病毒感染	

注：a 表格中未填写处，患病率未知。

三、问诊框架

在提出具体问题之前，应先了解可能诱发听力减退的背景资料和既往史（表18-3）。

表18-3　问诊框架

因素	考虑
年龄	
· 30～60岁	耳硬化
	梅尼埃病
	听神经瘤
	自身免疫性疾病

续表

表 18-3　问诊框架

因素	考虑
	突发性感音神经性聋
· ＞65 岁	老年性聋
· 任何年龄段	噪声性聋
性别	
· 男性＝女性	梅尼埃病
	突发性感音神经性聋
· 男性＞女性	老年性聋
· 女性＞男性	耳硬化
	眩晕性头痛
	自身免疫性疾病
其他因素	
既往史	自身免疫性疾病（系统性红斑狼疮、类风湿关节炎、韦氏肉芽肿病、干燥症、抗磷脂综合征、结节性动脉周围炎、巨细胞性动脉炎、白塞病和科干综合征）
	糖尿病
	心血管疾病
	脑卒中
	肾衰竭
	高脂血症
	反复性耳部感染
	多发性硬化
	梅毒
	近期头部外伤
	偏头痛
	甲状腺毒症
药物	髓袢利尿剂，抗生素（氨基糖苷类，如庆大霉素），非甾体抗炎药，阿司匹林，化疗药物（顺铂），抗疟疾药和米诺环素
家族史	遗传性：①家族性出血性肾炎；②其他多因素遗传疾病；③遗传易感性疾病：老年性聋、耳硬化（50%～70%的病例有家族遗传史）、佩吉特病、神经纤维瘤病2型和偏头痛
社交情况	职业性噪声暴露：建筑业、制造业、农业；高噪声相关性爱好：高音量音乐、狩猎、骑摩托车
	吸烟
	气压伤：深水潜水、高空飞行
	暴露于冷水中
老年性聋的危险因素	吸烟
	暴露于噪声中
	糖尿病
	心血管疾病
	耳毒性药物

续表

表18-3　问诊框架

因素	考虑
	反复性耳部感染史
	老年性聋家族史

四、开始问诊

1.首先，让患者使用自己的语言描述耳聋的相关情况。

2.在老年患者或暴露于噪声环境的患者每年的随访中，询问关于耳聋的情况，即便患者并未提及耳聋的事情。一项分析表明，患者对于耳聋问题的回答中，轻微听力下降的阳性似然比2.2，阴性似然比0.45；中到重度听力下降的阳性似然比2.5，阴性似然比0.13。

3.近期的一项问卷调查中，感到倾听女性、儿童谈话有困难的患者，或者能够从助听器中获益的患者，有耳聋问题的可能性高（特异度1.0；阴性似然比0.81～0.98）。

4.老年听力障碍筛查问卷（the Hearing Handicap Inventory for the Elderly Screening，HHIE-S）是确诊听力障碍的标准化工具，问卷需要2～5min完成。根据总得分可明确是否存在听力下降及其严重程度。一项meta分析表明，问卷得分＜8分，患有听力损失的可能性较小（阴性似然比0.38）。问卷得分＞8分，听力异常的可能性增加（阳性似然比3.8）；但不代表分数越高，听力异常的可能性越高。

5.如果患者主诉耳聋，需要确定患者是否存在耳聋及其严重程度。进一步需要做的是明确耳聋的原因。老年听力障碍筛查问卷见表18-4。

表18-4　老年听力障碍筛查问卷

症状	是	否	有时
1.当与陌生人见面的时候，听力方面的问题会使你觉得难堪吗？	4	0	2
2.当与家人交谈的时候，听力方面的问题会使你觉得沮丧吗？	4	0	2
3.当听别人小声说话时，你是否感到听力有困难呢？	4	0	2
4.你是否因为听力方面的问题从而觉得自己能力不足？	4	0	2
5.你是否因为听力方面的问题不愿会见朋友、亲戚或邻居呢？	4	0	2
6.你是否因为听力方面的问题减少了参加宗教仪式活动的次数呢？	4	0	2
7.你是否因为听力方面的问题与家人发生争吵呢？	4	0	2
8.当你在看电视或听广播时，是否感到有困难呢？	4	0	2
9.你是否觉得自己听力方面的问题限制或者阻碍了个人生活或社交活动？	4	0	2
10.你和亲戚或朋友在餐馆吃饭时，是否因为听力方面的问题感到有困难呢？	4	0	2

注：分数为0～8，无损失；10～24，轻到中度损失；26～40，重度损失。

五、找出预警症状

1.因为大部分良性原因引起的耳聋是渐进性和双侧性的，所以任何非渐进性和非双侧性聋，均应视为预警症状。

2.突发性或快速发生的耳聋是最需要关注的症状，其致病原因非常严重。

3.其他需要关注的症状包括急速进展性、单侧性或非对称性聋；耳部堵塞感；伴有其他神经系统症状，如耳鸣或眩晕。

4.确定耳聋的严重程度和诱发因素后，询问患者是否存在预警症状。需要牢记在心的是，一部分良性原因引起的耳聋亦可能表现为预警症状（表18-5）。

表18-5 预警症状

预警症状	严重原因	良性原因
突发性或迅速发生	突发性感音神经性聋	病毒性耳蜗炎
	血管栓塞或者供血不足	偏头痛
	自身免疫性疾病	中耳炎
	外伤（气压伤、鼓膜穿孔、外淋巴液瘘和耳蜗震荡）	耳毒性药物
	脑膜炎	
快速进展	自身免疫性疾病	耳毒性药物
	梅毒	
单侧性或者非对称性	血管栓塞或者供血不足	耵聍填塞
	听神经瘤	病毒性耳蜗炎
	梅尼埃病	
	突发性感音神经性聋	
	自身免疫性疾病	
耳鸣	梅尼埃病	噪声性聋
	听神经瘤	老年性聋
	外伤（外淋巴液瘘和气压伤）	耳硬化
	突发性感音神经性聋	病毒性耳蜗炎
		耳毒性药物
眩晕	梅尼埃病	甲状腺毒症
	自身免疫性疾病	遗传性
	听神经瘤	偏头痛
	外伤（气压伤和外淋巴液瘘）	氨基糖苷类药物
	多发性硬化	
	梅毒	

续表

表18-5 预警症状		
预警症状	**严重原因**	**良性原因**
耳部阻塞感	脑膜炎 突发性感音神经性聋 突发性感音神经性聋 梅尼埃病 自身免疫性疾病 听神经瘤	中耳炎 偏头痛 下颌关节功能障碍 耵聍填塞

严重疾病

某些引起耳聋的少见原因需要及早发现、及早治疗或及时转诊至耳科进行诊疗，因为早期干预可以阻断疾病进展、减少并发症和不可逆的损伤。这些原因包括：

1. 外伤（如鼓膜穿孔）。

2. 肿瘤（如听神经瘤）。

3. 自身免疫性疾病。

4. 脑血管疾病。

5. 脑膜炎。

6. 多发性硬化。

7. 梅毒。

8. 梅尼埃病。

9. 突发性感音神经性聋。

六、重点问诊（表18-6）

表18-6 重点问诊	
问题	**考虑**
疼痛性质	
耳聋	
·是轻到中度的吗？	老年性聋 氨基糖苷类药物
·是重度到极重度的吗？	自身免疫性疾病 梅尼埃病 梅毒
你的耳聋是单侧还是双侧的	
·单侧	病毒性耳蜗炎 突发性感音神经性聋 听神经瘤

续表

表18-6 重点问诊	
问题	**考虑**
	血管性
	耵聍填塞
	梅尼埃病
	偏头痛
· 双侧	老年性聋
	噪声性聋
	耳毒性
	遗传性
	耳硬化
	脑膜炎
	梅毒
· 双侧非对称性	自身免疫性疾病
	多发性硬化
起病方式与病程	
你的耳聋发作是	
· 突然或迅速发生的吗？	病毒性耳蜗炎
	血管栓塞或者供血不足
	突发性感音性聋
	外淋巴液瘘
	气压伤
	中耳炎
	鼓膜穿孔
	自身免疫性疾病
	偏头痛
	脑膜炎
· 渐进性的吗？	老年性聋
	噪声性聋
	耳毒性
	听神经瘤
你的耳聋是波动性的吗？	梅尼埃病
	自身免疫性疾病
	梅毒
	遗传性
	偏头痛
	外淋巴液瘘
随着时间你的耳聋是逐渐加重的吗？	
· 缓慢的吗？	老年性聋

续表

表18-6　重点问诊	
问题	**考虑**
	噪声性聋
	耳硬化
	梅尼埃病
	听神经瘤
	耳毒性
	多发性硬化
	外伤
	遗传性
・迅速进展的吗？	自身免疫性疾病
	梅毒
	耳毒性
相关症状	
你在耳聋之外还有哪些其他症状吗？	
・单耳（双耳）耳鸣	梅尼埃病
	自身免疫性疾病
	噪声性聋
	老年性聋
	耳毒性
	突发性感音神经性聋
	偏头痛
	耳硬化
	外淋巴液瘘
	病毒性迷路炎
・耳痛或流液	感染性（外耳炎、中耳炎）、肿瘤
	外伤，耵聍填塞
・单耳或者双耳瘙痒	外耳炎
・单耳或者双耳内阻塞感或者压力感	中耳炎
	梅尼埃病
	自身免疫性疾病
	气压伤
	听神经瘤
	眩晕性偏头痛
	耵聍填塞
	突发性感音神经性聋
・发热	中耳炎
	脑膜炎
・头晕	梅尼埃病

续表

表 18-6　重点问诊	
问题	**考虑**
	自身免疫性疾病
	听神经瘤
	多发性硬化
	梅毒
	脑膜炎
	氨基糖苷类药物
	外淋巴液瘘
	突发性感音神经性聋
	遗传性
	甲状腺毒症
	偏头痛
	病毒性迷路炎
· 面部麻木或无力	听神经瘤
· 复视	听神经瘤
· 头痛	听神经瘤
	偏头痛
	脑膜炎
影响因素	
你听到什么样的声音更为困难	
· 高调声音	老年性聋
	噪声性聋
	耳毒性
	遗传性
· 低调声音	梅尼埃病
	偏头痛
· 说话时在餐厅内，有背景声音的时候	老年性聋
	噪声性聋
· 电视或收音机	老年性聋
	噪声性聋
· 多人说话比一对一说话困难	老年性聋
	噪声性聋
很大的噪声令你很烦躁吗？	老年性聋
	噪声性聋
	偏头痛
判断声源的位置对你来说很困难吗？	多发性硬化
	噪声性聋
	老年性聋

续表

表18-6 重点问诊	
问题	**考虑**
出现过你能听到讲话但是不能理解其内容的情况吗?	老年性聋
	听神经瘤
	噪声性聋
在工作时, 90cm以内的距离你需要和对方喊着说话吗?	噪声性聋

七、诊断流程

对于耳聋患者,如果无耵聍填塞的原因,需要考虑耳聋的起病方式与病程。对于突发性聋,耳痛、发热和外伤史等病史信息有助于原因的确定。对于渐进性聋,弄清楚症状是单侧还是双侧,缓慢发展还是迅速发展,有助于缩小鉴别诊断范围。听力损失的诊断流程图如图18-1所示。

八、注意事项

1.大部分耳聋由老年性原因引起。然而,当患者的诊断并不明确或存在预警症状时,需要对患者病情进行及早评估。

2.因为患者不会因逐渐进展的耳聋就诊,所以接诊医生需要主动询问有无耳聋症状。患者经常忽略了耳聋的症状或者接受了这一现象,同时也可能是周围人发现了他有耳聋问题,但患者未意识到。因此进行病史采集时需要对患者家人或朋友进行询问。

3.让因听力问题就诊的患者填写HHIE-S调查问卷,以明确该患者的听力损失情况。

4.许多患者不戴助听器。原因包括觉得外表尴尬、羞于使用、成本和技术困难。然而,助听器技术及外观方面的进步可以改善患者的依从性。

九、预后

1.引起可逆性听力损失的原因包括SSNHL(70% ～ 90%的患者全面康复,自愈或皮质类固醇治疗后快速恢复)、梅毒、气压伤、病毒性迷路炎、中耳炎、鼓膜穿孔、耳蜗脑震荡、颞骨骨折和耳毒性药物(如阿司匹林、抗疟药、髓袢利尿药和非甾体抗炎药)。

2.引起不可逆性听力损失的原因有老年性、慢性化脓性中耳炎、梅尼埃病(反复发作后)、使用耳毒性药物、噪声和自身免疫性疾病。

3.由于引起听力损失的大部分原因是可以治疗的,因此筛查和早期检测很重要。任何有主观听力损失的患者应由听觉矫正专家或耳、鼻、喉、咽科医生做进一步的评估。

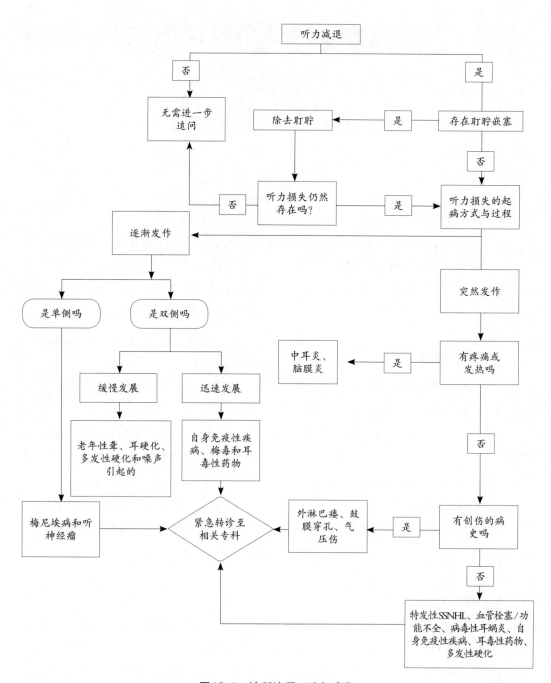

图18-1 诊断流程：听力减退

注：SSNHL，突发性感音神经性聋。

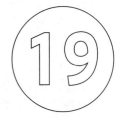

第19章

耳 鸣

Malathi Srinivasan, MD

案例介绍

患者，男，75岁，因"渐进性耳鸣，单侧为主，耳聋，头晕近1年"由女儿陪同前来就诊。约3周前患者出现步态不稳，上楼时跌倒。

思考：

1.你还需要询问哪些问题明确耳鸣的特点？

2.耳鸣如何进行分类？

3.哪些预警症状或体征需要快速评估，包括可能的中枢神经系统影像学检查？

4.哪些策略有助于鉴别不同类型的耳鸣？

5.仅通过病史，你能明确耳鸣的诊断吗？

一、概述

耳鸣是初级临床实践中一种常见的症状，在临床表现、严重程度及原因等方面有显著差异。耳鸣"tinnitus"一词来自拉丁文"tinnire"，后者的意思是"铃声响"。尽管"耳鸣"的一般定义是"耳内的响声"，但是耳鸣更为恰当的定义是"在无任何外界相应的声源或电刺激时耳内或头部所产生的声音的主观感觉"。患者可能将"耳鸣"描述为"铃声、嘶嘶声、嗡嗡响、搏动声或口哨声"。耳鸣可能导致失眠、听力障碍、焦虑、烦躁、沮丧、压力大、社交焦虑或难以自控。仅有4%～8%的耳鸣已进展为中度或重度，影响患者的日常生活。耳鸣必须与幻听相鉴别。

关于耳鸣真正的循证医学方法研究，因缺少流行病学和观察性数据而不甚完整，所以未能得到耳鸣症状的似然比。绝大部分研究中，患者的样本量很小。关键术语见表19-1。

表19-1 关键术语	
关键术语	**内容**
耳鸣	一个人能不自主感觉到耳内声音而他人却感觉不到，听到的单调的声音可能在音调、音量或幅度方面有变化。患者通常描述为"嘶嘶声、嗡嗡声、铃声、飕飕声、搏动声、呼呼声"或"蒸气溢出时发出的声音"。耳鸣患者其生理功能可能是正常的，也可能患有周围性或中枢性听觉系统障碍。耳鸣感觉和严重程度通常受到心理因素的影响。严重的病理改变可能导致耳鸣声高亢

表19-1 关键术语	
关键术语	**内容**
幻听	幻听是一种主观的听觉，并没有相应的外部声音刺激作用于听觉器官，主观感觉到的声音通常是复杂的声音，可能是噪声、音乐或说话的声音。幻听通常提示精神障碍（如精神分裂症）
听觉过敏	对声音或噪声的耐受力下降。这种情况通常引起不适，但对健康没有影响。有时伴有耳鸣
主观性耳鸣	这种耳鸣通常是持续性的，只有患者能够听到声音。由周围性（中耳或内耳）损害或中枢性（听神经路径至大脑皮质）损害导致。95%的耳鸣患者为这种耳鸣。与幻肢痛症状相似，很难被控制，但是在嘈杂的环境中，症状会得到一定程度的缓解（自我掩蔽）
客观性耳鸣	因身体原因引起耳鸣，并能被健康的耳朵所感知。临床医生能够听到这一声音。不足5%的耳鸣患者为这种耳鸣。阵挛性肌肉收缩和血管擦伤是常见的原因
脉动性耳鸣	耳鸣随着心脏周期性搏动而变化，提示血管源性病变。需要对潜在的肿瘤和血管性原因进行全面评估
双侧耳鸣	双耳所感知到的耳鸣。可能是中枢性原因（中枢听觉通路病变），或系统性疾病（噪声、药物、中毒和感染）
单侧性耳鸣	单侧内耳鸣，是周围性病变的典型表现（中耳、耳蜗和听神经）

二、病因

耳鸣症状极其常见，通常无明确病因。9%的美国人自述患有耳鸣，耳鸣的患病率随着年龄而增加。大部分耳鸣是主观性耳鸣、传导性聋（如反复感染或耳硬化）或感音神经性聋（如药物性、高音量致耳蜗损害）导致。听觉通路上的任何一处病变都可以引起耳鸣（参见第18章听力减退）。了解与耳鸣有关的解剖结构（从外耳至中枢神经系统）是有帮助的（图19-1）。

三、流行病学

老年人群中耳鸣是更为常见。男性患耳鸣风险是女性的1.4～1.8倍。白种人患耳鸣风险是黑种人的2.2倍，然而来自经济状况较差家庭的个体患耳鸣风险比经济状况好的家庭的成员高1.3～2.3倍。在儿童，耳鸣的患病率是1%～13%。尽管耳聋是耳鸣的2～3倍，但是耳鸣和耳聋具有高度相关性。一项调查研究发现，80%的患者主诉其耳鸣症状持续数年。耳鸣与抑郁、焦虑及人格障碍性疾病高度相关。耳鸣感知程度与患者对声音的关注程度、压力水平和周围噪声水平有关。一些关键性问题能够帮助准确采集病史和作出正确诊断。鉴别诊断见表19-2。

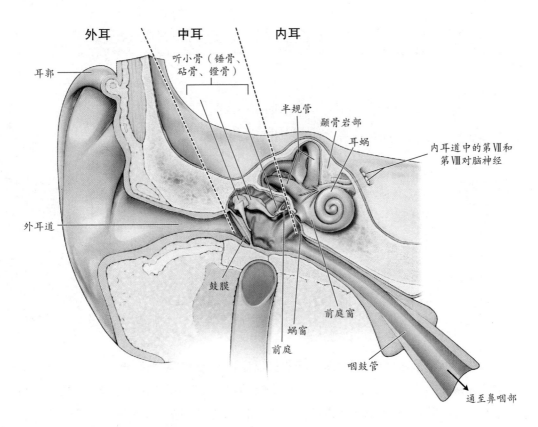

图19-1 颞骨冠状切面显示的听力结构

表19-2 鉴别诊断	
诊断	**比例**[a]
主观性耳鸣（95%的病例）	**200例患者的研究**
耳蜗病变	75%
中枢神经系统	18%
传导性原因（通常伴有感音神经性聋）	4%
血管性原因	3%
客观性耳鸣（5%的病例）	**84例患者的研究**
搏动性耳鸣（颅内的/颅外的）	
·原因不明	32%
·血管结构	
——硬脑膜动静脉畸形	20%
——颈动脉狭窄（如狭窄、夹层或肌纤维发育不良）	20%
——颈动脉海绵窦瘘	7%
——其他血管性原因	2%

续表

表 19-2 鉴别诊断	
诊断	**比例**[a]
——颈内动脉瘤	1%
· 非血管结构	
——血管球瘤、其他肿瘤或颈内高压等	13%
非搏动性耳鸣	
· 耵聍填塞	
· 阵挛性肌肉收缩	
——软腭阵挛	
——镫骨肌痉挛	
——鼓膜张肌痉挛	
· 咽鼓管扩张（持续性开放）	

注：a 表中空格处表示患病率未知。

将耳鸣症状与感觉起源相联系有助于提高以症状为基础的鉴别诊断。

1.传导系统（外耳、鼓膜、听小骨） 双侧性耳鸣可能与听觉传导系统损害有关，后者可能与环境因素（长期暴露于噪声环境）或全身性疾病（损伤耳蜗毛细胞的药物）有关。单侧性耳鸣伴有传导性聋由鼓膜损伤、反复性单侧耳感染、听小骨损伤或外伤导致。吹风样耳鸣可能由咽鼓管扩张（持续性开放）引起，因为鼓膜随着呼吸周期不断活动。搏动性或嘀嗒性耳鸣可能是镫骨肌痉挛引起的，有时肌肉收缩达到 175 ～ 200/min。

2.感音神经性传导系统（耳蜗） 许多耳蜗疾病与耳鸣相关，包括梅尼埃病和感染后耳蜗迷路炎。另外，许多常见药物会损害耳蜗静纤毛，通常是不可逆性的损害。对于耳蜗疾病，可能听到自发性耳声发射（spontane ousoto acoustice missions，SOAEs），后者是将一个小的麦克风置于患者的外耳道内。

3.中枢听觉传导通路（第Ⅷ对脑神经和大脑皮质） 局部性病变越接近外耳，发生单侧性耳鸣的可能性越大。例如，单侧性进展性感音神经性聋可能由第Ⅷ对脑神经髓鞘发生的肿瘤（称为听神经瘤或施万细胞瘤）引起。另外一种情况是，当听觉传导通路到达听觉皮质时，大脑的髓鞘或轴突损害会导致双侧性耳鸣和其他神经系统功能缺失。脑部外伤或中枢神经系统感染之后，由于听觉系统对外界正常声音的抑制减弱，皮质重构后神经敏感性增加，从而引起耳鸣。最后，5-羟色胺水平下降可能导致耳鸣和抑郁。

4.牵涉性耳鸣 并不是所有的耳鸣都源自耳内或中枢神经系统。搏动性耳鸣可能由患耳附近的血管结构和高心排血量状态（如妊娠）引起。镫骨肌阵挛、软腭肌阵挛亦可能导致嘀嗒性或搏动性耳鸣。

四、开始问诊

1.问诊的前几个问题应该是开放式的。

2.让患者（或者患者家长）讲述情况。

3.需要使用专业的医疗仪器评估耳鸣患者的功能损害程度。问诊技巧见表19-3。

表19-3 问诊技巧	
开放式问题	**有效问诊的提示**
请叙述你耳鸣的情况	在一个舒适环境中问诊
耳鸣是什么时候开始的？耳鸣发生了哪些变化？	给予患者充足的时间讲述自己的情况
哪些因素会使耳鸣加重或缓解？除耳鸣以外还注意到哪些其他症状？	尽量不要打断患者
耳鸣症状对生活产生哪些影响？	
你认为产生耳鸣的原因？	

五、问诊框架

首先确定耳鸣的性质特征，是搏动性还是非搏动性，是单侧的还是双侧的，是主观的还是客观的（如你也能听到声音），然后确定是否伴有耳聋症状。

六、找出预警症状

1.引起耳鸣的大部分原因是良性的，如耳蜗病变或反复暴露于噪声环境中。

2.对可能导致耳聋或危及生命的疾病及时作出诊断非常重要。预警症状见表19-4。

表19-4 预警症状		
预警症状	**严重原因**	**良性原因**
阵发性耳鸣、眩晕、恶心和耳聋	梅尼埃病	迷路炎（自限性）
搏动性耳鸣	血管性肿瘤	脑性假瘤
	动脉性或静脉性狭窄	高心排血量状态（妊娠或甲状腺功能亢进症）
	动脉瘤或分流	流动性杂声
双侧进展性传导性聋和耳鸣	耳硬化	鼓膜瘢痕
		反复感染
		长期暴露于噪声环境

续表

表19-4　预警症状		
预警症状	**严重原因**	**良性原因**
单侧进展性传导性聋	听神经瘤（第Ⅷ对脑神经肿瘤）	传导性聋（如反复中耳感染或耳部结构外伤）和感音神经性聋（如耳毒性药物）
双侧感音神经性聋	毒性相关耳鸣	慢性噪声环境的暴露SOAEs
头痛	颅内肿瘤	偏头痛
	血管球瘤	
	脑性假瘤	
局部神经系统症状	多发性硬化	
	脑卒中或短暂性脑缺血发作	
	颅内肿瘤	
新发作癫痫	颅内肿瘤	引起癫痫发作的不相关性疾病（酒精戒断和原发性癫痫）
	颅内感染	
体重减轻、发热或疲劳	颅内肿瘤	
	巨细胞性动脉炎	

七、重点问诊

耳鸣的准确诊断依赖于详实的病史资料。除上述预警症状以外，下表中所列问题也有助于缩小鉴别诊断的范围（表19-5）。

表19-5　重点问诊	
问题	**考虑**
耳鸣的性质是吹风样的并与呼吸频率一致吗？	咽鼓管扩张
耳鸣的声音听起来像嘀嗒声吗？	肌阵挛性肌肉收缩（镫骨肌、软腭等）
耳鸣与心跳同步吗？	血管性原因导致的耳鸣
	高心排血量状态
耳鸣是低沉的且伴有间歇性声音消失吗？	不完全性耵聍填塞
相关症状和暴露因素	
你是否有过头部外伤、遭遇过车祸或急性颈部扭伤？	SOAEs或神经抑制性减弱
你演奏乐器或参加乐队吗？参加过高音量的音乐会吗？	声音相关性感音性神经损伤

续表

表 19-5 重点问诊

问题	考虑
曾暴露于有机溶剂中吗?	耳蜗硬纤毛损伤
近期有过病毒性感染吗(特别是腮腺炎、风疹或巨细胞病毒感染)?	迷路炎
使用棉签来清理耳朵吗?听到的声音变弱吗?	耵聍填塞
是否感到强烈头晕或感觉难以维持平衡?	梅尼埃病
	迷路炎
	第Ⅷ对脑神经肿瘤
是否有妊娠的可能性?你的性生活活跃吗?(女性患者)	贫血相关性高心输血量状态
你最近有大量失血或慢性失血的情况吗?	
暴露于(急性或慢性)强噪声环境佩戴耳罩吗?	噪声相关性感音性神经损伤
药物	
服用阿司匹林会使耳鸣症状得到缓解吗?	SOAEs(小部分患者服用阿司匹林会使耳鸣症状得到缓解)
你是否正在服用大剂量阿司匹林或非甾体抗炎药?	非甾体抗炎药相关性耳蜗损伤和神经损伤药
你正在服用非处方药、中草药或处方药吗?	其他药物相关性耳蜗损伤和神经损伤
既往史、家族史、职业情况	
焦虑、抑郁状态	焦虑、抑郁状态会改变对耳鸣的感知
你的家人中有患早年性聋的吗?	耳硬化(常染色体显性)
	鼓膜瘢痕
你的家人中有患遗传性神经肿瘤的吗?	神经纤维瘤病
你是拳击运动员吗?	硬纤毛损伤或皮层重构问题
你从事的职业中有长期暴露于强噪声环境中(如建筑或者公路工程)吗?时间有多长?	声音相关性感音神经性损伤

八、诊断流程

在进行耳鸣症状的病史采集之后,针对客观性耳鸣进行体格检查。包括对头、颈、外耳道及鼓膜的检查;检查听觉反射和鼓膜移动性(常规检查);对传导性或感音神经性聋的筛查试验(Weber 试验、Renee 试验及对耳聋的常规筛选工具);全面的神经系统筛查也非常重要。

对于仅有轻度或中度耳鸣，不伴有耳聋，无神经系统、循环系统或耳部功能障碍的患者，可以进行常规随访。但是，对于主观性或客观性耳聋的患者，则需要进行全面的耳部检查（图19-2）。

九、其他检查

如果通过临床病史采集、体格检查及初始的诊断性检查未能获得诊断结果，则考虑转诊至耳鼻喉科进行专科评估。耳部和中枢神经系统的专科检查可帮助患者找出病因。

十、预后

耳鸣的治疗较为困难。大量临床试验显示，药物对治疗耳鸣无明显疗效。药物（如抗抑郁药、苯二氮䓬类药物和镇痛药）和补充疗法（白果、人参等）仅有一定程度的疗效。大部分关于耳鸣的研究表明，安慰剂的疗效为5%～30%。另外，良性原因引起耳鸣的治疗方法还包括耳鸣再训练疗法、躯体调节法、认知再训练疗法、振幅仪器应用、耳蜗再植及音调配对疗法及耳鸣掩蔽器（一款音频讯号产生器）。在脑部假瘤或施万细胞瘤等导致的耳鸣患者，积极治疗基础疾病后，症状会有所缓解。

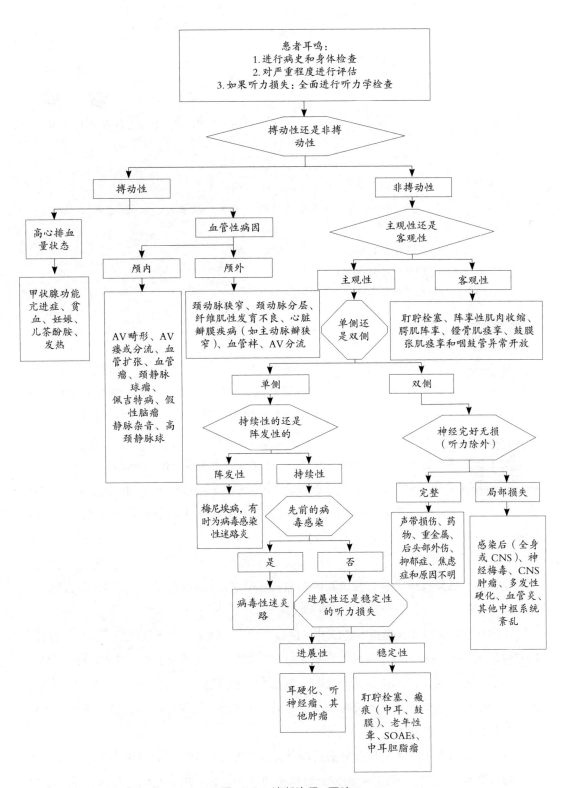

图19-2 诊断流程：耳鸣

注：AV，动静脉；CNS，中枢神经系统；SOAEs，自发性耳声发射。

第20章
咽 痛

Craig R. Keenan, MD, FACP, and Zachary Holt, MD

案例介绍

患者，男，19岁，因"咽痛"前来就诊。咽痛症状开始于3天前，持续发热，体温38.9℃。

1.急性咽痛常见的诊断有哪些？

2.哪些问题有助于确定咽痛的原因？

3.如何评估引起咽痛潜在的严重原因？

一、概述

在美国，咽痛是2000年门诊患者就医的第六大常见原因，占非卧床就诊患者的2.1%。尽管"咽痛"常被视为"咽炎"，但是咽痛常常由其他原因引起。大部分原因是良性的或自限性的，但是咽痛也可能是危及生命的潜在疾病的一种表现。本章主要讨论的是急性咽痛，急性咽痛比慢性咽痛常见。

对于急性咽痛患者，需要找出并治疗由A组β-溶血性链球菌（group A β-hemolyt-icstreptococcal, GAS）引起的咽炎，以预防急性风湿热（acute rheumatic fever, ARF）。GAS感染可能引起化脓性后遗症，包括扁桃体周脓肿、重度咽旁感染或咽后脓肿。GAS咽炎的抗菌药物治疗预防急性风湿热，减少GAS传播，缩短病程1～2d，并降低化脓性并发症的发生。

GAS咽炎的典型病史有急性发作的咽痛、吞咽痛、体温高于38.3℃、腹部疼痛、头痛、恶心及呕吐，通常不伴有咳嗽、流涕及腹泻。

GAS咽炎的典型体征包括咽部红肿、扁桃体肿大、软腭有瘀点及前颈部淋巴结肿大。遗憾的是，GAS咽炎和非链球菌感染性咽炎的临床表现有很大的重叠性。尽管有5%～15%患有咽痛的成年人血培养GAS是阳性的，但是47%～75%的患者会接受抗菌药物治疗。因此，治疗GAS感染导致抗菌药物的过度使用。正确地排除非GAS感染患者可以显著减少抗菌药物的不当使用。

近期的证据表明在采用传统方法治疗急性咽炎的过程中，需要考虑到另外一种感染源，即坏死梭形杆菌。在15～30岁急性咽炎患者中，10%患者是坏死梭形杆菌感染引起的，与GAS所引起的感染比例是相当的。坏死梭形杆菌引起雷米尔综合征（Lemierre syndrome, LS），是一种潜在的危及生命的颈内静脉化脓性血栓性静脉炎，可能导致菌血症及通过感染性栓子发生转移性感染（通常是肺部脓肿）。LS患者的死亡率为5%，生存者有较高的致残率。LS患病率呈上升趋势，400例坏死梭形杆菌咽炎的患者中就有1例发生LS，比GAS咽炎后急性风湿热的发生要常见得多。LS患者通常在发病前有数天的咽痛史，所以使用抗菌药物在窗口期进行治疗可以阻止LS的进展，尽管这一点尚未得到证实。 所以近期有专家推荐重度急性咽炎青壮年患者（15 ～ 24岁）使用抗菌药物治疗和预防LS，此做法尚未得到广泛认可。关键术语见表20-1。

表 20-1　关键术语

关键术语	内容
吞咽痛	吞咽时感到疼痛
吞咽困难	启动吞咽过程有困难（口咽性吞咽困难）或食团从食管进入胃内的过程有困难（食管性吞咽困难）
咽痛	咽部的疼痛，常有吞咽痛，有时伴有吞咽困难
咽炎	咽部炎症，咽部包括扁桃体和腺样淋巴组织
牙关紧闭症	不能打开下颌。可能与三叉神经运动支受损或咀嚼肌受压、感染等有关
临床预测规则	一种临床工具，某一患者的病史资料、体格检查及基础的实验室检查结果等不同方面对诊断、预后或对治疗的反应等内容所具有的价值

二、病因

　　咽痛的鉴别诊断范围很广泛（表20-2）。引起咽痛的不同原因的患病率尚未得到完整统计。大部分急性咽痛的患者是感染性咽炎，通常是病毒性感染，尽管细菌性咽炎占40%。较为少见的原因包括单纯疱疹病毒、梅毒及淋菌感染。原发性HIV感染中患者咽痛也是一个关键症状。C组链球菌感染呈上升趋势，成为导致类似GAS咽炎的重要致病菌。

表 20-2　咽痛的鉴别诊断及估计的比例

鉴别诊断	相关病原体和疾病	比例[a]
感染性		
细菌性咽炎	A组链球菌	13% ～ 30%
	其他链球菌	5%
	肺炎支原体	< 1%
	肺炎莫拉菌	
	肺炎衣原体	

续表

表 20-2 咽痛的鉴别诊断及估计的比例

鉴别诊断	相关病原体和疾病	比例[a]
	金黄色葡萄球菌	
	脑膜炎奈瑟菌	
	坏死梭形杆菌	5%
病毒性咽炎	鼻病毒、冠状病毒、腺病毒、副流感病毒	＞32%
疱疹性口炎、咽炎	单纯疱疹病毒1型、2型，可能通过性传播感染免疫功能不全患者	4%
急性会厌炎/声门上喉炎[b]	流感嗜血杆菌	
淋球菌性咽炎	通过口交的性传播疾病，往往无症状，但是可引起急性咽炎	＜1%
传染性单核细胞增多症	EB病毒、巨细胞病毒、疲劳综合征、发热、咽炎、脾大（50%）、后颈淋巴结肿大及皮疹（偶尔）	1%
扁桃体周脓肿[b]		
咽旁感染[b]（LS）	坏死梭形杆菌	
咽后感染[b]		
坏死性溃疡性龈口炎（奋森咽峡炎）[b]	厌氧菌（包括具核梭形杆菌）	
原发性HIV感染	咽痛、发热、躯干皮疹、弥漫性淋巴结肿大、体重减轻、疲劳和黏膜溃疡。通常出现在HIV感染后2～4周，持续2周	＜1%
口咽念珠菌病	白色，见于免疫功能不全患者或吸入性糖皮质激素使用者	
流感	流感病毒。季节性综合征，突发性发热、肌痛、咽痛。阻断传播有时很重要	2%
白喉[b]	由白喉棒状杆菌引起，因疫苗接种率高而罕见。体格检查可见特征性咽部灰白假膜形成	＜1%
疱疹性咽峡炎	柯萨奇病毒	＜1%
继发性梅毒	苍白密螺旋体，表现为发热、体重减轻、咽痛、厌食、精神不振、头痛和皮疹	
中毒性休克综合征[b]	链球菌或葡萄球菌	
非感染性		
鼻窦炎	后鼻滴涕和鼻腔堵塞	
变应性鼻炎	鼻炎、鼻后滴流、结膜炎	
急性/亚急性甲状腺炎	甲状腺功能亢进或甲状腺功能减退的症状	

续表

鉴别诊断	相关病原体和疾病	比例[a]
头颈部肿瘤	喉部、舌、口咽部	
淋巴瘤	腺病、发热、盗汗或体重减轻	
胃食管反流	胃灼热、酸味	
食管痉挛		
颈椎关节强直		
手术后		
放疗后		
烧伤或刺激性损伤	吸食可卡因、摄入致病物质	
冠状动脉疾病	心绞痛，可能会有颈部疼痛	
舌咽神经痛		
全身性疾病		
在成年人发病的斯蒂尔病	伴有发热、皮疹、关节炎	
韦氏肉芽肿		
结节病		

表20-2 咽痛的鉴别诊断及估计的比例

注：a空格表示患病比例未知；b潜在危及生命。

咽痛常见的非感染性原因包括胃食管反流（gastro esophageal reflux disease, GERD）、后鼻滴涕（由鼻窦炎或者变应性鼻炎引起）、甲状腺炎及头颈部恶性肿瘤。另外，手术后患者中有15%～50%主诉咽痛，咽痛亦可能是全身性疾病的一个重要症状，如在成年人发病的斯蒂尔病、韦氏肉芽肿及结节病。

引起咽痛的大部分原因是良性的，但是有很重要的例外情况。首先，临床医生需要警惕几类表现为咽痛的口咽部感染并发症。尽管口咽部感染并发症罕见，但这种并发症可能会危及生命，所以及早发现非常重要。通常有前驱咽炎史或口腔感染史，感染扩散至扁桃体周围间隙（扁桃体周围脓肿）、咽旁间隙（颈动脉鞘感染引起LS）、下颌下间隙（Ludwig咽峡炎）或咽后间隙（咽后脓肿）。最后，需要考虑头颈部肿瘤、淋巴瘤或HIV感染的可能性。

三、开始问诊

使用开放性问题确定疾病的症状及出现顺序（例如，"和我说一下疾病的情况，从你注意到的第一个症状开始"）。

咽痛的诊断显著依赖于体格检查，因此需要进行细致的体格检查（如咽部发红或有渗出液，淋巴结肿大），并且经常需要进行实验室检查，所以在采集病史过程中不需要花费大量时间描述症状。

四、问诊框架

1.首先，通过咽痛持续时间判断咽痛是急性的还是慢性的（持续时间＞2周）。引起咽痛的常见原因（病毒性和细菌性感染）通常在1～2周内缓解。

慢性咽痛需要及早考虑少见原因，包括非典型感染（如传染性单核细胞增多症），非感染性原因（如恶性肿瘤、过敏性鼻炎、GERD、成年期发病的斯蒂尔病和慢性鼻窦炎）或急性感染并发症（如扁桃体周脓肿和LS）。

2.如果患者有发热、流涕、淋巴结肿大、精神萎靡或头痛，需要考虑感染性原因。接下来的问题需侧重确定感染的原因及疾病的严重程度。

（1）询问预警症状（如牙关紧闭症、流涎和气短）（表20-3）。

（2）询问问题评估GAS咽炎（表20-4）。

表20-3 严重疾病及预警症状

症状	严重疾病	潜在的并发症
咽痛、吞咽困难或吞咽痛伴有以下任一症状	急性会厌炎或声门上炎	气道梗阻、败血症
· 流涎	扁桃体周脓肿	扩散至咽旁或咽后间隙
· 呼吸窘迫	咽旁间隙感染	进一步扩展至胸膜、纵隔
· 口腔不能完全张开（牙关紧闭症）	咽后间隙感染	颈动脉鞘或颈静脉
· 声音低沉	下颌下间隙感染（Ludwig咽峡炎）	
· 颈部僵直	浅表栓塞性颈内静脉炎	
· 颈部红斑		
近期异物填塞史或口咽部手术（外伤）	咽后脓肿	气道梗阻，败血症 扩散至纵隔、胸膜间隙或心包膜
发热、皮疹、弥漫性腺病和咽痛	原发性HIV感染	疾病传播
可卡因吸食史	咽部及喉部黏膜烧伤	气道梗阻
体重减轻、发热和盗汗	淋巴瘤、头颈部肿瘤	晚期肿瘤

表 20-4　GAS 感染常见症状、体征的似然比		
症状	LR+ a	LR- a
发热	0.75 ～ 2.6	0.66 ～ 0.94
无咳嗽	1.1 ～ 1.7	0.53 ～ 0.89
无流涕	0.86 ～ 1.6	0.51 ～ 1.4
伴有肌痛	1.4	0.93
伴有头痛	1.0-1.1	0.55 ～ 1.2
伴有恶心	0.76 ～ 3.1	0.91
症状持续＜ 3d	0.72 ～ 3.5	0.15 ～ 2.2
2 周内链球菌接触史	1.9	0.92

注：a 不同研究似然比的范围不同。如果现有的研究结果一致，会得到一个似然比点值，而不是范围。

（3）采集详细的性生活史，确定患者是否患有性传播疾病（疱疹、淋病、梅毒和 HIV 感染）。

3.询问有无反酸、胃灼热或夜间咳嗽，这些症状提示 GERD。同时需要询问有无后鼻滴涕，作为一个可能的致病因素。

4.进行系统回顾，确定是否有与感染类似的全身性疾病相关症状（如体重减轻、慢性咳嗽、慢性发热），特别是症状为慢性时。

5.回顾既往史及社会史情况，包括毒品、烟草及药物使用。乙醇和烟草大量使用者头颈部肿瘤的患病风险增加。免疫功能抑制（如 HIV 感染、恶性肿瘤、服用免疫抑制药）患者并发化脓性炎症的风险很高。

五、找出预警症状

声门上、下颌下、扁桃体周围、咽旁或咽后重度感染为预警症状，通常需要及早手术干预。

六、重点问诊

如果患者有感染的可能且不存在预警症状，需要关注患者是否患有 GAS 咽炎。许多研究分析了病史及体格检查在鉴别 GAS 和其他急性咽炎病因方面的作用，发现无任何一个症状能够作为预测坏死梭形杆菌感染的可靠指标，坏死梭形杆菌感染与 GAS 感染的临床表现有很多共同之处。

Ebell 等对儿童和成年人的不同研究进行了分析，计算得出病史资料中不同症状的阳性似然比（positive likelihood ratios, LR+）和阴性似然比（negative likelihood ratios, LR-）。结果得出 LR+ 均低于 5，大部分在 1 ～ 2；LR- 大部分在 0.5 ～ 2.0（表 20-4）。因此，单独存在或不存在某种症状不足以支持或否定 GAS 咽炎的诊断。

鉴于病史资料中不同症状在诊断方面的预测价值较差，因此，在诊断时，需要联合病史、体格检查和临床预测规则。适用于成年人患者的最常用的规则是Centor临床预测规则。临床医生应用Centor临床预测规则协助确定GAS咽炎的可能性。患者0～1分或者4分，相关的LR能够较大程度地改变GAS感染的可能性。2～3分不足以对GAS感染的可能性产生影响（表20-5）。

表20-5　Centor临床预测规则

症状或体征	得分
发热史	1
无咳嗽	1
扁桃体渗出液	1
颈前淋巴结病	1
总分	对GAS的LR+
4分	6.3
3分	2.1
2分	0.75
1分	0.3
0分	0.16

七、诊断流程

对于GAS咽炎最佳的诊断和治疗方法尚无共识。诊断流程（图20-1）改编自成年人急性咽炎临床实践指南，并增加了对青少年和成年人的F.坏死梭杆菌的考虑。

八、注意事项

1.临床决策规则和指南的是根据美国和加拿大非卧床且免疫功能正常的患者制定的。另外，在美国和加拿大，风湿热的患病率很低。因此，这些规则和指南不能应用于免疫抑制、慢性反复性咽炎或既往有风湿热的患者。对于风湿热暴发或风湿热高患病率的地区，这些规则和指南同样不适用。

2.对于Centor临床预测为3分的患者，是否经验性应用抗菌药物存在争议。一些专家建议仅针对快速链球菌测试阳性的患者使用抗菌药物，以减少抗菌药物使用和抗菌药物耐药性发生。而有些专家强调对重症咽炎患者经验性使用抗菌药物，因为快速链球菌测试有10%的假阴性率，由于C组和G组链球菌感染时测试结果也会阴性，因此，试验阴性的患者如不使用抗菌药物治疗，症状不会快速缓解。

3.一位专家建议对疑似F.坏死梭杆菌急性咽炎的青少年和年轻成年患者进行经验性抗菌药物治疗。该建议尚未被普遍接受，也未被作为实践指南进行应用。青霉素或头孢类抗菌药物是一线治疗药物，而大环内酯类疗效不佳。

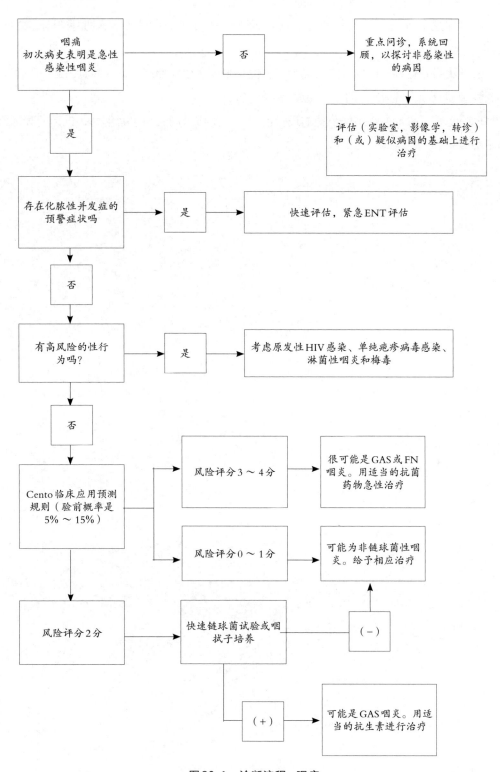

图 20-1 诊断流程：咽痛

注：ENT，耳、鼻、喉；FN，*F.* 坏死梭杆菌；GAS，A组链球菌感染。

4.糖尿病、近期化疗或其他免疫功能低下的患者，更容易患细菌性咽炎化脓性并发症。

5.虽然咽痛患者病情危重的情况罕见，但是临床医生应始终考虑化脓性并发症、头颈部恶性肿瘤及原发性HIV感染的可能。

6.咽痛患者常常期待用抗菌药物进行治疗。医生应该耐心向患者解释，抗菌药物通常是不必要的。

第四部分

皮肤病

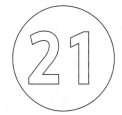

第21章
炎症性皮肤病（皮疹）

Mona A, Gohara, MD, Julie V. Schaffer, MD, Naheed R. Abbasi, MD, Melanie M. Kingsley, MD, Jessica M, Sheehan, MD, and Kenneth A, Arndt, MD

案例介绍

患者，女，23岁，因"皮疹"前来就诊。1周前腹部出现皮疹，皮疹为圆形、发红，伴有瘙痒，逐渐发展。目前于躯干和四肢可见1.5cm大小的圆形鳞状斑疹和团块。

思考：

1.需要询问患者哪些个人史和家族史？

2.患者的哪些社会史或职业暴露可能与本病有关？

3.对于皮疹的位置需要询问哪些特定的问题有助于确定诊断？

一、概述

皮肤科医生并不是评估并治疗皮肤疾病的唯一的临床医生。全美非卧床患者医疗护理检查（the National Ambulatory Medical Care Survey）（1990—1994年）结果显示美国的皮肤科医生治疗的皮肤疾病、头发问题或指甲疾病患者仅占皮肤患者总数的40%。在初级医疗定点医院，就诊患者中有25%患有皮肤疾病。数据提示所有临床医生对皮肤疾病应该有一个基础性了解的重要性。

作为人体最易接触到的部位，皮肤的重要性不容忽视。对皮肤进行仔细观察是发现皮肤疾病和内部疾病的临床表现和本质的一个重要手段。关键术语见表21-1。

表21-1 关键术语

关键术语	内容
原发性皮损	
大水疱	局限性、突出皮面直径≥1cm，内含有浆液性或血性液体
斑点	局限性、触之不碍手的有色素皮损，直径＜1cm
结节	突出皮面、质硬、圆形或椭圆形皮损，直径≥1cm，不同于斑块，相比于宽度，其高度更具有实质性
丘疹	突出皮面，质硬的皮损，直径＜1cm
斑疹	局限性，触之不碍手的皮损，直径≥1cm
瘀点	非白色的红色瘀点，是血液在血管外的沉积，直径≤0.3cm

表21-1　关键术语	
关键术语	**内容**
斑块	突出皮面，质硬的皮损，直径≥1cm
紫癜	非白色的红色斑点或丘疹，是血液在血管外的沉积，直径＞0.3cm
脓疱	含脓的皮损；可能是囊性（以毛囊为中心）或非囊性
小泡	局限性，突出皮面的皮损，直径＜1cm，内含有浆液性或血性液体
风团	圆形或者环形，水肿的丘疹或团块，特征是持续时间短暂，数小时内消失；周围可能环有红斑
继发性皮损	
萎缩	由于上皮层、真皮层和（或）皮下脂肪层变薄引起皮肤压缩
结痂	血液、血浆和（或）细胞碎片变干后形成
糜烂	上皮层局灶性缺失；不穿透真皮−上皮连接，所以愈合时不留瘢痕
苔藓样变	由于反复摩擦引起的上皮层硬化，像皮肤纹理增厚
鳞片	上皮细胞更新过快；鳞片可能是细小的、银色、油腻的、脱屑样或粘连样
瘢痕	结缔组织的异常形成，提示真皮层损伤
溃疡	上皮层全层及真皮层部分或全层的局灶性损害，愈合时有瘢痕
其他	
尼科耳斯基征	在大水疱相邻的外观正常的皮肤区域施以外力，皮肤会进一步剥落

二、病因

炎症性皮肤病（"皮疹"）多种原因可导致，原因包括药物反应，感染（病毒性、细菌性或真菌性），以及皮肤的自身免疫性疾病等。许多原发性炎症性皮肤病（如银屑病）的发病机制未知。炎症性皮肤病中的一小部分在临床实践中是非常常见的。例如，药疹是住院患者皮肤科会诊最常见原因，同时也是最常见的药物不良反应。常见的慢性炎症性皮肤病包括银屑病、特异反应性皮炎、脂溢性皮炎及寻常性痤疮。

鉴别诊断

通过询问下列问题（进行或不进行简要的皮肤检查）来确定皮疹的形态学特征。问诊要点见表21-2。

表21-2　问诊要点	
问题	**形态学特征**
皮疹有很多的小的红点和（或）肿块吗？	疹性皮疹
皮肤上有鳞屑状斑疹和（或）肿块吗？	丘疹鳞屑性皮肤病

续表

表21-2 问诊要点	
问题	**形态学特征**
你皮肤有发红、瘙痒、潮湿、结痂和鳞屑状吗？	湿疹性皮肤病
皮肤上有大水疱吗？	水疱大疱性疾病
皮肤上出现过内含有液体的肿块吗？	
皮肤上出现过"脓液肿块"或者脓疱吗？	脓疱性皮肤病
皮肤上有红色或者紫色的斑疹或者肿块吗？压之不褪色？	紫癜
你有发红发热的皮肤区域吗？	红斑
皮肤有看起来像靶心的区域吗？	
皮肤有"风团"吗？	荨麻疹
皮肤深部有肿块吗？	皮下结节
形态学特征	**可能的诊断**
疹性皮疹	· 麻疹样药疹（斑丘疹样皮疹占成年人疹性皮疹的70%），药疹伴有嗜红细胞增多和全身症状
	· 有嗜酸性粒细胞增多和全身症状的药物皮疹（DRESS）
	· 急性移植物抗宿主病
	· 猩红热
	· 病毒性皮疹，例如：麻疹、风疹（德国麻疹）、红疹（幼儿急疹）以及传染性红斑（第五病），占儿童疹性皮疹的80% ~ 90%
丘疹鳞屑性皮肤病	· 扁平苔藓
	· 玫瑰糠疹
	· 银屑病
	· 脂溢性皮炎
	· 系统性红斑狼疮
	· 皮肌炎
	· 体癣/股癣/面癣（癣菌病）
	· 继发性梅毒
湿疹样皮疹	· 特异反应性皮炎
	· 过敏性接触性皮炎（占接触性皮炎的20%）
	· 刺激性接触性皮炎（占接触性皮炎的80%）
	· 静脉淤滞性皮炎
	· 自敏性皮炎（id反应）
	· 全身接触性皮炎
水疱样皮疹	· 史-约综合征（Stevens-Johnson syndrome, SJS）/中毒性表皮坏死松解症（toxic epiderma lnecrolysis, TEN）
	· 大疱性类天疱疮
	· 寻常性天疱疮
	· 迟发性皮肤卟啉症

表21-2 问诊要点	
问题	**形态学特征**
	· 疱疹样皮炎
	· 植物光皮炎
	· 单纯疱疹病毒感染（感冒疮，热病疱疹）
	· 水痘
	· 带状疱疹
	· 葡萄球菌性烫伤样皮肤综合征（staphylococcal scalded skinsyndrome，SSSS）
	· 大疱性脓疱病
脓疱性皮肤病	· 急性泛发性发疹性脓疱病（AGEP）
	· 泛发性脓疱性银屑病
	· 寻常性痤疮
	· 类固醇性痤疮
	· 酒渣鼻
	· 口周皮炎
	· 毛囊炎
	· 念珠菌皮肤病
	· 播散性淋球菌感染
	· 血小板减少性紫癜
紫癜	· Schamberg色素性紫癜性皮肤病
	· 光化性紫癜
	· 维生素C缺乏病
	· 白细胞分裂性脉管炎
	· 结节性多动脉炎
	· 冷球蛋白血症，1型（单克隆）
	· 胆固醇栓塞
	· 钙化防御
	· 暴发性紫癜
	· 落基山斑疹热
	· 急性细菌性心内膜炎
	· 坏疽性深脓疱病
红斑和荨麻疹	· 光毒性反应
	· 荨麻疹
	· 多形性红斑
	· 急性发热性嗜中性细胞皮肤病
	· 丹毒
	· 蜂窝织炎

表21-2　问诊要点	
问题	**形态学特征**
皮下结节	·坏死性筋膜炎（"食肉细菌"综合征） ·莱姆病（游走性红斑） ·中毒性休克综合征 ·结节性红斑 ·结节性血管炎（硬红斑） ·脂性硬皮病 ·胰腺性脂膜炎 ·α_1-抗胰蛋白酶缺乏性脂膜炎 ·狼疮性脂膜炎

三、开始问诊

1.我们可以轻易地接触到皮肤，皮肤科疾病的诊断很大程度上取决于体格检查。问诊对了解特定情境下皮肤的表现、理解疾病的进展过程，以及明确诊断方面起着关键作用。当皮疹处于晚期阶段或评估时处于不活跃期，或仅有继发性皮损存在时（如大水疱破溃后仅余留鳞屑样环形糜烂，或所有皮损擦伤并结痂），病史就尤为重要。

2.为获取皮肤科疾病的病史，需要提问开放性问题，例如，"和我说说你的皮肤情况"，然后倾听患者的描述。

3.对于体格检查，需要格注意的是分清原发性皮损和继发性皮损（见上文），观察以下内容有助于对皮损进行细致地分类。

（1）颜色（如粉色、红色、紫色或浅紫色）。

（2）质感（如柔软、质实或质硬）。

（3）边界（边界清晰或边界欠清）。

（4）皮损的形状/轮廓［椭圆形（环形）、线样、网状（分枝状）］。

（5）皮损的位置或分布（对称性或非对称性，丛集性或散在性）。

4.完整的皮肤检查包括全身皮肤表面（包括手掌和足底）、指（趾）甲、头发/头皮、口腔黏膜、结膜及生殖器黏膜。

四、问诊框架（表21-3）

表21-3　问诊框架	
病史采集	**问诊**
一般信息	·你第一次患这种皮疹是什么时候？ ·曾经出现过类似的皮疹吗？

表21-3 问诊框架	
病史采集	**问诊**
	· 皮疹是从身体哪个部位开始出现的? 扩散到什么部位?
	· 每一个斑疹或者肿块持续多长时间?
	· 皮疹缓解了还是加重了?
	· 皮疹有瘙痒感吗? 触摸皮疹时有疼痛吗?
	· 哪些因素会使皮疹缓解或加重(如暴露在阳光下)?
	· 你在皮疹上涂抹过护肤液或软膏吗?
用药情况: 皮疹可能是一种药物反应(包括处方药、非处方药以及中草药)或其他口腔摄入、静脉注射或吸入的任何东西	· 确定皮疹发生的日期(很多出现于用药后1～2周,但是部分出现时间延后甚至停药后才出现)
	· 记录患者皮疹出现时及前3个月的用药情况,每种药物开始服用及停止服用的日期
	· 确定患者是否有过任何药物反应,如果有,记录是哪一种药物反应

五、找出预警症状

尽管大部分皮肤疾病不会危及生命,但是及早发现潜在严重皮疹的预警体征极其重要(表21-4、表21-5)。

表21-4 严重疾病的诊断	
形态学特征	**严重疾病的诊断**
疹性皮疹	DRESS
	GVHD
丘疹鳞屑性的皮肤病	红皮性银屑病
	系统性红斑狼疮
	皮肌炎
	红皮性皮炎
水疱大疱性疾病	SJS/TEN
	寻常型天疱疮
	播散性单纯疱疹病毒感染
	播散性带状疱疹
脓疱性皮肤病	泛发性脓疱性银屑病
	播散性淋球菌感染
紫癜	白细胞分裂性脉管炎伴有全身性疾病
	结节性多动脉炎

续表

表21-4 严重疾病的诊断

形态学特征	严重疾病的诊断
红斑	钙化防御
	暴发性紫癜
	落基山斑疹热
	急性细菌性心内膜炎
	坏疽性深脓疱病
	过敏反应相关的荨麻疹 / 血管性水肿
	丹毒
	坏死性筋膜炎
	中毒性休克综合征
皮下结节	胰腺性脂膜炎

表21-5 预警症状

预警症状	严重原因	良性原因
皮肤疼痛	SJS/TEN	SSSS
	寻常型天疱疮	光毒性反应
	脓疱性银屑病	
	钙过敏症	
	坏死性筋膜炎	
融合性红斑（全身皮肤红亮）	DRESS	重度多形性药疹
	急性 GVHD	发疹
	TEN	SSSS
	中毒性休克	AGEP
		猩红热
红皮病（＞90%的皮肤发红伴有脱屑）	药疹（20%）	（红皮病本身是潜在的重症疾病）
	重度银屑病（20%）	
	皮肤T细胞淋巴瘤（8%）	
	特异反应性皮炎（9%）	
	接触性皮炎（6%）	
	自身敏感性皮炎	
	脂溢性皮炎（4%）	
皮肤暗沉或呈灰紫色（即将发生坏死的表现）	SJS/TEN	
	网状紫癜的不同原因（包括钙化防御，暴发性紫癜以及结节性多动脉炎）	
	坏疽性深脓疱病	
	坏死性筋膜炎	
广泛性大水疱或者皮肤脱落	SJS/TEN	SSSS
	重度寻常型天疱疮	

表 21-5　预警症状

预警症状	严重原因	良性原因
黏膜层痛性糜烂	SJS/TEN 寻常型天疱疮	多形性红斑 单纯疱疹病毒感染伴有原发性龈口炎（红色或者紫色、非苍白丘疹）
紫癜	白细胞分裂性脉管炎伴有全身系统疾病 落基山斑疹热	白细胞分裂性脉管炎、病变局限于皮肤系统
面部肿胀	DRESS 急性皮肤红斑狼疮 皮肌炎（特别是眼周） 血管性水肿	AGEP
唇或舌肿胀，吞咽困难，唇上麻刺感，和（或）手掌和足底瘙痒	过敏性反应	
高热（＞40℃）	DRESS SJS/TEN 暴发性紫癜 落基山斑疹热 急性细菌性心内膜炎 中毒性休克综合征	猩红热 蔷薇疹 AGEP
关节炎	系统性红斑狼疮 播散性淋球菌性感染 白细胞分裂性脉管炎伴有全身系统疾病 胰腺性脂膜病	风疹（排除妊娠） 传染性红斑银屑病 白细胞分裂性脉管炎、病变局限于皮肤系统 结节性红斑
气短或呼吸困难 低血压	严重过敏性反应 暴发性紫癜 坏疽性深脓疱病 严重过敏性反应 中毒性休克综合征	

六、重点问诊（表21-6）

表 21-6　重点问诊

问题	考虑
疹性皮疹	
你最近2周服用过新药物吗？	麻疹样药疹
最近3个月是否进行过骨髓或外周血干细胞移植？最近是否停用了移植后免疫抑制药？	GVHD

续表

表21-6 重点问诊	
问题	**考虑**
近期出现过咽痛、高热和头痛的症状吗？	猩红热
皮疹出现之前你有咳嗽、流涕及眼发红吗？	麻疹
你的孩子出现过持续数天的高热吗？在此期间，他（她）看起来还好吗？	蔷薇疹
你的孩子是否出现过面颊发红，随后手臂出现带花边的红色，这种现象在他（她）发热时最明显？	传染性红斑
有无遗漏疫苗接种？	如果有，考虑麻疹或风疹
丘疹鳞屑性皮肤病	
你的手腕或胫骨上有很痒的、紫色的、扁平的肿块吗？你经常搔抓吗？	扁平苔藓
暴露在阳光下的皮肤有瘙痒吗？	
最近1年内你是否服用过新药物？	苔藓样药疹
躯干皮肤上是否出现过单个鳞片状粉色斑疹，随之出现更多相似但是更小的斑疹？	玫瑰糠疹
肘部、膝或头皮上是否有边界清晰较厚、红色，围绕着银色的鳞片状皮疹？手关节是否有肿胀、疼痛？	银屑病 ± 银屑性关节炎
你有银屑病家族史吗？	
眉毛、鼻周围、耳内或周围有红色、油腻的脱屑吗？	脂溢性皮炎
有头皮屑吗？	
皮肤对阳光很敏感吗？	系统性红斑狼疮
你的双颊和鼻尖皮肤是否发红并形成"蝴蝶"状吗？	
你梳头或爬楼梯时感到困难吗？	皮肌炎
你曾经患过癌症吗？	
你养过宠物吗，特别是小猫？	体癣
近6个月出现过生殖器溃疡吗？	继发性梅毒
近1年中你有多个性伴侣吗？	
你进行过非安全性性行为吗？	
湿疹样皮肤病	
皮疹非常痒吗？	特异反应性皮炎
你自幼年就有极瘙痒性皮疹吗？	
你或者你的家人有湿疹、花粉热或哮喘吗？	
你一两天前进行过庭院的工作或室外活动吗？皮疹很痒吗？	毒常春藤引起的过敏性接触性皮炎
你的小腿有很痒的皮疹吗？	静脉淤滞性皮疹
晚上腿部经常肿胀吗？	
你有静脉曲张吗？	
水疱大疱性疾病	
突然感到皮肤疼痛吗？	SJS / TEN
有口腔溃疡吗？	

续表

表21-6 重点问诊

问题	考虑
近2个月你是否开始服用新的药物？	
在出现大水疱之前你有过瘙痒、粉色的肿块/斑疹吗？	大疱性类天疱疮
出现大水疱之前你有过口内疼痛吗？	寻常型天疱疮
你的皮肤较为敏感，易出现大水疱吗？暴露于阳光之后会加重吗？	迟发性皮肤卟啉病
你的唇部或臀部是否有反复的损伤，并在此之前一整天都有瘙痒感、麻刺感、烧灼感？	单纯疱疹病毒感染
皮损出现前数天是否有剧烈的疼痛、稍接触衣服就出现的疼痛，以及刺痛？	带状疱疹病毒感染
孩子有发热、易激惹、皮肤疼痛（尤其是皮肤皱褶处）吗？	SSSS
脓疱性皮肤病	
你感到发热、皮肤疼痛吗？	脓疱性银屑病
你有银屑病史吗？	
你正在服用泼尼松或其他全身性皮质醇类药物吗？	类固醇性痤疮
你用皮质醇类乳液或乳膏抹脸吗？	类固醇性蔷薇疹或口周皮炎
饮用热水时面部容易发红吗？	红斑痤疮
近1周你进行过热水浴吗？	假单胞菌性毛囊炎
你的皮疹非常痒吗？你感染过HIV吗？	嗜伊红的毛囊炎
你有糖尿病或出汗很多吗？	念珠菌皮肤病
你在服用抗生素、泼尼松或其他全身性皮质醇类药物吗？	
近1年中你有多个性伴侣吗？	播散性淋菌性感染
有过非安全性性行为吗？	
关节有疼痛、肿胀吗？	
紫癜	
有过鼻出血、牙龈出血或月经量过多吗？	血小板减少性紫癜
皮肤的轻微外伤会产生淤青或撕裂吗？	
正在服用泼尼松或其他全身性皮质醇类药物吗？	光化性紫癜
出现过发热、关节疼痛或肿胀、腹部剧烈痉挛，血便或血尿吗？	白细胞分裂性脉管炎/过敏性紫癜
过敏性紫癜	
近几个月你使用过抗凝药治疗吗？	胆固醇栓塞
你最近进行过心脏或动脉导管手术或者溶栓治疗吗？	
你患有肾功能不全吗？在进行透析治疗吗？	钙化防御
出现皮疹前2～4d出现过剧烈头痛、发热及全身性疼痛吗？	落基山斑疹热
近2周你被蜱咬过或进行了较多的室外活动吗？	

续表

表21-6 重点问诊

问题	考虑
你有高热或寒战症状吗？	急性感染性心内膜炎
你正在使用注射性药物吗？	
红斑和荨麻疹	
你最近暴露于阳光下吗？	光毒性反应
你正在服用什么药物吗（多西环素和环丙沙星是常见的致病原因）？	
你的皮疹瘙痒吗？每个斑疹持续多长时间？	荨麻疹（如果每个斑疹持续时间<24h）
你最近1周是否服用新的药物？	
你最近患感冒或咽痛了吗？	
你最近是否患感冒疮/热病疱疹（即单纯疱疹病毒感染），你此前出现过类似的皮疹吗？	多形性红斑
你出现过突发性发热、寒战或头痛吗？	丹毒
发红的皮肤有扩散，触之即痛吗？	
你患有糖尿病吗？平时饮酒量是多少？在使用静脉注射性药物吗？	蜂窝织炎
这部分皮肤出现过蜂窝织炎吗？	
这部分皮肤之前极度疼痛，但是现在感觉不到了是吗？	坏死性筋膜炎
皮损的边界是否扩大？	游走性红斑
近2周你被叮蜱咬或进行较多的室外活动了吗？	
蜱在你身体上的时间是否超过24h？	
你近期做过手术治疗、分娩、发生过皮肤感染或使用过避孕绵或其他阴道插入性器械吗？	TSS
你有发热、肌肉疼痛、咽痛、呕吐或腹泻吗？	
皮下结节	
你的小腿出现过压缩性肿块，发展为结节愈合后遗留下淤青样斑疹吗？	结节性红斑
你有发热和关节疼痛吗？（这些症状可能与结节性红斑有关，特别是患有结节病时）	
你近期患有咽痛吗？	
你服用过口服避孕药吗？	
你患有炎症性肠病或慢性腹泻吗？	
你近期去过美国西南部旅行吗？（该地区球孢子菌病流行）	

七、诊断流程

正如前文所述，诊断的第一步是对皮疹的形态学特征进行分类。需要对皮损进行仔细视诊、触诊，明确原发性皮损和分布情况，尤其注意皮损是否有压后变白，皮损内是否含有液体。辨别继发性皮损也很重要，如存在脱屑或者结痂，临床医生需要特别注意预警症状。病史资料和体格检查可明确皮疹的特征,重点问诊有助于鉴别各类皮疹。炎症性皮肤病的诊断流程见图21-1。

八、注意事项

1.多形红斑的早期皮损与多形性药疹相似,尚无明显的"靶心样"改变。

2.下肢多形性药疹经常表现为紫癜样皮损。

3.经局部糖皮质激素治疗的体癣或面癣可能为不典型表现,缺少鳞屑样改变(隐匿癣)。

4.非对称性线性条纹或奇怪的形状通常是外界因素侵及皮肤的表现,如过敏性接触性皮炎和刺激性接触性皮炎。

5.患有静脉淤滞性皮炎患者,尤其是局部使用糖皮质激素治疗的静脉溃疡患者,经常还会患有过敏性接触性皮炎,可能形成自敏性皮损。

6.根据大水疱是紧张性还是松弛性、尼科利斯基征是否为阳性,可对水疱性大疱性皮损进行分类。

7.累及鼻尖的带状疱疹需要警惕眼受累。

8.泛发型脓疱性银屑病可能由全身性糖皮质激素的快速停用引起。

9.并非所有的紫癜的病程都是一样的。继发性紫癜经常由静脉淤滞(特别是下肢)、外伤(如搔抓原发性紫癜皮损)或血小板减少(通常血小板计数$< 50 \times 10^9 L$)导致。

10.白细胞分裂性脉管炎及落基山斑疹热早期皮损通常是压之变白。

11.观察皮损的边界和数小时内皮损的迁移/缓解情况有助于荨麻疹的诊断。

12.对于曾患荨麻疹的患者,评估是否存在皮肤划痕征是极重要的。

13.急性脂性硬皮病可能与蜂窝织炎症状类似;皮损累及双下肢、分布在内踝以上皮肤,提示为急性脂性硬皮病。

九、预后

皮肤病是一组异质性疾病,无法对其进行明确的预后判断。尽管大部分皮肤病的体预后较好,但是还需牢记,寻常型天疱疮、TEN、急性GVHD及落基山斑疹热等疾病未得到早期发现和恰当治疗,可能有较高的致死率。另外,皮肤病对患者心理方面的影响很大。

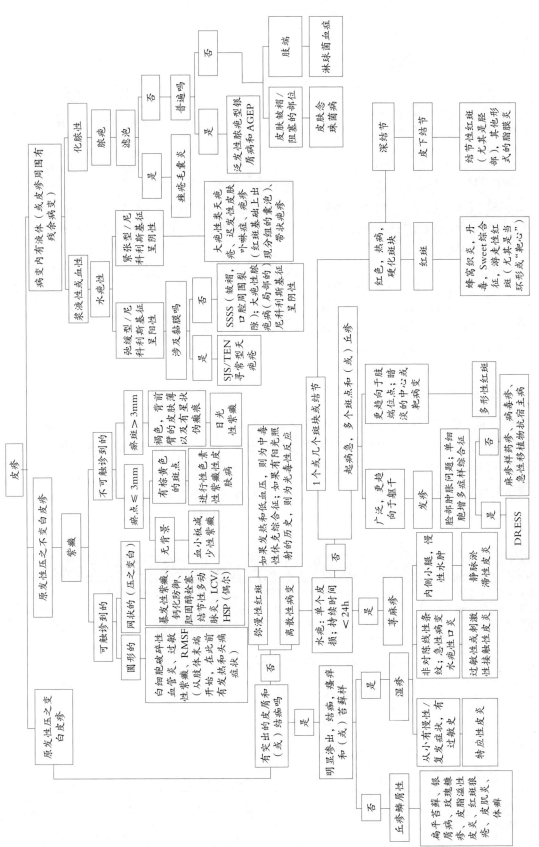

图 21-1 诊断流程：炎症性皮肤病（皮疹）

注：AGEP，急性泛发性发疹性脓疱病；DRESS，嗜酸性粒细胞增多和全身症状引发的药物性皮疹；RMSF，落基山斑疹热；SJS，史-约综合征；SSSS，金黄色葡萄球菌性烫伤样皮肤综合征；TEN，有毒表皮坏死松解症。

22 Chapter

第22章

瘙痒

Emmy M. Graber, MD

案例介绍

患者，女性，76岁。因"瘙痒"前来就诊，尽管患者全身瘙痒，但是从未出现皮疹。夜间瘙痒加重，但是并不影响患者睡眠。患者尽可能使用抗菌皂用力擦洗皮肤和热水清洗，但并不能缓解瘙痒感。

思考：

1. 对于患者瘙痒症状，你还需要询问哪些问题？

2. 对于不伴有皮疹的瘙痒症状，你如何进行分类？

3. 通过开放式问诊结合重点问诊，你能否作出明确的诊断？

4. 要排除引起瘙痒的严重病因，可能需要进行哪些实验室检查？

一、概述

瘙痒是最常见的皮肤科主诉，瘙痒可以伴有皮肤体征也可不伴有皮肤体征。本章着重讲述不伴有其他皮肤体征的瘙痒症状。对于瘙痒患者，需要进行仔细评估，因为瘙痒症状可能是潜在严重疾病的一种临床表现。引起瘙痒的全身性疾病患病率为10%～50%。细致病史采集有助于体检范围确定。进行恰当问诊能够减少用于发现瘙痒症状原因所需要实验室检查项目（表22-1）。

表22-1　关键术语	
关键术语	**内容**
瘙痒伴有皮肤体征	瘙痒发生在有皮肤改变的部分，包括荨麻疹（风团）、丘疹、斑点、脓疱或者结节
瘙痒不伴有皮肤体征	瘙痒感出现在正常外观的皮肤部分
局限性瘙痒	瘙痒感出现在皮肤局部
全身性瘙痒	瘙痒感出现在全身皮肤，并非局限于某个皮肤区域
发病率	指某一地区在某一时期内新发病例与该地区人口数的比
患病率	指某特定时间内总人口中某病新旧病例所占比例

二、病因

不伴有皮肤体征的瘙痒症状通常是全身性的。局部瘙痒症状可能由带状疱疹后遗神经痛、肱桡肌瘙痒、感觉异常性背痛或者静脉功能不全引起。肱桡肌瘙痒是神经损害所致的前臂剧烈瘙痒。感觉异常性背痛是肩胛下背部区域的神经性疾病导致的，常表现为瘙痒症状。瘙痒症状局限于肛周或生殖器时，可能是糖尿病引起的，与血糖水平控制不佳有关，例如，糖尿病妇女中18.4%出现外阴瘙痒症状。

全身性瘙痒症状可能由潜在的内科疾病、精神疾病、干燥症（皮肤干燥）或衰老引起。与全身性瘙痒症状相关的系统性疾病包括恶性疾病、血液病、肝胆疾病、感染、内分泌失调及肾疾病。

对有瘙痒症状患者进行回顾性研究，结果发现，导致瘙痒的疾病中，恶性疾病占2%～11%。原因包括肿瘤直接浸润、转移、副肿瘤现象、神经压迫、胆汁淤积及治疗不良反应。肿瘤细胞释放的毒性代谢产物可能亦会导致瘙痒症状。众所周知（尽管尚无研究证实）肿瘤切除后，副肿瘤性瘙痒症状会消失或缓解。瘙痒症状复发可能提示肿瘤复发或者进展。30%的霍奇金淋巴瘤患者及10%的非霍奇金淋巴瘤患者有瘙痒症状；5%的白血病患者有瘙痒症状。

48%的真性红细胞增多症患者有瘙痒症状，瘙痒症状的出现与血细胞平均红细胞体积下降及白细胞计数升高有关。缺铁性贫血也是引起瘙痒症状的一个原因（男性13.6%，女性7.4%）。

肝胆疾病常与瘙痒症状并存。80%～100%的胆汁淤积患者有瘙痒症状，25%～70%的肝硬化患者出现瘙痒症状，15%的丙型肝炎患者有瘙痒症状。

引起瘙痒症状的其他感染包括寄生虫感染，如钩虫感染、斑氏丝虫病、蛔虫病及旋毛虫病。这类寄生虫感染常在皮肤有异常表现。艾滋病患者常有全身性瘙痒（13%新诊断的患者）；瘙痒症状的出现是疾病进展的一个指标。

全身性瘙痒可以是甲状腺功能亢进症的一个症状，特别是出现甲状腺毒症时。甲状腺功能减退症患者亦可能有瘙痒症状，尽管瘙痒症状更可能继发于甲状腺功能减退症诱发的干燥症（皮肤干燥）。经前期瘙痒很少是口服避孕药或反复性胆汁淤积引起的。尽管与经期相关的全身性瘙痒很罕见，但是已有临床报道。围绝经期患者可能出现全身性瘙痒症状，通过激素替代治疗可以缓解瘙痒症状。瘙痒可能是糖尿病的临床症状之一（尽管作为单一的症状出现罕见），2.7%的糖尿病患者有瘙痒症状。

血液透析技术的应用使近年来尿毒症性瘙痒的发生有所下降，尽管尿毒症性瘙痒仍很常见。世界范围内，由于地区差异性，应用血液透析的尿毒症患者，其瘙痒率为10%～77%。

瘙痒症状可能与精神疾病有关。例如，一项研究对109例患有全身性瘙痒的住院患者进行分析，结果显示70%的患者患有精神疾病。在另外一项报道中，约17.5%抑郁症患者有全身性瘙痒症状。

药物不良反应中药疹常见。但是，5%的药物诱发反应患者并无皮肤改变，而是出现全身性瘙痒症状，如吗啡、羟乙基淀粉（12% ~ 42%患者）、氯喹（65% ~ 75%患者）。氯喹所致瘙痒症状发生于用药后24 ~ 36h。

无皮肤改变的瘙痒可能由轻度干燥症引起，但是当干燥的程度很重时，皮肤看起来像是干燥的河床，被称作"干性湿疹"。全身性瘙痒症状也与衰老相关。研究表明，19.5%的85岁以上患者患有全身性瘙痒症状，但皮肤无异常改变。鉴别诊断见表22-2。

表22-2 鉴别诊断

	在瘙痒症状（无皮肤改变）患者中的比例[a]	在选择性诊断瘙痒患者中的比例[a]
局部皮疹		
带状疱疹后遗神经痛		58%
肱桡肌瘙痒		
感觉异常性背痛		
静脉功能不全		66%
肛周瘙痒		
外阴瘙痒		
全身性瘙痒		
恶性肿瘤	2% ~ 11%	
霍奇金淋巴瘤		30%
非霍奇金淋巴瘤		10%
白血病		5%
真性红细胞增多症		48%
缺铁性贫血（男）		13.6%
缺铁性贫血（女）		7.4%
胆汁淤积		80% ~ 100%
原发性胆汁性肝硬化		25% ~ 70%
丙型肝炎		15%
寄生虫感染		
人免疫缺陷病毒		13%
甲状腺功能亢进症		
甲状腺功能减退症		
月经前		
月经中		
围绝经期		
糖尿病		2.7%

续表

表22-2 鉴别诊断

	在瘙痒症状（无皮肤改变）患者中的比例[a]	在选择性诊断瘙痒患者中的比例[a]
肾衰竭		10%～77%
精神疾病共患病	70%	
抑郁症		17.5%
药物反应		
干燥症		
衰老		

注：a 空格表示发病比例未知。

三、开始问诊

1.让患者用自己的语言描述瘙痒症状，然后再询问更具指向性和针对性的问题。

2.寻找瘙痒的原因需要在详细问诊和恰当的实验室检查基础上进行。

3.重点问诊能减少不必要的实验室检查（表22-3）。

表22-3 问诊技巧

问题	牢记
请叙述你的瘙痒症状	仔细聆听患者的描述
瘙痒症状是从什么时候开始的？	不要催促患者，也不要打断患者或过早进行焦点性提问
瘙痒症状是局限于身体的某一部位还是全身	在适当的时候使患者消除疑虑

四、问诊框架

1.询问瘙痒症状的特征。

- 部位。
- 发病情况。
- 频率。

2.询问患者其他系统性疾病。

五、找出预警症状

1.近期原因不明的体重减轻和疲劳感提示可能有恶性疾病或感染。

2.既往高风险行为，例如，非安全性行为或静脉注射毒品可能增加感染HIV或丙型肝炎病毒的可能。

3.尿量增加及饮水量增加可能提示患有糖尿病。

4.有慢性肾病或需要透析治疗的终末期肾病患者出现的瘙痒可能为尿毒症性瘙痒。

5.对畏寒或怕热的患者应该进一步问诊，分别询问有无甲状腺功能减退症及甲状腺功能亢进症的其他症状。

6.情绪变化、自杀倾向及强迫性模式可能提示精神疾病的存在。

严重疾病

瘙痒症状可能是全身性疾病最早出现的临床表现。美国普通人群中，某些严重原因的1年预估发生率为：恶性疾病，1.9%；HIV感染，0.018%；丙型肝炎，0.06%；糖尿病（>20岁的患者），0.53%；肾衰竭，0.04%。

六、重点问诊

在患者用自己的语言描述瘙痒症状之后，考虑可能的预警症状，询问下列问题以缩小鉴别诊断的范围（表22-4）。

表22-4 重点问诊

问题	考虑
最近出现过原因不明的体重减轻和（或）疲劳吗？	恶性肿瘤
有持续性咳嗽、气短或胸痛症状吗？	肺部恶性肿瘤
排便频率或粪便性状有改变吗？（如便中带血）	胃肠道恶性肿瘤
容易擦伤、发热或淋巴结肿大吗？	血液系统恶性肿瘤
有骨盆疼痛、月经量过多或经期疼痛的症状吗？	生殖系统恶性肿瘤
热水淋浴之后瘙痒症状会加重吗？	真红细胞增多症
大脑有轻飘飘的感觉吗？	缺铁性贫血
食物中是否缺铁？	缺铁性贫血
右上腹部疼痛吗？	胆汁淤积或原发性胆汁性肝硬化
巩膜有黄染吗？	胆汁淤积或原发性胆汁性肝硬化或者丙型肝炎
尿色是否发暗？粪便呈黏土色吗？	胆汁淤积
有静脉注射毒品或非安全性性行为吗？	丙型肝炎或HIV感染
有心悸、紧张和（或）畏热的症状吗？	甲状腺功能亢进症
有体重增加、疲劳、皮肤及头发干燥、抑郁和（或）畏寒的症状吗？	甲状腺功能减退症
瘙痒症状只是在月经来潮前加重吗？你在服用口服避孕药吗？	月经前瘙痒

表22-4 重点问诊	
问题	**考虑**
瘙痒症状只是出现在月经期吗？	月经期瘙痒
月经停止或者变得不规律了吗？有潮热的症状吗？	围绝经期瘙痒
有口渴或尿量增多的症状吗？	糖尿病
有尿量减少的症状吗？	肾衰竭
有悲伤、自杀想法、躁狂行为、强迫性观念或行为、焦虑情绪吗？	精神疾病
开始服用新药物（如羟乙基淀粉、吗啡或氯喹）了吗？	药物反应
用什么类型的肥皂清洗（与粗糙碱性肥皂相比，合成洗涤剂pH偏中性）？日常涂抹身体保湿霜吗？	干燥症
经常处在干燥、寒冷的气候中吗？	

七、诊断流程

第一步是将局限性瘙痒与全身性瘙痒相鉴别。如果瘙痒症状是全身性的（最常见），首先需要排除干燥症导致的瘙痒症状。如果不存在干燥症的危险因素或者证据，临床医生必须针对可能的原因询问相关的问题。图22-1、图22-2分别是全身性瘙痒及局限性瘙痒的诊断流程。

八、注意事项

1. 首先鉴别局限性瘙痒与全身性瘙痒，以便根据诊断流程图正确地向下进行。

2. 如果患者为全身性瘙痒，考虑其他潜在原因前必须首先除外干燥症的存在。

3. 如果患者的其他症状提示为系统性疾病，后续的体格检查和实验室检查将确定诊断。

4. 除非特定的问题对某疾病有所指向，否则无过度进行实验室检查的必要。

九、预后

干燥症引起的瘙痒一旦经过恰当的治疗，预后良好。由内科疾病引起的瘙痒治疗较为困难。瘙痒的改善通常需要治疗潜在疾病。局部外用软膏及服用抗瘙痒药物可能使患者能够忍受瘙痒，但是瘙痒的最终解决办法取决于对原发病的治疗。

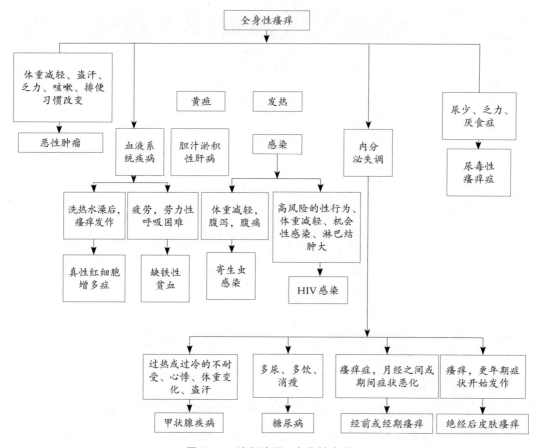

图22-1 诊断流程：全身性瘙痒

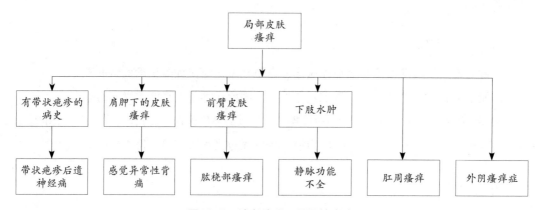

图22-2 诊断流程：局限性瘙痒

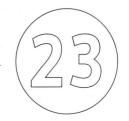

Chapter 23

第23章

脱　发

Erika E. Reid, MD, and Peter A. Lio, MD

案例介绍

一位24岁的女性患者来到你的办公室，讨论关于她数月前开始出现的脱发情况。她最初发现头顶部头发有一块脱落了，但是接着又发现围绕这块头皮附近其他的多处脱落。脱发部位无疼痛或发痒的感觉。她注意到最近指甲中有很小的"凹痕"。她非常担心病症严重到所有头发都脱落。

1.你需要了解什么附加信息获知关于她脱发的更多信息？

2.怎么将脱发症状进行分类？

3.通过重点问诊了解开放式病史，如何进行确诊？

4.根据病史如何区分非持久性（不留瘢痕的）脱发和需要进行及时防护的持久性（留有瘢痕的）脱发？

一、概述

50%的人有脱发问题，往往会产生深远的社会和心理影响。脱发可能由于毛囊的原发性疾病、系统性疾病、激素水平改变或缺乏维生素等引起。详尽的病史可能为诊断提供依据，并且往往能够为体格检查和实验室诊断提供指导。病史应纳入人口学特征及脱发特征等因素。关键术语见表23-1。

表23-1　关键术语

关键术语	内容
非瘢痕性脱发	可逆的脱发
瘢痕性脱发	不可逆的脱发，与毛囊中部储存的干细胞损坏有关
斑秃	毛囊周围的炎性反应过程，导致孤立部位的脱发或多个部位的脱发
静止期脱发	脱发最常见类型，经常由身体上或情绪上的压力事件导致，这些事件经常发生于脱发扩散开始前的3～6个月
雄激素性秃发	与激素水平、年龄和遗传因素相关的毛发变稀薄的脱落
拔毛发癖	有拔掉毛发冲动的疾病
中央离心式瘢痕性脱发	一种持久性脱发，美国黑人女性多发，开始发生于头顶部，不断向外扩展

二、病因

脱发有两大类，分别为毛囊损伤性脱发和非毛囊损伤性脱发。毛囊损伤性脱发指的是瘢痕性脱发，然而非毛囊损伤性脱发则是非瘢痕性脱发。瘢痕性脱发和非瘢痕性脱发的病因不同，鉴别诊断和预后也不同。为了使脱发数量减少，瘢痕性脱发需要早期干预。非瘢痕性脱发比"瘢痕性"脱发更为普通，但是特殊类型脱发的患病率随年龄变化很大。

儿童中，头癣和斑秃最常见，静止期脱发和拔毛发癖次之。头癣在普通儿童中的患病率为4% ~ 13%；极少发生在成年人中。斑秃在儿童和成年人中均有发生，终身患病率为1% ~ 2%。拔毛发癖是一种相对较为罕见的疾病，终身患病率为0.6%。雄激素性秃发在成年人中非常普遍，尽管报道的患病率变动幅度非常大，但是大多数研究认为，50%超过30岁白人男性及30%超过70岁的女性受该症状影响。在任何年龄人群中，静止期脱发和瘢痕脱发的发病率均未得到很好的研究（表23-2）。

表23-2 鉴别诊断

	普通人群中的患病比例
非瘢痕性脱发	
斑秃	1% ~ 2%
雄激素性秃发	50%
静止期脱发	
头癣	儿童中为4% ~ 13%，成年人中罕见
拔毛发癖	0.6%（终身患病率）
系统疾病（表23-3）	
药物相关脱发	
瘢痕性脱发	
炎症性脱发	
· 盘状狼疮	
· 毛发扁平苔藓	
· 自身免疫性发疱病变	
拉扯性脱发	
中央离心式瘢痕性脱发	
严重真菌或细菌感染	
创伤或烧伤	

三、开始问诊

1.对患者来说，脱发极具创伤性且很难堪；对患者表示关心有利于建立良好的医患关系。

2.人口统计的特征有助于鉴别诊断，需要考虑患者的年龄和性别。

3.尽管脱发原因的最终诊断需要在详尽的体格检查、实验室检验或皮肤活检基础上进行，但是了解病史有助于缩小鉴别诊断的范围，并将为进一步评估指引方向。

四、问诊框架

1.第一个目的是鉴定脱发是瘢痕性脱发还是非瘢痕性脱发。

2.要求患者详细的描述脱发的症状。

3.对脱发症状进行询问。

- 持续时间。
- 起始情况。
- 类型。
- 全部头发脱落还是头发断裂。
- 加重因素。
- 常规头发护理。
- 相关症状（表23-3）。

表23-3　脱发相关的系统疾病	
缺铁性贫血	二期梅毒
维生素 B_{12} 缺乏	系统性红斑狼疮
神经性厌食	系统性淀粉样变
绝经	炎症性肠疾病
产后状态	淋巴组织增生病
人免疫缺陷病毒感染	肝衰竭
甲状腺功能亢进 / 减退症	肾衰竭

五、找出预警症状

以下症状提示非瘢痕性脱发。非瘢痕性脱发可能是不可逆的，因此为了阻止其进一步恶化需要采取紧急干预措施。

- 瘙痒。
- 疼痛。
- 结痂。
- 出血。
- 脓疱形成。

●头皮脱屑。

六、重点问诊（表23-4）

表23-4　重点问诊

问题	考虑
脱发症状的持续期为多久？	如果＜1年并且为弥散性的，可能为静止期脱发；如果＞1年并且为弥散性的，可能为雄激素性脱发
发生	
病症是突然发生的还是逐渐发生的？	
·突然	静止期脱发、斑秃
·逐渐	雄激素性脱发
类型	
脱发症状的类型是怎样的？	
·弥散性的	静止期脱发，雄激素性脱发
·局部的	斑秃，头癣，中央离心式瘢痕性脱发
·额部和颞部头发稀疏	男性雄激素性脱发
·中线部分变宽并且中间部位头发稀薄	女性雄激素性脱发
你的头发从根部脱落，还是发丝断裂？	
·脱落增加（枕头上的头发、洗浴时的脱发或成簇脱落）	静止期脱发
·逐渐变稀薄	雄激素性脱发
头发易断裂：	
·经常梳理头发？烫发/染发	拉扯性脱发，中央离心式瘢痕性脱发引起的脱发
·斑秃	头癣
加重因素	
最近在使用什么药物？	药物引起的脱发（表23-5）
最近妊娠了吗？	静止期脱发
绝经了吗？	雄激素性脱发
曾经诊断出过甲状腺疾病、自身免疫性疾病或贫血吗？	系统症状和斑秃
脱发症状有家族史吗？	雄激素性脱发
经常用使头发变直或变弯的产品吗？	拉扯性脱发，中央离心式瘢痕性脱发

表23-4 重点问诊	
问题	**考虑**
在过去的6个月中，有过节食、体重减轻或补充维生素等情况吗？	静止期脱发，缺乏维生素
在过去的6个月中患病或接受过应激源吗？	静止期脱发
有焦虑症或强迫症倾向吗？	拔毛发癖
你生活在大家庭中吗？生活环境比较拥挤吗？经济条件较差吗？	头癣
症状	
曾经注意到脱皮或起脓包的情况了吗？	瘢痕性脱发，头癣
累及眉毛和睫毛了吗？	斑秃、拔毛发癖
有块样瘙痒吗？	炎症反应性脱发、头癣、斑秃（较少发生）
有凹陷甲吗？	斑秃

采集详细药物史主要有两个目的。其一，确定患者是否正在使用引起脱发的药物。其二，应用药物提示患者有慢性疾病，有些慢性疾病可能与脱发相关。表23-5列出了经常引起脱发的药物。

表23-5 引起脱发的常见药物	
抗甲状腺药	β 受体拮抗药
抗惊厥药	血管紧张素转化酶抑制药
激素治疗	锂剂

七、诊断流程

首先，考虑患者的年龄。儿童中，最常见的脱发是头癣和斑秃。其次，考虑脱发症状的持续时间和类型。如果持续时间＜1年，则考虑新药物、头发护理产品或新发全身性疾病。＞1年可能是雄激素性脱发。

确定脱发的类型。弥散性脱发往往是静止期脱发，然而局部的，不规则的脱发则是斑秃和头癣的典型表现。雄激素性脱发在男性和女性中有不同的分布类型：男性中额头部位减少并且太阳穴部位稀薄，而女性中则为中线部分变宽并且中间部位稀薄。头发易断裂，与头发从根部脱落不同，提示了可能为外在原因造成的，比如拉扯性脱发或拔毛发癖。提示非瘢痕性脱发的预警特征包括头皮出现疼痛或瘙痒，还可能出现溃疡、发红、脱皮和出血。瘢痕性脱发比非瘢痕性脱发更加严重，并且需要进行体格检查、实验室检测和皮肤检查来明确诊断结果。图23-1为脱发症状的诊断流程。

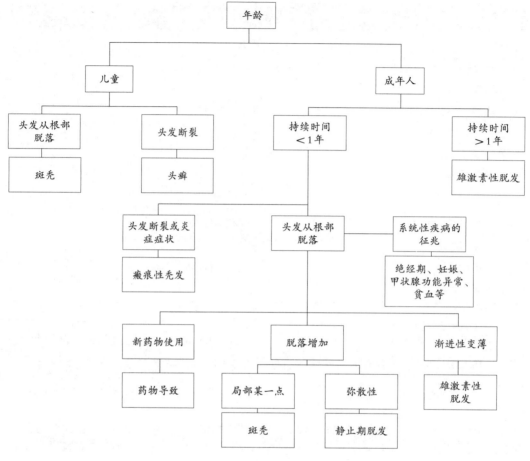

图23-1 诊断流程：脱发

八、注意事项

1.在询问特殊问题之前，首先考虑患者的年龄因素和脱发持续时间。

2.尽管脱发持续时间对区分脱发类型非常有用，但是长期脱发原因可能需要在疾病的早期进行评估。

3.成年人中，雄激素性脱发和斑秃最常见，但是患病率与时间、性别和种族高度相关。

4.虽然病史是评估脱发症状的重要部分，但往往需要通过体格检查来区分瘢痕性脱发和非瘢痕性脱发，并且更加详细地描述脱发类型。

5.实验室检查可用于排除内分泌疾病和营养方面的疾病。

九、预后

静止期脱发预后很好，且常常能在1年内自愈。如果治疗得当，头癣可逆。斑秃和AGA的预后差异很大；不可逆毛囊损伤性脱发预后较差。

第五部分

呼 吸 系 统

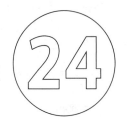

Chapter 24

第24章

咳　嗽

Diego Maselli, MD, Antonio Anzueto, MD

案例介绍

一位36岁的男性患者，因持续咳嗽超过3个月且扰乱其生活，而前来就诊。症状为干咳，在夜晚更为频繁。经常感到鼻塞，尤其暴露在粉尘和冷空气中时。无咯血、体重减轻、哮喘、发热或食欲改变等症状。

思考：

1. 还需要询问哪些问题来了解咳嗽症状？
2. 如何根据持续时间对咳嗽症状进行分类？
3. 能通过针对性和开放式问诊明确诊断吗？
4. 当评估有咳嗽症状的患者时，主要有什么预警症状？

一、概述

在美国，咳嗽是基层医疗机构最常见的症状之一。咳嗽在清除气道内过多分泌物和异物方面非常重要，同时也是人与人之间疾病传播的重要途径。咳嗽是一个机械反应，这个过程涉及一次深呼吸，该过程能够增加肺容量，紧接着是收缩肌肉来对抗关闭的声门，然后是突然开放声门。尽管咳嗽可能仅仅是一个小烦恼，但是它也是潜在严重疾病的指标。

医生面对不可解释的咳嗽症状时，需要通过系统、整体的方法来进行诊断。减少不必要的检查，使患者得到正确的诊断和治疗。病史和体格检查在咳嗽诊断中很重要。首先，寻找潜在的提示严重疾病的预警症状；其次，确定咳嗽的持续时间使鉴别诊断的范围变窄。

咳嗽根据持续时间分为三类：急性咳嗽，持续时间不足3周；亚急性咳嗽，持续时间在3～8周；慢性咳嗽，持续时间8周以上。关键术语见表24-1。

表24-1　关键术语

关键术语	内容
急性咳嗽	咳嗽症状持续＜3周
哮喘	以阵发性支气管痉挛（气道高反应）和黏性分泌物为特征，往往与过敏反应相关
支气管扩张症	以支气管扩张，并伴有痰量过多为特征的疾病
慢性支气管炎	包括在慢性阻塞性肺疾病的范畴之内。连续2年，每年痰性咳嗽持续时间超过3个月

续表

表 24-1 关键术语	
关键术语	**内容**
慢性咳嗽	咳嗽持续时间超过8周
慢性阻塞性肺疾病（COPD）	以不完全可逆性气流受限为特征的疾病。气流受限往往是逐渐进展的，并且与肺对有害颗粒或气体的异常炎症性反应有关
胃食管反流	胃内容物反流进入食管、上呼吸道和气管分支（肺）
咯血	痰中伴随鲜血的咳嗽或是咳血的咳嗽
上呼吸道咳嗽综合征	之前被认为是"后鼻滴涕"；特征为大量的上呼吸道分泌物倒流入口咽和气管分支，引起咳嗽

二、病因

导致急性咳嗽最常见的原因包括上呼吸道感染（如普通感冒、急性病毒性或细菌性鼻窦炎、百日咳杆菌感染等）；下呼吸道感染（如急性病毒性或细菌性支气管炎和社区获得性肺炎）；慢性阻塞性肺疾病（COPD）急性恶化和哮喘；过敏性鼻炎；外界环境刺激引起的鼻炎，以及吸烟、烟雾或房屋清洁剂等化学产品对支气管的刺激。在老年患者，急性咳嗽可能是左心衰竭（慢性心力衰竭）或呼吸系统疾病的表现。导致急性咳嗽的少见原因包括肺动脉栓塞、异物或支气管扩张。

虽然急性咳嗽常由良性原因导致，但是慢性咳嗽有时是一种危及生命的症状。慢性咳嗽最常见的病因是上呼吸道咳嗽综合征（UACS）、哮喘及胃食管反流（GERD）。UACS新定义由美国胸科医师学会确定，更好地描述了鼻窦疾病引起的症状和体征。

慢性咳嗽也可能由患者的职业或习惯导致。超过25%的吸烟者有慢性香烟烟雾刺激性咳嗽，也被称为"吸烟者的咳嗽"。长期暴露于污染物（如二氧化硫、一氧化氮及其他特殊物质）中的人，也会有这种类型的咳嗽。当原因并不明显时，需要考虑肿瘤、药物（如血管紧张素转化酶抑制药）、慢性感染（如肺结核和真菌感染），实质性肺病及免疫抑制疾病（如HIV感染）。鉴别诊断见表24-2。

表 24-2 鉴别诊断	
	比例
慢性过敏性鼻炎或后鼻滴涕综合征	41%
哮喘	24%
GERD	21%
包括慢性支气管炎的COPD	5%
支气管扩张	4%
肺癌	<2%
药物性咳嗽（ACEI和β受体拮抗药）	5%～25%
特发性和（或）心因性咳嗽	<5%

三、开始问诊

1.问诊是评估咳嗽最重要的手段。

2.让患者用自己的语言描述咳嗽。

3.25%的慢性咳嗽可能因多种原因导致。

4.需要建立一个完整病史，即使已经怀疑相关原因。

四、问诊框架（表24-3）

1.首要目的是为了寻找需要关注的预警症状。

2.其次确定咳状是急性还是慢性的。

3.在系统问诊中，需要关注上、下呼吸道，心血管系统和消化系统（食管）。

4.询问吸烟习惯、环境方面或职业方面暴露情况。

5.对现在和既往用药情况进行询问。

6.对既往病史进行问诊，包括过敏史、哮喘、鼻窦炎、近期呼吸道感染、肺结核暴露、冠状动脉疾病和食管疾病。

7.使用下列主要症状特点查询咳嗽特征

- 起病情况。
- 持续时间。
- 频率。
- 相关症状。
- 加重和（或）减轻因素。
- 频率的改变。

表24-3　问诊技巧	
开放式问题	**有效问诊的提示**
你今天是为了咳嗽来就诊的吗？	确定患者就诊原因
告诉我咳嗽开始的时间及咳嗽是怎样开始的	听患者描述病史，不要打断问诊过程，考虑导致咳嗽的原因
注意到与咳嗽相关的其他症状了吗？	如果可能，请对患者进行安抚

五、找出预警症状

1.咳嗽症状的严重原因比较罕见。

2.结束开放式问诊后，询问预警症状，评估严重原因的可能性，并且确定随后如何进行评估。

3.可通过似然比来预测导致下列症状的严重原因，但尚无已发表的数据来计算似然比

（表24-4）。

表24-4　预警症状		
预警症状	严重原因	良性原因
咳嗽伴有咯血	肺癌 肺结核 肺栓塞 肺炎	急性病毒性或细菌性支气管炎、 COPD恶化、支气管扩张
咳嗽、发热并且有脓性痰	肺炎 肺脓肿	急性鼻窦炎
咳嗽伴有喘息和气短	哮喘 COPD恶化 心力衰竭	急性支气管炎
咳嗽伴有胸部疼痛	肺栓塞 急性冠脉综合征（心绞痛）	COPD恶化
咳嗽伴有大量痰	支气管扩张 肺脓肿 肺癌	慢性支气管炎 慢性鼻窦炎
咳嗽伴体重减轻	肺癌 肺结核 肺脓肿	COPD
咳嗽、呼吸困难及下肢水肿	充血性心力衰竭 肺栓塞	

六、重点问诊

听完患者的病史描述和考虑潜在预警症状之后，询问以下问题缩小鉴别诊断范围（表24-5）。

表24-5　重点问诊	
问题	考虑
喉后有黏液滴流的现象吗？	过敏性鼻炎、血管舒缩性鼻炎或非过敏性鼻炎 急性鼻咽炎 急性或慢性鼻窦炎 UACS
休息时或活动时会有气喘吗？	哮喘（表现为咳嗽型哮喘，伴有或不伴有气喘）， 充血性心力衰竭和肺栓塞

续表

表24-5　重点问诊

问题	考虑
有反酸症状吗？注意到口中有食物或酸 / 苦的感觉吗？食用过多食物或食用特定的食物会引起咳嗽吗？	在75%的GERD患者中，慢性咳嗽是唯一的症状，胃酸反流至食管的下1/3可引发咳嗽
最近有严重咳嗽、流感样症状吗？	如果在感染病毒后症状持续，考虑感染后的咳嗽（如流感）
何时开始使用ACEI？过去曾经使用过吗？	ACEI引起的咳嗽在女性中更为普遍，并非是剂量相关的，可能在使用药物数月后发生，并且能被任何一种ACEI所诱发。在患者中，它的发生率为5% ～ 30%。咳嗽经常在药物停用1 ～ 4d后改善，与药物的半衰期有关
最近压力很大吗？咳嗽症状在夜间发作吗？	特发性或心因性咳嗽是一种排除性诊断。经常在青少年中发生
特征	
有干咳的症状吗？	GERD
	刺激性咳嗽
	病毒感染后咳嗽
	间质性肺疾病（肺纤维化）
经常清理你的咽部吗？	UACS
	过敏性鼻炎、血管舒缩性鼻炎或非过敏性鼻炎
起病方式与病程	
随着时间发展，咳嗽症状加重了吗？	支气管炎
	哮喘
	充血性心力衰竭
	肺癌
	支气管扩张
咳嗽在特定季节加重吗？	UACS
	哮喘
咳嗽在最近的感冒或流感后一直持续吗？	感染引起的咳嗽
	UACS
相关症状	
咳嗽时有痰液吗？	肺炎
	哮喘
	支气管炎
	UACS
	支气管扩张
	鼻窦炎
	吸烟者咳嗽
	充血性心力衰竭

续表

表24-5　重点问诊	
问题	**考虑**
你的痰看起来呈脓性还是黄绿色？	支气管炎
	鼻窦炎
	肺炎
	支气管扩张
	COPD恶化
	肺结核
	UACS
痰液是清亮的还是发白？	哮喘
	UACS
	吸烟者咳嗽
	支气管炎
咳嗽时会咳大量的脓性痰或臭痰吗？	支气管扩张
	肺炎
	肺脓肿
运动的时候会出现气短现象吗？	哮喘
	充血性心力衰竭
	COPD
	肺炎
咳嗽与气喘相关吗？	哮喘
	充血性心力衰竭
有相关性声音嘶哑吗？	GERD
	慢性喉炎
	喉结节/息肉
	UACS
夜间或清晨咽部有灼烧感吗？	GERD
	过敏性鼻炎（伴随有口部呼吸）
经常感到反酸或口中有酸味吗？	GERD
喉咙的后部会经常有分泌物吗？	UACS
	鼻窦炎
咳嗽是季节性的吗？	哮喘
	UACS
	过敏性鼻炎
曾经患变应性鼻炎吗？	UACS
有慢性口臭吗？	慢性鼻窦炎
面颊或前额鼻窦处，有慢性疼痛吗？	慢性鼻窦炎
你睡觉使用多个枕头（端坐）吗？醒来有窒息感或气短（夜间阵发性呼吸困难）的症状吗？	充血性心力衰竭
	阻塞性睡眠呼吸暂停综合征
	GERD
	COPD

续表

表24-5 重点问诊	
问题	考虑
影响因素	
运动中或运动后有咳嗽症状吗?	哮喘
	UACS
	过敏性鼻炎或血管运动性鼻炎
当暴露在冷空气中或寒冷天气中时,会出现咳嗽症状吗?	哮喘
	UACS
	过敏性鼻炎或血管运动性鼻炎
平卧时,咳嗽症状会加重吗?	UACS
	GERD
	充血性心力衰竭
	支气管扩张
	急性支气管炎
夜间咳嗽症状会加重吗?	哮喘
	GERD
	充血性心力衰竭
随着体位的改变,咳嗽症状会加重吗?	支气管扩张
	充血性心力衰竭
使用非处方抗组胺药,咳嗽症状会有所改善吗?	过敏性鼻炎
	UACS

七、诊断流程

第一步是评估预警症状。其次,确定症状的持续时间。尽管大多数急性咳嗽由病毒性感染和其他良性疾病引起,但是严重疾病导致的咳嗽也可能表现为急性。

慢性咳嗽(持续时间超过8周)常由UACS、过敏性鼻炎、哮喘、GERD、慢性支气管炎或药物等因素引起。可能需要其他方法来发现导致慢性咳嗽的原因。

如果病史采集和体格检查结束时,诊断仍然有疑问,需要进行进一步检查。这些检查包括胸部X线检查、鼻窦X线片、肺功能检查、钡剂食管摄片、24h食管pH监测、白细胞分类计数及直接喉镜或纤维支气管镜检查。咳嗽的诊断流程见图24-1。

八、注意事项

1.采集病史时可采取多种方式;慢性咳嗽往往由多种原因导致。

2.慢性咳嗽最常见的两种原因是非肺部疾病(GERD和UACS)。

3.非吸烟者中GERD、UACS及哮喘导致的咳嗽占90%,这些患者胸部X线检查常正常。

4.5% ~ 25%ACEI使用者有咳嗽症状。在这些患者中,咳嗽与治疗剂量和用药的持续时间没有关系,并且可在任何时间发生。

5.已经出现预警症状的患者（如下肢肿胀、渐进性呼吸困难、端坐呼吸、喘息、咯血或发热）需要进行紧急评估。

九、预后

1.哮喘、UACS和GERD导致慢性咳嗽，经过针对性治疗后，疗效非常好。有时需要对多种疾病进行治疗。

2.其他原因引起的慢性咳嗽其疗效与病因治疗有关。

3.慢性咳嗽并发症包括头痛、气胸、纵隔气肿、晕厥、尿失禁及肋骨骨折。患者常害怕在公众场合露面。

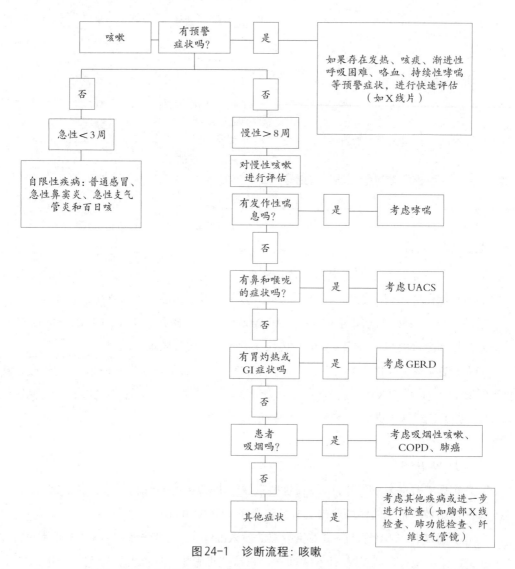

图24-1 诊断流程：咳嗽

注：COPD，慢性阻塞性肺疾病；GERD，胃食管反流；GI，胃肠道；UACS，上呼吸道咳嗽综合征。

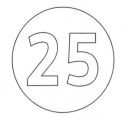

第25章
呼吸困难

Iris Ma, MD, Catherine R. Lucey, MD

案例介绍

一位67岁的男性患者因日益严重的气短问题每年根据预约来就诊。1年前他能够步行上楼，没有任何困难，而现在穿过人行道也会感觉到困难。他有每年70包的吸烟史，并且之前戒烟都没有成功。

思考：

1.患者需要紧急干预吗？

2.患者气短症状是属于急性气短还是慢性气短？

3.你还需要问哪些问题来了解患者的气短症状？

4.患者呼吸短促会累及哪些器官或系统（心、肺、血液或精神方面）？

一、概述

呼吸短促或呼吸困难是一种不舒服的呼吸。这种不适感说明人们对呼吸异常或呼吸困难有感觉。呼吸困难往往提示肺部或心脏部位疾病，但也可能是代谢紊乱、血液系统疾病、摄入毒性物质、精神疾病或单纯不耐受的症状表现。在美国，呼吸困难是人们来急诊科的第二大常见原因。关键术语见表25-1。

根据主要生理功能紊乱，呼吸困难可分为以下几类：

- 肺方面。
- 心脏方面。
- 血液方面（如贫血）。
- 胸壁或神经肌肉疾病方面。
- 代谢方面（如酸性中毒）。
- 功能方面（如惊恐障碍）。
- 不耐受。

表25-1 关键术语	
关键术语	**内容**
心肌病	心肌病是一种损坏心肌并可能引起心力衰竭的疾病。原因有多种，常见原因包括缺血性心脏病、瓣膜病、高血压、感染、毒素及遗传性疾病

表 25-1 关键术语

关键术语	内容
呼吸困难	有意识的呼吸异常升高或呼吸困难的感觉
间质性肺疾病	是以缺氧和胸部X线上发现实质性（肺血管、支气管、结缔组织）异常为特征的各种疾病。包括结节病、特发性肺间质纤维化、类风湿肺、尘肺等
端坐呼吸	当平卧时会出现呼吸困难的症状。入睡时需要增加枕头数目使其呼吸顺畅
夜间阵发性呼吸困难（PND）	能使患者从睡梦中醒来的呼吸困难症状。患者可能行走时会大口喘气，并通过坐在窗口处缓解症状
斜卧呼吸	当患者平卧时，呼吸困难症状会得到缓解
转卧呼吸	呼吸困难症状在患者侧卧位出现，但是取另一侧的卧位则不出现

二、病因

呼吸的目的是为了身体代谢。因此，任何能够增加呼吸工作的疾病（如呼吸道阻塞、肺顺应性改变或呼吸肌无力）或增加呼吸驱动力疾病（如缺氧状态或酸中毒）都会导致呼吸困难。此外，呼吸困难也可能是心理疾病或心理疾病加重导致。

呼吸困难的鉴别诊断依赖于最终的持续时间和临床环境。与急性呼吸困难（发展时间从数小时到数天）相关疾病在预警症状中进行概述。

与呼吸困难有关的疾病将会在后文讲述。一项对转诊至肺部疾病门诊的慢性呼吸困难患者进行的研究发现，67%的患者有哮喘、COPD、间质性肺疾病或心肌功能障碍。

三、开始问诊

1. 从评估患者的呼吸系统和循环系统开始。如果患者无法在不停下来进行深呼吸的情况下叙述整句话，请迅速采取行动使患者呼吸平稳，待患者感觉好转后再继续问诊。

2. 先提问开放式问题，然后再提问更具针对性的问题（表25-2、表25-3）。

表 25-2 慢性呼吸困难鉴别诊断

心血管

肌肉（心肌炎）

血管（缺血性，肺动脉高压）

瓣膜（关闭不全、狭窄、感染）

心包膜（积液、炎症）

呼吸系统

支气管（肿块、异物）

续表

表25-2　慢性呼吸困难鉴别诊断

细支气管（哮喘、慢性支气管炎）

实质性肺疾病

肺泡（肺气肿、慢性肺炎）

血管（慢性肺栓塞）

胸膜（积液）

肺癌（可能在以上部位发生）

其他

贫血

胸壁畸形（脊柱侧后凸畸形、漏斗胸）

失调

代谢性酸中毒

神经肌肉疾病

精神病

惊恐发作、焦虑症

表25-3　问诊技巧	
开放式问题	**有效问诊的提示**
告诉我呼吸症状有关的问题？	允许患者用自己的语言讲述病史，然后再询问重要问题
你呼吸短促的症状持续多久了？	依赖于病程，鉴别诊断差异很显著

四、问诊框架

1.首先，呼吸困难可根据持续时间分为急性或慢性。

2.倾听患者对呼吸困难症状的描述，尤其是恶化和加重因素及相关症状和体征。

3.询问引起呼吸困难症状的危险因素，包括既往用药史、社会史及家族史。

五、找出预警症状

1.要特别关注急性起病和进展迅速的呼吸困难，这种类型的呼吸困难提示濒临呼吸衰竭。

2.需要认真监测症状变化，因为患者呼吸症状可能很快恶化（表25-4）。

严重疾病

很多呼吸困难是严重疾病导致。患有急性或严重呼吸困难的患者需要进行快速诊断评估，因为这些症状能够发展成呼吸衰竭。必要时，还需要进行紧急气管插管和机械通气治疗。幸运的是，大多数呼吸困难患者病情稳定可以提供一份全面的病史。患有慢性呼吸困难且无法流畅表达的患者可能患有严重疾病，但是医生有更多的时间来对患者进行评估（表25-5）。

表25-4 急性呼吸困难原因

急性呼吸困难原因	评论
一过性肺水肿	一过性肺水肿往往是缺血性心脏病引起的充血性心力衰竭导致的。50%的患者需要对冠状动脉疾病进行血运重建。其他的原因包括急性瓣膜功能不全和严重的高血压
肺栓塞（PE）	90%的PE患者有呼吸困难和呼吸急促；20%的PE患者仅有呼吸困难
过敏性反应	高达15%的美国人患有严重过敏；50%的过敏性反应患者可能有呼吸困难
吸入	吸入引起的呼吸困难经常在时间开始后数小时内突然发生
心脏压塞	心脏压塞是指心包积液引起血流动力学改变，导致呼吸困难和头晕
COPD恶化	1/3的COPD恶化由细菌感染导致，病毒感染可能是另外1/3的COPD恶化的基础
急性肺炎	在患有急性咳嗽症状的患者中，6%～7%是肺炎导致。患有共患疾病的人群中，肺炎的患病率更高
呼吸肌无力	急性吉兰-巴雷综合征患者中有40%是呼吸肌无力导致，需要呼吸机辅助通气
自发性气胸	男性一生中发生自发性气胸的风险：重度吸烟患者为12%，不吸烟患者＜0.001%
代谢性酸中毒（糖尿病酮症酸中毒、乳酸性酸中毒、阿司匹林过量）	严重代谢性酸中毒患者可通过过度换气进行代偿。呼吸急促并不总是与呼吸困难并发

表25-5 预警症状

预警症状	严重原因	频率或阳性似然比（LR⁺）	良性原因
胸痛（单侧胸部锐痛随着呼吸频率的增加而增加）	PE 气胸 肺炎球菌性肺炎	66%的PE患者合并胸痛	Tieteze综合征（胸壁关节肿胀） 肋骨骨折
口唇肿胀、荨麻疹，喘息	过敏反应或血管性水肿	88%的过敏反应症状患者有荨麻疹；50%有口唇肿胀或呼吸困难	
胸骨后压痛 粉红色泡沫痰	急性心肌缺血或梗死 心源性肺水肿		食管痉挛
发热和有痰	急性肺炎	如果发热，肺炎的LR⁺为1.7～2.1	支气管炎
发热、严重感染或休克的指征	急性呼吸窘迫综合征		

续表

表25-5 预警症状

预警症状	严重原因	频率或阳性似然比（LR⁺）	良性原因
发热、进行性咽喉痛、吞咽困难、声音嘶哑	会厌炎		咽炎
上行性无力	吉兰-巴雷综合征		
全身乏力	重症肌无力		
已知或疑似糖尿病或肾衰竭	糖尿病酮症酸中毒或代谢性酸中毒		
自杀或慢性疼痛	阿司匹林过量		惊恐障碍、原发性通气过度

六、重点问诊

为了缩小呼吸困难的鉴别诊断范围，医生应尽可能了解呼吸困难相关疾病的特征。以下问题有助于了解疾病自然史、呼吸困难症状，以及发现诱发因素和相关症状（表25-6）。

表25-6 重点问诊

问题	考虑
风险因素和相关疾病	
你有心脏疾病的既往史吗？	CHF
· CHF 的既往史	· LR⁺ 5.8，LR⁻ 0.45
· 心肌梗死的既往史	· LR⁺ 3.1，LR⁻ 0.69
· 冠状动脉疾病的既往史	· LR⁺ 1.8，LR⁻ 0.68
你吸烟吗？	COPD 脱屑性间质性肺炎 冠状动脉疾病 肺癌 · 吸烟是COPD的一个主要危险因素，LR⁺为 8.0 ~ 11.6
你的职业是什么	肺部毒性物质的职业暴露（如石棉）、有机材料（引起过敏性肺炎）或与哮喘相关的化学物质，提示慢性呼吸困难
你最近有长时间的卧床史吗？	PE
你有癌症或下肢无力的病史吗？	PE
你最近有使用避孕药或雌激素吗？	PE
你患有糖尿病、高血压、高血脂或心脏疾病吗？	冠状动脉疾病，心肌炎

续表

表 25-6 重点问诊

问题	考虑
你直系亲属中有人患有严重心脏疾病吗？是在什么年龄出现的？	当一级亲属中有明显的冠状动脉心脏疾病时，其中男性 50 岁之前，女性 60 岁之前，有早发冠状动脉疾病的家族史显著
你有无意识性体重减轻、盗汗或疲惫吗？	原发性肺癌在癌症相关致死率中排名第一。肺实质和胸膜是肿瘤转移的常见部位。化疗可引起肺间质纤维化（博来霉素）、心力衰竭（多柔比星）及贫血。胸部放疗能引起缩窄性心包炎和加速冠状动脉疾病 心脏疾病能导致心律失常
你还有疾病方面的问题吗？	一些风湿性疾病（如类风湿关节炎、系统性红斑狼疮、多发性肌炎）能引起慢性实质性肺疾病。神经肌肉疾病使患者呼吸肌功能减退 甲氨蝶呤（用于治疗风湿性疾病）及呋喃妥因（用于治疗尿路感染）能引起实质性肺疾病
你在过去一年旅行过吗？你曾经去国外旅行过吗？	组织胞质菌病 球孢子菌病 芽生菌病 肺结核
你对食物、昆虫或乳胶等过敏吗？	过敏性反应（患者可能知道他们对昆虫、坚果或贝类过敏，但是他们并不知道最近摄入的食物中包括这些过敏原）
你曾服用过处方药吗？剂量正确吗？	对 CHF 或 COPD 药物依从性差往往导致病情恶化，也可能发生药物过量的中毒反应 可能会发生甲氨蝶呤（用于治疗风湿性疾病）及呋喃妥因（用于治疗尿路感染）引起的实质性肺疾病
你最近开始使用新的药物（β-内酰胺类抗生素，血管紧张素转化酶抑制药）吗？	过敏反应 血管性水肿

特征

你的胸部发紧吗？呼吸费力吗？	哮喘 缺血性心脏病
你感觉到呼吸变快和（或）变浅吗？ 你的呼吸仅是在运动时才变得困难吗？	实质性肺疾病 去适应作用 贫血 肺疾病
你感觉到好像你的喉咙正在关闭或者空气不能够全部进入你的肺吗？	惊恐障碍

续表

表 25-6　重点问诊

问题	考虑
影响因素	
当平卧时有气短的症状吗?	在 CHF 患者中可观察到端坐呼吸（LR$^+$ 2.2,LR$^-$ 0.68）以及 PND（LR$^+$ 2.6,LR$^-$ 0.70）
侧卧会引起气短症状的加重吗?	单侧胸腔积液（横卧）或慢性心力衰竭（倾向于向左侧）患者可发生转卧呼吸
在气短症状出现前你运动过一段时间吗?	运动性哮喘; 运动完一段时间后症状开始出现。心肌炎; 运动（如 15 ~ 30mm）完之后很短时间内症状开始出现
相关症状	
你有胸痛吗?	心肌梗死: 一种严重的、压力性的或压榨性胸骨后疼痛, 辐射至咽部或左肩部
	自发性气胸: 单侧胸痛
	PE: 单侧或双侧疼痛
	心脏压塞: 胸部中央压迫感
	心包炎: 胸痛放射至后背, 可随着位置改善
你有瘙痒或荨麻疹吗? 你的口唇或舌有肿胀吗?	过敏性反应
你有发热吗?	急性肺炎: 80% 有发热症状
	急性 PE: 20% 有发热症状
	慢性肺炎
	炎症性实质性肺疾病
你有咳嗽吗?	哮喘:干咳
	急性肺炎
	误吸
	胃食管反流
	PE: 干咳, 并偶尔有少量咯血
	一过性肺水肿: 咳嗽伴有粉红色泡沫痰
	COPD 和慢性支气管炎每年有 3 个月的时间咳痰, 持续 2 年
	实质性肺疾病
你有下肢或腹部肿胀的症状吗?	下肢深静脉血栓形成伴有 PE:单侧下肢水肿
	心脏病: 双侧水中（CHF LR$^+$ 为 2.3, LR$^-$ 为 0.64）
	心包疾病: 双侧水肿, 伴有腹部水肿
	慢性肺疾病伴有肺动脉高压引起的急性右心衰竭: 双侧水肿, 伴有腹部水肿
你体重有减轻吗?	原发性或转移性肺癌
	慢性肺炎
你有晕厥吗?	原发性或继发性肺动脉高压
你有皮疹或关节疼痛吗?	与全身性炎症性疾病相关的间质性肺疾病（如结节病）

表25-6 重点问诊

问题	考虑
你有过手臂、下肢无力，或说话、吞咽困难吗？	脑卒中、吉兰-巴雷综合征、重症肌无力、肌萎缩性侧索硬化症
你有过指尖麻木或刺痛吗？你有过厄运即将到来或极度恐惧的感觉吗？	惊恐症或焦虑症

七、注意事项

1.病史和体格检查能够发现导致呼吸困难70%的原因。其余部分需要进一步特殊检查（如胸部X线检查或肺功能检测）来发现。

2.导致呼吸困难的原因有多种。例如，对COPD和冠状动脉疾病来说，长期大量吸烟是一种危险因素。慢性肺疾病或心脏疾病的患者可能会有不耐受反应。呼吸困难需要根据病因进行治疗，因为治疗方法可能不同。

3.斜卧呼吸常见于心房或肺血管右向左分流（如肝肺综合征）或肺气肿。

4.如果焦虑症是导致急性或慢性呼吸困难的原因，一定要格外谨慎，因为器质性病变引起呼吸困难症状的患者也经常会表现为焦虑。

八、诊断流程

呼吸困难的诊断流程见图25-1。

九、预后

呼吸困难的预后取决于疾病及其严重程度。急性呼吸困难通常是可逆的。心肌梗死、肺栓塞、吸入性肺炎、气胸和哮喘一旦被确诊，疗效通常非常好。慢性呼吸困难表明疾病发展到了不可逆阶段。如果患者停止吸烟并进行心肺功能康复训练，与慢性肺部和心脏疾病相关的呼吸困难症状可以改善。

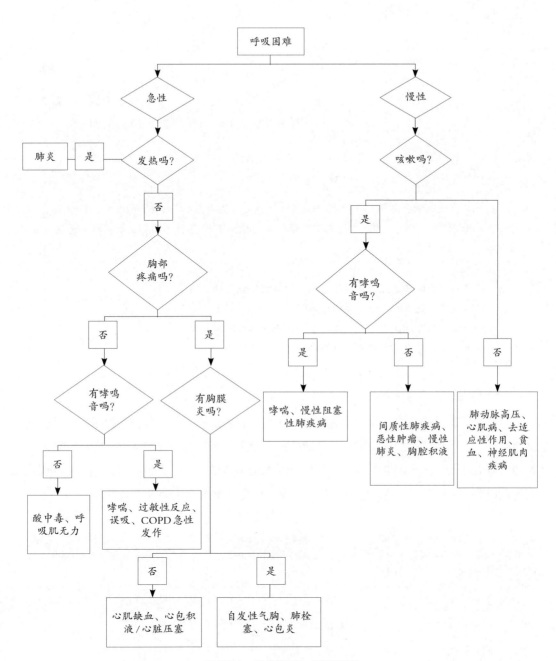

图 25-1　诊断流程：呼吸困难

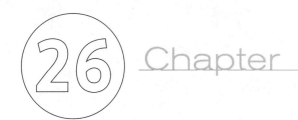

第26章
咯 血
Diego Maselli, MD, Jay I. Peters, MD, and Sandra Adams, MD, MS

案例介绍

一位有慢性咳嗽病史的35岁男性患者来就诊，之前他有2次时间较长的咳嗽，因咳痰中带血，患者表示非常担心，并称自觉发热持续4d，咳嗽有黄色痰。这是他第一次经历这种症状。

思考：

1.为了获知他的咯血症状更多的信息，你还需要询问什么问题？

2.根据性质，患者是哪种类型的咯血？

3.你能重点问诊后，进行开放式问诊，从而明确诊断吗？

4.当评估咯血患者时，有哪些预警症状需要注意？

一、概述

咯血是咳出血或咳出带血的痰。这提示血液来自肺或支气管。肺部血液供应包括肺动脉和支气管动脉系统。低压的肺动脉系统往往会导致少量咯血，但是从支气管动脉系统导致的咯血更常见，往往产生大量血。区分支气管的出血是来源于上消化道，还是上呼吸道是比较困难的。根据咯血量，咯血可分为轻度、中度和重度。关键术语见表26-1。

表26-1 关键术语

关键术语	内容
少量（轻度）咯血	24h内，咯血量＜20ml（少于一汤匙）。经常能注意到吐出的痰中含有血丝
中等量（中度）咯血	24h内，咯血量介于20～250ml（少于一茶杯）
大量（重度）咯血	24h内，咯血量＞250ml（多于一茶杯）
原因不明或特发性咯血	广泛的诊断评估之后并没有发现原因

二、病因

咯血的原因有100多种。在基层医疗机构中，咯血最常见的原因是急、慢性支气管炎，肺炎，肺结核，以及肺癌。其他重要原因包括支气管扩张、肺栓塞、真菌感染、异物及风湿性疾病(如系统性红斑狼疮)、肺出血肾炎综合征，抗中性粒细胞胞质抗体相关性血管炎。支气管炎仍旧是咯血最常见的原因，但是它极少能够引起大咯血。尽管大咯血发作的仅为全部咯血5% ～ 15%，但是它是一种真正的医疗紧急情况，需要进行重症监护并对潜在病因进行评估。导致咯血的原因见表26-2。

表26-2 咯血原因	
原因	比例
支气管炎	20% ～ 40%
肺癌	15% ～ 30%
支气管扩张	10% ～ 20%
隐源性	10% ～ 20%
肺炎	5% ～ 10%
肺结核	5% ～ 15%

三、开始问诊

1.为了确定咯血可能的原因，考虑咯血量、症状持续时间、患者的年龄、吸烟史及既往病史。

2.对真正的咯血与上呼吸道出血或消化道出血进行区分。

3.对可能引起或加剧出血的药物进行分析，包括阿司匹林和非甾体抗炎药、抗凝血药（华法林和肝素）和化疗药（可引起血小板减少症）。咯血与呕血的区别见表26-3。

表26-3 鉴别咯血与呕血	
咯血	呕血
咯血之前带有咽部或胸部刺痛和有咳嗽的欲望	往往没有咳嗽
无恶心 / 呕吐	有恶心 / 呕吐
泡沫痰	痰不呈泡沫状
痰中带血，持续数天	痰中不带有血丝
肺部疾病的病史	胃或肝病的病史
与显著血液减少相关的症状（如静态平衡位）并不常见	与显著血液减少相关的症状（如直立性头晕）常见
有窒息的可能	窒息的可能较低

四、问诊框架

最重要的一步是评估预警症状。一些大量咯血患者往往无法提供完整病史。

五、找出预警症状

大量或严重咯血被认为是一种危及生命的紧急情况，需要立即入院观察和诊断评估。呼吸困难程度可能与咯血的量有关，但也与共患疾病导致肺储备下降有关。体重减轻、年龄增长及吸烟史是恶性肿瘤的预警症状（表26-4）。

表26-4　预警症状	
	比例[a]
癌症	40%[b]
感染	20%（大多数为肺结核或肺脓肿）
·肺脓肿	
·肺炎	
·肺结核	
·真菌感染（曲霉与大咯血有关）	
牙槽出血症状（ANCA-相关的脉管炎、显微镜下多血管炎、系统性红斑狼疮、Behcet综合征，Goodpasture综合征、精制可卡因吸入等）	＜5%

注：a 患病率可能随着地理位置和患者人群不同而不同，尤其是大量咯血患者；
　　b 支气管扩张症状比较轻，但占患者人数的30%～40%。

六、重点问诊（表26-5）

表26-5　重点问诊	
问题	考虑
现病史	
是否有中度咯血和痰分泌增加的情况？	支气管炎
有声音嘶哑的症状吗？	癌症
有癌症的病史吗？	
你吸烟吗？如果吸烟，每天吸多少？	
你有重度或复发性肺炎吗？（包括肺结核）	支气管扩张
你长期咳大量的浓痰吗？	
你有发热症状吗？	肺炎、肺脓肿
你的症状持续了几天或更短的时间吗？	肺炎
你现在有产生浓痰的症状吗？	
你有咳嗽、发热、呼吸困难、关节疼痛或皮疹症状吗？	SLE，其他胶原血管病

续表

表26-5　重点问诊	
问题	**考虑**
你有过血尿、鼻窦炎、耳炎或皮肤病变吗？	抗中性粒细胞质抗体相关性血管炎
你曾患过肺结核吗？	肺结核
你曾经接触过有活动性肺结核患者吗？	
HIV呈阳性吗？	
你患有伴随呼吸困难的急性胸痛吗？	肺栓塞或梗死
你最近有卧床史或外科手术的病史吗？	
过去用药或外科手术病史	
你有以下的病史吗？	
·癌症	原发性或转移性肺癌
·深部静脉血栓形成或肺栓塞	抗凝药相关出血
	肺栓塞或梗死
·心血管疾病（心律失常、瓣膜性心脏病、缺血性心脏病、充血性心力衰竭）	抗凝药相关出血
·用力时出现咯血症状	二尖瓣狭窄
·慢性肝病	凝血病
	血小板减少症
	上消化道出血
·消化性溃疡	上消化道出血
·肾病	抗中性粒细胞质抗体相关性血管炎
	肺出血-肾炎综合征、SLE
·移植	细菌、真菌或分枝杆菌引起的肺部感染
·HIV感染	细菌、真菌或分枝杆菌引起的肺部感染
	卡波西肉瘤
·血管外科手术或气管切开术	主动脉肠瘘
·出血倾向	血友病，其他凝血功能障碍
	药物
·慢性阻塞性肺疾病、肺癌	肺癌
其他	
你最近去过有为肺结核传染病的地区或国家（例如：拉丁美洲、南亚、印度、俄罗斯或纽约）旅游过吗？	肺结核

表26-5 重点问诊

问题	考虑
你用过注射药物吗？	感染（心内膜炎） 可卡因引起的肺泡出血 可卡因引起的肺梗死
你有职业性暴露的情况吗？	可能暴露于有毒吸入物
你最近进行过支气管镜检查或肺部外科手术吗？	癌症医源性

七、诊断流程

咯血的诊断流程见图26-1。

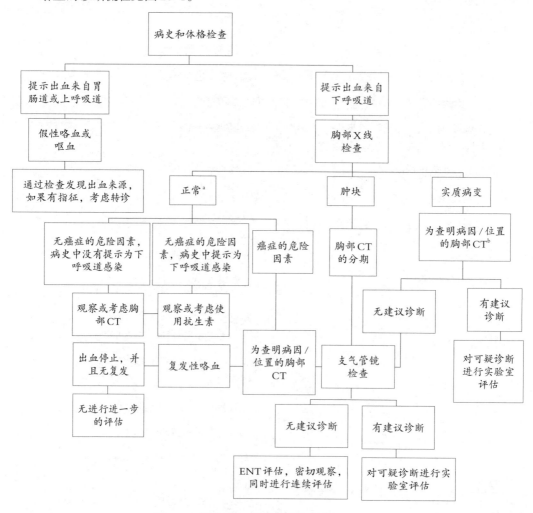

图26-1 诊断流程：咯血

注：CT，计算机断层扫描；ENT，耳、鼻和喉。
a如果高度怀疑肺栓塞，需要进行CT血管造影；
b需要高分辨率或薄切片来诊断支气管扩张。

八、注意事项

1.每一位咯血患者都应该进行胸部X线检查，很多咯血患者还需要进行胸部CT检查。在某些情况下，一些小的病变（如动静脉畸形、纵隔淋巴结肿大）可能会被胸部X线检查漏诊，因此，还需要接受其他诊断性检查。

2.在进行充分检查后，仍有高达20%的病例未能明确咯血原因。

3.应考虑到一些患者可能是在装病。

4.对有以下特征的患者，应考虑使用纤维支气管镜检查：年龄超过40岁、吸烟及有癌症病史，且咯血症状持续超过1周。即使影像学检查未发现异常，也应该考虑使用纤维支气管镜检查。

5.如果胸部影像学检查和（或）纤维支气管镜检查为阴性，则考虑进行耳、鼻和喉部评估，寻找导致上呼吸道出血的原因。

九、预后

预后与咯血量、潜在原因及患者共存疾病有关。支气管炎引起的咯血预后良好，且经常具有自限性，但是也可能复发。肺癌、机会性感染及肺泡出血综合征引起的咯血症状预后则较差。肺泡出血综合征的早期病死率为25%～50%，大咯血的病死率则为13%～58%。

第六部分

心 血 管 系 统

第27章

胸　痛

Sumanth D. Prabhu, MD

案例介绍

一位56岁的男性来到急诊室，主诉胸痛的症状在60min前开始出现，到现在还没有缓解，他陈述之前从没有心脏病。他是一位吸烟者，每天吸一包烟，已经有30年历史。他的胸痛症状在过去4个月中间歇性发作，但今天是第一次来急诊室就诊。

思考：

1. 为了解胸痛症状的特点，你还需要问哪些问题？

2. 哪些相关特征能够提示胸痛症状是严重的潜在性原因引起的？

3. 哪些相关特征能够提示患者症状的一个良性原因？

4. 利用附加病史，你能合理确定该患者存在冠状动脉疾病的潜在可能性吗？

5. 你能得到诊断结果来指导以后的治疗吗？

一、概述

在急诊室和门诊诊所中，胸痛是一种经常遇到的症状，起源于多种原因，从轻微疾病到危及生命的疾病。需要做出紧急判断的是胸痛起因于急性心肌缺血、非缺血性心血管病，还是非心脏性原因，这些分类中的每一种都包含着潜在的严重原因。初步评估应在问诊、体格检查和心电图（ECG）检查的基础上进行，对确定临床疾病的严重性、急性程度，以及指导正确选择额外的诊断和治疗方式非常重要。其中问诊依旧是患者评估的基石。关键术语见表27-1。

表27-1　关键术语	
关键术语	**内容**
心绞痛	胸部和（或）周边区域（下颌、肩、背、臂）部位感觉不适，经常但不总是起因于心肌缺血
典型性心绞痛	胸骨后胸部不适，特征如下：特征性压抑感（描述为"胸闷""有挤压感"或"有沉重感"，但是几乎不会出现尖锐的疼痛或刺痛）、通常持续数分钟 · 运动或情绪压力会刺激发作 · 通过休息或硝酸甘油（数分钟之内）可以缓解
非典型性心绞痛	能够符合典型性心绞痛中2个特征性胸部不适

表27-1 关键术语	
关键术语	**内容**
非心源性胸痛	能够符合典型性心绞痛中1个特征或均不符合的胸部不适
胸膜炎性胸痛	尖锐的胸部疼痛，随着吸气或咳嗽而加剧
加拿大心血管协会心绞痛分类系统	以普通体力活动限制度为基础的临床分级系统 第一级：没有限制 第二级：轻微限制 第三级：显著限制 第四级：心绞痛发生于体力活动或休息时
心肌梗死（myocardial infarction, MI）	与心肌坏死相关的长时间严重心绞痛
不稳定型心绞痛（unstable angina, UA）	心绞痛，表现为休息时心绞痛，严重的新发作心绞痛（分类标准第三级或第四级），或既往诊断的心绞痛加剧（至少分类标准第三级）
急性冠脉综合征（acute coronary syndrome, ACS）	与急性心肌梗死相兼容的临床表现（含MI和UA）

二、病因

胸痛可能起源于心脏、非心脏或心因性原因。心血管原因可以细分为缺血性和非缺血性原因。心肌缺血其原因是心肌氧气供给和需求之间的失衡，即需求超过了供给。缺血性胸痛或心绞痛经常仅次于阻塞性冠状动脉粥样硬化性心脏病（coronary artery disease, CAD）。但是，心绞痛可能起源于关键主动脉瓣狭窄、严重高血压、肥厚型心肌炎、严重肺动脉高压（伴随右心室缺血）及冠状动脉痉挛。心绞痛也可以因心脏外疾病而加重，例如，严重贫血、缺氧、甲状腺功能亢进症和高黏滞血症。在这些情况中，胸痛常常是正常氧气供应需求比的关系发生改变导致的［如增加的需求和（或）减少的供应］，即使在没有CAD症状的情况下。非缺血性心血管胸痛可能伴随主动脉夹层、心包炎、二尖瓣脱垂而发生。非心脏性胸痛可能与食管癌和其他的胃肠道（gastrointestinal, GI）疾病，肺部疾病，以及肌肉骨骼、神经系统病变等疾病共同发生。食管癌疼痛经常在疼痛性质和发作频率方面与心绞痛相似，与心脏缺血进行区分是有难度的。胸痛病因广泛，且排除每种病因均需进行多项检测，因此，明确各种导致胸痛的疾病的患病率是有难度的。

各种病变的患病率高度依赖于患者的医疗条件（如急诊室、初级保健医生办公室、胸痛观察室）及相关研究的纳入标准。在进入急诊室进行治疗的胸痛患者中，报告的急性缺血的发生率为8%～45%。从急诊室出院，但是没有明确诊断的胸痛患者中（如急性无差别的胸痛），最终8%的患者被发现患有ACS。在从冠状动脉监护病房出院的非心脏性胸痛的患者中，高于75%的患者同时有食管癌病变症状（表27-2）。

表 27-2 鉴别诊断

诊断	ED 中的患病比例	PCP 办公室中的患病比例
心血管性		16%
缺血性		
ACS（UA、MI）	8% ～ 45%	
冠状动脉粥样硬化		
冠状动脉痉挛		
主动脉瓣狭窄		
肥厚型心肌病		
扩张型心肌病		
室性心动过速（心室 / 室上）		
拟交感神经毒性（如可卡因）		
严重高血压		
严重肺动脉高压		
严重贫血、缺氧、高黏滞血症		
甲状腺功能亢进症、高热		
非缺血性		
主动脉夹层	0.003%	
心包炎		
二尖瓣脱垂		
非心血管性	55% ～ 92%	
胃肠道系统性		8%
食管（痉挛、反流性食管炎）		
胆道疾病（胆囊炎、胆总管结石）		
消化性溃疡		
胰腺炎		
呼吸系统性		10%
肺栓塞		
气胸		
肺炎		
胸膜炎		
肌肉骨骼系统性		51%
胸锁关节炎		
肋软骨炎		

表 27-2 鉴别诊断		
诊断	ED中的患病比例	PCP办公室中的患病比例
颈椎病		
带状疱疹		
心因性		11%
焦虑症（过度换气、惊恐发作）		
抑郁症		
躯体形式障碍		
继发性获得		
非诊断性（无差别的）	23%	4%

三、开始问诊

1.切记急性胸痛可能起源于潜在的对生命有威胁的疾病。因此，需要迅速获取有针对性的病史。

2.对稳定的间歇性胸痛，需要评估床旁的预测因素，这些预测因素能够区分继发于心血管病变的胸痛和非心血管性病变。

3.起初询问开放式的问题，患者能够自己描述胸痛的症状。一旦获得原始描述，迅速转移到更重要的问题上，以获得可能的潜在原因。

4.明确诊断通常需要体格检查、ECG及额外的实验室检查。但是，病史还是会作为确定诊断的首要指导文件（表27-3）。

表 27-3 问诊技巧	
问题	记住
你现在有胸痛的症状吗？如果没有，你上次胸痛症状发作是在什么时候？持续多长时间？	确定症状是急性的、慢性的，还是复发性的
向我描述你最近的胸痛症状（或之前的典型症状）	听患者描述
胸痛会妨碍你健康时进行的活动吗？	在患者体力活动基础上，评估胸痛的影响

四、问诊框架

1.确定症状是否正处于进行性急性发作期，这说明疾病不稳定，还是慢性或复发，这往往更提示病情稳定。

2.使用下列组成部分描述胸痛。

- 性质。

- 位置。

- 放射。

- 持续时间。

- 起病方式与病程。

- 加重 / 缓解因素。

- 伴随症状。

3.确定是否存在 CAD 的相关条件和风险因素。

- 糖尿病。

- 吸烟。

- 高血压。

- 高脂血症。

- 早产儿 CAD 的家族病史。

- 绝经后状态。

- 外周血管疾病。

- 可卡因滥用。

4.使用疼痛类型、年龄、性别及危险因素等预测潜在发生 CAD 的概率（见下文）。

五、找出预警症状

　　胸痛本身就是一个预警症状，它可能由严重的原因引起，需要及时关注。到目前为止，最常见的严重原因是急性心肌缺血，其中包括稳定型心绞痛、UA 和心肌梗死。虽然不太常见，仍需要考虑其他严重的情况，包括与特定疼痛相关的主动脉夹层、PE、自发性气胸、肺炎及消化系统急症（如胆囊炎、胰腺炎）。

　　一般来说，对疼痛的特征和模式、伴随症状及相关医疗状况进行仔细询问，询问结果会引起医生对严重疾病的怀疑。对于胸痛患者，最基本的是，需要鉴别是心绞痛还是非心源性疼痛（表 27-4、表 27-5）。

表 27-4　严重疾病

疾病	ED 中的患病比例[a]	PCP 办公室中的患病比例[a]
急性心肌缺血	8% ～ 45%	
·MI	5% ～ 17%	
·UA	9% ～ 24%	
·稳定型心绞痛等心脏疾病	2% ～ 34%	16%

续表

表27-4　严重疾病

疾病	ED中的患病比例[a]	PCP办公室中的患病比例[a]
主动脉夹层	0.003%	
PE		
自发性气胸		
肺炎		
急性胃肠道疾病		

注：a空格表示患病率未知。

表27-5　预警症状

预警症状	严重原因	似然比（LR）[a]	良性原因
典型的心绞痛，在休息时延长或发生或非典型心绞痛，在休息时延长或发生，伴随高概率的CAD（见下文）	MI UA	1.8 ～ 5.8	食管疾病 肌肉骨骼性胸痛、非缺血性胸痛（如二尖瓣脱垂）、心因性胸痛
新发作或加速的用力性胸痛（至少三级），伴随典型的或非典型的高概率CAD	UA		食管疾病 肌肉骨骼性胸痛 非缺血性胸痛 心因性胸痛
伴随MI病史的胸痛	MI UA	2.3 ～ 3.8	非缺血性胸痛
伴随出汗（尤其是大量的出汗）的胸痛	MI UA PE 主动脉夹层动脉瘤	2.0 ～ 2.9	
伴随恶心/呕吐的胸痛	MI UA	1.4 ～ 3.5	急性胃肠道原因
烧灼样胸痛/消化不良	MI UA	2.3	胃食管反流
胸部疼痛放射到左手臂/左肩	MI UA	1.5 ～ 2.3	心包炎 胆绞痛 颈椎病
胸部疼痛放射到右手臂/右肩	MI UA	2.4 ～ 3.8	心包炎 颈椎病
胸部疼痛放射到两侧手臂	MI UA	2.4 ～ 7.1	心包炎 颈椎病

续表

预警症状	严重原因	似然比（LR）[a]	良性原因
突发性胸痛和急性呼吸困难	肺栓塞 MI 自发性气胸	3.6	胸膜炎 肌肉骨骼性胸痛
伴随咯血的胸痛	PE 肺炎	2.4	气管支气管炎
伴随发热的胸痛	肺炎 急性胃肠道原因		胸膜炎 气管支气管炎 心包炎
伴随晕厥（低血压）的胸痛	MI 肺栓塞 心律失常 心脏压塞	3.1	血管迷走神经性晕厥
伴随心悸的胸痛	MI 快速性心律失常		
伴随有 Marfan 综合征病史的胸痛	主动脉夹层	4.1	
严重"撕裂"或"剥离"样胸痛 　突然发作	主动脉夹层	10.8	
放射到背部的严重持续性胸痛	主动脉夹层 主动脉瘤		心包炎 胰腺炎 消化性溃疡
严重的迁移性胸部和背部疼痛	主动脉夹层	7.6	

注：a 每个 LR 适用于相邻的严重原因。

以下特征显著降低 MI 的似然比

- 胸膜炎性胸痛（LR，0.2）
- 触诊引起的胸痛再现（LR，0.2 ～ 0.4）
- 尖锐性或刺痛性胸痛（LR，0.3）
- 位置性胸痛（LR，0.3）

没有突发性胸痛的发作，降低了急性主动脉夹层的可能（LR，0.3）。

从这些数据可以看出，CAD 患病率随年龄增长而增加。有典型心绞痛症状的男性患者，患 CAD 的概率较高，即使在老年群体中没有风险因素的情况下。一般患非心绞痛胸痛的女性 CAD 患病率较低（表 27–6）。

表27-6	评估CAD的预发性					
年龄（岁）	非心绞痛性胸痛		非典型心绞痛		典型心绞痛	
	男性	女性	男性	女性	男性	女性
30～39	3%～35%	1%～19%	8%～59%	2%～39%	30%～88%	10%～78%
40～49	9%～47%	2%～22%	21%～70%	5%～43%	51%～92%	20%～79%
50～59	23%～59%	4%～25%	45%～79%	10%～47%	80%～95%	38%～82%
60～69	49%～69%	9%～29%	71%～86%	20%～51%	93%～97%	56%～84%

注：在每个范围内的第1个数字是患者在没有危险因素（如糖尿病、吸烟、高脂血症）下的CAD概率或患病率。第2个数字是有危险因素的概率。所有组患者的心电图检查均正常。

六、重点问诊

胸部疼痛，应根据以下列出的组成部分评价其特征，并且应对预警症状进行评估。疼痛可以分为典型或不典型心绞痛，或非心源性胸痛。根据疼痛的类型，患者的年龄、性别，以及心脏危险因素，可以合理评估潜在CAD的概率（表27-7）。

表27-7	重点问诊
问题	考虑
性质	
你有如下感觉吗？	
·压力感、紧缩感、灼烧感或窒息感	心肌缺血
·胸闷或沉重，"像有东西箍在胸前的感觉"	食管疾病（痉挛，反流）[肺动脉高压（伴随右心室缺血）可表现为胸部的压力]
·深层级的严重疼痛（胸痛）	带状疱疹（皮疹出现前）可表现为一个围绕胸部的窄幅区间
·消化不良、打嗝	心肌缺血 食管疾病、消化性溃疡
·严重撕裂感或剥离感疼痛	主动脉夹层
·尖锐性的和刺痛性疼痛	心包炎、胸膜炎 肺栓塞，气胸 肌肉骨骼疼痛 心因性疼痛
·钝痛，持续性疼痛达到数小时或数天，位置位于心尖区（乳房下皱区）（<3cm）	心因性疼痛
位置	
有弥漫性的、位置不明确的或胸骨后的疼痛吗？	心肌缺血 PE

续表

表27-7 重点问诊	
问题	**考虑**
是否位于皮肤或表浅结构（如肋软骨关节）？触诊能引发疼痛吗？	肌肉骨骼疼痛 肋软骨炎，胸壁综合征
疼痛位置（＜3cm）位于左侧乳头区域（1手指的距离）吗？	非心脏性疼痛（肌肉骨骼、胃或心理性障碍）
放射部位	
疼痛放射至左肩/手臂内侧、右肩/手臂或双臂吗？	心肌缺血 心包炎 颈椎病 胆囊炎（放射至右肩）
疼痛放射到下颌、颈部或牙吗？	心肌缺血
疼痛放射到肩胛间区或背部吗？	主动脉夹层 胸主动脉瘤 心包炎 食管疾病 胰腺炎 消化性溃疡 心肌缺血
疼痛放射到上腹部吗？	食管疾病 胰腺炎 消化性溃疡 胆道疾病 心肌缺血
持续时间	
・短暂的（2～20min）	心绞痛 食管疾病 肌肉骨骼疼痛 心因性疼痛
・非常短暂的（＜15s）	非心因性疼痛 肌肉骨骼疼痛 食管裂孔疝 心因性疼痛
・长时间的（＞20min到数小时）	UA/MI 食管疾病 肺部疾病 心包炎 主动脉夹层 肌肉骨骼疾病 带状疱疹

续表

表 27-7　重点问诊

问题	考虑
	急性胃肠道疾病
	心因性疼痛
加重因素	
哪些因素引起了疼痛?	
· 用力(典型是在寒冷或逆风的状况下,尤其是饱餐后)	心绞痛
· 情绪紧张或恐惧	心绞痛
	心因性疼痛
· 饮食、膳食	食管疼痛
	消化性溃疡
	心绞痛
· 在饭后平卧或弯腰	胃食管反流
· 颈部弯曲或移动	颈 / 上胸椎病
· 呼吸或咳嗽(胸痛)	肺栓塞
	气胸
	心包炎、胸膜炎
	肌肉骨骼疼痛
· 体位改变(位置疼痛)	心包炎
	肌肉骨骼疼痛
	胰腺炎
减轻因素	
哪些因素能够减轻疼痛?	
· 休息或舌下含服硝酸甘油(通常在1 ~ 5min)	心绞痛
	食管痉挛
· 端坐前倾	心包炎
	胰腺炎
· 抗酸药或食物	食管炎、消化性溃疡
· 进行深呼吸	胸膜炎
相关症状	
你有任何的相关症状吗?	
· 恶心和呕吐	急性心肌缺血或心肌梗死
	急性胃肠道原因
· 出汗	急性心肌缺血或心肌梗死
	肺栓塞
	主动脉夹层

表 27-7　重点问诊	
问题	考虑
· 呼吸困难	急性心肌缺血或心肌梗死
	PE
	气胸
	肺炎
· 晕厥/低血压	急性心肌缺血或心肌梗死
	大面积肺栓塞
	主动脉瓣狭窄
	心律失常
· 反酸	食管疾病
· 咯血	PE、肺炎
· 发热	肺炎
	胸膜炎
	心包炎

七、诊断流程

第一步是确定症状的严重程度。虽然可能有重叠，但症状模式没有任何改变的慢性疾病急性发作或反复发作不太可能是紧急情况，可在门诊进行评估。这样的诊断包括稳定型心绞痛、胃肠道疼痛及肌肉骨骼疼痛。与此相反，急性或持续胸痛发作有可能是紧急情况，应对急诊或住院环境进行评估。这些诊断包括 UA、心肌梗死、主动脉夹层、PE、心包炎和气胸。在这两种情况下，重要的是对预警症状和潜在 CAD 的概率进行评估。但是，请记住，除了病史，正确的决策也需要依据针对性的体检结果、心电图及其他实验室检查。胸部疼痛的诊断流程见图 27-1。

八、注意事项

1.心绞痛常因突然的用力或体力活动而加重。因此，重要的是排除用力相关的胸痛，或用力相关的胸痛是否限制患者的身体活动。

2.在临床实践中，心肌缺血是导致胸痛最常见的严重原因。在大多数患者，这是由于阻塞性外膜 CAD。

3.心绞痛几乎从无尖锐性或刺痛性、胸膜性或位置性疼痛。以下特征提示除心绞痛外，还有其他病因：①非常短暂，疼痛持续时间不超过 15s；②钝性，局部（≤3cm 的疼痛，尤其是在乳房下皱区）；③局部的或浅表性胸痛通过触诊而诱发疼痛复发；④放射至上腭或脐下。

4.典型的心绞痛，但 CAD 低概率的患者中，应考虑可以在没有显著 CAD 下引起心肌缺血的疾病（如全身或肺动脉高压、主动脉瓣狭窄、肥厚型心肌病、严重贫血、甲状腺功能亢进症）。

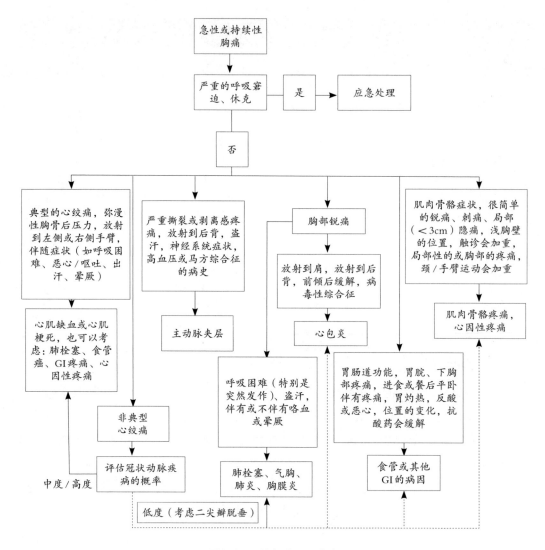

图27-1　诊断流程：胸痛

5.除典型心绞痛，其他方面健康的运动员，合并肥厚型心肌病的概率也大大提高，尤其是伴有头晕或晕厥者。

6.与肺栓塞有关的胸痛，虽然通常为胸膜炎引起，但由于相关的肺动脉高压和伴随的右心室缺血，表现可能与心绞痛类似。

7.注意胸痛表现的性别差异。非典型心绞痛多见于女性。患有慢性稳定型心绞痛的女性，与男性相比，更易在休息、睡眠或压力大的情况下发作疼痛。

九、预后

胸部疼痛的患者预后大不相同，取决于潜在的原因。显然，对患有潜在危及生命的疾病（如MI、PE和主动脉夹层）的胸痛患者进行预后评估时，应较对食管、肌肉骨骼或心因性疼痛患者更为谨慎。对所有胸痛患者进行快速和有针对性的评估是至关重要的。专业胸痛中心可提供病情评估和短期留观，对患者进行风险分层，并有效识别急性心肌缺血和非缺血患者。

28 Chapter

第28章

心 悸

Zachary B. Holt, MD, and Craig R. Keenan, MD

案例介绍

一位有惊恐障碍病史的25岁男子，主诉胸部疼痛，伴有间歇性心跳加快、濒死感，并伴有头晕。他的这些症状已经持续6个月，但在过去的2周症状发作更加频繁。他在数天前的一次发作中，"可能有几秒钟的意识丧失"，他担心有可能发生致命性心律失常。

思考：

1. 哪方面的病史是最令人关注的？

2. 根据病史，如何确定心悸的原因？

3. 惊恐障碍病史能够排除严重的潜在原因吗？

一、概述

心悸指一个人能够意识到自己的心脏搏动。在初级卫生保健和心脏病中，心悸是一个常见的病因，门诊问诊中的报道率高达16%。虽然许多心悸患者有精神障碍或其他良性状况，但是潜在的、病态的或致命性心律失常也必须加以考虑。检查可能包括昂贵的，有时甚至是侵入性的诊断性检查，全面彻底的临床评估很重要。由于许多患者有间歇性症状，临床医生的检查过程中可能不会发生相关症状，病史起着关键的作用（表28-1）。

表28-1 关键术语	
关键术语	**内容**
心悸	意识到自己的心搏
心律失常	起因于异常或紊乱心脏传导的心脏节律
室上性心动过速	心律失常起源于心房或房室结
室性心动过速	心律失常起源于心室，通常表示为严重心肌病变
晕厥	短暂的意识丧失，可以自然恢复（详见29章）
晕厥先兆	可能会失去意识的感觉
惊恐障碍	一种精神疾病，其特征为阵发性恐慌发作，可能与长期担忧或焦虑有关
躯体化	不正常的心理过程，特点为将躯体症状的产生归因为心理压力的结果

二、病因

心悸可能起因于与疾病或精神障碍相关的心律异常，窦性心动过速，或对正常窦性节律感知增强（表28-1）。关于心悸症状的一般文献中，将任何心脏节律紊乱，如窦性心动过速或心室异位（即房性期前收缩或室性期前收缩）和严重心律失常，如室上性心动过速（supraventricular tachycardia, SVT）或室性心动过速（ventricular tachycardia, VT）进行区分。在一个被广泛引用的研究中，Weber 和 Kapoor对190例到急诊专科诊所或办理入院手续的心悸患者进行追踪。他们发现心脏性原因为43.2%（68%为严重的心律失常，25%为房性期前收缩或室性期前收缩），而精神性原因占30.5%。在综合性医院门诊对照组中（占样本数的28%），45%患者心悸的原因是精神方面的，而心脏方面的仅占21%。这一发现表明，虽然急诊本身不可推测出疾病与心脏相关，但急诊患者心脏性病因的预发性确实较高。最近的一个127例门诊心悸症状患者的研究报道中，心律失常患病率为65%。但在排除与窦性心动过速或期前收缩相关病例后，患病率下降到19%。在英国，一项184例心脏科门诊患者的研究报道显示，心律失常患病率为34%，异位早搏为41%，剩余患者心脏节律正常。但是，随访仅进行了3个月。因此，虽然部分心悸患者有严重的基础性心脏疾病，但大多数心悸患者为良性原因（表28-2）。

表28-2　心悸的鉴别诊断（提供患病比例）	
心脏性	心律失常
	心房纤颤（8% ～ 10%）
	心房扑动（6%）
	病窦综合征（1%）
	SVT（9% ～ 10%）
	房室结折返性心动过速
	·房室折返性心动过速
	·阵发性房性心动过速
	·多灶性房性心动过速
	室性心动过速（2%）
	房性期前收缩或室性期前收缩（11% ～ 31%）
	其他
	·二尖瓣脱垂（1.1%）
	·主动脉瓣关闭不全（1.1%）
	·心房黏液瘤（0.5%）
精神病性	惊恐障碍或惊恐障碍发作（27%）
	广场恐怖症
	任何其他恐怖症

续表

表28-2 心悸的鉴别诊断（提供患病比例）	
窦性心动过速	广泛性焦虑症
	躯体化障碍
	抑郁症
	甲状腺功能亢进症（2.6%）
	低血糖
	发热
	脓血症
	低血容量
	贫血（1.1%）
	兴奋剂（3.2%）
	药物（2.6%）
	嗜铬细胞瘤
	肥大细胞增多症
	特发性
正常窦性心律	心悸原因不明（16%～33%）

心悸往往反映了潜在的精神疾病。因心悸转诊的许多患者，当前或过去患有焦虑症、抑郁症及躯体疾病，在一个病例系列中，45%的患者转诊至动态心电图监测。躯体化和疑病高指数的患者发生心电图节律紊乱相关症状的可能性较小，也没有比对照组更准确地感知正常的心脏活动。

虽然将心悸归因于惊恐障碍是一种常见的做法，但是惊恐障碍和心律失常的临床特点有很大的重叠。对一项疾病的诊断并不排除其他疾病的存在。在一项107例患有SVT患者的回顾性研究中，67%符合《精神疾病诊断与统计手册》标准中的惊恐障碍。只有45%的患者在初始评估中得到SVT的正确诊断。其余的55%患者没有确认他们的SVT，中位数为3.3年，不幸的是，年轻女性患者尤甚。

三、问诊框架和开始问诊

1.在询问患者封闭式问题前，让患者用自己的语言描述症状。

2.问诊过程中的重点是确定需要就严重心律失常进行诊断性检查的患者。

3.即使与心悸不相关，进行精神障碍的鉴定将对患者有益处。

四、找出预警症状

评估心悸症状的过程中，大多数病史准确率的研究不能区分良性心律失常（即那些不需要进一步管理的症状，如异位搏动）和需要采取进一步措施的心律失常症状（如心房纤颤或VT）。对潜在的严重心律失常，值得进一步调查的病史特征如下。

1.与晕厥或晕厥相关的心悸　晕厥或晕厥症状提示VT或SVT可迅速减少有效的心输出量。

2.心源性猝死或心律失常的家族史　对于特发性室速所产生的右心室流出道、Wolf-Parkinson-White综合征、Brugada综合征或Q-T间期延长综合征应该引起关注。

3.使用延长Q-T间期的任何药物　如美沙酮、抗心律失常药物或抗精神病药物等，获得性Q-T间期延长可能会导致严重室性心律失常。

4.其他　心脏疾病病史，包括冠状动脉疾病、先天性心脏病或心脏瓣膜病、肥厚型心肌病及扩张型心肌病，是严重心律失常的预警因素。如果既往无心脏疾病病史，那么，胸痛、呼吸困难等症状的预警作用有限。这些症状常常由惊恐障碍引起。

五、重点问诊

1.注意患者的年龄和性别　老年患者更可能有与结构性心脏疾病相关的心律失常，如心房纤颤或VT。女性患者在房室结折返性心动过速患者中占了较高比例。

2.引出对心悸症状的详细描述　此外，要求患者描述心搏节奏的感觉，区分正规和非正规的心搏节奏和快与慢的心搏节奏。胸部感到心跳间断或有"怦怦心跳"的感觉，提示过早的收缩与随后的暂停及有力的收缩。"阵跳性"是非特异性的，但可能表明有心动过速的节律紊乱症状。在颈部有快速和规律的冲击感，有时甚至与可见的颈部脉搏动相关（"青蛙标志"），可能是房室分离，是心房和心室收缩的结果。房室结折返性心动过速是房室分离的一种常见原因，但也必须考虑室性期前收缩和室性心动过速。

3.引导患者说出诱发心悸发作的情况　在年轻心悸患者，如因运动或极度恐惧引起儿茶酚胺水平升高，可能提示患有室上性心动过速（VT），包括尖端扭转型室长Q-T综合征（虽然窦性心动过速是更常见的原因）。年轻和中年男性停止锻炼后发生的心悸可能由SVT引起，特别是相对增加迷走神经张力引起的心房纤颤。站立时的心悸症状可能是房室结折返性心动过速。

4.询问相关症状
- 晕厥或晕厥先兆（报警的症状）（见第29章）。
- 胸痛。
- 气短。
- 卒中症状。
- 迷走神经兴奋症状，如出汗。

- 多尿（心房拉伸原因释放利钠肽，从而导致利尿）。

5.询问详细的用药史，需重点关注

- 娱乐性或处方性兴奋剂滥用。
- 可卡因或甲基苯丙胺。
- 咖啡因。
- 乙醇。
- 烟草。
- β 受体激动药。
- 茶碱。

下述药物可以导致 Q-T 间期延长或心律失常。详细列表请登陆 www.torsades.org。

- 抗心律失常药物。
- 美沙酮。
- 抗精神病药物（吩噻嗪类、利培酮）。
- 抗生素（克拉霉素、红霉素、司帕沙星）。
- 镇吐药（氟哌利多、多潘立酮）。
- 蛋白酶抑制药。
- 利尿药（通过导致电解质紊乱引起心悸）。
- 详细的精神疾病病史，包括焦虑症、抑郁症、双相情感障碍、创伤后应激障碍、惊恐障碍和躯体化障碍（表28-3、表28-4）。

表 28-3　病史特征及建议的诊断

病史特征	建议的诊断
男性	任何心脏的原因
女性	房室结折返性心动过速
年轻人	惊恐障碍 心脏旁路术引起的心律失常
老年人	与结构性心脏疾病相关的心律失常，如心房纤颤或室性心动过速
速率快	心律失常
惊恐障碍、焦虑、疑病的病史	窦性心动过速或窦性节律的感觉
不规则搏动的描述	心律失常
心脏疾病的病史，包括高血压	心律失常
病程发作超过 5min	心律失常

续表

表28-3 病史特征及建议的诊断

病史特征	建议的诊断
在颈部感知到颈部胀满或定期冲动的感觉（"青蛙喉咙"）	房室结折返性心动过速
迷走神经兴奋症状（出汗、头晕、恶心）	心律失常
与儿茶酚胺水平升高相关的发作（运动、极度恐惧）	室性心动过速或窦性心动过速
与终止儿茶酚胺水平骤降相关的发作	心房纤颤
多尿症	SVT
使用兴奋剂	窦性心动过速
致Q-T间期延长药物的使用	尖端扭转型室性心动过速，室性心动过速

表28-4 心律失常症状存在的似然比（LR⁺）

颈部出现周期性搏动	LR⁺ 177（CI，25～1251）
心悸影响睡眠	LR⁺ 2.29
在工作时出现心悸症状	LR⁺ 2.17
心脏病病史	LR⁺ 2.03
男性	LR⁺ 1.73
规律搏动的描述	LR⁺ 1.66
非规律搏动的描述	LR⁺ 1.65
症状持续时间＜5min	LR⁺ 0.38
惊恐障碍	LR⁺ 0.26（CI包括1.0）

六、诊断流程

临床医生的首要任务是对相关的晕厥和其他预警症状进行评估。其余的问诊部分应根据患者的情况进行个性化设计，一般包括精神病史。进行详细的体格检查，特别是心脏检查，为心律失常或心脏结构异常提供诊断依据（如心脏扩大、心脏杂音、奔马律）。心电图通常是为了寻找心律失常的证据（如期前收缩、SVT），结构性心脏疾病（如左心室肥厚、心肌梗死Q波、Wolf-Parkinson-White综合征δ波）或传导异常（如Q-T间期延长）。如果患者在病史、体格检查，或心电图中有异常，临床医生应该进行进一步的检查。这往往需要长期进行心电图监测、不定期地进行电生理研究。如果仍不能明确诊断或高度怀疑为心律失常，可咨询心脏科医生。心悸症状的诊断流程见图28-1。

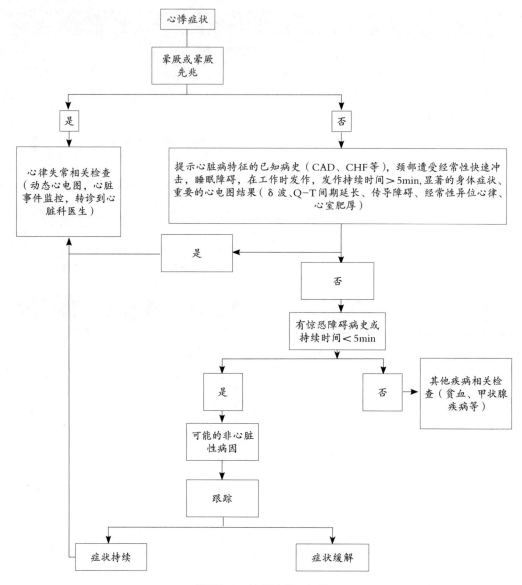

图28-1 诊断流程：心悸

注：CAD，冠状动脉疾病；CHF，充血性心力衰竭。

七、注意事项

1.不能仅仅依据病史中的某一项因素就诊断心悸的病因为心律失常。

2.对心律失常而言，心悸症状既不是敏感的，也不是特定的。

3.许多的心律失常是无症状的，且与在门诊心电图监测中报告的症状无关。

4.大多门诊心悸患者无心律失常症状，且不能准确地感觉到自己的心脏活动。

5.对同时有晕厥和心悸症状者，应检查是否有严重的心律失常。

6.对精神疾病和心悸患者的心律失常，医生常不能作出全面诊断。

八、预后

即使病因为良性，多数患者也会继续出现心悸，甚至功能严重受损。患者因持续就医导致工作时间减少且增加医疗成本。数据缺少死亡率，很少有研究能随访患者超过12个月。在Weber和Kapoor的随访研究中，190例患者中有3例死亡，都与心律失常无关。

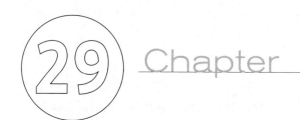

案例介绍

　　一个20岁的大学生摔跤手与他的母亲来到你的办公室，因为母亲担心他在教堂里"晕倒"。在暑假期间出席主日礼拜的站立过程中，他曾2次头脑发热，瘫坐在地板上，但在室外迅速复苏。每一次他都坚持完成宗教服务。

　　1.你会问什么样的问题以进一步确定这些症状？

　　2.如何将这些症状进行分类以确定其可能的原因？

　　3.你能根据主要病史做出明确的诊断吗？

　　4.什么样的问题将对区分良性症状和危及生命的症状有帮助？

一、概述

　　晕厥是一种突然的、短暂的意识丧失和自发的短暂性脑血流灌注不足的完全恢复。晕厥可能与潜在的心脏病原因引起意识丧失或猝死相关。急诊患者中占3%，住院患者中占6%。晕厥通常是良性的，而血管迷走神经性发作是其最常见的原因。患者常诉"晕厥""晕倒""头晕目眩""意识模糊""摔倒""瘫软"。病史记录者必须将晕厥与其他形式的头晕，如晕厥前状态、眩晕、不平衡、模糊描述的"头晕目眩"或"眩晕"等区别开来（见第6章头晕）。癫痫发作、代谢紊乱（如低血糖）、脑震荡必须与晕厥症状区分开来，前者不会起源于一过性的全脑灌注不足。关键术语见表29-1。

表29-1　关键术语

关键术语	内容
神经介导性晕厥	可互换使用的晕厥名词，主要涉及神经反射机制
神经反射性晕厥、血管减压性晕厥、神经心源性晕厥	如迷走神经性、情境性和颈动脉窦性晕厥
情境性晕厥	与具体运动相关的晕厥症状（例如：排尿、排便、咳嗽、吞咽）
血管迷走神经性晕厥	平常的晕厥，最常见的是导致晕厥的神经反射障碍
晕厥模仿	特点为长期（即不是暂时性的）或不会导致脑血流灌注不足（例如：癫痫、缺氧、高碳酸血症、中毒等）的意识丧失等疾病
伪晕厥	心因性（与精神疾病相关的晕厥）

二、病因

大多数单纯性晕厥或血管迷走神经性晕厥患者不会主动就医。晕厥病因因临床情况、研究人群、对晕厥的定义和诊断评估的严谨程度等的不同而有差异。例如，精神疾病通常会引起"伪晕厥"，而不是真正的晕厥，然而，在大量的研究中这种情况被列为晕厥。一般情况下，晕厥主要分类如下。

- 反射（神经性的）介导性晕厥。
- 直立性低血压。
- 脑血管疾病（晕厥的罕见原因）。
- 药物引起的晕厥。
- 心源性晕厥（由于器质性心脏疾病和心律失常）。
- 不明原因的晕厥。

鉴别诊断

最近的研究已将少数晕厥归因为原因不明，可能是基于更广泛的诊断评价。瑞士一项对急诊室中晕厥患者进行的研究表明，其原因如下：血管减压（37%），直立性低血压（24%），颈动脉窦过敏（1%），神经系统病因（5%），心律失常（7%），肺栓塞（1%），急性冠脉综合征（1%），主动脉瓣狭窄（1%），精神疾病（1.5%），未知（14%），其他（1.5%）。最近一项对患者的电生理进行评估的研究提示以下原因：血管迷走神经性（47%），情境性（0.7%），颈动脉窦过敏（7.9%），自主神经功能紊乱/直立性低血压（5.6%），脑血管疾病（1.9%），缓慢性心律失常（13.6%），室上性心动过速（9.8%），室性心动过速（12.1%），Q-T间期延长或肥厚型心肌病（1.1%），未知（19.8%）。此外，18.4%的患者可能有多种潜在的原因导致晕厥。收容机构中的老年患者易发生多因素性晕厥（表29-2）。

表29-2 鉴别诊断	
	比例
反射性	
· 血管迷走神经性晕厥	8%～47%
· 情境性晕厥	1%～8%
· 颈动脉窦性晕厥	0～8%
直立性低血压（包括血浆容量损失、自主神经功能紊乱、肾上腺皮质功能不全、嗜铬细胞瘤，药物）	4%～24%
神经系统疾病（包括椎基底动脉短暂性脑缺血发作、锁骨下动脉窃血综合征，基底动脉偏头痛、舌咽神经痛）	0～5%

表29-2 鉴别诊断

	比例
药物	
心源性晕厥	1% ~ 7%
· 器质性心脏疾病〔包括主动脉瓣狭窄、肥厚型心肌病、肺栓塞、肺动脉高压、心房黏液瘤、心肌梗死、严重冠状动脉疾病（左冠状动脉主干等）、心脏压塞、主动脉夹层〕	1% ~ 8%
· 心律失常（窦房结病变、二度或三度传导阻滞、心脏起搏器故障、室性心动过速、尖端扭转型室速，室上性心动过速、也可能由延长Q-T间期的药物导致）	4% ~ 38%
未知	13% ~ 41%
精神性	0 ~ 5%
其他（包括低血糖、过度通气等）	0 ~ 7%

三、开始问诊

1.除了患者，还应对该次发作的所有目击者进行问诊。

2.请记住，晕厥是医学术语。患者往往会描述为晕倒、意识丧失、头晕、阵发性头晕或眼前发黑。

3.得到完整的家族史、既往病史和当前的用药情况（表29-3）。

表29-3 问诊技巧

问题	有效问诊的提示
请向我描述你还记得的（最近的）发作情况	让患者用他或她自己的语言讲述整个故事
以前发作过吗？	避免打断
确切描述发作之前你在做什么？	平复患者的情绪，因为失去意识是非常可怕的
描述目击者告诉你的在发作期间观察到的一切	对患者的顾虑进行回应

四、问诊框架

1.确定患者是否经历过真正的晕厥（突然意识丧失，丧失的姿势反射，自发的、未完全恢复意识的干预），而不是另一种类型的"头晕"或癫痫发作（见第6章）。

2.如果发作被他人观察到，对目击者进行问诊。

3.确定症状发作时的情况，如身体姿势（站姿、坐姿或仰卧）、进行的活动和周边环境。

4.确定意识丧失之前是否有任何前兆症状（对诊断血管迷走神经性晕厥尤其重要）。

5.确定所有发作的共同特点。

6.预警症状的评估（见下文）。

7.确定是否有潜在的心脏疾病（提示预后更差）。

8.将晕厥病因分为以下类型。

（1）反射性：①无心脏疾病或猝死家族史；②有晕厥既往史或家族史［父母的晕厥病史相对增加后代晕厥的概率，特别是父母双方都受到影响（危险比对女儿来说为3.35，对儿子来说为11.82）］；③常在疼痛，或看到某些画面（如血液）、闻到某些气息、听到某些声音等诱因下突然发作；④长时间站立于密闭闷热的环境中（如拥挤的集会）；⑤"眼前一黑"，听力丧失、恶心或呕吐；⑥进餐时或进餐后发作；⑦劳累后发生；⑧转动颈部或颈部受压时发作（如紧领、剃须、肿瘤）。

（2）直立性低血压：①站起来后症状发生；②最近开始服药或换新药，或饮酒；③体液损失（如脱水、隐血损失）；④长时间站在密闭闷热的环境中（如拥挤的集会）；⑤有帕金森综合征或自主神经病变病史；⑥劳累或剧烈运动后发生。

（3）脑血管疾病：①手臂运动时症状发生；②左右手臂之间的血压或脉搏有差异；③锁骨下动脉窃血综合征；④椎基底动脉短暂性脑缺血发作的局灶性神经功能提示症状；⑤偏头痛病史。

（4）药物：与直立性低血压相关的血管活性药物的再使用或使用剂量增加（如抗高血压药、抗胆碱能药物），利尿药（导致体液损失），或抗心律失常药物。

（5）心源性脑缺血：①突然死亡或心脏疾病家族史；②器质性心脏疾病史［阳性似然比（LR^+）为 1.7；阴性似然比（LR^-）为 0.11；缺乏心脏病史对心源性晕厥有 97% 的阴性预测值］；③心悸或心律失常病史；④仰卧位发生晕厥；⑤在运动中发生晕厥。

五、找出预警症状

1.尽管大多数晕厥的原因是血管迷走神经性，且有良好的预后，但晕厥可能预示着猝死。晕厥也可能是多种危及生命疾病的一种表现，如心肌梗死、主动脉夹层、肺栓塞、室性心动过速或完全性心脏传导阻滞。心源性晕厥患者死亡风险增加，这与潜在的心脏疾病（而不是晕厥本身）相关。例如，主动脉瓣狭窄的劳力性晕厥是非常危险的疾病（有2年的平均存活时间，除非更换主动脉瓣）。

2.对晕厥或接近晕厥的急诊患者进行的初步单中心研究中，5个临床变量中有1个预测严重的短期结果存在。其中，2个危险因素是病史性的：呼吸急促和充血性心力衰竭（其他3个危险因素为心电图异常、收缩压＜90mmHg、血细胞比容＜30%）（表29-4、表29-5）。

表29-4 严重的诊断

	比例
器质性心血管疾病（瓣膜狭窄、心脏压塞、急性冠脉综合征、左心房黏液瘤、肥厚型心肌病、主动脉夹层、心律失常性右心室发育不良）	
心律失常（快速性心律失常、缓慢性心律失常、心脏传导阻滞）	在对被监视期间死亡的卧床患者进行的研究中，致病性心律失常中62%有室性心动过速，8%有心室颤动，13%有尖端扭转型室速，17%有心动过缓
肺动脉高压	
肺栓塞	
主要的体液损失（急性消化道出血、严重腹泻、脱水），椎基底动脉系统短暂性脑缺血发作，严重的自主神经功能紊乱	

表29-5 预警症状

预警症状	严重原因	良性原因
年龄＞45岁	心源性晕厥	
心脏疾病病史	心源性晕厥	
	LR⁺ 1.7	
	LR⁻ 0.11	
心脏疾病或猝死的家族病史	长Q-T综合征	
	肥厚型心肌病	
胸痛或呼吸困难	心肌梗死	惊恐障碍
	不稳定型心绞痛（左主冠状动脉疾病或同等症状）	
	主动脉夹层	
	心脏压塞	
	肺栓塞	
劳累过程中出现晕厥症状	主动脉狭窄	
	肺动脉狭窄	
	肥厚型心肌病	
	肺动脉高压	
	心室颤动或室性心动过速	
	严重的冠状动脉疾病	
缺乏恶心或呕吐症状	心律失常	
无前驱症状（特别是在心脏病患者中）	心律失常	
心悸	心律失常	
在仰卧位出现晕厥症状	心律失常	

续表

预警症状	严重原因	良性原因
构音障碍、眩晕、复视、面部麻木	椎基底动脉（脑干）短暂性脑缺血发作	
手臂运动过程中出现晕厥症状	锁骨下动脉窃血综合征	

表29-5　预警症状

六、重点问诊

问题的示例请参见第6章，评估头晕、不平衡、晕厥或眩晕。晕厥的诊断流程请参阅图29-1。

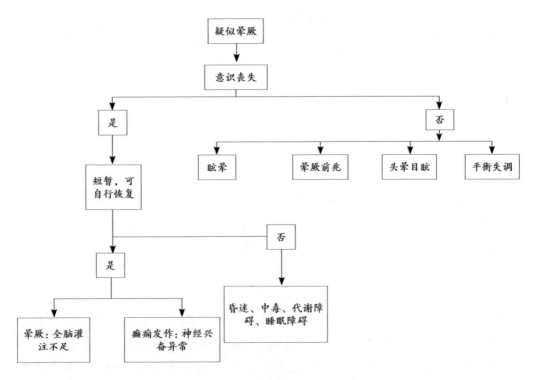

图29-1　诊断流程：疑似晕厥

注："晕厥前兆"的评估方法与晕厥相似。

临床上常见的难题是晕厥与癫痫发作之间的鉴别（表29-6）。

表29-6　晕厥与癫痫发作的鉴别

问题	可能的诊断	LR+
你症状发作后醒来时语言表达不流畅吗？	发作	16.5
你发作前有似曾相识的感觉吗？	发作	3.4

续表

表29-6 晕厥与癫痫发作的鉴别

问题	可能的诊断	LR$^+$
情绪压力与失去意识有关系吗？	发作	3.8
有没有人注意到发作过程中你有转头症状？	发作	13.5
有人注意到你：	发作	3.0（反应迟钝）
·症状发作过程中会出现反应迟钝或不寻常的姿态或四肢痉挛吗？		12.9（不寻常的姿态），5.6（四肢抽搐）
·症状发作后你有记忆吗？		4.0（发作后无记忆）
症状发作后有人注意到你神志不清吗？	发作	3.0
症状发作过程中有旁观者注意到你会出现忧郁的表情吗？	发作	5.8
症状发作后你会出现肌肉疼痛的症状吗？	发作	3.4
你出现过头晕目眩的感觉吗？	晕厥	0.27（对于发作来说）
有时候有神志不清、出汗的症状吗？	晕厥	0.17（对于发作来说）
在神志不清之前你出现过气短的症状吗？	晕厥	0.08（对于发作来说）
久坐或久站与你的神志不清症状相关吗？	晕厥	0.05（对于发作来说）

血管迷走神经性晕厥是最常见的类型，它的诊断通常是基于详细的病史之上。通常有一个触发因素，如长时间站立、过热或拥挤的地方、疼痛或医疗仪器（健康献血者中晕厥患病率在5%～15%）、不舒服的画面或气味，或极端的情绪，如恐惧，典型的先兆症状包括恶心、呕吐、出汗、感觉寒冷、炎热或视物模糊等。然而，老年患者可能会无先兆症状。发作是比较快速的，通常在10～20s。患者失去自主的肌肉控制，如果站立会跌倒，如果坐着会跌下。面色苍白提示血管迷走神经性晕厥，而发绀意味着癫痫发作。晕厥过程中，在意识丧失后可能出现上肢和下肢的短暂抽搐动作。癫痫大发作可发生更长时间的强直-阵挛性运动，且发生于意识丧失之前。血管迷走神经性事件是短期事件，与假性晕厥相比，有自发性、完整性和快速复苏的特点（病史记录者需要根据旁观者描述的内容总结这些特点）。血管迷走神经性发作后，患者可能会感到持续数小时的疲倦。

颈动脉窦性晕厥是神经介导性晕厥，是老年患者中最常见的一种形式。晕厥发作与机械操作或颈部有压力感有着密切的关系。

注意以下问题：症状发生前的周边环境，症状的发作，发作期间旁观者观察到的情况（如持续时间、恢复迅速、出现尿失禁），以及过去的医疗和家族史的背景信息。这些问题的答案将有助于缩小鉴别诊断的范围（表29-7、表29-8）。

表 29-7　重点问诊

问题	考虑
你有心脏疾病或心力衰竭吗？	心源性晕厥
你有猝死的家族史吗？	心律失常
	长 Q-T 间期综合征
	Brugada 综合征
你发作时有胸部或颈部疼痛吗？	冠状动脉疾病
	舌咽神经痛
运动会引发症状吗？	瓣膜（主动脉瓣）狭窄
	肺动脉高压
	锁骨下动脉窃血综合征
	严重的冠状动脉疾病
姿势的变化会给你带来晕倒的感觉吗？	心房黏液瘤或血栓
你在仰卧位时会有失去知觉的感觉吗？	心律失常
在发作前，是否有心悸或心跳加快的症状？	心律失常
你服用任何药物吗？	药物引发（降糖药通常会产生更长时间的不符合晕厥的症状）
你有癫痫病史吗？	癫痫
你有脑卒中或短暂性脑缺血发作的病史吗？	脑血管疾病（椎基底动脉短暂性脑缺血发作）
你有没有房间在旋转（眩晕）的感觉？你有复视、说话困难，或身体的一侧无力或麻木的症状吗？	脑血管疾病（椎基底动脉短暂性脑缺血发作）
你有糖尿病神经病变的病史吗？	自主神经病变
你有帕金森病或其他自主神经病变的病史吗？	帕金森病
	亚急性联合系统萎缩
咳嗽、排尿、排便或吞咽困难发生后开始发作吗？	情境性晕厥
是在偏头痛发作过程中晕厥发作的吗？	基底动脉型偏头痛
发作时有严重的咽喉或面部疼痛吗？	舌咽神经痛
症状发作时你在炎热拥挤的环境中吗？长时间站立中会发作吗？经历剧烈的疼痛、恐惧或情感会发作吗？经历意想不到的画面、声音或气味会发作吗？	血管迷走神经性晕厥
你的父母有由于血管迷走神经性晕厥而引起的晕厥症状问题吗？	血管迷走神经性晕厥
在发作前，是否有恶心、呕吐，或感觉寒冷或疲劳？	血管迷走神经性晕厥
症状发作时或发作后你的面色苍白吗？	血管迷走神经性晕厥
在发作中你伤害自己了吗？	癫痫发作
	心律失常

表 29-7 重点问诊

问题	考虑
有黑色柏油样便、血便或呕血的症状吗？	直立性低血压、胃肠道出血（见第36章）
有严重的腹泻、尿频或长期呕吐的症状吗？	血容量不足
吃饭后1h内，你的症状会发作吗？	餐后低血压
你有糖尿病、酗酒或慢性肾病吗？	自主神经功能紊乱
症状会在突然进行颈部运动尤其是仰头，或颈部有压力感时发作吗？	颈动脉窦性晕厥

表 29-8 晕厥或晕厥前状态相关的药物

心血管

受体拮抗药

血管扩张药（α受体拮抗药、钙通道阻滞药、硝酸盐、肼屈嗪、血管紧张素转化酶抑制药）

抗心律失常药

利尿药

作用于中枢的抗高血压药（可乐定、甲基多巴）

中枢神经系统

抗抑郁药（三环类、单胺氧化酶抑制药）

抗精神病药物（吩噻嗪）

镇静药（巴比妥酸盐、乙醇）

抗帕金森病药

抗惊厥药

麻醉性镇痛药

抗焦虑药（苯二氮䓬类）

致Q-T间期延长的药物

心血管疾病（丙吡胺、多非利特、伊布利特、普鲁卡因胺、奎尼丁、索他洛尔、苄普地尔、胺碘酮）

西沙必利

钙通道阻滞药（利多氟嗪，已不在美国销售）

抗感染药（克拉霉素、红霉素、卤泛群、喷他脒、司帕沙星）

止吐药（多潘立酮、氟哌利多）

抗精神病药（氯丙嗪、氟哌啶醇、美索达嗪、硫利达嗪、匹莫齐特）

抗组胺药（特非那定、阿司咪唑，已不在美国销售）

美沙酮

三氧化二砷

七、诊断流程

评估晕厥症状时，要注意以下三个问题。

1.患者是否真的有晕厥？

2.患者是否有潜在的心脏疾病？

3.病史特征能提示特异性诊断吗？

这些问题的答案需从患者和目击者提供的详细病史中寻找。超过45%的患者，仅根据病史和体格检查结果，可以明确晕厥的病因。在初始评估基础上增加心电图检查，不仅能将明确诊断的患者比例提高到50%，还能获得更多的预后信息。疑似晕厥和晕厥的诊断流程分别见图29-1、图29-2。

八、注意事项

1.确定患者的确存在意识丧失（而不是其他原因引起的头晕）。

2.如果患者有痉挛、代谢紊乱（如低血糖）、酒精或其他物质中毒，提示晕厥持续的时间较长。

3.向旁观者问询时，临床医生应尝试将癫痫发作的特征性强直-阵挛性运动，与孤立无意识的（肌阵挛性）痉挛动作区分开来。

4.年龄较大的患者更可能患有严重疾病（如心脏病），但不大可能回忆起发作的细节（如先兆特征）。

5.老年人晕厥常常由多种因素引起。在发现一个看似合理的因素后，要继续询问病史。

6.仅在45%～55%的病例中，可以仅根据病史，就能明确晕厥的病因。

九、预后

晕厥的预后与基础病因有关。反射性晕厥，除非是严重疾病（如心肌梗死）引起的，大多预后良好。血管迷走神经性晕厥，只需要对患者进行安慰和教育（如第一次出现先兆症状时，让患者坐下、躺下或双腿交叉）。心血管病原因引起的晕厥，与死亡率增加有关，需对特定情况进行相应的治疗。原发性自主神经功能紊乱，需要给予支持性治疗。继发于糖尿病的自主神经功能紊乱很难治疗。其他继发性自主神经功能紊乱的预后取决于基础疾病（如慢性肾病、淀粉样变、副肿瘤综合征或南美锥虫病）。多数单纯性晕厥（血管迷走神经性晕厥）患者从未就医，且预后良好。

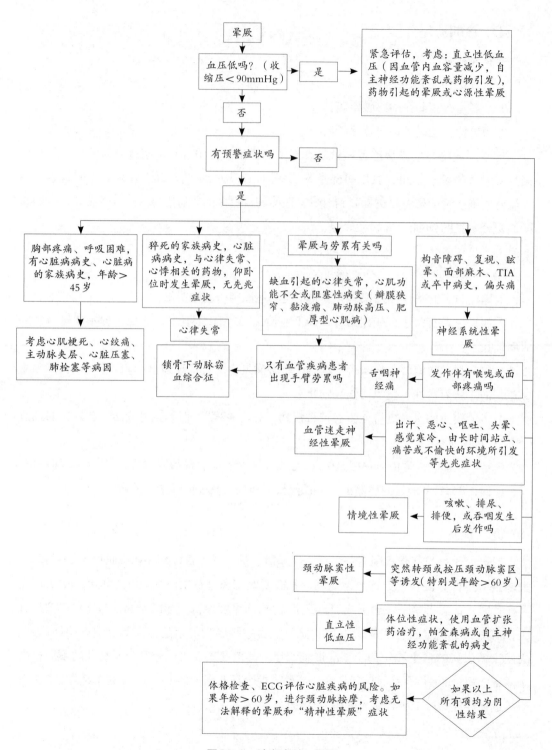

图29-2   诊断方法: 晕厥

注: ECG, 心电图; TIA, 短暂性脑缺血发作。

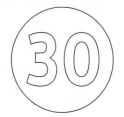

第30章

水　肿

Jeff Wiese, MD, and Michelle Guidry, MD

案例介绍

患者，男性，54岁，因"腿肿"症状不断恶化来就诊。腿肿于3个月前发作，之后持续恶化。患者还主诉有多尿和全身疲劳症状。

思考：

1.您还需要询问哪些问题来确认水肿？

2.周围性水肿的病因，具体是哪五种？

3.仅通过病史信息能确定导致水肿的病因吗？

4.哪些病史相关问题有助于对水肿症状作出正确评估？

一、概述

水肿是指细胞外组织间的液体潴留。根据液体跨膜流动的Starling定律，水肿的影响因素有5个：

$$水肿 = K\left[\left(P_{in} - P_{out}\right) - \left(Onc_{in} - Onc_{out}\right)\right]$$

式中，K为血管通透性；P_{in}为血管内静水压；P_{out}为血管外静水压；Onc_{in}为血管内渗透压；Onc_{out}为血管外胶体渗透压。

毛细血管壁可选择性地允许少量液体从血管内流向血管外，为机体细胞提供水、氧和营养物质。正常情况下，只有少量液体从血管内流向血管外，然后经淋巴引流返回到血管。毛细血管通透性（K）是指物质透过毛细血管壁的能力。血液中高蛋白浓度可通过胶体渗透压将水保留在血管中，阻止过多液体离开血管（Onc_{in}）。

一般情况下，血管内静水压（P_{in}）超过毛细血管壁所能承受的压力时，会发生水肿，导致过量液体进入血管外组织。

淋巴引流受阻、毛细血管壁通透性（K）增加、血液中蛋白质浓度下降（Onc_{in}）均可导致水肿。血管外组织（Onc_{out}）蛋白质浓度增加几乎不会导致水肿，但血管外组织过量脂肪会使血管内的液体向血管外移动，导致液体在血管外组织潴留（脂肪水肿）。

通过依次考虑导致血管内的液体向血管外移动的4种压力，可极有效地确定导致水肿的原因。

关键术语见表30-1。

表30-1 关键术语	
术语	**内容**
全身性水肿	全身各处均发生水肿: 上肢、下肢和面部
腹水	腹腔内液体潴留
脂肪水肿	皮肤组织内过量脂肪导致液体在该组织内潴留
淋巴水肿	淋巴引流受阻引起的水肿
黏液性水肿	甲状腺功能减退症导致的水肿（见下文）
胫前黏液水肿	不是真正意义上的水肿。胫骨前肿胀是Graves病患者体内抗体浸润皮肤组织，引起的皮下水肿性斑块或结节

二、病因

当患者只有水肿，没有其他症状时，导致水肿的最可能原因是静脉淤血或药物。患者有水肿的同时，可能会有其他疾病，最有可能的是充血性心力衰竭、肾病或肝硬化等全身性疾病。确定水肿的发作情况、是否伴有其他症状（如呼吸困难、腹围增大和多尿）或疾病（如糖尿病、心力衰竭、缺血性冠状动脉疾病和肝病），有助于缩小鉴别诊断的范围。鉴别诊断见表30-2。

表30-2 鉴别诊断	
	比例（%）
静脉曲张或静脉淤血	30%
充血性心力衰竭	30%
脂肪水肿	10%
肝硬化	10%
肾病综合征	5%
甲状腺功能减退症	5%
静脉血栓形成/栓塞	3%
药物	3%
变态反应	1%
淋巴管阻塞	1%
蛋白丢失性肠病	1%
营养不良	1%

三、开始问诊

1. 对患者进行问诊之前，要查看患者所用药物，并在问诊期间进行确认。

2. 避免使用诱导性提问。后续可针对最有可能的诊断采取封闭式提问。

3. 确定水肿的起病、病程和进展情况。

问诊技巧见表30-3。

表30-3 问诊技巧	
问题	**要点**
水肿是从什么时候开始的？水肿进展情况如何？	让患者用自己的语言来回答。避免打断
您是否有心、肾、肝、甲状腺方面的病史？	倾听患者讲述，寻找诊断线索
请说明一下您的饮食情况	根据患者对饮食情况的描述，弄清楚症状发生的先后顺序

四、问诊框架

1. 评估预警症状。

2. 询问心力衰竭相关症状。

3. 询问饮酒情况和其他肝病的危险因素。

4. 询问静脉淤血和血管损伤的危险因素。

5. 了解患者的饮食情况。

6. 确定水肿出现的时间规律、症状持续时间，以及伴随症状和易感因素。

五、找出预警症状

除了严重的全身过敏反应，水肿很少会危及患者的生命。充血性心力衰竭可能导致死亡，但死亡风险来源于心力衰竭导致的肺淤血，而非水肿本身。通常认为深静脉血栓形成具有致命性，因为该疾病可导致肺栓塞。预警症状见表30-4。

严重疾病

- 充血性心力衰竭。

- 变态反应。

- 肝衰竭。

- 深静脉血栓导致肺栓塞。

表30-4 预警症状	
预警症状	**考虑**
新药物的使用	变态反应
接触乳胶或化学物质	
胸部不适、呼吸急促、端坐呼吸或夜间阵发性呼吸困难	心脏瓣膜狭窄或心脏瓣膜功能不全 心肌缺血

表30-4 预警症状	
预警症状	**考虑**
意识丧失（晕厥） 感觉即将要失去意识，尤其是走路时（晕厥）	流出道受阻（如主动脉瓣狭窄、肥厚型心肌病、原发性肺动脉高压、心房黏液瘤） 肺栓塞
酗酒	肝衰竭
无保护性行为（乙型肝炎和丙型肝炎） 使用注射药物（丙型肝炎） 使用毒品（如迷幻蘑菇或摇头丸） 腹部膨胀（腹水）	上述疾病和缩窄性心包炎
长时间久坐不动（如长期卧床、长途旅行） 吸烟 血栓病史 使用口服避孕药，尤其是吸烟者	肺栓塞

六、重点问诊

分别考虑每种病因类型是确定水肿病因的最佳方法。

（一）通透性增加

通透性增加会导致所有组织发生水肿，四肢和面部均发生水肿，通透性增加是导致水肿的原因。具体见表30-5重点问诊（一）。

表30-5 重点问诊（一）	
问题	**考虑**
您正在服用什么药物？每种药物的服用时间为多少？ 您服用过非处方药吗？	变态反应：大多数药物是通过引起变态反应导致水肿的。变应原会刺激机体释放组胺，使血管通透性增加，导致水肿。服用药物后的任何时间段都有可能会发生变态反应
您是否正在服用血管紧张素转化酶抑制药（angiotensin-converting enzyme inhibitor，ACEI）或钙通道阻滞药（calcium channel blocker，CCB）？	ACEI或CCB诱导性水肿：ACE可降解循环中的缓激肽。组织损伤后会释放缓激肽，促使损伤部位的液体（和白细胞）外渗。ACEI会使循环中的缓激肽处于高水平状态，导致水肿。CCB会导致水肿，但机制未明
您是否感到疲倦、皮肤干燥、毛发粗糙或对寒冷不耐受？	甲状腺功能减退症：甲状腺功能减退时，抗利尿激素产生过多，导致循环血量增加和血管通透性增加
水肿是否突然发生，然后突然消失？ 当发生水肿时，是否有蜂窝织炎或呼吸困难？	遗传性血管性水肿：遗传性血管性水肿由C1酯酶缺乏导致。C1酯酶缺乏，C1累积，刺激补体级联反应的发生，最终导致过量的组胺释放和血管神经性水肿。遗传性血管性水肿往往累及嘴唇和面部，偶可累及呼吸道和胃肠道

（二）血管内压力增加

静脉血液量过多或静脉回流受阻可导致血管内压力增加。由于重力作用，下肢血管内压力最大，因此血管内压力增加引起的水肿往往开始于下肢，然后向阻塞部位发展。左下肢静脉压力较高，这是因为左髂静脉上方有腹主动脉，且需要经过腹主动脉汇入下腔静脉。因此，血管内压力增加所致的水肿往往从左下肢开始，最终发展为双下肢水肿。

1.容量超负荷（表30-6）

表30-6　重点问诊（二）	
问题	考虑
您是否注意到尿量减少？	肾病、心脏疾病和肝病
您通常摄入什么类型的食物？	钠含量较高的食物，包括薯片、咸花生、快餐食品、罐头食品和中餐。务必询问患者在食物中添加的食盐量
您是否在接受静脉用药物治疗？	有些药物中含有阴离子，需要和钠阳离子等结合促进溶解，钠离子浓度就会非常高，尤其是每4小时就需要给予一次的药物（如替卡西林）
您正接受哪些静脉用药物治疗？	钠摄入推荐量是每日少于3g。生理氯化钠溶液中钠的浓度为0.9%，或1L生理氯化钠溶液中含有9g钠
您是在户外或是炎热的环境中工作吗？	激素引起的水肿：天气炎热时，很多人在一天结束时下肢都会有轻度水肿，这是醛固酮水平升高导致（大量出汗导致体液减少，刺激醛固酮水平升高）。该水肿一般一天内就会消失
您服用类固醇类药物吗？	大多数类固醇可刺激醛固酮受体，导致钠水潴留
是否觉得非常虚弱？腹部是否有很清晰的条纹？	库欣综合征：过量皮质醇会刺激醛固酮受体，导致水钠潴留

2.静脉或淋巴管阻塞　检测静脉或淋巴管阻塞最好是从主动脉根部开始，然后往回检查，记住，任何瓣膜阻塞或功能不全都会导致梗阻近端的静脉压力增加。从主动脉根部至左心房的任何异常都可能会导致呼吸急促，因为这段发生异常，血液会淤滞在肺部（表30-7）。

表30-7　重点问诊（三）	
问题	考虑
您有过胸痛、意识丧失或呼吸急促的症状吗？	主动脉瓣狭窄：主动脉瓣狭窄会导致向外流动的血液减少，导致血液在肺部淤滞，引起呼吸困难。左心室压力升高会增加心肌的负荷，使心内膜下心肌血量减少，导致心肌缺血和胸痛。脑部供血不足会导致晕厥
是否有呼吸急促？是否在使用注射药物？	主动脉瓣功能不全：主动脉瓣功能不全会导致左心室压力增加，进而使肺静脉压力增加，引起呼吸困难。导致急性主动脉瓣功能不全的最常见原因是主动脉瓣感染（心内膜炎）

续表

表 30-7　重点问诊（三）

问题	考虑
您有心脏病发作的病史吗？ 最近是否有生过孩子？ 是否接受过化疗？ 目前是否有呼吸急促？	心肌病：高血压、缺血性心脏病、糖尿病、化疗药物（罕见）、病毒感染或产后状态等导致心肌细胞损伤，进而引起左室功能减退。左室功能减退会使肺静脉压增加（呼吸困难），导致静脉回流受阻（水肿）
您有缺血性心脏病病史吗？ 您使用过注射药物吗？ 您在儿童期间患过风湿热吗？	二尖瓣反流或狭窄：导致二尖瓣狭窄最常见的原因是风湿性心脏瓣膜病。导致二尖瓣功能不全的最常见原因是心力衰竭（心室扩张使瓣膜叶关闭不全）、乳头肌（连接二尖瓣与左心室的肌肉）相关性梗死或瓣膜感染
您在童年时患过风湿热吗？ 您使用过膳食补充剂芬氟拉明吗？	肺动脉瓣狭窄或功能不全
您使用过注射性药物吗？ 您在童年时患过风湿热吗？	三尖瓣狭窄或功能不全：导致三尖瓣狭窄或功能不全最常见原因是心内膜炎、风湿性心脏病。任何心肌病均可导致三尖瓣反流
您患过肺结核吗？ 您患过肺癌或乳腺癌吗？	缩窄性心包炎：缩窄性心包炎会抑制右心室扩张，阻碍静脉回流。导致缩窄性心包炎的最常见原因是肺结核、肺癌、乳腺癌，以及其他原因导致的心包炎
您曾经患过肺结核或肺癌吗？ 您面部和上肢水肿比下肢严重吗？	上腔静脉综合征：肿块（感染或恶性肿瘤）压迫上腔静脉，抑制静脉回流。水肿往往发生在上肢和面部
您发现有腹部隆出吗？	腹部肿块或妊娠：腹部肿块阻塞下腔静脉时，会导致静脉回流受阻
您是否有血栓史？ 您是否吸烟？ 您是否曾长期久坐不动（乘坐飞机或长期卧床）？ 您服用口服避孕药吗？ 您患过癌症吗？	下肢深静脉血栓形成：血栓形成的危险因素（即 Virchow 三联征）包括久坐不动、高凝状态和血管损伤。导致血液黏稠度高的原因有吸烟、雌激素、遗传易感性（凝血因子 V Leiden 突变、凝血酶原 20210 突变、抗凝血酶 III 缺乏症）
水肿局限在左下肢吗？	May-Thurner 综合征：May-Thurner 综合征是左髂静脉跨过腹主动脉汇入下腔静脉时，左髂静脉受到压迫所致
是否发现下肢静脉突出？	静脉曲张
您患过癌症吗？ 您有指甲发黄吗？ 您在热带地区旅行过吗？	淋巴管阻塞：导致淋巴功能不全最常见的原因是恶性肿瘤阻塞淋巴管。黄甲综合征表现为指（趾）甲变黄和淋巴功能不全。寄生虫感染也会导致淋巴管阻塞（丝虫病引起的象皮病）

（三）胶体渗透压下降

　　白蛋白产生不足或是减少速度大于产生速度，均会导致白蛋白不足，引起胶体渗透压下降（表 30-8）。

表30-8 重点问诊（四）

问题	考虑
您曾有过腹泻吗？	蛋白丢失性肠病：蛋白丢失性肠病是肠道吸收蛋白能力不足导致。肠道吸收蛋白能力不足会导致肠腔内渗透压升高，引起腹泻
您摄入多少酒精？ 您患过病毒性肝炎吗？ 你患过肝病吗？	肝硬化：肝组织损伤后，将吸收的蛋白质转换为白蛋白的能力会下降。肝病和其他导致肝衰竭的疾病请参见第37章
您发现尿液中有泡沫吗？ 您曾经是否患过肾病？ 您是否有糖尿病或高血压？	肾病综合征：肾病综合征时，蛋白质会通过尿液排出。导致成人肾病综合征的常见原因包括糖尿病、高血压、微小病变肾病、局灶节段性肾小球硬化。尿液中蛋白质含量较高时，尿液会起泡

七、诊断流程

水肿的诊断流程如图30-1所示。

八、注意事项

1. 根据指凹恢复时间（pitrecovery time，PRT）将外周水肿分为1～4级。用一根手指在水肿处按压5秒钟，会出现一个凹陷。然后放开，评估凹陷恢复正常所需的时间。每30秒的PRT对应一个级别（1级水肿，PRT ≤ 30秒；2级水肿，PRT为30～60秒；等等）。PRT时间越长，静水压升高引起水肿（即充血性心力衰竭）的可能性就越大。

2. 轻度至中度的心力衰竭会引起腿部、足部、足趾等部位的水肿。严重的心力衰竭会导致腿部、足部水肿，但足趾不会出现水肿。心输出量不足会导致周围供血不足，为维持关键部位的平均动脉压，到达足趾处的血量就会减少，足趾处发生水肿的可能性会降低。

3. 腿部有水肿，但足部没有，提示脂肪水肿，或脂肪组织导致的液体潴留。因为足面没有脂肪组织，因此这个部位不会出现水肿。使用利尿药后，血容量会下降，但脂肪水肿不会缓解。

九、预后

水肿的预后取决于基础疾病的严重程度。

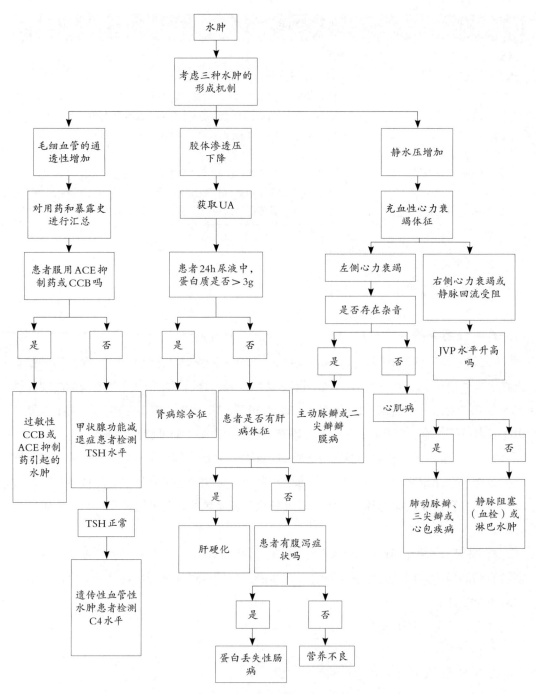

图30-1　诊断流程图：水肿

注：ACE，血管紧张素转化酶；CCB，钙通道阻滞药；JVP，颈静脉压；TSH，促甲状腺激素；UA，尿检。

第七部分

消化系统

第31章

腹　痛

Thomas E. Baudendistel, MD, and Amarpreet Sandhu, DO

案例介绍

患者，男，62岁，有高脂血症、高血压及冠状动脉性心脏病病史。因"近6个月腹部疼痛，进食后症状加重"到初级医疗中心就诊。

思考：

1. 你还需询问该患者其他什么重要问题？

2. 急性和慢性腹部疼痛怎样鉴别？

3. 通过病史采集和重点问诊，你能作出明确的诊断吗？

一、概述

腹痛是临床中一种常见的问题，占急诊接诊患者总数的10%，25%的腹痛患者需要进一步住院治疗。腹痛住院率如此之高的原因是什么？腹痛的原因经常是不确定的，25%的腹痛患者在急诊并未得到确切的诊断。腹痛的高发性和诊断的不确定性，要求我们进行深层次的讨论。更好地了解各种疾病引起的腹痛的特征，有助于我们作出正确的诊断和制定更合理的治疗方案（表31-1）。

表31-1　关键术语

关键术语	内容
急腹症	需要立即外科手术干预的腹部疾病。急腹症的患者属于腹痛患者的一部分
急性腹痛	急性腹痛在数分钟内起病，但是可以持续数天。有时将非常严重的腹痛描述为急性，这种情况仅适用于腹痛为新发症状时。慢性腹痛急性加重不能认为是急性腹痛
胆绞痛	由急性暂时性胆管梗阻引起的腹痛，通常由胆结石引起。患者通常描述为"波浪样"疼痛，可能是胆管中固定梗阻物致其蠕动收缩
慢性腹痛	腹痛持续至少6个月，经过检查评估仍不能作出明确诊断
非特异度腹痛	腹痛的具体位置不明确。通常某一特定的诊断不能完全解释这种症状
腹膜	由中胚层衍变而来，覆盖于腹腔、盆腔壁的内面和脏器的外表。覆盖在脏器表面的腹膜称作脏腹膜，衬于腹腔、盆腔表面的腹膜称作壁腹膜。脏腹膜由自主神经支配，壁腹膜由脊髓体神经支配
牵涉痛	牵涉痛是指病灶远隔部位出现疼痛症状。内脏器官的牵涉痛尚未完全明了，但是可能与体神经和内脏神经共同传入脊髓后脚有关

续表

表31-1　关键术语

关键术语	内容
躯体痛	躯体痛是从壁腹膜发出的。支配壁腹膜的体神经包含A-delta神经元。这些神经传导迅速，通常会产生剧烈的局部疼痛
内脏痛	内脏痛是从脏腹膜发出的。脏腹膜包含C纤维，后者传导速度慢，产生定位不明确的钝痛。脏腹膜由双侧神经支配，常导致疼痛向中线放射，内脏痛通常是某一器官膨大引起的（如胆囊发炎、肾结石阻塞或小肠梗阻）

二、病因

引起急性腹痛的原因不同，其患病率与患者的年龄有关。慢性腹痛的流行病学特点尚无详细的研究报道（表31-2）。

表31-2　鉴别诊断

	比例[a]		
	全部	＞60岁	＜60岁
腹痛，非特异度	34.9%	9.6%～22.5%	43.0%
主动脉瘤，破裂	1.3%	3.0%	0.1%
阑尾炎，急性	12.0%～26.0%	3.5%～6.7%	25.0%
胆道系统			
·胆管炎			
·胆囊炎		26.0%～40.8%	
·胆石症	5.1%	8.9%	2.6%
结肠，其他疾病	3.5%～3.7%		
·结肠炎			
憩室炎	3.9%	3.4%～8.5%	0.8%
胃肠炎	0.3%	0%	0.6%
生殖系统	1.1%	0.2%	1.7%
疝，嵌顿性		4.8%～9.6%	
炎症性肠病	0.8%	1.1%	0.7%
肠梗阻		7.3%～10.7%	
小肠阻塞	14.8%	28.0%	6.1%
腹部恶性疾病	3.0%	5.5%～13.2%	1.4%
胰腺炎	2.4%	1.9%～5.1%	1.5%

续表

表31-2 鉴别诊断

	比例[a]		
	全部	>60岁	<60岁
消化性溃疡	3.3%	3.3% ~ 8.4%	2.5%
盆腔炎症性疾病			
镰状细胞危象			
睾丸			
·附睾炎			
·睾丸扭转			
腹部外伤	3.1%	0.4%	4.9%
泌尿系统	5.9%	3.2%	7.6%
·膀胱膨大			
·膀胱炎			
·肾结石			
·肾盂肾炎			
肠系膜血管闭锁	0.6%	1.5%	0

注：a 因急性腹痛急诊的患者；空格表示比例未知。

三、开始问诊

1.让患者用自己的语言来描述腹痛的症状。

2.避免诱导式提问，以开放式问题开始问诊。

3.据最有可能的诊断，使用封闭式问题问诊。

4.接诊患者之前，先回顾患者当前的用药情况，问诊过程中加以确认。要询问患者在服用哪些非处方药和草药制剂。

5.询问患者的饮酒史和毒品滥用史（表31-3）。

表31-3 问诊技巧

问题	牢记
对你的症状我表示很同情，请再和我讲述更多腹痛的症状	让患者描述病情，不要打断患者的谈话
腹痛的症状是从什么时候开始的	仔细倾听患者的病史，为鉴别诊断打下基础
我能看出腹痛使你感到极为不适。我想再问几个问题，有助于确定腹痛症状的原因	使患者消除疑虑，使患者安心，促进问诊

四、问诊框架

1.确定疼痛是急性的还是慢性的（或者慢性疼痛急性加重）。疼痛的时限不同，鉴别诊断的内容也不一样。

2.评估有无预警症状。

3.找出疼痛的起始部位（如果可能的话），并且确定疼痛是否转移至其他部位。

- 右上腹疼痛。
- 上腹部疼痛。
- 左上腹疼痛。
- 右侧腹部疼痛。
- 脐周疼痛。
- 左侧腹部疼痛。
- 右下腹疼痛。
- 腹下部疼痛（脐中线以下）。
- 左下腹疼痛。
- 腹部弥漫性疼痛。

4.询问腹痛的基本特征，从以下5个方面问诊（表31-4）。

表31-4　问诊框架	
影响因素	哪些因素会缓解或加重疼痛？
性质	腹痛的特点是什么？
放射	腹痛向周围放射吗？
严重程度	将疼痛分为0～10级（0表示无疼痛，10表示最痛）
病程/治疗	腹痛持续多长时间了？在这段时间里，腹痛是持续性的还是间歇性的？你接受过哪些治疗？

五、找出预警症状

引起腹痛的严重原因有很多。需要仔细问诊并找出这些疾病的特征性表现，进而得出确切的诊断。

在进行开放式问诊之后，向患者询问一些预警症状。患者的回答有助于指导进一步的诊断和评估（表31-5、表31-6）。

表31-5　严重疾病	
疾病	**内容**
腹主动脉瘤	· 大部分腹主动脉瘤是无症状的，直至破裂才出现症状
	· 腹痛或背部疼痛提示腹主动脉瘤扩大
	· 腹主动脉瘤的首发症状可能是较远部位的梗死或栓塞
	· 发生腹主动脉瘤破裂的患者中，仅50%存活

表 31-5 严重疾病

疾病	内容
附件扭转	表现为受累一侧下腹部突发性疼痛，可能伴有尿频和恶心呕吐等症状
肾上腺皮质功能不全，急性	低血压是最重要的临床表现；同时伴有腹痛、发热、意识模糊、疲劳感和恶心呕吐
主动脉夹层，胸部	· 升主动脉夹层患者中22%会出现急性腹痛；在主动脉夹层累及左锁骨下动脉起始部的患者中，43%会出现急性腹痛症状 · 未经治疗的近端主动脉夹层患者中40%～50%在48h内死亡。对于48h后生存的患者，1年死亡率为90% · 患者表现为胸部、背部或腹部的"撕裂样"锐痛。疼痛在起始时最重，不同于心肌梗死疼痛程度逐渐增强的特征。随着时间疼痛可能会减轻，可能与主动脉夹层进一步扩大有关
阑尾炎	· 一般人群中阑尾炎的患病风险为7% · 患者开始表现为持续性、非特异度脐周或弥漫性腹部不适。经过数小时后，疼痛局限于右下腹，伴有厌食、恶心、呕吐等症状。盲肠后阑尾炎患者可能缺少局限性触痛体征，因为阑尾并不与壁腹膜接触。患者通常诉伴有便秘症状，也有部分患者会伴有腹泻症状
胆道系统	
· 胆管炎	50%～75%胆管炎患者出现Charcot三联征（发热、右上腹疼痛及黄疸）
· 胆囊炎	· 75%胆囊炎患者有恶心呕吐症状 · 持续性右上腹剧烈疼痛是最常见的症状。疼痛可能放射至右肩部或右侧背部 · 急性胆囊炎通常是胆结石引起的。胆结石的风险因素包括女性、年龄＞40岁及肥胖 · 无结石性胆囊炎会发生于危重患者
肠梗阻	· 50%的肠梗阻患者有腹部手术史 · 患者通常有痉挛性脐周疼痛，每隔数分钟出现阵发性疼痛 · 未经治疗的绞窄性肠梗阻死亡率高达100%
口炎性腹泻	最常见的临床表现包括腹泻、胃肠胀气、体重减轻、腹部不适及腹胀
糖尿病酮症酸中毒	· 死亡率已由20年前的8%降至目前的0.67% · 50%的糖尿病酮症酸中毒患者有腹痛症状
憩室炎	· 憩室炎症状包括左下腹疼痛（70%）、恶心呕吐（20%～62%）、便秘（50%）、腹泻（25%～35%）及泌尿系统症状（10%～15%） · 右侧结肠憩室炎在西方国家少见，但是在亚洲国家占憩室炎患者的75%
子宫内膜异位	· 在接受腹腔镜进行盆腔疼痛或痛经评估的年轻女性患者中，50%患有子宫内膜异位症 · 子宫内膜异位症的症状包括盆腔疼痛、直肠疼痛、痛经及性交困难。疼痛一般开始于月经来潮前的几天，经期加重，直至月经结束后疼痛消失。部分患者是无症状的
家族性地中海热	· 家族性地中海热症状包括反复发作性腹痛（由于浆膜炎）和发热，持续数天 · 65%的患者首次发作出现在10岁前，90%的患者首次发作出现在20岁前

续表

表 31-5 严重疾病

疾病	内容
疝，嵌顿性	· 一生中发生疝的风险，男性约25%，女性＜5% · 90%疝为腹股沟疝，10%为股疝 · 腹股沟疝男性较女性多见（9∶1），并且右侧多发 · 股疝女性较男性多见（4∶1）；40%的股疝发生嵌顿或绞窄 · 最常见的症状是进行增加腹内压的活动（即拉紧或举重）时产生"负重感"。疼痛需要考虑发生嵌顿的可能性。腹膜体征常提示肠道绞窄
高钙血症	· 在原发性甲状旁腺功能亢进症患者，消化性溃疡和肾结石的患病率高达20%。后两者均可导致急性腹痛 · 高钙血症可能导致不同类型的腹痛，取决于并发症（即便秘、肾结石或胰腺炎）
炎症性肠病	
· 克罗恩病	· 克罗恩病的症状比溃疡性结肠炎更复杂；80%患者累及小肠，通常位于远端回肠 · 常见症状包括腹痛、发热、体重减轻、腹泻（伴有或者不伴有便血）。10%的患者无腹泻症状
· 溃疡性结肠炎	· 由于结肠黏膜层炎症性病变所致，通常累及直肠。病变可能出现浸润，累及结肠的其他部位。血性腹泻是溃疡性结肠炎的主要临床表现。排便可能会缓解下腹部痉挛性疼痛
急性肠道缺血	· 患者主诉突发性腹部痉挛性疼痛 · 肠道缺血可能是动脉或静脉系统闭塞性疾病引起 · 动脉性肠系膜缺血占急性肠道缺血的60%～70%，死亡率为60%。风险因素包括动脉粥样硬化、低心输出量状态、近期心肌梗死史及心瓣膜病 · 如果累及肠系膜下动脉，那么可能会出现结肠炎症状 · 未及时发现的肠道缺血可能导致肠道梗死，类似于心肌梗死
慢性肠道缺血	· 典型患者为吸烟者，患有动脉粥样硬化性血管病 · 近50%的患者合并周围血管病或冠状动脉性心脏病 · 患者的典型主诉为：进食后1h内脐周痉挛性钝痛，然后逐渐缓解，直至下一餐后再次发生类似疼痛 · 80%患者出现体重减轻，与患者为了减少疼选择不进食有关
肠易激综合征	· 是一种常见的特发性疾病，特征为慢性腹痛、腹胀，通常排便后疼痛缓解，排除黏液、排便习惯或粪便性状（变硬或者变软）改变，阵发性腹泻与便秘相交替（参见第32章） · 压力或进食通常会加重症状
恶性疾病，隐匿性	· 33%的肾细胞癌患者有侧腹痛或腹部包块的症状 · 85%的胰腺癌患者有腹痛症状
心肌梗死或缺血	· 心肌梗死能引起上腹部钝性疼痛，有时会与消化性溃疡混淆
肾盂肾炎	· 患者表现为发热、恶心呕吐、侧腹痛。疼痛位于腹部或盆腔，患者可能有泌尿系统感染症状
肾结石	· 肾结石可能是无症状的。肾结石从盆腔降至输尿管时会引起疼痛。疼痛通常是阵发性的，与结石移动和输尿管收缩有关。疼痛随结石沿输尿管下降而转移（参见第42章）

表31-5 严重疾病

疾病	内容
急性胰腺炎	· 近100%的胰腺炎患者有腹痛症状。典型症状为腹痛，始于上腹部，向背部放射。急性发作后疼痛缓解 · 常见的原因包括胆石症（40%）、饮酒（35%，男性常见） · 90%的胰腺炎患者有恶心呕吐症状
慢性胰腺炎	· 腹痛初期可能是阵发性的，但是常转变为持续性伴间歇性加重 · 临床表现为胰岛的外分泌和内分泌功能障碍，包括脂肪泻及糖耐量异常
盆腔炎症性疾病	· 疼痛通常位于下腹部两侧，常在月经期或月经开始后出现。33%的盆腔炎症性疾病患者疼痛初期伴有异常血尿。性交或突然活动可能加重疼痛。10%的患者有肝周炎，表现为右上腹疼痛（Fitz-Hugh-Curtis综合征）。仅50%的患者出现发热症状，许多女性症状轻微
消化性溃疡	· 患者可能症状多样，但是没有哪一个症状是特异性的。症状包括上腹部"烧灼样"疼痛及饱腹感，餐后嗳气、腹胀、厌食、恶心呕吐。十二指肠溃疡引起的疼痛通常发生在进餐数小时后，胃部排空之后；而胃溃疡引起的剧烈疼痛通常发生在进餐后。抗酸治疗或进食对十二指肠溃疡引起的疼痛效果优于胃溃疡引起的疼痛
急性间歇性卟啉症	· 急性间歇性卟啉症是卟啉症中最常见也是最严重的一种，是血红蛋白生物合成途径中酶缺乏引起的 · 腹部疼痛是卟啉症急性发作最常见的症状，常常是首发症状 · 最常发生于青春期后期的年轻女性
妊娠、异位	· 异位妊娠症状包括下腹部疼痛（99%）、停经（74%）及阴道出血（56%） · 在破裂之前55%的患者无症状
肺梗死	· 出现腹部疼痛时，提示已发生胸膜炎，通常疼痛位于上腹部
镰状细胞危象	· 10%的患者出现急性肝危象，导致右上腹部疼痛
睾丸扭转	· 新生儿及青春期后期的男性为主要群体，但是约40%发生于年龄＞21岁的患者 · 阴囊突发疼痛是最常见的症状
脉管炎	· 脉管炎可能合并炎症性肠病，尤其是克罗恩病 · 抗磷脂抗体综合征可能有腹痛症状 · 25%的结节性多动脉炎患者有腹部疼痛症状 · 变应性肉芽肿性血管炎表现为典型的三联征：过敏性鼻炎、哮喘及周围性嗜酸粒细胞增多。常出现小动脉和（或）中动脉脉管炎 · 近50%过敏性紫癜患者出现腹痛症状，过敏性紫癜是一种累及小血管的脉管炎，儿童常见，该病典型的四联征包括皮疹、腹痛、关节痛及肾病 · 贝赫切特综合征在中东地区男性和女性患者常见，症状包括反复性口腔和生殖器溃疡、葡萄膜炎、皮损及关节炎。可能出现多系统脉管炎 · Takayasu动脉炎在亚洲年轻女性中常见，主要影响动脉及其分支，但可能出现肠缺血

表31-6 预警症状				
预警症状	严重原因	阳性似然比[a]	阴性似然比[a]	良性原因
心血管系统症状				
恶心呕吐	心肌梗死	1.90		胃肠炎
全身症状				
发热	阑尾炎	1.94	0.58	病毒综合征
	胆管炎			
	胆囊炎	1.50	0.90	
	憩室炎			
胃肠道症状				
灰白色粪便	胆管梗阻			脱水原因
茶色尿				尿液浓缩
				不要与胆红素尿混淆
黑便	胃肠道出血			铁替代制剂可能引起黑便
血便				
咯血				
便秘	肠梗阻			脱水
	高钙血症			
恶心或呕吐	阑尾炎	0.69～1.20	0.70～1.12	胃肠炎
	肠梗阻	1.00～1.50	0.60～1.00	
	胆囊炎			
	嵌顿性或绞窄性疝			
	胰腺炎			
呕吐前疼痛	阑尾炎	2.76		
脐周疼痛转移至右下腹疼痛	阑尾炎	3.18	0.50	
右下腹疼痛	阑尾炎	7.31～8.46	0.28	肠系膜腺炎
右上腹疼痛	胆囊炎	1.50～1.60	0.40～0.70	
其他				
黄疸	胆道梗阻			
	胆管炎			
神经功能缺陷，局限性	主动脉夹层	6.60～33.00	0.71～0.87	
疼痛，突然发作	主动脉夹层	1.60	0.30	
疼痛，突然发作，撕裂样	主动脉夹层	2.60		
疼痛，转移性	主动脉夹层	1.10～7.60	0.60～0.97	
疼痛，撕裂样	主动脉夹层	1.20～10.80	0.40～0.99	

注：a 每个似然比适用于邻近的严重原因。

六、重点问诊

在患者描述完腹痛症状之后，思考可能的预警症状，询问下列问题，缩小鉴别诊断的范围（表31-7）。

表31-7 重点问诊

问题	考虑
影响因素	
进食后疼痛会加重吗？	胰腺炎、胃溃疡、肠系膜缺血
进食后疼痛会减轻吗？	十二指肠溃疡、胃食管反流性疾病
性质或者伴随症状	
疼痛伴随恶心呕吐吗？	胰腺炎、肠梗阻、胆绞痛
疼痛是"撕裂样"的吗？	主动脉夹层
疼痛是"痉挛性"的吗？	中空管道（即肠道、胆管或者输尿管）膨胀
疼痛与呕吐未经消化的食物有关吗？	食管梗阻
疼痛与呕吐未经消化的食物有关吗？呕吐物是混有来自胃内的胃酸、消化液，但是没有胆汁吗？	胃轻瘫或者胃出口梗阻
呕吐物带血吗？	胃食管反流性疾病、食管或胃静脉曲张、消化性溃疡、主动脉肠瘘
放射	
疼痛向背部放射吗？	胰腺炎、十二指肠溃疡、胃溃疡、主动脉夹层
疼痛向右肩放射吗？	胆绞痛、胆囊炎
疼痛向左肩放射吗？	脾大或脾梗死
疼痛向左臂或者颈部放射吗？	心肌缺血
程度	
右下腹疼痛程度突然从8、9级降至2、3级了吗（0～10级）？	阑尾穿孔
疼痛刚开始的时候程度最重吗？	主动脉夹层
时间进展/治疗	
疼痛是持续性的，阵发性加重吗？	胆绞痛、肾绞痛、小肠梗阻
疼痛是多个疼痛波不断加重，然后有短暂的消失吗？	小肠梗阻
最近有服用抗生素吗？	艰难梭菌导致的结肠炎
疼痛是每个月一次，大概出现在月经开始后2周吗？有时伴有阴道少量出血吗？	经间痛

七、诊断流程

评估腹痛首先需要考虑可能需要紧急手术干预或腹腔镜干预的疾病。少数腹痛患者需要紧急干预。对于其他患者，可以根据疼痛的具体部位缩小鉴别诊断的范围。腹痛的诊断流程见图31-1。

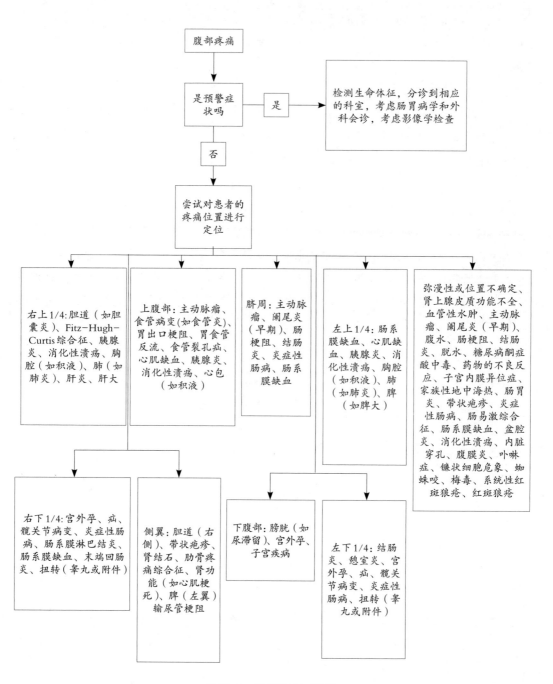

图31-1　诊断流程：腹痛

八、注意事项

1.尽管非特异性腹痛占急性腹痛的33%，但是非特异性腹痛仍是一个排除诊断。在作出诊断之前，需要考虑其他疾病进行鉴别诊断。

2.腹痛的症状和体征随着时间会发生显著的变化，一系列的腹部检查能增加诊断的准确性。

3.在老年患者、小儿、糖尿病患者及免疫功能不全的患者，腹痛的程度可能会被低估。

4.许多患者无法提供适合特异性诊断的病史。交流中的障碍，包括不同的母语、情绪低落或精神疾病，都可能延误临床医生作出快速准确的诊断。在这种情况下，临床医生应认识到病史并不完整，这是非常重要的。实验室检查和影像学检查，可为诊断性评估提供帮助。

九、预后

尽管大部分医院和诊所拥有先进的影像学检查和实验室检查技术，但是对急性腹痛患者来说，进行腹部CT检查不仅价格高昂，而且效率低下。矛盾的是，进行影像学检查可能会推迟病史采集和体格检查的时间，而临床医生需根据详尽的病史采集和体格检查作出正确的诊断。根据病史和体格检查对患者进行分类是很重要的，因为腹痛可能是多种疾病引起的，预后也显著不同。

如果治疗合理，胃食管反流性疾病预后非常好。阑尾炎的预后与年龄有关。接受适当治疗的患者，总死亡率＜1%，但老年患者的死亡率要高出5～15倍。延迟诊断可能是造成死亡率差异的原因，这也突显了对腹痛患者尽快作出诊断评估的重要性。

第32章

便 秘

Auguste H. FortinVI, MD, MPH

案例介绍

　　患者，女性，37岁。因"便秘"前来就诊。患者自幼患有便秘，经儿科医生治疗后，效果甚微。患者主诉间歇出现痉挛性腹痛，疼痛级别8～10级，排便后疼痛缓解。患者几乎每日排便，但是粪便质硬。疼痛发作时，患者的粪便"相当硬"。患者近期被解雇，发现自己腹痛次数增多，粪便质硬情况增加。

　　思考：

　　1.该患者真的患有便秘吗？

　　2.关于该患者的症状，你还需要询问哪些问题？

　　3.患者的症状提示疾病严重吗？

　　4.病史在诊断便秘的原因方面是如何发挥作用的？

一、概述

　　便秘是一种常见的消化系统症状，患病率2%～28%，这与不同研究所用的定义有关。为了包括患者所说的"便秘"，便将经典的定义（每周排便次数少于3次）范围扩大了。在一项对健康年轻成人的调查中，52%的受访者将"便秘"定义为排便时费力，44%认为是"粪便硬结"，34%认为是不能按照自己的意愿随意排便，仅有32%的受访者认为"便秘"是指排便次数较少（以上定义之间并不相互排斥）。

　　部分患者认为自己患有便秘，即使自己每日排便1次甚至数次，而部分每周排便少于3次的患者并不认为自己有便秘。在美国，每年有250万人次因"便秘"就诊，每年在泻药上花费8亿美元。便秘的患病率在老年患者和女性人群中有所增加。其他风险因素有体育活动较少、社会经济地位较低和低热量摄入。在加拿大的一项全国性调查中，34%有便秘症状的受访者因此求医。

　　便秘症状可能提示严重疾病，但大部分患者便秘的病因为良性和功能性的。了解提示严重便秘的预警表现，并采用易理解问诊方式，有助于正确评估"便秘"这一令人尴尬的症状（表32-1）。

表32-1　重点问诊

关键术语	内容
器质性疾病	与某一器官可发现的结构改变相关

表32-1　重点问诊	
关键术语	内容
功能性疾病	定义经过调整，目前是指患者的症状难以用某单一器官病变来解释
急性便秘	症状持续时间＜3个月
慢性便秘	症状持续时间＞3个月，通常持续多年
肠易激综合征	是最常见的一种功能性胃肠病，非某单一器官病变引起
便秘为主的肠易激综合征	肠易激综合征的一种形式，便秘症状与正常肠道功能交替
排便障碍疾病	排便时耻骨直肠肌及肛门外括约肌未松弛或过度收缩，导致直肠内压力增加，从而导致便秘（如盆底肌协同失调、肛门痉挛、出口梗阻、直肠脱垂）
慢性功能性便秘	原因尚不明确的慢性便秘，又称为慢性特发性便秘
正常运输性便秘	又称功能性便秘。结肠内粪便运输正常，排便频率正常，但是患者有便秘的感觉
缓慢运输性便秘	结肠内粪便运输迟缓。可能是结肠低动力性或结肠运动过度、不协调性蠕动导致粪便反向运动引起
躯体化	精神疾病表现为躯体症状，如便秘症状

二、病因及鉴别诊断

许多疾病和药物会导致便秘。急性起病的便秘更常由器质性和药物诱发，而慢性便秘大部分是影响结肠或肛门直肠部的功能性疾病引起的。特发性慢性便秘的病理生理学改变，尤其是胃肠功能受到脑部影响的疾病，原因尚不明确。慢性特发性便秘（与胃肠道其他功能性疾病相似）与抑郁、焦虑、躯体化及性滥交史有关。在消化科，40%慢性功能性便秘患者有性虐待史，该比例是器质性肠道疾病及全国估计患病率的2倍。

慢性功能性便秘可能与结肠动力不足（缓慢运输性便秘）、排便时盆底肌功能异常（排便障碍疾病）或便秘型肠易激综合征有关。

便秘症状在老年人和女性中更为常见。关于初级诊疗中心便秘症状患者的流行病学资料很少。一项研究根据患者在系统性电话问诊的反应将慢性便秘进行了分类。尽管该项研究的采访对象不是全国性的，但据比得出的结论是，便秘的总体患病率是14.7%。33%患者为"功能性"（正常运输性）便秘，33%患者为排便障碍性便秘，15%患者为肠易激综合征，25%患者是肠易激综合征和"出口"排便障碍性疾病混合原因导致的。近一半受访者便秘时间长达5年或5年以上。在"功能性"便秘患者中，8.3%患有其他疾病（如糖尿病、帕金森病、多发性硬化）或服用与便秘症状相关的药物（如阿片类镇痛药）。

儿童的便秘症状，鉴别诊断的范围与成人有所不同。本章主要讨论青少年和成年人便秘症状（表32-2）。

表 32-2　鉴别诊断

肛门直肠梗阻	肌肉和结蹄组织疾病
肛裂	淀粉样变
结肠或者直肠肿瘤	系统性硬化
结肠息肉	肌强直性营养不良
粪便堆积	肌肉和结缔组织疾病
肠闭塞	淀粉样变
巨直肠（由于神经或肌肉功能异常引起的肛门外括约肌和耻骨直肠肌功能受损，导致直肠内粪便堆积。多见于老年人）	系统性硬化
	强直性肌营养不良症
狭窄（憩室、炎症性肠疾病、放疗后或缺血后）	**药物不良反应**
血栓性痔	抗酸药（铝剂和钙剂）
排便障碍	抗胆碱能药物
妊娠	止泻药
代谢性疾病和内分泌疾病	抗抑郁药
糖尿病	抗精神病药物
高钙血症	解痉药
甲状旁腺功能亢进症	钙剂
低钾血症	考来烯胺（消胆胺）
低镁血症	可乐定
甲状腺功能减退症	铁补充药
铅中毒	左旋多巴
妊娠	非甾体抗炎药
尿毒症	阿片类镇痛药
神经系统疾病	拟交感神经药
自主神经病变	维拉帕米
南美锥虫病	**结直肠运动功能障碍**
先天性巨结肠症	慢传输型便秘
神经纤维瘤	便秘型肠易激综合征
中枢神经系统疾病	排便障碍
多发性硬化	慢性特发性便秘
帕金森病	**心理社会因素**
脊髓肿瘤或损伤	抑郁症
脑血管意外	低纤维饮食
	久坐不动的生活方式
	躯体化症状

三、问诊框架

1.开始以患者为中心的问诊（见下一页"开始问诊"）。

2.确定患者是否确实存在便秘症状。排便频率的正常范围是从每周3次到每日数次。过分关注排便的患者可能对排便频率存在不合理的期望，希望排便达到"规律性"。

3.确定便秘症状为急性还是慢性。长期存在的便秘由严重的疾病引起的可能性不大，更可能是功能性便秘。

4.评估是否存在预警症状。

5.如果便秘是慢性的，确定患者对于"正常"的肠道功能的看法是什么。

6.评估是否存在慢性功能性便秘。

7.评估其他引起便秘的疾病造成的症状（如甲状腺功能减退症、肠易激综合征）。

8.获得完整的用药清单，包括非处方药和替代疗法。

9.获取既往饮食情况，以估计膳食纤维和液体摄入量。

10.使用Bristol排便量表（图32-1）估计粪便运输时间。

1型	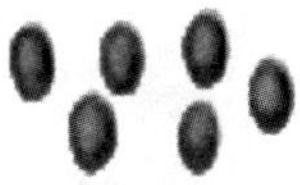 独立的硬块，如坚果（很难排出）
2型	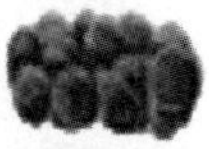 腊肠状，但呈分块状
3型	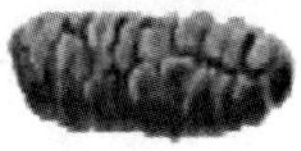 像香肠，但表面上有裂缝
4型	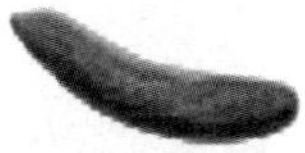 像香肠或蛇，光滑，柔软
5型	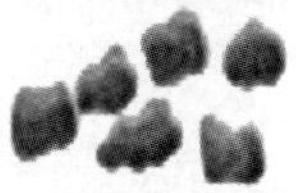 软的团状、边缘清晰
6型	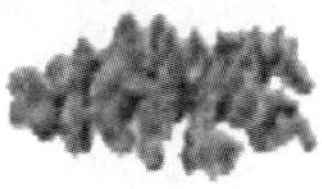 蓬松的碎片状，边缘破碎，糊状粪便
7型	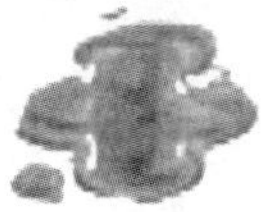 水样便，无固体块

图32-1 Bristol排便量表

四、开始问诊

1.首先让患者全面地描述便秘症状，然后问询以临床医生为中心的问题。使用开放式的问题，获取患者便秘情况（见第3章）。这将提供诊断方面的重要数据，让患者感到自己的病情已经得到重视。

2.倾听患者描述便秘如何影响了生活，并询问患者他(她)认为的可能的原因(个人史，请参见第3章)。

3.探索导致患者出现不良情绪的原因，并给予患者安慰（见第3章）。患者可能担心便秘是癌症的信号或提示其他严重疾病。与患者共情有助于建立牢固的医患关系，也便于与其讨论私密话题。

五、找出预警症状

急性发作的便秘、发热、腹痛、体重减轻或直肠出血提示严重器质性疾病（如结肠癌或结肠狭窄、炎症性肠病或癌症家族史。如果患者出现便秘时年龄＞50岁，应引起注意，因为在年龄＞50岁的人群，结肠癌、憩室炎、甲状腺功能减退症及帕金森病的患病率明显升高。

- 严重疾病。
- 结肠癌。
- 狭窄。
- 脊髓肿瘤／外伤。
- 肠道阻塞或肠梗阻。

六、重点问诊

在使用以患者为中心的问诊技巧，获取患者便秘症状的情况、个人史、情感状况之后（见第3章），评估预警症状（见上文），使用下面的问题缩小鉴别诊断范围（表32-3、表32-4、表32-5）。

首先，确定患者是否确实存在便秘症状。慢性便秘定义如下。

便秘症状至少持续3个月，但不必是连续的，在近6个月包含下列2个或多个：

1.至少25%的排便存在用力的情况。

2.至少25%的粪便为块状或硬结。

3.至少25%的排便有排便不尽感。

4.至少25%的排便有肛门直肠阻塞感。

5.至少25%的排便用手法促进(如手指排便、支持盆底肌)和(或)每周排便少于3次。

让患者持续2周记录排便日记，这有助于了解患者的便秘情况。

表 32–3　问诊技巧	
问题	**牢记**
请告诉我便秘的状况	避免中断
你所说的便秘是指什么呢?	倾听器质性疾病或心理社会因素的困扰的线索
你认为可能会导致便秘症状的原因是什么?	倾听患者的解释可以帮助减轻患者的恐惧,发现文化方面的问题等
便秘症状对你有哪些影响呢?	寻求情感反应和使用换位思考

表 32–4　预警症状		
预警症状	**严重原因**	**良性原因**
非刻意性体重减轻	结肠癌 抑郁症	
近期发作的便秘症状	结肠癌 代谢性或内分泌性疾病	药物不良反应 心理社会压力 不活动
便血,黑便	(常提示病情严重) 结肠癌 憩室炎 狭窄 肛裂或溃疡(血液包裹在粪便表面)	痔疮
显著腹痛	肿瘤 憩室炎	肠易激综合征 药物的不良反应,如二甲双胍、抗抑郁药或非甾体抗炎药
粪便直径的变化("你的大便有没有变得狭窄,像铅笔,或变得扁平,呈带状?")	结肠癌 狭窄 肛裂	痔 肠易激综合征
恶心、呕吐	肠道梗阻(如由于肿瘤或者狭窄)	肠易激综合征
发热	憩室炎 肿瘤	
背部疼痛,鞍区麻木,小腿无力 / 麻木感,排尿困难	脊髓病变(如马尾综合征)	

表 32-5	重点问诊
问题	**考虑**
重度便秘急性发作	
你可以排气吗？	未能排气，提示完整性肠梗阻
你有腹痛或腹部绞痛吗？	肠梗阻（如癌症、憩室炎、肠易激综合征、肠梗阻）
你有恶心、呕吐吗？	肠梗阻
你有大便失禁吗？	粪便嵌塞
你最近开始应用哪些新的药物？（询问是否使用违禁药物）	药物的不良反应
告诉我在过去24h内你食用过什么，首先是本次就诊之前，然后进行回顾。这是否代表您的饮食发生改变	减少纤维或液体摄入可引起便秘
你的活动量最近改变了吗？	卧床休息或久坐不动的状态，往往会导致便秘
在发生此次便秘之前你的排便习惯是怎样的？	在此之前的异常排便习惯：慢性疾病进展为完全性肠梗阻
	便秘与腹泻交替出现：结肠癌、肠易激综合征、糖尿病自主神经病变、粪便嵌塞
你做过腹部手术或接受过放疗吗？	狭窄；粘连
你背部受过伤吗？	脊髓创伤
近期你的双腿感到无力吗？	
在你的直肠或生殖器周围有麻木感吗？你有排尿困难的症状吗？	脊髓肿瘤或外伤造成的损害
慢性便秘	
你隔多久排便一次？对你来说，什么是正常的排便功能？	患者每周排便少于2次可能为慢传输型便秘
最令你烦恼的症状是什么？	可能提供原因线索（见下面的5个关于排便障碍的问题）
你排便有困难吗？	排便障碍
你需要用手指按你的阴道/直肠周围来协助排便吗？	排便障碍
你需要用手指来帮助排便吗？	排便障碍
你觉得肠道被堵塞了吗？	排便障碍
你觉得收缩或放松肌肉排便有困难吗？	排便障碍
你有排便不尽的感觉吗？	肠易激综合征
你有与排便有关的腹痛、腹胀的症状吗？	肠易激综合征；肠梗阻
你是否经常遇到急于排便的情况？你能注意到这种情况吗？	如果长期不注意，可能会导致慢性直肠膨胀、肌张力松弛、运输时间长及慢性便秘

续表

表32-5 重点问诊

问题	考虑
你正在服用什么药物？包括非处方药和其他替代性药物	药物的不良反应
你用什么样的泻药、灌肠剂或栓剂？剂量是多少？多久一次？	滥用泻药可导致慢性便秘。用泻药或灌肠剂清洗后，需要数天的时间才能有足够的粪便来进行下一次的排便
你能否在不使用缓泻剂的情况下进行排便	"否"提示慢性传输型便秘
增加纤维的摄入量是否改善你的便秘症状？	正常传输型便秘
告诉我你在过去的24h内吃了什么和喝了什么？	低纤维或液体的饮食可导致便秘
有怀孕或分娩的经历吗？	多产与排便障碍有关
你最近的活动量有改变吗？	卧床休息或久坐不动的生活方式，可引起便秘
你的睡眠如何？食欲怎么样？心情如何？注意力集中吗？对事物感兴趣吗？（见第64章）	抑郁症可以导致便秘
你有体重增加、能量代谢水平降低、下肢肿胀的症状吗？	甲状腺功能减退
你有尿频或容易口渴的症状吗？是否被告知患有糖尿病？	糖尿病自主神经病变
你在生活中，有被人打、扇耳光、脚踢，或其他受伤经历吗？ 在你的生命中，是否曾违背意愿暴露自己的生殖器？是否曾被碰触生殖器或被强奸吗？	特发性慢性便秘和排便障碍疾病常与既往身体虐待或性虐待有关，往往是临床医生所不知道的。有性虐待史的患者，其功能性胃肠道功能紊乱的比值比（the odds ratio, OR）是2.8。虽然你可以选择在首次问诊时不询问这个问题，但是这一点对于顽固性便秘的患者是非常重要的考虑

性质

问题	考虑
大便细长，似铅笔或带子吗？	远端结肠、乙状结肠或直肠缩窄提示结肠癌或狭窄
粪便中有黏液吗？	肠易激综合征
你的粪便是水样的吗？	在衰弱患者或老年患者，考虑粪便嵌塞（液体绕过粪便块，从周围排出）
你的便秘与腹泻交替出现吗？	肠易激综合征、大肠癌
你的粪便中混有血液吗？	结直肠癌
你的粪便表面有血痕吗？	肛门疾病（痔、肛裂、溃疡）
你的粪便是黑色的吗？	次水杨酸铋、铁补充剂、上消化道出血（见第36章）

起病方式与病程

问题	考虑
便秘是什么时候开始的？	术后：粘连、肠梗阻 近期：结肠癌、粪便嵌塞、用药不良反应，心理压力大 长期存在的：肠易激综合征、慢性特发性便秘 出生时开始的：先天性巨结肠症

续表

表 32-5　重点问诊

问题	考虑
伴随症状	
近3个月中，每个月至少有3天，有腹痛或腹部不适但排便后有所改善吗？	肠易激综合征，如果有2个或更多的伴随症状，持续时间超过6个月
腹部不适与排便次数的变化有关吗？	
腹部不适与粪便的性状有关吗？	
影响因素	
你是否注意到你的症状与压力有关吗？	心理或社会压力使症状加重，提示肠易激综合征
家族史	
父母或兄弟姐妹是否曾经被诊断为结直肠癌或结肠息肉？	结肠癌；如果一名一级亲属患有结直肠癌或腺瘤，那么患者结肠癌的风险增加约2倍

七、诊断流程

在确定患者患有便秘症状之后，采用图32-2所示的诊断流程。主要临床表现是疼痛，无预警症状，则诊断可能是便秘型肠易激综合征、肠梗阻或药物不良反应。

其次，评估疾病的病因。慢性功能性便秘可能是排便障碍或结肠慢传输型疾病引起。Bristol粪便量表（图32-1）可以帮助估计结肠传输时间，值越低，尤其是1型或2型，表明结肠传输时间缓慢。

便秘症状的诊断流程见图32-2。

八、注意事项

1.许多慢性便秘为功能性的，与躯体化及性虐待史有关。

2.新出现的便秘，尤其在中老年人，应认真对待，并做进一步评估。

3.便秘伴有腹痛或腹胀更可能是机械性梗阻（如结肠癌、狭窄、粪便嵌塞）引起的，但这些症状亦常发生在肠易激综合征——一种良性的、功能性疾病。急性发作的便秘症状提示前者；排便后疼痛缓解提示后者。

4.应用缓泻药或灌肠清洗后，需要数天的时间积累粪便，导致排便延迟。这种延迟并不意味着便秘。对于这种现象，需要对患者进行告知。

5.主诉慢性便秘的患者可能只是排便困难，而不是排便频率减少。

6.仅通过病史并不总能鉴别器质性便秘和功能性便秘，需要进一步的诊断评估（如内镜、不透X线标志物法测定传输时间）。

7.病史资料在鉴别慢传输型便秘及排便障碍性疾病时可能是冲突的。

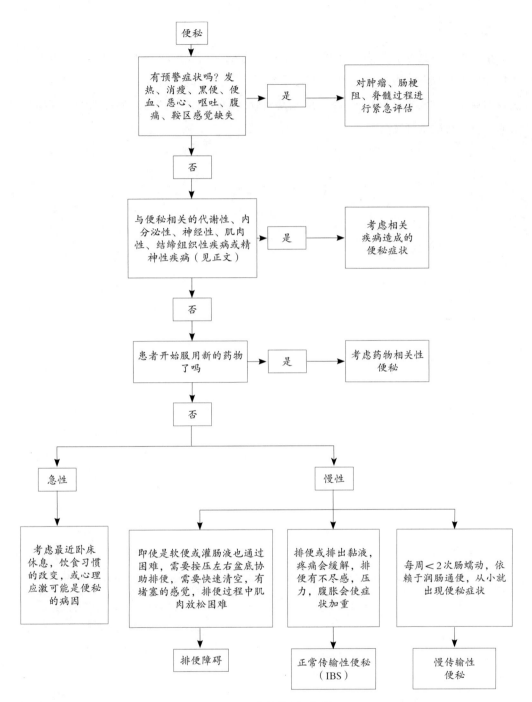

图 32-2 诊断流程：便秘

注：IBS，肠易激综合征。

九、预后

结肠癌患者的生存率取决于确诊时的癌症分期。结肠癌晚期更可能表现为由于梗阻而急性发作的便秘症状。结肠狭窄需要手术干预。由其他疾病导致的便秘（如甲状腺功能减退症、药物的不良反应），在治疗原发病后，症状通常能缓解。慢性功能性便秘很难治愈，但生活质量可以改善。

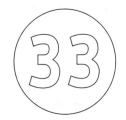

Chapter

第33章
腹 泻

Alexander R. Carbo, MD, and Gerald W. Smetana, MD

案例介绍

患者，女性，42岁。因腹痛6周，伴有血性腹泻前来就诊，拜访她的初级保健医生。患者会因此偶尔从睡眠状态中醒来。

思考：

1. 关于患者的腹泻症状，你还需要询问哪些问题？

2. 腹泻是如何分类的？

3. 通过开放式问诊和重点问诊，你能作出诊断吗？

4. 如何利用患者的病史来鉴别良性原因和严重原因？

一、概述

在美国，每年有高达2800万人次因腹泻就诊，180万人次因腹泻住院治疗，每年腹泻病例高达2亿人次。在成年患者中腹泻的年患病率是3%～63%，转诊来源不同。在美国，每年因腹泻花费数十亿美元的医疗保健费用。腹泻虽有严格定义，包括排便次数和粪便重量，但是通常患者粪便流动性增加时，就会使用"腹泻"这个术语。本章目的是讨论有腹泻症状的患者病史采集中的一些关键部分（表33-1）。

表33-1 关键术语

关键术语	内容
急性腹泻	腹泻症状持续时间＜2周
慢性腹泻	腹泻症状持续时间至少4周
腹泻	排便次数增多（＞3/d），粪便量增加（200g/d）。然而，患者可能使用"腹泻"来形容粪便的流动性增加。研究显示，一系列因"腹泻"转诊至胃肠道诊所的患者中，仅有40%的患者粪便排出量＞200g/d
痢疾	排出脓血便
肠易激综合征	一种功能性疾病，在罗马Ⅲ标准中其特征包括：过去3个月中，每月至少3d出现反复性腹痛或不适症状，作出诊断前发病时间至少6个月，下列症状伴有2个或2个以上：排便后症状缓解，发作伴有排便频率的变化和（或）伴有粪便形状（外观）的改变

续表

表33-1　关键术语	
关键术语	**内容**
器质性腹泻与功能性腹泻	器质性腹泻是指已知的结构或生化方面的病变（即感染、炎症、肿瘤） 功能性腹泻是指病因未知的腹泻
迁延性腹泻	腹泻持续2～4周，包括更长期的，非典型表现的急性腹泻。如果腹泻症状持续时间≥4周，临床医生应该考虑慢性腹泻（足以评估慢性腹泻）
假性腹泻、超排便 里急后重	排便次数增多，但粪便重量没有增加或粪便形状没有变化 排便时肛门括约肌痉挛伴有大便无力

二、病因

　　因为大部分腹泻症状是自限性的，许多患者从未就医。出于这个原因，既往数据必须在适宜的背景下回顾：转诊至专科的患者更可能患有慢性腹泻，很大概率会伴有预警症状的疾病。在初级诊疗中心，常见导致的腹泻患病率病因未知（表33-2）。

表33-2　鉴别诊断		
	比例1[a]	**比例2[b]**
功能性腹泻	45%	21%
感染性腹泻	11%	
炎症性肠病	7%	3%
吸收不良	5%	11%
使用缓泻药	4%	2%
药物相关（包括咖啡因和乙醇）	4%	
术后腹泻	2.5%	20%
恶性肿瘤	1%	
胶原性结肠炎		15%
特发性		20%
甲状腺功能亢进症		
缺血性结肠炎		

　　注：a在转诊至消化科诊所的主诉"腹泻"的患者群体中；空格处表示患病比例未知；
　　　　b在转诊至三级医疗中心"未确诊或难以治疗的慢性腹泻"患者群体中；空格处表示患病比例未知。

三、开始问诊

1.让患者用自己的语言描述其病史，例如，"和我说说你腹泻的症状。"

2.避免打断。

3.评估相关症状，开始提问开放式问题，例如，"还有一些其他症状吗？"

四、问诊框架

1.采集病史时最重要的一步是确定腹泻症状持续的时间，目的是区分急性腹泻和慢性腹泻，因为两者的鉴别诊断范围截然不同。请记住，慢性腹泻最初表现为急性腹泻，但是随着时间推移，症状并不缓解。

2.对于急性腹泻患者，重点是确定患者是否存在血容量不足的问题。

3.识别急性腹泻与慢性腹泻的预警症状。

4.考虑并发症、伴随症状及诱发因素。

五、找出预警症状

大部分急性腹泻发作是自限性的。医生应该寻找血容量减少的征象，例如口渴、疲劳或头晕等，如有症状，则需要静脉补液和（或）住院治疗。另外还应该找出预警症状，以明确诊断。

在评估慢性腹泻时，询问预警症状及器质性疾病症状，帮助及时作出进一步评估。

严重疾病

主要目的是鉴别功能性疾病（即肠易激综合征）、自限性疾病（即肠胃炎）导致的腹泻与由器质性疾病导致的腹泻。预警症状和临床表现可以帮助鉴别两组疾病的原因。严重疾病包括肿瘤、炎症性肠病（克罗恩病和溃疡性结肠炎）、感染、间歇性肠梗阻、系统性疾病及吸收不良（表33-3）。

表33-3　预警症状

预警症状	严重原因	良性原因
体重减轻（＞2kg）	· 食欲正常：甲状腺功能亢进症、吸收不良 · 体重减轻先于腹泻：肿瘤、糖尿病、肺结核、吸收不良	
发热	· 侵入性致病菌（沙门菌、志贺菌、弯曲杆菌） · 细胞毒性病原体表达伴有黏膜炎症（难辨梭状芽孢杆菌） · 炎症性肠病	肠道病毒
血便（痢疾）	· 炎症性肠病（溃疡性结肠炎） · 恶性肿瘤 · 缺血性结肠炎 · 感染沙门菌、志贺菌、空肠弯曲菌、肠出血大肠埃希菌、溶组织阿米巴	· 痔疮 · 摄入甜菜（可能导致粪便变红，但不是血性粪便）
从睡眠中觉醒	通常与器质性疾病（而不是功能性疾病）有关（如炎症性肠病、糖尿病）	自限性病毒综合征

续表

表33-3 预警症状

预警症状	严重原因	良性原因
结肠癌家族史，炎症性肠病家族史，多发性内分泌肿瘤或口炎性腹泻家族史	家族史阳性有意义，但是上述疾病也可能在没有家族史患者中出现	
年龄＞50岁且症状发生变化	器质性疾病	
免疫功能低下	宿主感染	

六、重点问诊

应鉴别急性腹泻与慢性腹泻，评估预警症状，重点问诊有助于缩小鉴别诊断的范围。通过询问腹泻性质和发病过程，以及伴随症状，可以帮助临床医生鉴别功能性腹泻（即肠易激综合征）与其他原因导致的腹泻。虽然病史资料是作出诊断的第一步，但是还需要进行进一步评估，如体格检查、粪便常规检查及影像学检查（表33-4）。

表33-4 重点问诊

问题	考虑
性质	
你比平常排便次数增多了吗？	频繁的大量水样粪便通常提示小肠原因。少量粪便伴有下腹痛提示大肠癌原因
你有腹痛症状吗？如果有，疼痛部位在哪里？你能指出这个部位吗？	
·脐周疼痛	小肠病变
·下腹痛	大肠病变：溃疡性结肠炎、细菌性痢疾、单纯疱疹病毒感染、淋病、衣原体、溶组织阿米巴
·全腹疼痛	肠易激综合征、缺血性肠病、口炎性腹泻
排便时有排便不尽感吗？需要揉动腹部进行排便，但仅排出黏液（里急后重）？	肛直肠炎症，如溃疡性结肠炎或传染性痢疾
排便后疼痛有缓解吗？	肠易激综合征
有没有排出黏液？	肠易激综合征、溃疡性结肠炎
粪便油腻，难以冲刷	吸收不良引起的脂肪泻
起病方式与病程	
腹泻症状是突然开始的吗？	病毒或细菌感染、特发性分泌型腹泻

续表

表33-4 重点问诊	
问题	**考虑**
腹泻症状是随着时间逐渐进展的吗？	肠易激综合征、炎症性肠病
伴随症状	
你有腹胀症状吗？	肠易激综合征
	乳糖不耐症
	病毒性肠炎
	抗生素应用
	非溃疡性消化不良
	口炎性腹泻
肠胃胀气症状是否有所增加？	肠易激综合征
	糖类吸收不良
	病毒性肠炎
你有费力感、急迫感或排便不尽感吗？	溃疡性结肠炎
	肠易激综合征
	直肠炎
你有恶心、呕吐的症状吗？	病毒性肠胃炎
	肠梗阻
你有腹部症状之外的症状（肠外症状）吗？	
· 关节炎（关节疼痛、肿胀、发红）	感染引起的反应性关节炎、炎症性肠病
· 关节炎、尿道炎或结膜炎	莱特尔综合征（通常在肠炎沙门菌、志贺菌、耶尔森菌、弯曲杆菌感染之后）
影响因素及相关病史	
饮用牛奶或乳制品会加重你的症状吗？	乳糖不耐症
食用黑麦、小麦、大麦制品是否会引起腹泻症状吗？	口炎性腹泻
你嚼无糖口香糖吗？	山梨糖醇摄入
如果你停止进食，腹泻症状会持续存在吗？	分泌性腹泻
你最近出去旅行过吗？	
· 南美洲或中美洲、墨西哥、东南亚	各种传染源：产肠毒素大肠埃希菌（最常见），志贺菌、沙门菌、轮状病毒、弯曲杆菌孢子虫、贾第虫、溶组织阿米巴
· 俄罗斯	隐孢子虫、贾第鞭毛虫
· 美国山区	贾第鞭毛虫
你喝过溪水吗？	贾第鞭毛虫
你最近在服用抗生素吗？	难辨梭状芽孢杆菌，抗生素相关性腹泻

续表

表 33-4 重点问诊

问题	考虑
你最近开始服用新药物了吗？	HMG-CoA 还原酶抑制药（他汀类）、质子泵抑制药、选择性 5- 羟色胺再摄取抑制药可能导致腹泻
你最近住过院吗？或者去过保健分支机构吗？	难辨梭状芽孢杆菌，药物相关性腹泻
你做过手术吗？，例如小肠切除术或者胆囊切除术？	由于缺乏吸收表面积、传输时间降低及胆酸吸收不良而出现腹泻症状
与你一起进餐的人中有出现这些症状吗？	食物中毒事件
你吃了哪些食物？	· 进餐后＜ 6h：金黄色葡萄球菌（进食蛋黄酱、土豆 / 鸡蛋沙拉、蛋奶糊、家禽肉类之后），蜡样芽孢杆菌（尤其是进食炒米饭之后）
你是什么时候吃的？	
你还有哪些其他症状？	· 进餐后 8 ～ 14h：产气荚膜梭状芽孢杆菌（进食未充分再加热的肉类或者家禽之后）
	· 进食海产品后 8 ～ 72h：弧菌属
	· ＞ 14h 伴有呕吐症状：病毒致病原
	· 伴有痢疾症状：出血性大肠埃希菌
	· 伴有发热或者痢疾症状：沙门菌、志贺菌、弯曲杆菌孢子虫
症状改变和相关的其他病史	
你在日托机构上班吗？	轮状病毒（突发性、伴有呕吐） 志贺菌 贾第鞭毛虫 隐孢子虫
你养宠物吗？，例如：蜥蜴或者乌龟？	沙门菌
你进行过肛交吗？	单纯疱疹病毒、淋病、衣原体（直接接触引起直肠炎）、志贺菌、沙门菌、弯曲杆菌孢子虫、贾第虫、溶组织阿米巴、隐孢子虫（粪–口传播）
你感染了人类免疫缺陷病毒吗？	隐孢子虫 微孢子 等孢子球虫属 巨细胞病毒 鸟分枝杆菌复合体
你有这些疾病的家族史吗？	肠易激综合征；多发性内分泌肿瘤
你使用过泻药吗？	泻药滥用
你对自己的身材满意吗？	泻药滥用
你伴有全身潮红吗？	类癌综合征

如前所述，许多腹泻患者从未因此求医。因此，患病率往往是不准确的。幸运的是，最近一次系统性综述评估了肠易激综合征患者的特殊症状。单独审视某一个临床特征，均不足以诊断肠易激综合征，需要体现一系列症状才能进行诊断（表33-5）。

表33-5　症状集合				
症状	灵敏度	特异度	肠易激综合征阳性似然比	肠易激综合征阴性似然比
下腹痛	0.90	0.32	1.3	0.29
直肠有黏液	0.45	0.65	1.2	0.88
排便不尽感	0.74	0.45	1.3	0.62
疼痛发作时粪便变松软	0.58	0.73	2.1	0.59
疼痛发作时排便频率增加	0.53	0.72	1.9	0.67
排便后疼痛缓解	0.60	0.66	1.8	0.62
腹部	0.39	0.77	1.7	0.79

七、诊断流程

腹泻症状的诊断流程见图33-1。

八、注意事项

1.本章内容仅针对成年患者。儿童患者可能需要采用不同的疾病谱进行评估。

2.许多腹泻患者并不会求医。在已发表的文献中，伴有预警症状的情况可能被夸大了。

3.有些患者由于高纤维饮食，每日排便超过300g，但无腹泻的症状，因为他们的粪便的硬度是正常的。

4.须鉴别腹泻是急性的还是慢性的。

5.一定要回顾患者用药情况，包括非处方药，因为有些药物可能引起腹泻。

6.询问大便失禁和直肠内容物不自主排出的情况，因为许多患者可能会将其与腹泻相混淆。虽然腹泻可导致大便失禁，但是许多非腹泻性疾病也会导致大便失禁。

7.泻药滥用是一个经常被忽视的导致慢性腹泻的原因。4%就诊消化科的患者及20%转诊至三级医疗中心的患者，其慢性腹泻的原因是泻药滥用。

许多因腹泻就诊的患者会否认曾使用过泻药。

九、预后

大部分腹泻是自限性的。然而，伴有预警症状、有血容量较低体征的、年龄过大或过小的患者，死亡风险高。美国每年约有3000人死于腹泻，51%的死亡患者年龄＞74岁，

78%的患者年龄＞55岁，11%的患者年龄＜5岁。

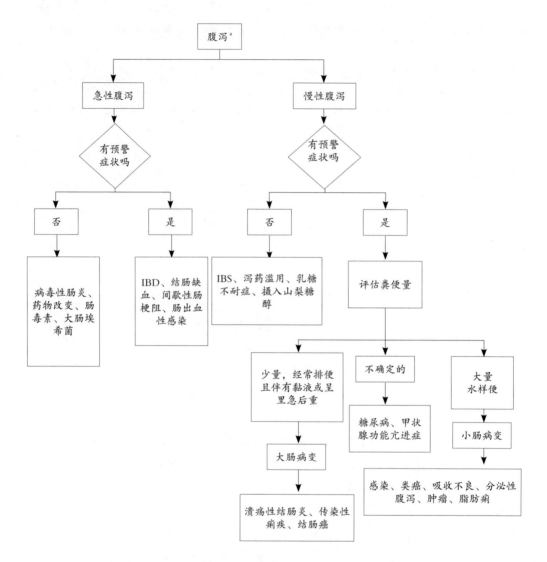

图33-1 诊断流程：腹泻

注：IBD，炎症性肠道疾病；IBS，肠易激综合征。
a.如果血容量较低，给予补液。如果患者免疫功能低下，考虑进行更广泛的传染性检查。

Chapter (34)

第34章
消化不良

Sara B. Fazio, MD, FACP

案例介绍

患者，女性，40岁。出现隐约腹部不适3个月。不适的主要部位是上腹部，常常伴有"饱腹感"，使得患者难以进食。在过去的数周里，伴有上腹部烧灼感、腹部胀气增多及餐后恶心。

思考：

1. 你还需要询问哪些其他重要问题以确定患者消化不良的原因？
2. 消化不良如何分类？
3. 哪些病史、临床表现或症状提示病情严重？
4. 通过病史资料如何鉴别各种不同类型的消化不良？

一、概述

消化不良是一个通用术语，泛指上消化道产生的症状。消化不良可能包含各种不同的症状。通常情况下，患者会主诉上腹部疼痛，但也会主诉反酸、恶心、呕吐、腹胀、食欲缺乏。消化不良在普通人群中的发生率为25%～40%。消化不良在初级保健医生接待的患者中占2%～5%，在全科诊所中占胃肠不适主诉的40%～70%。40%～50%的病例为器质性疾病，最常见的是胃溃疡、胃食管反流（GERD）、胃癌，但50%的病例没有发现任何原因，可视为功能性或"非溃疡性"消化不良。应该从两方面对消化不良患者进行诊断：一方面，试图找出一种以有助于诊断的特殊的疾病症候群；另一方面，排除令人担忧的症状或预警症状（表34-1）。

表34-1 关键术语

关键术语	内容
吞咽困难	吞咽方面存在困难，食物会被卡住
气胀	有气体通过
功能性消化不良	没有疼痛症状相关的解剖学变化，也称为"非溃疡性"消化不良
胃轻瘫	肠道动力减退，常与糖尿病自主神经病变有关，特点是腹部胀满、腹胀、恶心及胀气
GERD	胃食管反流
肠易激综合征	腹部疼痛或不适，与排便次数或性状改变有关，常于排便后缓解

续表

表34-1 关键术语	
关键术语	**内容**
阴性预测值	某一特定症状不存在时，没有疑似疾病的可能性
NSAID	非甾体抗炎药
器质性消化不良	与某一个特定诊断相关的消化不良
阳性似然比	如果某一症状或因素或因素存在，那么某一诊断增加的概率
阳性预测值	存在某一症状的患者，其疑似疾病的可能性
反流	胃肠道内容物反流进入食管和（或）口中

二、病因

大多数患者消化不良的病因是良性的。进行内镜检查的患者中，最常见的诊断包括功能性消化不良（患病率50%）、消化性溃疡（10%）、食管炎（20%）、内镜阴性胃食管反流（20%），以及胃癌或食管癌（1%）。某一特定疾病的患病率因研究的人群不同而不同。例如：在一项研究消化不良的诊断相关的研究中，未满30岁胃溃疡患者占30%，但年龄超过60岁的占60%，与之类似，胃恶性肿瘤更常见于45～55岁的患者及具有东亚血统的人。此外，将三级医疗中心（即胃肠疾病专科医院）进行的研究数据推广至初级保健机构通常是困难的，因为研究所有病理学证据发现，前者的患病率可能更高（表34-2）。

表34-2 鉴别诊断	
良性原因	**比例**[a]
功能性消化不良	50%
消化性溃疡（胃或十二指肠球部溃疡）	10%
GERD	20%
食管炎	20%
胃炎和十二指肠炎	
胆道疾病	
胃轻瘫	
肠易激综合征	
胰腺炎	
药物（非甾体抗炎药、抗生素、钾、铁、乙醇、茶碱、阿仑膦酸钠、阿卡波糖、二甲双胍、糖皮质激素、麻醉药）	
麸质过敏症	
乳糖不耐症	
代谢紊乱（甲状腺功能亢进症、甲状腺功能减退症、糖尿病、甲状旁腺功能亢进症、肾上腺皮质功能不全）	

注：a 在患有消化不良普通人群；空格表示比例是未知的。

三、开始问诊

虽然从消化不良的患者中获得完整病史很重要，但是存在的症状本身对明确诊断并不是非常有帮助。临床医生根据初始病史资料仅能对45%～50%的患者作出正确诊断。已发现某些症候群对于消化不良的器质性病因的诊断具有很高的阴性预测价值。换句话说，如果患者存在这些症状，其患严重疾病的可能性不大。例如：在一项研究中，如果患者上腹部疼痛并不严重，并且没有夜间疼痛、恶心、呕吐或体重减轻，很有可能会被诊断为功能性消化不良。

在问诊开始时使用开放式问题，让患者提供尽可能多的提供病史资料，而不是进行具体提示。因为临床上会使用"消化不良"这个术语形容各种不同症状，所以应让患者详细描述症状，避免过早地进行诊断，这非常重要（表34-3）。

表34-3 问诊技巧

问题	牢记
告诉我更多你具有的症状	让患者用自己的语言描述症状
描述一下你所感觉到的不适	在倾听患者描述病史时，开始进行鉴别诊断
从头到尾回顾最近一次你出现这种症状的情况，描述当时感受	

四、问诊框架

询问开放式问题之后，询问指向性问题，有助于将消化不良进行分类，有以下3类。

1.溃疡样消化不良 症状通常具有局限性，常在服用食物或抗酸药后缓解。患者经常主诉夜间症状。

2.运动不良样消化不良 进食后不适感加重，并伴有腹胀或胀满。患者还会主诉恶心、呕吐及食欲缺乏。

3.反流样消化不良 特征是烧灼感向胸部或咽喉部放射，口中有酸味。平卧或者摄入辛辣食物、高脂肪食物、乙醇、巧克力、薄荷或含咖啡因的饮料后症状加重。患者可能主诉反流或胃内容物会轻松反入口中。吞咽困难症状可能会逐渐随着时间的推移而加重，特别是进食固体食物时，常提示存在食管狭窄。

评估预警症状同样重要，预警症状提示更为严重的疾病。问诊时，需要询问以下特定问题。

- 起始症状。
- 持续时间。
- 频率。
- 部位。

- 疼痛或不适的特征。
- 放射情况。
- 伴随症状。
- 加重因素。
- 缓解因素。

五、找出预警症状

导致消化不良的最严重原因很罕见，除十二指肠溃疡或消化性溃疡。十二指肠和消化性溃疡已包括在本章内容里，如果不及时治疗可能会导致胃肠道出血或穿孔。胃或食管的恶性肿瘤是最可怕的诊断，在消化不良患者中的患病率为1%。恶性肿瘤患者与良性疾病患者相比，恶性肿瘤患者的症状更重，患者年龄更大，也会更早就医（归咎于症状的严重程度）（表34-4）。

表34-4　鉴别诊断	
严重疾病	**比例[a]**
胃癌或食管癌	1%
十二指肠溃疡或胃溃疡	10%
胃部浸润性疾病（克罗恩病、结节病）	
缺血性结肠炎	
肝癌	
胰腺癌	
缺血性心脏病	

注：a在患有消化不良普通人群；空格表示患病比例未知。

对消化不良患者来说，病史最重要的功能之一，是识别预警症状。预警症状的定义各不相同，但一般包括以下任何一种症状。

- 体重减轻。
- 出血。
- 贫血。
- 吞咽困难。
- 严重疼痛。
- 持续呕吐。

年龄超过45岁经常被列为预警症状之一，因为在这个年龄组中，胃恶性肿瘤的患病率较高。然而，需要注意的是，即使在年龄超过45岁的年龄组中，消化不良患者的恶性肿瘤的发病率仍然低于3%。大多数诊断为恶性肿瘤患者都有一个或多个预警症状。一项对

20 000例接受内镜检查的消化不良患者的研究提示，这些临床表现并非恶性肿瘤所特有的。在具有4个主要预测因素（年龄超过45岁，男性，贫血或出血）的患者中，仅有3%被确诊为恶性肿瘤（阳性预测值）。但是，阴性预测值是99%（在没有显著重要预测因素的患者中，99%未患恶性肿瘤）。因此，没有任何预警症状，可以帮助诊断（表34-5）。

表34-5 预警症状

预警症状	严重原因	阳性似然比	良性原因
体重减轻	胃或食管恶性肿瘤 腹腔内的恶性肿瘤 结肠癌 缺血性结肠炎		消化性溃疡 吸收不良 代谢紊乱
出血	胃或食管恶性肿瘤 结肠癌 消化性溃疡或十二指肠球部溃疡 缺血性结肠炎	2.90	
贫血	胃或食管恶性肿瘤 腹腔内恶性肿瘤	2.28	消化性溃疡
吞咽困难	胃或食管恶性肿瘤		食管狭窄 食管炎
年龄＞45岁	胃或食管恶性肿瘤 腹腔内恶性肿瘤 结肠癌	1.72	任一原因
男性	胃癌或食管恶性疾病	1.40	任一原因

六、重点问诊（表34-6）

在询问开放式问题，并考虑预警症状之后，再询问以下问题，以缩小鉴别诊断的范围。

表34-6 重点问诊

问题	考虑
你曾患胃溃疡或十二指肠溃疡吗？	消化性溃疡在有既往史的患者中更为常见
你有溃疡病家族病史吗？	消化性溃疡
你吸烟吗？	消化性溃疡 反流性食管炎 胃癌
你有酗酒史吗？	胃炎 反流性食管炎

续表

表34-6 重点问诊

问题	考虑
	消化性溃疡
	胰腺炎
	食管癌
你多长时间服用一次NSAIDs	NSAIDS的使用可能会使消化不良患者的胃肠道出血风险增加7倍（比值为7.1）
你年龄在45岁以上吗？	年龄＞45岁（特别是＞55岁）的患者患有胃或食管恶性肿瘤的可能性增加
这种不适感有多长时间了？	如果出现症状的时间间隔较短，则更容易诊断出严重疾病
	因此患有消化不良多年、没有其他伴随症状的患者其诊断更可能是良性的

性质

疼痛性质是怎样的？

· 烧灼样	胃炎
	十二指肠球部溃疡
	胃溃疡
· 针刺样	胰腺炎
	十二指肠球部溃疡
	胃溃疡
· 严重/难以忍受的	急性胰腺炎
	内脏穿孔
· 痉挛/绞痛	胆绞痛
	肠易激综合征
	肠梗阻

疼痛出现在哪些部位？

· 上腹部	胃炎
	食管炎
	十二指肠球部溃疡
	消化性溃疡
	胰腺炎
	胃或食管恶性肿瘤
	胰腺癌
	结肠癌（位于横结肠）
	功能性消化不良
· 胸骨后	缺血性心脏病
	食管炎
· 右上腹	胆绞痛
	肠易激综合征

续表

表34-6　重点问诊

问题	考虑
	肝癌
· 脐周	小肠疾病
	小肠梗阻
· 左上腹	肠易激综合征
	胰尾病变
疼痛是放射样的吗	
· 停留在同一部位吗？	胃溃疡
· 从上腹部向背部放射吗？	胰腺炎
	后渗透消化性溃疡
· 从上腹部向胸部或颈部放射？	GERD
	缺血性心脏病
	食管痉挛
· 是持续的吗？	胃恶性肿瘤
· 是间歇的吗？	胃炎
	消化性溃疡
	胆绞痛
	肠易激综合征
	药物相关性消化不良
起病方式与病程	
不适症状是怎样出现的？	
· 起病急骤	急性胰腺炎
	内脏穿孔
	血管内血栓形成
· 强度逐渐增加	消化性溃疡
	胆绞痛
疼痛持续多长时间？	
· 持续30min到2h	消化性溃疡
· 在15～45min达到峰值，然后在数小时内逐渐减弱	胆绞痛
会在夜间痛醒吗？	消化性溃疡
伴随症状	
你有恶心或呕吐吗？	消化性溃疡
	胃癌
	胆绞痛
你有黑便吗？	消化性溃疡
	胃癌

续表

表34-6 重点问诊

问题	考虑
	结肠癌
你有慢性咳嗽或声音嘶哑吗？	GERD
你的尿液颜色发暗吗？	胆道疾病
你有嗳气症状吗？	胆道疾病
	肠易激综合征
GERD	
你感到腹部胀满吗？	肠易激综合征
你有反酸、口中有苦味或胃内容物反流吗？	GERD
你排气正常吗？	肠易激综合征
	吸收不良
	胆道疾病
你体重减轻了吗？	胃癌或食管癌
	消化性溃疡
	结肠癌
	腹腔内恶性肿瘤
	吸收不良
你有吞咽困难的症状吗？	GERD
	食管炎
	食管狭窄
	食管癌
你感到腹胀吗？	肠易激综合征
你的排便次数或粪便形状有改变吗？	肠易激综合征，往往伴有"便秘与腹泻交替"的症状及铅笔样稀薄大便
你有便秘症状吗？	结肠癌
	肠易激综合征
你粪便带有黏液吗？	肠易激综合征
	炎症性肠病
排便时带有鲜血吗？	结肠癌
	憩室炎
	轻度消化性溃疡出血
	痔
	炎症性肠病

影响因素

症状

· 进食后加重吗？   胃溃疡

                      GERD

· 进食前加重，进食后缓解吗？   十二指肠球部溃疡

· 在进行下述行为后加重吗？

续表

表34-6 重点问诊	
问题	考虑
· 饮用牛奶	乳糖不耐症
· 进食脂肪或油炸的食物	胆绞痛
	肠易激综合征
· 进食含麸质的食物（即小麦、大麦、黑麦）	麸质过敏症
· 进食柑橘类水果	胃炎
	GERD
· 饮酒	胃炎
	GERD
	消化性溃疡
	胰腺炎
· 平卧时加重吗？	GERD
	胰腺炎
· 排便后会缓解吗？	肠易激综合征
· 压力很大吗？	肠易激综合征
	胃炎
· 与月经周期有关吗？	非胃肠道原因，考虑子宫内膜异位症、功能失调性子宫出血、卵巢囊肿

七、诊断流程

第一步确定是否存在预警症状，如果不存在预警症状，则良性疾病的可能性较大。如果存在预警症状，那么应立即进行内镜检查。在消化不良的分类疾病中，以下3种是良性的：溃疡样消化不良、反流样消化不良、运动障碍样消化不良。最近修订的罗马Ⅲ标准推荐将功能性消化不良分为餐后不适综合征或上腹部疼痛综合征。虽然不同于消化不良，但是胆绞痛症状经常与之重叠，也应加以鉴别。某些症候群如果存在的话，将有助于明确诊断。消化不良的诊断流程见图34-1。

八、注意事项

1.消化不良是指源于上消化道的症状群，因此，消化不良的鉴别诊断非常广泛。

2.大部分消化不良的病因是良性的，预警症状有助于鉴别更严重的疾病，若有检出，应让患者进行内镜检查。

3.不同类型的消化不良患者会有很多症状重叠，所以病史在鉴别病因方面的作用有限。因此，病史固然重要，但是体格检查和诊断性研究也很重要。

4.避免过早缩小鉴别诊断的范围。主诉弥漫性上腹部不适的患者可能患有心脏疾病，而不是胃肠道方面的障碍。

5.采集完整用药史非常重要。许多中草药和非处方药也可引起消化不良，应直接询问患者，因为患者一般不会自行提及。

　　6.胃恶性肿瘤罕见，但在年龄超过45岁、有胃癌家族史、接受过胃部手术或有幽门螺杆菌感染史的患者中很常见。在从流行地区（如日本、哥斯达黎加、中国及巴西）移民的患者中更常见。

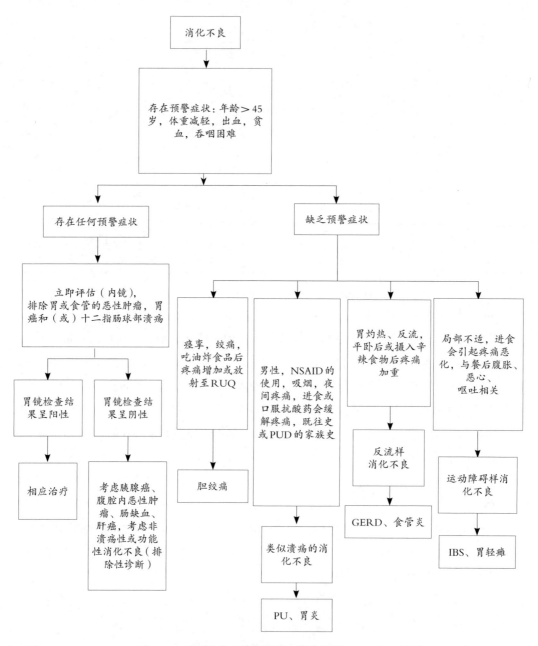

图34-1　诊断流程：消化不良

注：GERD，胃食管反流；IBS，肠易激综合征；NSAID，非甾体抗炎药；PU，消化性溃疡；RUQ，右上象限。

九、预后

大多数消化不良患者预后良好，因为最常见的原因是非溃疡性消化不良、胃食管反流及消化性溃疡。然而，消化不良对生活质量有显著影响，且会消耗巨大的社会和个人成本，包括多次就诊、诊断性测试、药物治疗的成本及生产力的损失。消化不良会使患者失去生活能力，令人烦恼。如果不及时治疗，消化性溃疡会导致显著的并发症。胃癌较罕见，但95%有症状的病变在晚期阶段才被发现，5年生存率为10%。

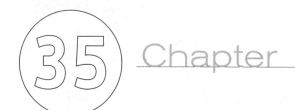

第35章

吞咽困难

Anthony Lembo, MD, and Filippo Cremonini, MD

案例介绍

患者，男性，52岁。因"间歇性吞咽固体食物困难"前来就诊。该症状在过去5年间一直存在。在描述吞咽食物感觉像是卡在什么位置时，他指在锁骨上切迹的位置。虽然能咀嚼食物，并能毫无困难地将其传送到咽后。患者进食时未出现呛咳，饮水后症状通常会缓解，但有时患者会自行催吐。症状较数年前轻度加重。

思考：

1. 你会将该患者吞咽困难症状归咎于食管或口咽部的病变吗？

2. 哪些症状有助于确定该患者的症状是机械性病变还是运动性（即动力）异常导致的？

3. 你如何根据该患者的病史进行鉴别诊断，判断引起吞咽困难的原因是良性的还是恶性的？

一、概述

术语"吞咽困难"（dysphagia）源于希腊文不典型增生"dys"（伴有困难）和吃"phagein"，定义为吞咽时有困难，这是一种在吞咽食物时的犹豫或拖延的感觉。因此，吞咽困难不同于吞咽疼痛，后者指吞咽时伴有疼痛。吞咽困难也不同于癔球症，后者是喉部有肿块感或紧张感，与吞咽动作无关。吞咽困难作为主诉，特别是作为新发症状时，应始终加以重视，因为它是食管肿瘤最常见的症状（表35-1）。

表35-1　关键术语	
关键术语	**内容**
食管性吞咽困难	食团很难被从食管上段传送到胃
球麻痹	喉部有肿块感或紧张感，与吞咽动作无关
机械性障碍	食管腔阻塞
食管运动性障碍	食管收缩不协调
吞咽疼痛	吞咽疼痛
口咽吞咽困难	难以开始吞咽过程（即食团从口向近端食管传送）

可分为口咽部异常或食管异常，两者的病理过程不同，评估方法及治疗手段也不同。口咽部（或传输性）吞咽困难是影响口咽部的疾病引起的，通常包括神经系统异常、肌

源性异常及口咽肿瘤。食管性吞咽困难是食管疾病引起的，机械性梗阻或食管蠕动的改变是最常见的原因。详细的病史有助于鉴别上述两种类型的吞咽困难，80% ～ 85% 的病例可以通过进一步评估确诊。

二、病因

吞咽困难的准确患病率未知。目前研究显示 50 岁以上人群吞咽障碍的患病率为 16% ～ 22%。年轻人吞咽困难患病率预估值较低。

Mayo 诊所的一项研究显示，499 例食管吞咽困难患者中，47% 的患者有食管阻塞性病变（如食管环、食管网、狭窄和癌症），32% 的患者有食管运动功能不良性吞咽困难（如痉挛、硬皮病和贲门失弛缓症），21% 的患者食管或口咽部没有明显的结构异常或运动异常。老年人、男性、体重减轻、反酸及既往食管扩张史能显著预测机械性吞咽困难。

嗜酸性粒细胞性食管炎（eosinophilic esophagitis, EE）越来越多地被认为是儿童和成年人吞咽困难的原因。嗜酸性粒细胞性食管炎可以导致食管缩小和狭窄，是食物嵌塞的常见原因，尤其在年轻人中。嗜酸性粒细胞性食管炎的确诊标准是光学显微镜下每个高倍视野中有超过 15 个嗜酸性粒细胞。有数据表明，嗜酸性粒细胞性食管炎患者的食管扩张与食管穿孔率增加有关。治疗方法是避免接触过敏原，必要时使用局部类固醇激素和抗白介素 –5 抗体（表 35–2）。

表 35–2　鉴别诊断

食管性吞咽困难	举例
神经肌肉原因	脑卒中
	脑性麻痹
	多发性硬化
	重症肌无力
	肌萎缩性脊髓侧索硬化症
	帕金森病
	肌病
	多发性肌炎 / 皮肌炎
结构性原因	Zenker 憩室
	头颈部肿瘤
	颈椎病
	椎体骨赘
	咽网（Plummer-Vinson 综合征）
医源性原因	放疗
	腐蚀性药物损伤
	抗胆碱能药物（导致黏膜干燥）
	药源性食管炎（多西环素、非甾体抗炎药、阿仑膦酸钠、氯化钾片）

续表

表35-2 鉴别诊断	
食管性吞咽困难	**举例**
运动障碍性疾病	贲门失弛缓症
	弥漫性食管痉挛
	胡桃夹食管
	硬皮病
	干燥综合征
	南美锥虫病
机械性，内在原因	肿瘤（食管癌、淋巴瘤）
	狭窄
	下段食管环（Schatzki环）
	食管网和食管环
	嗜酸性粒细胞性（过敏性）性食管炎（EE）
	异物
机械性，外在原因	右侧主动脉
	左心房扩大
	迷走血管
	纵隔淋巴结肿大
	胸骨后甲状腺肿
感染原因	念珠菌性食管炎
	疱疹性食管炎
	巨细胞病毒性食管炎

三、开始问诊

1.要求患者描述吞咽症状。

2.使用开放式问题进行问诊。

3.鉴别口咽部吞咽困难和食管性吞咽困难，切记高达80%的吞咽困难病例可以单独依据病史寻找疾病原因。

4.确定哪些类型的食物会导致吞咽困难（固态、液态或混合型事物）。如果固态和液态食物均会引起吞咽困难提示运动障碍性；如果仅由固态或液态食物会引起吞咽困难，提示机械性阻塞。

5.确定疾病的起病方式与病程。如果数周至数月内新发症状逐渐进展、加重时，需要及时评估。提示可能存在恶性肿瘤（表35-3）。

表35-3 问诊技巧	
问题	**牢记**
请叙述吞咽时的症状	避免中断

续表

表35-3　问诊技巧	
问题	牢记
你第一次发现吞咽困难是在什么时候？症状加重了吗？	在患者详细描述自己症状之后再重点问诊
叙述当你吃固体食物时，会发生什么情况？	让患者详细描述这些情况
当你饮用液体食物时，详细说明发生了什么？	

四、问诊框架

1. 接诊之前，评估患者的用药清单并考虑药物对吞咽困难可能造成的影响。

2. 确定患者的症状是仅与摄入固态食物有关还是与摄入液态和固态食物均有关，以鉴别机械性梗阻和神经肌肉功能障碍。

3. 确定症状为渐进性还是间歇性的。

4. 确定患者是否有任何伴随症状或并发症，如脑卒中病史、神经系统疾病、吸烟史或胃食管反流史。

5. 评估预警症状，如体重减轻、出血、发热、咯血及高龄。

6. 确定吞咽困难的特征，如起病方式、持续时间、频率、部位、诱发因素或缓解因素。如果进行开放式提问时患者未提供这些信息，请务必直接进行提问。

五、找出预警症状

老年患者出现进行性吞咽困难，特别是既往有酗酒史、吸烟史、肥胖或胃食管反流史的患者，需要警惕存在潜在的口咽部或食管恶性肿瘤（表35-4、表35-5）。

表35-4　严重疾病		
诊断	备注	患病率
口咽部肿瘤或喉癌	与吸烟或长期饮酒有关	82%的口咽部肿瘤或喉癌患者有吞咽困难症状
脑卒中	口咽部吞咽困难最常见的原因，往往会突然发病	45%的脑卒中患者起病3个月内有吞咽困难症状
颅脑损伤		
帕金森病	口咽部吞咽困难的常见原因	81%的帕金森病患者有轻度吞咽困难
多发性硬化		24%～34%的多发性硬化患者有永久性吞咽困难
肌萎缩性侧索硬化症	特点是进行性吞咽困难	

续表

表 35-4　严重疾病

诊断	备注	患病率
亨廷顿舞蹈症		
重症肌无力	重复性吞咽动作使吞咽困难逐渐加重	67% 的患者在诊断时有吞咽困难症状
食管癌	起初对固态食物进行性吞咽困难，而后对固态和液态食物均出现吞咽困难，是最常见的临床表现。食管鳞状细胞癌与吸烟和酗酒有关。食管腺癌与胃食管反流、吸烟、肥胖有关	在初级诊疗中心，6%～17% 具有吞咽困难症状的患者确诊为肿瘤
纵隔肿瘤		
血管结构（lusoria 吞咽困难）		
肌营养不良症	晚期可出现吞咽困难及上睑下垂	

表 35-5　预警症状

预警症状	严重原因	良性原因
体重减轻	恶性肿瘤	消化性溃疡狭窄
进展性症状	恶性肿瘤 神经退行性疾病	
与摄入流质食物相比，摄入固态食物症状加重	恶性肿瘤	消化性溃疡狭窄 食管网或环 异物
血便	恶性肿瘤	
伴有吞咽困难的耳痛（耳痛）	下咽病变（例如：鳞状细胞癌或甲状腺癌）	
声音嘶哑（发声困难）或说话时疼痛、吞咽困难	肌营养不良症	
构音障碍	脑卒中	

六、重点问诊

患者用自己的语言描述症状并考虑潜在预警症状之后，应询问下述问题以缩小鉴别诊断的范围（表 35-6）。

表35-6 重点问诊	
问题	**考虑**
吞咽之后你有咳嗽、窒息或有食物从鼻腔返出吗？	口咽部吞咽困难
吞咽的最初数秒后是否觉有食物被卡住的感觉？	口咽部吞咽困难
你摄入液态食物和（或）固态食物时有困难吗？	液态和固态食物吞咽困难＝运动障碍
	固态食物吞咽困难进展到包括液态食物吞咽困难 ＝机械性梗阻
你的症状是否逐渐加重呢？	对于急进性症状需要考虑恶性肿瘤
你的吞咽困难症状是持续性的还是间歇性的？	间歇性、进行性的症状提示
	食管远端网或食管环异物
你既往接受过放疗吗？	放射性食管炎
你会以液体送服药物吗？	药剂性食管炎
你在入睡前会服用药物吗？	铁补充剂、阿司匹林、钾、多西环素、阿仑膦 酸钠
你有疾病会使你的身体系统受到抑制吗？（如感 染人类免疫缺陷病毒、长期使用类固醇激素、 化疗等）	免疫念珠菌、单纯疱疹病毒或巨细胞病毒 食管炎
性质	
吞咽后食物会卡住或陷入吗？	食管性吞咽困难
你有鼻腔反流吗？	口咽部吞咽困难
你启动吞咽动作时有困难吗？	口咽部吞咽困难
你在试图吞咽的时候有呛咳或咳嗽吗？	口咽部吞咽困难
你的症状是长期保持不变的或者症状逐渐加重？	非进展性症状表明良性结 构性病变，如Schatzki环或网
位置	
感觉食物卡在什么位置了？	口咽部吞咽困难：患者经常指向其颈部
	食管性吞咽困难：病变位于或低于患者所指的区域
起病方式、病程和频率	
你的症状是发作性的吗？	较长时间内发作性的对固态食物的吞咽困难提示 良性疾病，如下端食管环
你有这些症状多长时间了？	吞咽困难持续时间短提示炎症过程
伴随症状	
吞咽时有潺潺的声音吗？	Zenker憩室
有口臭吗？	与Zenker憩室相关的口臭
你有食物反流吗？	远端食管梗阻
	Zenker憩室
	贲门失弛缓症
吞咽时感到疼痛吗？	食管黏膜的炎症（即食管炎）
你感到胸痛吗？	食管运动障碍（即弥漫性食管痉挛、贲门失弛缓 症、硬皮病）

续表

表35-6　重点问诊	
问题	**考虑**
你需要弯腰或举起手臂来帮助食物传输吗？	运动障碍性疾病
摄入极热或极冷的液体会使症状加重吗？	运动障碍性疾病
你有长期反酸的症状吗？	消化性溃疡狭窄
反复进行吞咽可以缓解你的症状吗？	运动障碍性疾病
吞咽肉片后，你有没有出现过突发性吞咽困难？	食管环
	"牛排屋综合征"（反复发作性食管远端阻塞，经常出现在进食牛排或面包后。梗阻是低位食管环导致的，通常饮用大量的水后缓解）
当你进食冷食时症状会加重吗？	运动障碍性疾病
你是否患有食物过敏或有其他过敏性疾病（如哮喘）？	嗜酸性粒细胞性食管炎

七、诊断流程

吞咽困难症状的诊断流程见图35-1。

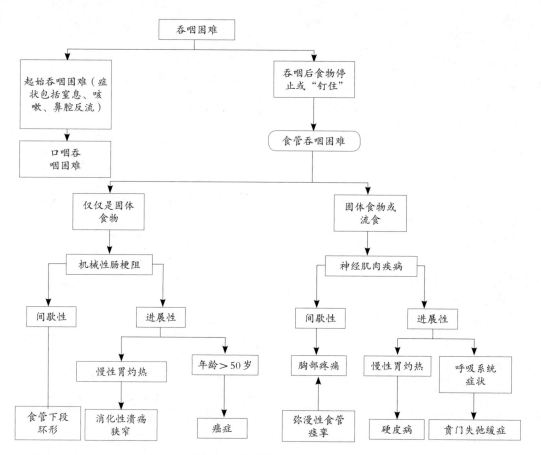

图35-1　诊断流程：吞咽困难

八、注意事项

1.应始终认真对待吞咽困难症状,并应及时进行进一步的评估。吞咽困难从来没有功能性疾病,始终需要仔细评估。

2.患者吞咽困难的持续时间和频率,为诊断提供有用的线索,可以帮助作出诊断。

3.问诊开始时,鉴别口咽部吞咽困难和食管性吞咽困难。

4.由于食管疾病引起吞咽困难的患者,如消化性溃疡狭窄,患者通常感觉梗阻位于胸骨上切迹,即使梗阻是在远端。

5.年轻患者的吞咽困难(男性＞女性)可能继发于嗜酸性粒细胞性食管炎,尤其是患有哮喘或特应性皮炎的患者。

6.对固态食物的吞咽困难,最常见原因是机械性阻塞。而对固态食物和液态食物均存在吞咽困难,往往是运动性(动力性)疾病。

7.血管异常(Lusoria吞咽困难)会对食管产生撞击,可以导致吞咽困难,如右锁骨下动脉走行异常。

8.口干或眼干涩史可能表明唾液生成不足,在这种情况下,必须获得详细的用药情况。抗胆碱能药物、抗组胺药物及某些抗高血压药物均可以导致唾液分泌减少。当这些干燥症状均存在时,考虑干燥综合征。

9.如果吞咽食物被卡住且只有反流能减轻症状时,提示患者可能患有机械性梗阻。但是如果需要某些物理手法来协助传送食物,则患者可能有动力性障碍。

九、预后

吞咽困难患者的预后各不相同,病因和病情的严重程度会影响预后。良性机械性食管性吞咽困难的患者,预后一般较好。恶性疾病导致的吞咽困难,则预后普遍较差。

第36章
急性消化道出血

Amandeep Shergill, MD, and Kenneth R. McQuaid, MD

案例介绍

患者，男性，72岁。因"头晕，乏力，黑色、柏油样粪便"来到急诊室就诊。患者有糖尿病、冠状动脉疾病病史，1年前曾患心肌梗死，采用药物洗脱支架进行治疗。患者服用阿司匹林和氯吡格雷。

思考：

1. 针对该患者的症状，你还要询问哪些问题？

2. 你如何做出消化道出血的诊断？

3. 通过完整的病史资料能否作出诊断？

一、概述

消化道（gastrointestinal, GI）出血是一种常见的疾病。多数急性消化道出血患者前往急诊室就诊或因其他原因住院期间会出现出血症状。急性上消化道出血的年患病率为100～200/10万，急性下消化道出血的年患病率为20～27/10万。鉴别上消化道出血及下消化道出血非常重要，因为两者的鉴别诊断范围和治疗手段各不相同。消化道出血可能会诱导轻微疾病，也可能会危及生命（表36-1）。

表36-1　关键术语

关键术语	内容
呕血	呕吐鲜红色（新鲜）血液或陈旧性"咖啡色"物质
便血	直肠排出鲜红色血液，枣红色血液或者血块
黑便	黑色、柏油样粪便伴有恶臭
上消化道出血	出血来自Treitz韧带近端（即食管、胃或十二指肠）。有3种表现方式，即呕血、黑便或便血
下消化道出血	出血来自Treitz韧带远端［即小肠（5%）或结肠（95%）］，表现为便血
血流动力学不稳定	收缩压<100mmHg和（或）脉搏>100次/分，提示血液大量丧失
鼻胃管吸出物阳性	通过鼻胃管吸出鲜红色血液、血块或咖啡色物质；证实为上消化道出血，血液呈红色表明有活动性出血

急性消化道出血患者需要快速进行评估和治疗。最初的病史和体格检查有助于判断疾病的严重程度、持续时间、部位及寻找消化道出血的原因。初步评估将指导初始液体复苏，医院内的分诊影响诊断及治疗的及时性。

二、病因

上消化道出血是指Treitz韧带以上的消化道出血。没有呕血症状并不能排除上消化道出血，因为出血可能是间歇性的或来自十二指肠远端。下消化道出血是指Treitz韧带以下的消化道出血。黑便通常提示上消化道出血；但是小肠或者近端结肠出血，传输时间长，也可能引起黑便。便血通常提示上消化道出血，但是10%的病例由短暂性上消化道出血引起。

既往研究表明，50%的上消化道出血归因于消化性溃疡。然而，在最近的一次临床疗效研究计划（clinical outcomes research initiative, CORI）国家数据库的分析中，对社区居民、学者及退伍军人进行的内镜检查中，通过食管胃十二指肠镜显示为上消化道出血的患者，最常见的病变为"黏膜异常"（40%）。消化性溃疡是第二常见的诊断（21%），其次是食管炎（15%）、静脉曲张（11%）、动静脉畸形（5%）、贲门黏膜撕裂（3%）及肿瘤（1%）。

临床特征有助于将上消化道出血患者划分为高风险和低风险两类。Glasgow-Blatchford出血评分（Glasgow-Blatchford bleeding score, GBS）在一个大型的、前瞻性研究中得到证实。Glasgow-Blatchford出血评分以临床变量（性别、初始收缩压、心率或黑便或晕厥症状的存在）、实验室指标（血红蛋白和血尿素氮）及显著肝或心脏并发症的既往病史为基础。GBS 0分提示死亡风险低或需要进行干预的程度低，并确定可在门诊治疗的患者。

鼻胃管吸出物也有助于鉴别出血灶风险的高低。血性吸出物对预测高风险病变的灵敏度为48%，特异度为75%，阳性预测值（positive predictive value, PPV）为45%。清亮的吸出物对预测内镜下低风险病变的特异度为94%，阳性预测值为85%。具有上述临床特征提示低风险出血，对此类患者进行鼻胃管抽吸有助于进行诊断。血性吸出物提示高风险病变概率增加，需要住院治疗和紧急评估。

根据内镜特点，可以进一步对消化性溃疡相关的上消化道出血进行风险分层。最高风险病变为内镜下溃疡伴有活动性出血，占出血性溃疡的18%，有非出血性可见血管显露（17%）及贴壁血块（17%）也是高风险的特征。扁平斑点（20%）和基底清洁的溃疡（42%）是低风险病变的特征。

下消化道出血最常见的原因是憩室出血（17%～40%），其次是结肠血管扩张（2%～30%）、结肠炎（9%～21%）、结肠肿瘤或息肉切除术后出血（11%～14%）及肛门直肠病变（4%～10%）。

疑似下消化道出血患者临床上也可划分为低风险、脑卒中险及高风险的重度出血。重度出血定义为持续性出血［血液稳定24h后输血要求＞2U和（或）血细胞比容下降6%～8%

或复发性直肠出血]。经验证明，使用以下7个因素进行临床预测：心率≥100次/分，收缩压≤115mmHg，晕厥，腹部无压痛，评价最初的4h直肠出血情况，阿司匹林的用药史及多个合并症。无危险因素的患者发生重度出血的风险低（＜10%），风险因素≥3个的患者出现重度出血的风险高（80%）（表36-2）。

表36-2 鉴别诊断		
原因	说明	比例
上消化道出血的常见原因		
黏膜异常	非甾体抗炎药引起的小黏膜破裂（＜3mm）或者严重的生理应激（应激性胃炎）	40%
消化性溃疡	溃疡直径＞3mm，由幽门螺杆菌或非甾体抗炎药引起	20%
食管炎症	食管损伤，通常被称为"食管炎"，可继发于反流、药物反应或者感染	15%
胃食管静脉曲张	由门脉高压引起的食管或胃静脉扩张，常继发于肝硬化	11%
血管发育不良或血管扩张	先天性或获得性黏膜下静脉和毛细血管异常扩张	5%
贲门黏膜撕裂	胃食管交界处黏膜裂伤，通常发生于干呕后上消化道	3%
出血的不常见原因		
胃窦血管扩张	胃窦弥漫性血管扩张（"西瓜胃"）	2%～5%
门脉高压性胃病	门脉高压引起的黏膜下静脉扩张	＜5%
肿瘤	腺癌、淋巴瘤间质肿瘤	1%～5%
Dieulafoy病	胃近端纡曲大动脉破裂	1%～5%
主动脉肠瘘	主动脉和十二指肠之间形成瘘管，最常见于腹主动脉瘤术后患者	＜1%
胆道出血	肝损伤出血进入胆管	＜1%
胰性血液	胰腺出血进入胰胆管	＜1%
结肠来源的下消化道出血		占下消化道出血＞95%
憩室病	肠黏膜穿透肠壁导致动肠暴露，从而形成黏膜疝出口。＜5%的病例发生出血，75%的病例自行缓解	17%～40%
血管发育不良或血管	最常见于盲肠或升结肠扩张	2%～30%
结直肠恶性肿瘤/息肉切除后出血	结直肠癌常表现为隐匿性出血或血与粪便混合，重度出血不常见	11%～14%
	通过结肠镜切除息肉后的300例患者中有1例患者出血。70%以上患者自行停止	

续表

表36-2 鉴别诊断

原因	说明	比例
结肠炎	缺血性结肠炎，心输出量减少或肠系膜动脉阻塞所造成的结肠血供受损，出血通常是自限性的。感染性结肠炎往往表现为痢疾（即血与粪便和脓液混合），由痢疾杆菌、弯曲杆菌、沙门菌、大肠埃希菌O157:H7引起的感染。炎症性肠病包括溃疡性结肠炎和克罗恩病；血性腹泻常见于溃疡性结肠炎，但大量出血并不常见	9%～21%
肛肠原因	包括痔、直肠静脉曲张、肛裂，常表现为轻微便血。特征通常是粪便表面带血，排便时血液滴入便池。较少造成严重下消化道出血	4%～10%
粪性溃疡	慢性便秘引起的直肠溃疡	1%～2%
放射性直肠炎	于盆腔放疗后数月至数年发生	1%～2%
小肠来源		占下消化道出血 < 5%
血管发育不良或血管扩张	通常会导致慢性隐匿性出血，继而导致贫血，但可能会造成急性重度出血	3%～5%
麦克尔憩室	卵黄管残端位于回肠末端。<25岁患者小肠出血是最常见原因	
克罗恩病	最常见于末端回肠或结肠近端	<1%
非甾体抗炎药	引起小肠糜烂、溃疡或网，但临床大量出血并不常见	1%～2%
肿瘤	腺癌、淋巴瘤、类癌、间质瘤	<1%

三、开始问诊

评估急性消化道出血患者，第一步是对出血严重程度进行评估，以确定是否需要进行血流动力学指导的复苏。医生应首先进行重点病史采集，获取患者的生命体征（脉搏和血压），然后插入静脉导管进行补液治疗。初步评估以下内容（表36-3）。

1. 确定患者是否有大量失血。

2. 寻求线索，以确定出血是正在进行还是已经停止。

3. 确定出血是起源于上消化道还是下消化道。

表36-3 问诊技巧

问题	牢记
描述粪便形态	黑便提示上消化道出血或慢性下消化道出血 便血提示下消化道出血或者上消化道大量出血，粪便混有血液或者表面有血液提示肛肠出血、血流动力学改变不明显

续表

表36-3 问诊技巧	
问题	**牢记**
你有无呕吐症状？如果有，请进行说明	呕血提示上消化道出血。咖啡色呕吐物提示出血速度缓慢或已停止。鲜红色呕吐物提示近期或持续出血
你什么时候发现第一次出血？	出血超过4～6h可能导致反复发作提示大量失血
你出现便血或呕吐多少次了？	
你排出或呕吐的血量约有多少毫升？还是只有少许或小血块？	尽管估计患者的失血量存在困难，但是呕吐物或粪便混有少量血液或小血块提示出血量较小
你最后一次排黑便或血便是什么时候？	在消化道里的血液是一种强效的泻药。如果在近4～6h没有黑便或便血发生，出血可能变慢或已停止
你有没有头晕？	头晕提示血管内容量大量损失
嘱患者平卧并获得生命体征（血压和脉搏）。如果生命体征平稳，则嘱患者坐立或站立，再记录生命体征	见下文

四、问诊框架

在初始评估和恰当的液体复苏操作之后，应该采集更完整的病史资料，进行详细的体格检查。通过患者的症状及既往史可以确定引起出血的原因。本次出血情况、既往出血情况、近期消化道症状、既往史、用药情况及社交史能够帮助大部分出血病例判断最有可能的出血来源位置，并有助于确定患者是应收入重症监护病房还是应收入普通病房。

1.既往消化道出血史或其他消化道疾病可能提示本次出血的潜在原因。

2.阿司匹林、非甾体抗炎药及其他抗血小板药物可能会导致溃疡或具有抗血小板作用，从而引发或加重上、下消化道出血。抗凝药（肝素、华法林）可能会加剧消化道出血，但不会引起消化道出血。

五、找出预警症状

消化道出血应该引起患者和医生的重视。某些症状和体征提示消化道大量出血或提示患者患病率和死亡率的增加。应将这类患者收入重症监护病房（表36-4）。

1.患者可能焦虑和恐惧，应安慰患者使之平静。

2.生命体征：仰卧位收缩压＜100mmHg或脉搏＞100次/分提示血管内血容量大量丢失（＞20%），需要立即补液治疗。直立性低血压或心动过速表明血容量丢失达10%～20%。

3.便血伴有呕血，或鼻胃管吸出物阳性提示有活动性的、危及生命的上消化道出血，应及时评估并进行治疗。

4.老年患者可能同时患有心血管疾病、出血、低血压或贫血，会使不良事件的风险增加。

5.头晕和头重脚轻感提示血容量大量丢失。

6.慢性肝病患者可能由于门静脉高压和凝血功能障碍而出现严重出血，并且出现并发症的风险增加。

7.与门诊患者相比，住院患者发生的消化道出血，无论原因如何，其患病率和死亡率的风险均会增加。

表36-4 预警症状		
预警症状	严重原因	良性原因
持续性呕血，鼻胃管吸出鲜红色内容物，伴有血便、生命体征不平稳	由于食管或胃底静脉曲张上消化道大量出血 消化性溃疡 主动脉肠瘘	
持续性呕血或者鼻胃管吸出鲜红色内容物，伴有黑便	食管或胃底静脉曲张 消化性溃疡伴动脉出血 Dieulafoy病 主动脉肠瘘	贲门黏膜撕裂 糜烂性食管炎 糜烂性胃炎 门脉高压性胃病
持续性活跃性便血，鼻胃管灌洗无血液	由于憩室炎、血管扩张或者非甾体抗炎药性溃疡引起的下消化道出血，如果生命体征不稳定，还需要考虑由十二指肠溃疡或主动脉肠瘘（无血液反流到胃）引起的上消化道出血	放射性直肠炎 宿便性溃疡 炎症性肠病 痔
体重减轻	肿瘤	消化性溃疡伴贲门梗阻
下腹部或腹中部疼痛急性发作，继之出现出血	肠系膜或结肠缺血	溃疡性结肠炎 克罗恩病 泻药刺激所致的腹部绞痛
既往主动脉修复术	主动脉肠瘘	
气短、胸痛、头晕	大量失血后继发心肌缺血	焦虑
住院初期出现上消化道出血，特别是危重患者	胃或十二指肠压力相关性糜烂或溃疡	食管炎 非甾体抗炎药诱发的胃糜烂

六、重点问诊

在采集初始病史，获得生命体征，评估预警症状之后，针对伴随的消化道症状、既往史、用药情况及社交史进行更完整的病史采集（表36-5）。

表36-5　重点问诊	
问题	**考虑**
伴随症状	
是否有过：	
·呕吐，干呕？	贲门黏膜撕裂（＜50%有呕吐或干呕史）
·反酸？	糜烂性食管炎
·吞咽痛（吞咽疼痛）？	药物引起的食管溃疡 感染（巨细胞病毒、念珠菌、疱疹病毒）
·吞咽困难？	食管肿瘤 胃食管反流伴有食管狭窄
·消化不良（上腹部不适或疼痛）？	消化性溃疡或糜烂性胃炎，但消化性溃疡引起的 　出血，患者可能无症状
·慢性肝病的证据（黄疸、巩膜黄染、腹水、 蜘蛛状毛细血管扩张、肝掌、男性乳房增大、 肝肿大）？	食管或胃底静脉曲张 门脉高压性胃病
·血性腹泻（痢疾）？	感染性腹泻或炎症性肠病（溃疡性结肠炎、克罗 　恩病可能性不大）；症状持续时间＞2周提示炎 　症性肠病
·用力排便、便秘？	结肠或直肠肿瘤 痔 宿便性溃疡
既往史	
是否有过：	
·消化性溃疡病史？	溃疡复发
·胃部手术史或胃绕道手术史？	小肠和胃之间的吻合口溃疡
·免疫缺陷病（人类免疫缺陷病毒伴有CD4计 数低，免疫抑制药，化疗）病史？	巨细胞病毒性溃疡 真菌感染 卡波西肉瘤
·食管，胃或结肠肿瘤病史？	肿瘤复发
·憩室炎病史？	临床上憩室炎是下消化道大量出血的主要原因
·炎症性肠病病史？	溃疡性结肠炎是一种较常见的出血原因，常表现 　为血性腹泻。克罗恩病的消化道溃疡不常出现 　急性出血
·放疗史？	放疗后食管炎或直肠炎

表36-5　重点问诊

问题	考虑
·冠状动脉疾病或周围动脉疾病史？	缺血性肠疾病的风险增加。此外，患者可能服用抗血小板药物和（或）抗凝血药
·慢性肾病病史？	血管发育异常的风险增加。由于尿毒症性血小板功能障碍可能导致出血加重
·骨性关节炎病史？	有可能使用非甾体抗炎药
·肝炎或已知的慢性肝病病史？	会增加胃底静脉曲张或者门脉高压性胃病导致出血的风险
你是否在过去2周接受过内镜或结肠镜检查、活检、括约肌切开术或息肉切除术？	活检或者息肉切除术部位出血

药物

你正在服用哪些药物

·阿司匹林、非甾体抗炎药	胃、十二指肠、小肠或近端结肠糜烂或消化性溃疡。由于抗血小板作用，可能会增加上或下消化道出血的可能性
·抗凝药（如华法林、肝素、依诺肝素、氯吡格雷）	并不直接导致消化道出血，但会加剧消化道内已经存在病灶的出血情况
·免疫抑制药（化疗、泼尼松、抗排斥药物）	机会性感染（巨细胞病毒、单纯疱疹病毒、念珠菌）
·近期是否使用过抗生素？	难辨梭菌结肠炎
·双膦酸盐（阿仑膦酸钠）、钾、奎尼丁、铁、抗生素	药物引起的食管溃疡（一般不会造成显著出血）

社会史

患者是否是：

·一名来自发展中国家的移民？	在上消化道出血的患者中，消化性溃疡的原因可能是幽门螺杆菌的慢性感染，如果患者年龄超过40岁，也可以考虑幽门螺杆菌相关性胃癌或淋巴瘤
·社会经济背景较低的美国居民（特别是非裔和拉美裔美国人）？	在上消化道出血的患者中，消化性溃疡的原因可能是慢性幽门螺杆菌感染，如果患者年龄超过40岁，也可以考虑幽门螺杆菌相关性胃癌或淋巴瘤
你饮酒吗？每次饮多少？	酒精性肝硬化会导致食管胃底静脉曲张或门脉高压胃病

续表

表36-5 重点问诊	
问题	考虑
你最近旅行过吗？如果有，去过什么地方？	感染性腹泻
你进行的性行为有没有增加肛－口污染的风险？	感染性腹泻

七、诊断流程

诊断的第一步是评估出血的严重程度，出血是来自上消化道还是下消化道，并确定出血是否在进行中。如果患者存在血流动力学不稳定，有持续出血的证据或重大并发症的证据，则应该在内镜检查之前进入重症监护病房进行复苏并稳定生命体征。对怀疑上消化道出血的患者应进行内镜检查，怀疑下消化道出血的患者应在迅速做好肠道准备后进行结肠镜检查。上消化道出血和下消化道出血的诊断流程参见图36-1、图36-2。

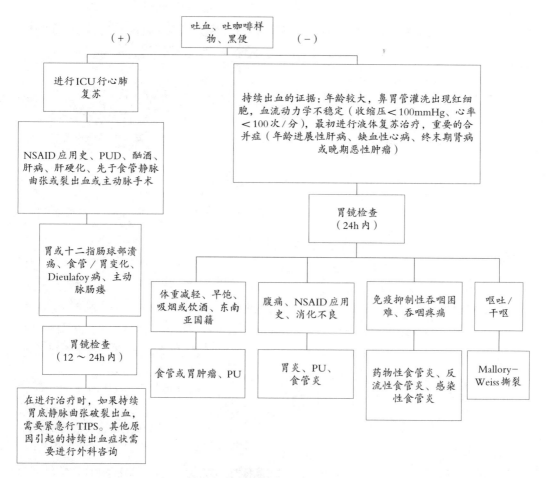

图36-1 诊断流程：上消化道出血

注：ICU，重症监护室；NSAIDs，非甾体抗炎药；PU，消化性溃疡；TIPS，经静脉肝内门体分流术。

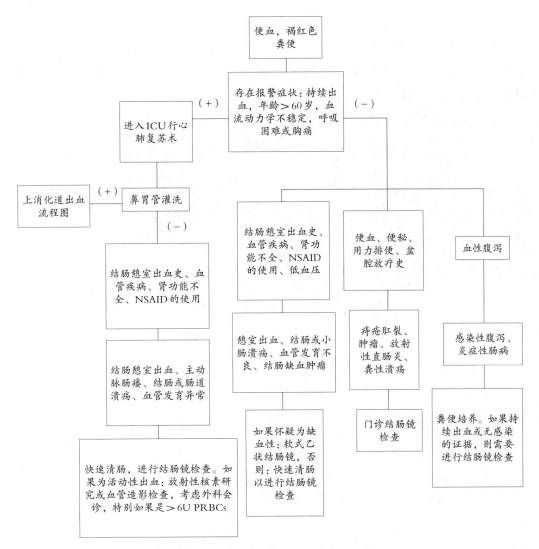

图 36-2　诊断流程：下消化道出血

注：ICU，重症监护室；NSAID，非甾体抗炎药；PRBCs，浓缩红细胞；U，单位。

八、注意事项

1.上消化道出血和下消化道出血造成的症状会有重叠，鉴别诊断范围也很接近。

2.鼻咽部疾病和肺部疾病也会导致鼻出血或咯血，可能被误认为是呕血。

3.十二指肠的病变并不总会引起呕血或鼻胃管吸出物阳性，因为该部位的出血可能不会反流入胃内。

九、预后

上消化道出血总死亡率＜10%，下消化道出血总死亡率＜5%。80%的消化道出血会自行停止。持续性或复发性出血会显著增加患病率及死亡率。两个最重要的预后因素是出血原因及并发症。对于上消化道出血和下消化道出血，胃镜检查可以帮助确定出血部位，判断再出血的风险，并提供治疗。如果剧烈出血情况或血流动力学不稳定的情况无法充分显示出来，应考虑进行血管造影、出血病灶栓塞止血。对于内镜或栓塞止血治疗效果欠佳的持续性或复发性出血，则可能需要手术治疗。

第37章
黄 疸

Thomas E. Baudendistel, MD, and Dayana Carcamo-Molina, MD

案例介绍

患者，67岁，男性，皮肤和眼是黄色的。因"间歇性恶心和呕吐3周"来到初级医疗中心就诊。既往有2型糖尿病病史。妻子坚持要他去看医生。患者注意到自己的裤子变得宽松了，没有其他主诉。

思考：

1. 你还需要询问患者哪些重要的问题呢？

2. 黄疸的鉴别诊断是什么？无痛性黄疸的鉴别诊断是什么？

一、概述

黄疸是体内胆红素过剩导致身体组织黄染，胆红素是血红蛋白代谢过程中产生的一种色素。通常情况下，血清胆红素不应该超过 $1 \sim 1.5\text{mg/dl}$，2mg/dl 以上可视为黄疸，黄疸症状首先出现在巩膜，其次是舌部及鼓膜周围，最后是皮肤。因此，与单独巩膜黄染相比，皮肤黄染意味着体内的胆红素水平更高。

询问详尽的饮食情况和用药情况，以排除由异维A酸、胡萝卜素或利福平过量引起的皮肤黄染。如果这些情况被排除，可考虑黄疸为晚期肝癌、胆汁淤积性肝病的表现，或不常见的溶血或胆红素代谢障碍等疾病的表现。采集病史应从两个方面进行：①迅速确立某一可能的诊断；②找出预警症状，以判断是否需要紧急干预（表37-1）。

表37-1 关键术语

关键术语	内容
Budd-Chiari综合征	肝静脉阻塞，多与潜在的高凝状态有关（如口服避孕药、真性红细胞增多症、阵发性睡眠性血红蛋白尿、抗磷脂抗体综合征）；急性型经典症状包括肝大、触痛、黄疸、腹水
胆汁淤积	由于肝内或肝外梗阻或胆汁淤滞，肝内胆汁潴留
结合胆红素	未结合胆红素在肝代谢时形成，然后释放至胆汁；可能被肾小球滤过，并出现在尿液中
暴发性肝衰竭	肝损伤8周内出现的肝性脑病，往往伴随凝血功能障碍。常见原因包括急性病毒性肝炎、摄入对乙酰氨基酚或鹅膏菌、肝缺血。不常见的原因包括Wilson病、自身免疫性肝炎、急性Budd-Chiari综合征、其他感染性疾病及恶性肿瘤
肝细胞性黄疸	肝细胞功能障碍会导致血清内结合胆红素蓄积

续表

表 37-1 关键术语	
关键术语	**内容**
高胆红素血症	血清中胆红素水平升高（>1.2mg/dl）
浸润性肝病	由于肝弥漫性受累引起的肝内胆汁淤积所致的一种肝病，包括肉芽肿病（结节病、韦格纳肉芽肿病、真菌和分枝杆菌感染），淀粉样变，Wilson病，血色病，淋巴瘤，转移癌
黄疸	皮肤和巩膜黄染
非酒精性脂肪肝	是一种常见于代谢综合征患者的肝实质疾病（常发生于肥胖的糖尿病伴有高脂血症患者，也可发生于无其他并发症的肥胖患者）
梗阻性黄疸	由于肝内或肝外胆管胆汁流通受损导致血清结合胆红素过多
未结合胆红素	胆红素主要循环形式，产生于血红素分解后，运送至肝脏进行进一步分解

二、病因

导致黄疸的原因可分为4大类（图37-1）。

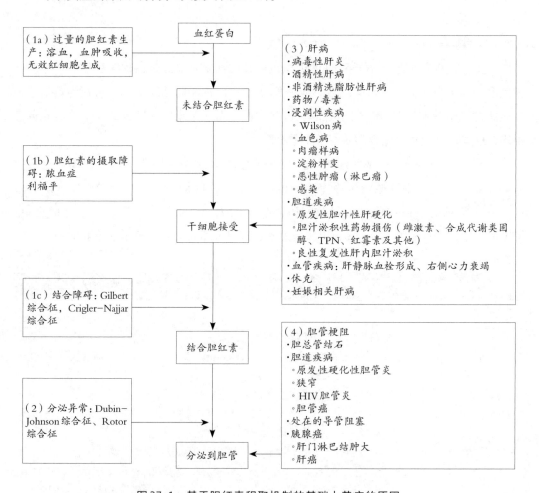

图 37-1　基于胆红素积聚机制的基础上黄疸的原因

注：HIV，人类免疫缺陷病毒；TPN，全静脉营养。

续表

1.胆红素代谢受损。

①胆红素产生过多；

②胆红素摄取障碍；

③胆红素结合障碍。

2.胆汁分泌异常，导致胆汁在毛细胆管沉积。

3.肝疾病。

4.胆管梗阻。

大多数第一类疾病引起的非结合性高胆红素血症，除败血症和急性溶血反应外，病情较轻。高非结合胆红素血症为主的疾病更为常见，通常意味着病情更为严重。在成年患者中，大部分黄疸病因是胆囊结石、肿瘤（胰腺和肝胆）、败血症及肝硬化（酗酒、慢性病毒性肝炎或非酒精性脂肪肝疾病所致）（表37-2）。

表37-2　鉴别诊断	
疾病	黄疸住院患者中的比例[a]
胰腺癌或胆管癌	20%～35%
败血症或休克	22%
酒精性肝硬化	10%～21%
胆石症	13%
非酒精性脂肪肝	
药物或毒素介导性肝炎（对乙酰氨基酚最为常见）	5.8%
急性病毒性肝炎	1.7%
自身免疫性肝炎	1.7%
其他	＜1%
淀粉样变	
先天性疾病	
血色素沉着病	
溶血	
原发性胆汁性肝硬化	
原发性硬化性胆管炎	
结节病	
Wilson病	

注：a 空格表示患病率未知

三、开始问诊

黄疸很少作为孤立的疾病出现，往往是某种慢性疾病的晚期表现。患者可能不会立即将黄疸作为主诉，并不会与其他症状相联系。因此，应多与患者交流，以便能了解到其他关键信息（表37-3）。

表37-3　问诊技巧	
开放式问题	**问诊技巧**
告诉我当你第一次注意到颜色改变时的感觉？	非主观性提问可以帮助患者叙述高危行为（如乙醇摄入、非法使用毒品、自杀未遂）的细节时感到安全的
除了颜色变化以外，还有其他伴随症状吗？	开始制定和排列鉴别诊断项目
你到何时为止还认为自己是健康的？	

四、问诊框架

发病的急性程度将决定诊断评估的进度。在数月内缓慢进展的黄疸可能并不需要紧急评估，而在数天内快速进展的黄疸则应立即进行检查。

早期问诊应着眼于鉴别胆汁淤积性疾病（包括胆道梗阻）与肝细胞性疾病。

五、找出预警症状

虽然一些良性原因也会引起黄疸（如Gilbert综合征、血肿），但是黄疸通常提示严重疾病。医学急症包括上行性胆管炎、暴发性肝衰竭及重度溶血（如输血反应、弥散性血管内凝血、血栓性血小板减少性紫癜、产气荚膜梭菌败血症或恶性疟疾）（表37-4）。

表37-4　预警症状分类	
支持胆汁淤积性黄疸的因素	**支持肝细胞性黄疸的因素**
年龄较大	病毒感染的前驱症状（食欲缺乏、倦怠、乏力）
既往胆道手术史	有病毒性肝炎的危险因素：注射吸毒、性交混乱及1990年以前的输血史
胆石症	肝毒性物质接触史：乙醇、对乙酰氨基酚、新药或草药、鹅膏菌
严重疼痛	当地肝炎暴发
体重减轻	

在黄疸患者中，提示潜在急症的因素包括发热、神志不清、凝血功能障碍相关病症及右上腹疼痛。发热或腹痛提示由胆石症、败血症或急性病毒感染或酒精性肝炎引起的

并发症。脑病及凝血功能障碍提示肝衰竭，后者应及时考虑立即进行肝移植手术。经典的无痛性黄疸提示胰腺癌或肝胆癌（表37-5）。

表37-5　预警症状		
预警症状	**严重原因**	**良性原因**
发热[a]	胆管炎 胆石症 急性肝炎（病毒，毒素／乙醇，药物诱导） 败血症	血肿
右上腹疼痛[a]	胆管炎 胆石症 急性肝炎 Budd-Chiari综合征 右侧心力衰竭	带状疱疹 右下叶肺炎 右侧胸腔积液 消化性溃疡 不典型肾绞痛 肌肉骨骼疼痛
神志不清或心理状态改变[a]	胆管炎 肝性脑病 败血症 由于凝血功能障碍引起的颅内出血 低血糖 癫痫发作	任何原因引起的谵妄
黏膜或皮肤出血[a]	因暴发性肝衰竭或脾功能亢进引起的血小板减少 弥散性血管内凝血 恶性疟疾	受累部位的轻微创伤
背部疼痛	急性重度溶血	肌肉骨骼疼痛
妊娠	妊娠剧吐 妊娠急性脂肪肝 子痫 HELLP综合征 妊娠肝内胆汁淤积症	
尿色加深	急性溶血引起的血红蛋白尿胆红素尿（由于任何原因引起的高结合胆红素血症）凝血功能障碍引起的肉眼血尿	脱水，药物（利福平：橙色尿；甜菜：红色尿），横纹肌溶解症引起的肌红蛋白尿
非刻意体重减轻	胰腺癌或肝胆癌	
HELLP综合征，溶血-肝酶升高-低血小板计数		

注：a夏科三联征是指黄疸、发热、右上腹疼痛，是胆管炎的典型症状，出现在22%～75%的胆管炎病例中。另外加上心理状态改变、血压下降，组成雷诺五联征，需要外科手术或内镜紧急干预治疗。

六、重点问诊（表37-6）

表37-6 重点问诊	
问题	考虑
如果回答是肯定的	
你做过胆道手术吗？	胆囊切除术后残余结石 胆道狭窄 恶性肿瘤复发引起梗阻
最近是否摄入对乙酰氨基酚、新药、草药补充剂，或食用野生的蘑菇？	由于用药过多引起的暴发性肝衰竭（如对乙酰氨基酚、异烟肼、抗惊厥药），或食用鹅膏蘑菇
你饮酒吗？	急性酒精性肝炎，慢性酒精性肝硬化以及"医疗性意外事故"——在酗酒患者治疗剂量的对乙酰氨基酚引起的肝损伤
你是否进行过毒品注射？	丙型肝炎：在注射吸毒者中的患病率为65%
你的年龄还不到20岁吗？	家族性胆红素代谢障碍
你的年龄在15～40岁吗？	Wilson病 自身免疫性肝炎（尤其是女性） 原发性硬化性胆管炎（尤其是男性）
你的年龄超过40岁吗？	原发性胆汁性肝硬化的风险增加（尤其是女性） 血色素沉着病 胰腺癌或胆管癌
最近你是否接触肝炎患者？	甲型肝炎是一种常见的食源性疾病 暴发的原因：乙型肝炎可以通过性行为传播（丙型肝炎通过性行为传播的可能性较小）
你是否进行过输血？	急性输血反应可能很少会造成严重的溶血。既往输血史可能会增加患乙型肝炎及丙型肝炎的风险；如今这种风险较低，但在1990年以前的输血行为并不常规检测丙型肝炎病毒
你的家人中是否有肝炎或黄疸的病史？	母婴垂直传播的乙型肝炎出生后数年可能无症状；家族性原因包括血色素沉着病、Wilson病和Gilbert综合征、Crigler-Najjar综合征及Rotor综合征
你在此前出现过黄疸吗？	Gilbert综合征，在10%的白人中，往往伴随病毒感染性疾病
你有糖尿病吗？	糖尿病和肥胖是非酒精性脂肪肝疾病的危险因素，糖尿病可能也是血色素沉着病的一种临床表现
你有镰状细胞病吗？	镰状细胞病患者出现慢性黄疸的原因有2个：由于镰状血红蛋白会导致慢性溶血并有形成胆色素结石的倾向（导致胆绞痛）
你有溃疡性结肠炎的病史吗？	1%～4%的溃疡性结肠炎患者会出现原发性硬化性胆管炎，而67%的原发性硬化性胆管炎患者患有溃疡性结肠炎
你有心力衰竭的病史吗？	失代偿性心力衰竭 缩窄性心包炎

续表

表 37-6 重点问诊	
问题	**考虑**
你或者你的家人有过血栓病史吗?	血液高凝状态,可能会导致 Budd-Chiari 综合征
起病方式与病程	
是突然发病吗?	胆总管结石 胆管炎 急性肝炎 急性 Budd-Chiari 综合征 溶血 败血症
发病持续时间超过数周或数月吗?	胰腺癌和肝胆肿瘤 任何原因引起的慢性肝硬化 浸润性肝病 心力衰竭
是反复性、自限性发作吗?	胆绞痛和家族性胆红素代谢障碍(如 Gilbert 综合征)
伴随症状	
你有:	
· 腹部疼痛?	胰腺炎 胰腺癌
· 恶心或呕吐?	胆总管结石 胆管炎 急性肝炎(病毒、毒素/乙醇、药物引起) Budd-Chiari 综合征 败血症
· 前驱不适,疲劳及厌食?	病毒性肝炎 胰腺癌或肝胆癌
· 陶土色粪便?	胆道梗阻
· 银色粪便?	胰头癌引起黑便而无胆汁(肿瘤使胆管梗阻,可能会渗入到肠腔)
· 血尿或腰部疼痛?	肾细胞癌伴有副肿瘤性可逆的肝功能障碍(Stauffer 综合征)
· 腰围增大?	提示腹水(失代偿性慢性肝病或 Budd-Chiari 综合征)或腹部包块(肝癌、胰腺癌、淋巴瘤)
· 瘙痒症?	亚急性或慢性胆汁淤积过程中,如原发性胆汁性肝硬化,药物损伤(雌激素、口服避孕药、合成代谢类固醇、红霉素、肠外营养),良性复发性肝内胆汁淤积,妊娠期肝内胆汁淤积症
· 擦伤增多或容易造成擦伤吗?	肝硬化引起凝血因子合成障碍而出现凝血功能障碍
· 停经?	妊娠
· 关节疼痛?	前驱病毒性肝炎,也见于血色素沉着病

七、诊断流程

黄疸症状的诊断流程见图37-2。

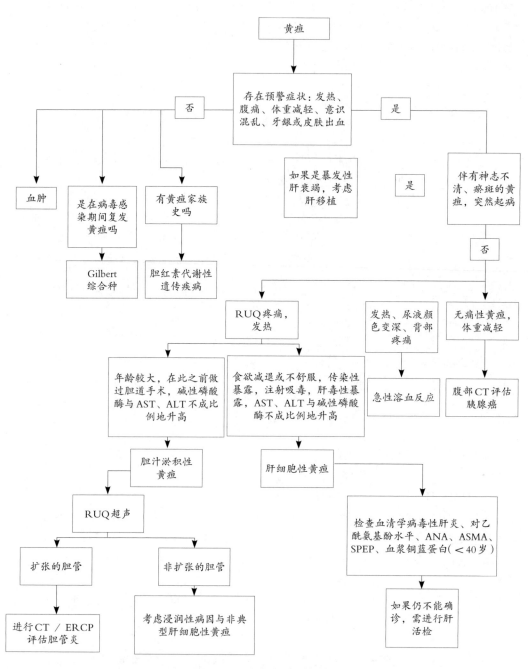

图37-2 诊断流程：黄疸

注：ALT，丙氨酸氨基转移酶；ANA，抗核抗体；ASMA，抗平滑肌抗体；AST，天门冬氨酸氨基转移酶；CT，计算机断层扫描；ERCP，内镜逆行胰胆管造影术；RUQ，腹部右上象限；SPEP，血清蛋白电泳。

八、注意事项

1.大部分患者不会主诉"黄疸"，而是黄染的眼、皮肤或伴随的其他更容易被发现的症状。

2.患病率的数据必须谨慎解释。在美国，黄疸门诊患者的主要原因是胆道梗阻及失代偿期酒精性肝病。败血症和肝缺血是住院患者的常见原因。

3.危及生命的黄疸原因主要有两大类，即肝损伤和胆道梗阻。遗憾的是，根据病史本身不能可靠地鉴别两类原因，病史与体格检查相结合，准确率也仅为80%。进行体格检查、实验室检查及腹部影像检查是必要的，可依据这些检查结果得出准确的诊断。

4.了解完整用药史至关重要，包括对乙酰氨基酚与其他药物、毒素（如乙醇）、食物（如鹅膏菌）及草药补充剂。使用治疗剂量的药物也可能会导致暴发性肝衰竭。多种药物或肝毒性药物即使摄入低剂量也会引起毒性反应，如酒精性肝病患者服用对乙酰氨基酚。

九、预后

研究显示，黄疸住院患者的死亡率为32%，但因病因的不同而有所变化。死亡率最高的是败血症或低血压肝损伤，紧随其后的是恶性肿瘤和肝硬化，而胆石症预后较佳。任何原因导致的暴发性肝衰竭均需要立即考虑进行肝移植。

胰腺癌总体预后较差，5年生存率为2%～5%。肿瘤累及胰头部位且体积较小，患者生存率为20%～40%。

慢性丙型肝炎病毒感染的患者，发展为慢性疾病占80%以上，20%病程超过20年的患者会发展为肝硬化。对于患乙型肝炎、免疫功能正常的成年人，＜5%的患者发展为慢性感染。仅小部分慢性乙型肝炎且病毒复制活跃的患者会进展为肝硬化。一旦乙型肝炎或丙型肝炎进展为肝硬化，那么发展为肝细胞癌的年风险为3%～5%，有必要进行肝癌筛查。

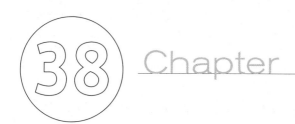

第38章
恶心与呕吐

Randall E. Lee, MD

案例介绍

患者，女性，24岁。因"恶心、呕吐4周"来到紧急护理诊所就诊。

思考：

1.你应该询问哪些问题确定患者病情的严重程度？

2.通过使用开放式问题及后续的有针对性的提问，你能否缩小该患者"恶心和呕吐"鉴别诊断的范围？

一、概述

恶心和呕吐是一种常见症状，可见于任何年龄组。虽然恶心和呕吐症状往往见于轻微的自限性疾病，但是也可能是危及生命的疾病的先兆。恶心和呕吐症状造成全球范围内职工的工作效率显著下降和医疗费用大大增加，尤其是妊娠妇女、接受化疗及术后恢复的患者。恶心经常伴有呕吐，但并非总是如此（表38-1）。

表38-1 关键术语

关键术语	内容
慢性恶心、呕吐	症状持续时间＞1个月
早饱感	进少量的食物后即感到饱腹感觉
恶心	一种迫切需要呕吐的不适感，或许最终导致呕吐
化疗后恶心、呕吐（post-chemo therapynausea and vomiting, PCNV）	3种类型：急性，化疗后24h内；迟发，24h后；预期，在下一次化疗前出现
反复性呕吐	3次或以上的呕吐发作
反流	食管内容物被动的逆行流进口内，而没有与呕吐相关的肌肉活动及先兆恶心症状
干呕	"干胀"。封闭声门的痉挛性呼吸运动，伴有腹部肌肉收缩而没有任何胃内容物排出。干呕常是呕吐的先兆症状
呕吐	胃内容物从口内强有力地排出，与腹部肌肉和胸壁肌肉收缩有关

二、病因

恶心、呕吐的初步鉴别诊断范围很广泛，如果使用临床资料进行鉴别诊断，范围可能会显著缩小。

评估婴儿或幼儿急性呕吐需要特别注意，例如，有毒物质的摄入发生于儿童的可能性要高于成年人。尽管Reye综合征患病率呈逐年下降趋势，但在近期有病毒感染（并已给予阿司匹林）、急性呕吐的儿童中仍需要考虑。

同样，对于反复呕吐的婴儿或幼儿，鉴别诊断范围应扩大到包括先天性异常（如肠旋转不良、幽门狭窄、食管闭锁）。记住，婴幼儿呕吐可能是生理性胃食管反流所致。

有阳性家族史且伴有神经系统症状时，应怀疑为遗传性代谢疾病（如尿素循环酶缺乏、Wilson症）或神经胃肠道疾病（如周期性呕吐综合征）（表38-2）。

表38-2　鉴别诊断

	恶心呕吐患者特定诊断的比例[a]
急性恶心、呕吐	
胃肠道感染和毒素（如肠胃炎、肝炎、食物中毒）药物（如化疗药物、抗生素、镇痛药等）	癌症患者因疼痛使用麻醉药止痛：40% ～ 70% 接受顺铂化疗的患者：90% 全身麻醉后：恶心37%，呕吐23%
内脏疼痛（如胰腺炎、阑尾炎、胆绞痛、急性小肠梗阻、肾绞痛、肠缺血、心肌梗死）	
影响中枢神经系统的疾病（如迷路、运动/空间病、头部外伤、脑卒中、Reye综合征、脑膜炎、颅内压增高相关的疾病）	颅骨骨折：成年人28%，儿童33%
代谢性疾病（如妊娠、酮症酸中毒、尿毒症）	妊娠前3个月：70%
放疗	腹部放疗：80%
慢性恶心、呕吐	
胃部（如机械性梗阻胃或者功能性运动功能障碍，即胃轻瘫、消化不良）	
小肠运动功能障碍（如假性肠梗阻、硬皮病）	
代谢性疾病（如妊娠、甲状腺功能亢进症、肾上腺皮质功能不全）	
影响中枢神经系统的疾病（如由于肿瘤、炎性假瘤、脑水肿或脑病造成的颅内压增高）	
心因性疾病（如进食障碍）	
周期性呕吐综合征	

注：a空格表示比例未知。

三、开始问诊

1.对于恶心、呕吐的患者问诊方法，首先明确症状的定义、持续时间、严重程度及相关因素。

2.需要对患者进行评估，如有预警症状，需要立即采取干预措施。

3.鉴别急性症状和慢性症状，以缩小鉴别诊断的范围。

4.最后，向患者提出针对性的问题，进一步完善鉴别诊断（表38-3）。

表38-3 问诊技巧	
开放式问题	**有效问诊的提示**
请告诉我你第一次发生的恶心以及呕吐的情况	让患者讲述自己的情况，不要打断
说明第一次出现症状的时间	
你认为自己恶心、呕吐的原因是什么？	患者暂停时，向其询问"还有什么？"以获取更多的信息
你能建立出一种模式吗？	
回忆最近一次恶心、呕吐发作的情况。当天你都做了些什么，从那天醒来开始描述	

四、问诊框架

1.基于上述定义或关键术语判断患者的症状。例如，患者是呕吐还是反流呢？

2.就预警症状对患者进行评估。

3.确定以下症状的特点。

- 恶心、呕吐持续的时间（急性或慢性）。
- 症状发生的频率。
- 恶心、呕吐的严重程度。
- 呕吐与食物及药物的关系。
- 呕吐物的性质和数量。

4.确定伴随症状。

5.确定变化的症状。

五、找出预警症状（表38-4、表38-5）

表38-4 严重疾病	
	比例[a]
妊娠剧吐	0.3%～2.0%
妊娠期急性脂肪肝	0.008%

续表

表38-4　严重疾病

	比例[a]
HELLP综合征（溶血性贫血、肝酶升高酶、血小板计数低）	妊娠妇女0.6%（先兆子痫患者5%～10%）
急腹症（梗阻、穿孔、腹膜炎）	
急性心肌梗死	
中枢神经系统疾病（颅骨骨折、感染、颅内压增高、出血）	
毒物摄入	
上消化道出血	

注：a 空格表示比例未知。

表38-5　预警症状

预警症状	严重原因	阳性似然比（LR[+]）	良性原因
大量	主要为上消化道出血		
呕血（呈血色或者黑色，咖啡样）	从消化道溃疡、静脉曲张或者食管黏膜撕裂症		
头部创伤史	颅骨骨折	成年人，LR[+] 4.17 儿童，LR[+] 2.82	
头痛	颅内出血、肿物或者感染	头痛波动性加重，脑膜炎LR[+] 2.40	偏头痛
颈部僵直	脑膜炎		
精神状态改变	颅内出血、肿物、感染或者脑病		
右下腹疼痛	急性阑尾炎	LR[+] 8.00	
脐周疼痛转移至右下腹	急性阑尾炎	LR[+] 3.10	
呕吐前腹痛	急性阑尾炎	LR[+] 2.76	
腹痛，随着颠簸运动而加剧，如下楼梯（腹膜疼痛）	腹膜炎		
上腹部疼痛： 持续时间＞30min （胆绞痛）	急性胆囊炎		
急性胸部疼痛	急性心肌梗死	疼痛放射到左手臂，LR[+] 2.30 疼痛放射到双侧手臂，LR[+] 7.10	胃食管反流

续表

表 38-5 预警症状

预警症状	严重原因	阳性似然比（LR⁺）	良性原因
体位性症状，嗜睡，儿童口腔内液体滞留不能超过8h（成年人不能超过12h）	低血容量和（或）电解质失衡，需要紧急治疗		
感觉异常，视物模糊，吞咽困难，肌肉无力	食源性毒素（肉毒杆菌、"雪卡毒"、麻痹性贝类毒素）		

六、重点问诊（表38-6）

表 38-6 重点问诊

问题	考虑
你还有腹泻吗？你周围的其他人（家庭、日间护理、邮轮、夏令营）也有呕吐或腹泻吗？	病毒性肠胃炎 食源性疾病
你有妊娠的症状，如月经推迟，乳房肿胀、刺痛或触痛吗？	妊娠早期（LR⁺ 2.70）
你怀孕了吗？（前3个月）	妊娠剧吐
你怀孕了吗？（妊娠第二期或者第三期）	AFLP 或 HELLP 综合征
你感觉房间像是在移动吗？（眩晕）	迷路炎（见第6章）
你是否因为肿瘤接受化疗	化疗后恶心和呕吐
过去的一年体重有波动吗？（14～18kg）	饮食失调（见第15章）
你总是进了卫生间呕吐，从来没有呕吐在地板上或在公众面前呕吐过吗？你自己诱导呕吐吗？	
你是呕吐、没有干呕吗？你会再次咀嚼和（或）再次吞咽呕吐物吗？	反刍综合征，并非真正呕吐
你有肾病或者肾衰竭的病史吗？	尿毒症
你有消化道溃疡病史吗？你是否服用 NSAIDs 或阿司匹林？	消化性溃疡或胃出口梗阻
你少量进食后就感觉饱了吗？（早饱）	胃恶性肿瘤、胃出口梗阻
你咀嚼你的头发吗？	胃（肠）石
你有心脏疾病史吗？	急性心肌梗死、地高辛中毒
你有腹部手术史吗？	粘连性肠梗阻
还有其他进食同样食品的人发生恶心和呕吐吗？	食物中毒
症状发生在进食后的几个小时内发生吗？	金黄色葡萄球菌或蜡样芽孢杆菌毒素食物中毒
你是否吃过贝壳类海鲜吗？	创伤弧菌引起食物中毒
你吃贝类感到口唇麻木和刺痛吗？	麻痹性贝类中毒（石房蛤毒素）

续表

表38-6　重点问诊

问题	考虑
你食用罐头或腌制食品吗？有无吞咽困难的症状？感到口干吗？感到视物模糊吗？	肉毒杆菌中毒
你是否食用生鱼片？	异尖线虫病
你饮用的液体被储存在金属容器中吗？你是否品尝到金属的味道？	重金属摄入（锌、铜、锡、铁、镉）
车辆颠簸是否使腹痛加重？	腹膜炎
你有糖尿病吗？	糖尿病酮症酸中毒或胃轻瘫
孩子的耳部有受伤吗？孩子有揉擦或者拉扯耳朵吗？	急性化脓性中耳炎 LR⁺ 3 ～ 7.3（见第17章）
最近患儿有无流感或者感冒？孩子在服用阿司匹林吗？	Reye 综合征
有早期儿童死亡家族病史吗？	遗传性代谢性疾病（尿素循环障碍、Wilson病）

性质

呕吐物是血样的吗？	消化性溃疡
	食管静脉曲张
	马洛里-魏斯综合征撕裂
呕吐物含有部分未消化的食物吗？	胃轻瘫胃出口梗阻
呕吐物是胆汁样的（含绿色胆汁）吗？	小肠梗阻
呕吐物是不洁吗？	肠梗阻
呕吐物含有反流的未消化的食物（不是真正的呕吐）吗？	贲门失弛缓症
	Zenker 憩室
	食管狭窄
你只有恶心的症状，没有呕吐的症状吗？	妊娠
呕吐是喷射样的吗？	幽门狭窄
	颅内压增高

起病方式与病程

你呕吐的时间：

·早餐前	妊娠
	颅内压增高
·进食后1h后	胃轻瘫
	胃出口梗阻
·进食期间或进食后不久	胃溃疡
	饮食失调
·服用药物后不久	药物的不良反应
·周期性呕吐，但间歇性发作	周期性呕吐综合征

伴随症状

是否有以下症状：

表38-6　重点问诊	
问题	**考虑**
・腹泻、头痛、肌肉痛或发热	病毒性肠胃炎
・头痛、颈部僵硬、心理状态改变或畏光	脑膜炎
・体重减轻	饮食失调
	胃肠道恶性肿瘤
・缺乏对体重减轻或呕吐的关注	饮食失调
・黄疸，尿色深或粪便颜色变浅	肝炎
	胆总管结石
・胸部疼痛或冷汗（出汗）	心肌梗死
・痉挛，腹部绞痛	肠梗阻
・上腹部疼痛（胆绞痛）	胆囊炎或胆石症
・上腹疼痛放射到背部吗?	胰腺炎
・腹痛随颠簸运动后恶化	肠穿孔
	腹膜炎
・偏头痛	周期性呕吐综合征
・眩晕	迷路炎
影响因素	
你患有恶心、呕吐	
・仅在乘车时出现	晕车/晕船/太空病
・仅在压力时期出现	心因性

七、诊断流程

对恶心、呕吐患者的诊断有两个基本目标：①确定是否需要立即干预；②找出引起症状的具体原因。全面的病史资料和后续的体格检查有助于确定症状是急性还是慢性的，从而缩小鉴别诊断的范围，然后指导诊断性检查，如血常规、食管-胃-十二指肠镜、计算机断层扫描、腹部超声检查及钡剂X线检查。图38-1显示了恶心和呕吐症状的诊断流程。

八、注意事项

1.就病史本身而言，恶心、呕吐病史资料对于诊断成年人急性脑膜炎的预测价值（LR^+ 1.3和LR^- 0.64）较差。

2.如果不进行进一步的检查，如腹部超声，没有哪一个单一的临床表现可以证明上腹部疼痛患者是否患有急性胆囊炎。

3.早期妊娠诊断的金标准是尿液或血清人绒毛膜促性腺激素（HCG）妊娠试验。

九、预后

预后取决于引起恶心、呕吐的基础病因。详实的病史资料及体格检查通常能确定急性恶心、呕吐的原因及后续治疗措施。与此相反，慢性恶心、呕吐的原因可能难以确定，需要进行更多的诊断性检测。慢性恶心、呕吐症状的管理通常面临更大的挑战，可能需要心理健康专家共同参与。饮食失调特别是神经性厌食症往往会复发。

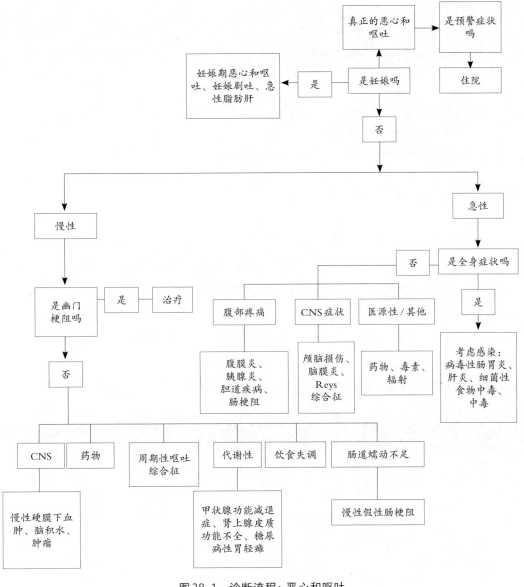

图38-1 诊断流程：恶心和呕吐

注：CNS，中枢神经系统。

39 Chapter

第39章

肛肠疼痛

Matthew C. Baker, David S. Fefferman, MD, and Ciarán P. Kelly, MD

案例介绍

患者，男性，60岁。因"持续性肛周疼痛，便池内见鲜红血液3d"前来就诊。今早患者淋浴时发现肛门位置有一个小肿块，数月前患者发作过一次类似的疼痛和出血，患者将其归因为痔，但是今天症状加重。

思考：

1. 患者病史的哪些方面可能有助于确立诊断？

2. 需要了解患者疼痛和出血症状有哪些特点？

3. 如果确实患有痔疮，患者可能是内痔还是外痔？

4. 患者的病史是否提示肛门癌？

5. 单独根据患者病史资料，你能否作出诊断？

一、概述

肛肠疾病的症状很常见。然而，由于患者和医生都不愿意详细讨论肛肠疾病症状，可能会将疾病简单地归因于内痔，而没有得到充分地检查。在许多情况下，详细的病史会指向特定的诊断，或至少有助于针对体格检查，并帮助判断需进行哪些适当的特殊检查。除非肛管太软或太狭窄，不管病史看起来有多清楚，都必须进行肛周检查和直肠指诊。肛门镜检查是有肛肠症状患者体格检查中的一个重要辅助手段。经过详细询问病史、体格检查和肛门镜检查，可以避免进行更多的侵入性诊断性检查。

表39-1　关键术语

关键术语	内容
肛裂	肛门黏膜的割伤或撕伤
尾椎痛	受伤、发炎或过敏的尾骨牵涉性疼痛
排便功能障碍或肛门痉挛	肌肉功能障碍、无力或协调故障，从而影响排便
粪便嵌塞	肛门出口因粪便而梗阻
肛瘘	感染或炎症侵及肛周皮肤，形成异常管道，通常源自肛门腺
异物	治疗或娱乐用途而置入直肠内的物品可引起直肠刺激症状、梗阻（如保留）或创伤，包括黏膜撕裂和肛裂

表39-1 关键术语	
关键术语	**内容**
痔	上或下痔静脉丛（垫）扩张，分别导致内痔或外痔
提肌肛综合征	直肠和肛门周围肌肉运动功能障碍而引起的特发性钝痛
肛周脓肿	肛周间隙或者邻近部位感染
痉挛性肛门痛	肛门或直肠出现的特发性反复性剧烈疼痛，持续数秒，通常与排便无关
直肠炎	直肠炎症、感染或缺血
前列腺炎	前列腺感染或炎症
肛门瘙痒	并不是肛门直肠疼痛的原因，而是肛管或肛周的皮肤瘙痒症状。肛门瘙痒有多种原因，除上述情况外，还包括粪便污垢，感染（细菌、真菌、病毒、寄生虫），炎症，以及皮肤科异常疾病等对肛周皮肤的局部刺激。肛门瘙痒也可能是特发性
骶神经的压迫	骶神经的压迫或炎症引起的牵涉痛

二、病因

肛门直肠疼痛的病理生理与疾病本身有关，其分类包括局部原因、参考性病因和功能障碍（尚无已知的病理生理机制）。由于各种不同的机制，单纯根据病史而不进行体格检查，很难进行鉴别诊断。关于肛门黏膜和直肠黏膜不同神经支配的基本知识，解剖学上以齿状线进行分隔，可以帮助病变定位。肛门黏膜由疼痛感觉神经纤维支配，当受激惹或有炎症时会产生锐痛，定位明确。相反地，直肠只包含弹性纤维，因此直肠病变会造成压迫感，定位不明确（表39-2）。

表39-2 原因及频率	
局部原因	**频率**
肛裂	很常见
血栓性外痔	很常见
肛周脓肿	常见
血栓性内痔／内痔脱垂	常见
排便功能障碍或肛门痉挛	常见
肛瘘	少见
直肠炎	少见
粪便嵌塞	少见
肛门或直肠肿瘤（肛管、直肠良性或恶性肿瘤）	罕见
牵涉痛	
尾椎痛	罕见

续表

表 39-2　原因及频率	
局部原因	**频率**
骶神经压迫	罕见
前列腺炎	罕见
子宫疾病	罕见
·子宫发炎或者增大引起的牵涉痛	
·直接压迫或者侵犯直肠	
·盆腔炎性疾病	罕见
·生殖器官炎症引起牵涉痛	
功能性症状	
痉挛性肛部痛	常见
肛提肌综合征	罕见

鉴别诊断

目前在已发表的研究报告中，还未发现总结肛门直肠疼痛的患病率或症状的预测值。人口调查发现，80% 有肛门直肠异常症状的患者并未就医。由于许多症状被错误地归因于痔，因此其他肛门直肠疾病的相关患病率可能被低估。虽然肛门癌和直肠癌是导致直肠疼痛的罕见原因，但是，诊断每一位患者时都应考虑此重症。

三、开始问诊

最初问诊使用开放式问题。确定症状的起病情况、频率及与排便的关系。获取有关排便的详细病史资料，包括频率、质地、紧迫性、大便失禁发作、粪便有无血液、排便后出血情况，以及排便过程中或排便后肛门区域是否存在可扪及的肿胀。

然后进行针对性问诊以获得一个完整详细的病史资料。必须获取既往史，包括完整的外科手术史和妇科病史。评估家族病史，特别是胃肠道恶性肿瘤及炎症性肠病（inflammatory bowel disease, IBD）。询问用药情况，包括使用灌肠剂或栓剂药物。具体询问与肛肠症状的发作或改变有关的肛门内器械使用或创伤的相关情况（包括插入手指或肛交）（表 39-3）。

表 39-3　问诊技巧	
问题	**牢记**
请叙述你的症状	让患者用自己的语言描述
你第一次出现症状时周围发生了哪些症状？通常会在什么情况下出现？你认为什么可能会导致症状的出现？	避免使用疼痛这个词；患者可能会有其他的感觉，如钝痛、难以界定的不适感，甚至是皮肤瘙痒感

四、问诊框架

明确疼痛或不适感的类型、起病时间、持续时间、频率及严重程度。

评估如下：

- 症状与排便之间的时序关系。
- 排便时带有血液、排便后出血或者出血与排便无关。
- 是否存在可扪及的肿物、肿块或隆起。
- 如果存在可扪及的肿物、肿块或隆起，确定它是否仅在用力时突起，随后自行缓解或会在手法复位后消退。
- 是否存在预警症状。

五、找出预警症状

虽然肿瘤是引起肛门直肠疼痛的罕见原因，但对每位肛门直肠疼痛患者均应考虑是否可能患有肿瘤。即使存在排便习惯的改变，便血或全身症状(体重减轻、疲劳、发热)，病因可能也是良性的，但是症状增加了严重疾病的可能性，需要进行结肠镜检查和(或)放射学检查。同样地，疼痛急性发作伴有发热、腹痛或压痛，特别是有炎症性肠病的病史，应怀疑严重的炎症或感染性疾病，包括腹腔内脓肿或直肠周围脓肿（表39-4）。

严重疾病

- 肛肠癌。
- 直肠周围脓肿或盆腔脓肿。
- 腹腔感染。
- 炎症性肠病。

表 39-4　预警症状

预警症状	严重原因	良性原因
体重减轻	癌症 感染 炎症性肠病	
慢性贫血	癌症 炎症性肠病 感染	
便中带血	癌症 炎症性肠病 感染	痔出血 肛裂 息肉
黑便或血与粪便相混	提示出血源离肛门较近	

续表

表39-4 预警症状		
预警症状	**严重原因**	**良性原因**
发热	感染	
	炎症性肠病	
	癌症	
腹部疼痛	脓肿	粪便嵌塞和阻塞
	感染	提肛综合征
	炎症性肠病	尾椎痛
		子宫疾病
近日疼痛逐渐加重	脓肿	粪便嵌塞和阻塞
感觉丧失或肌肉无力	肿瘤或感染影响脊髓、神经根或外周神经	
年龄超过50岁的患者排便习惯改变	结肠癌	

六、重点问诊（表39-5）

表39-5 重点问诊	
问题	**可能的原因**
与排便相关的疼痛	
排便时疼痛开始出现吗？	肛裂
	血栓性内痔或内痔脱垂
排时你感到剧烈的锐痛吗？	肛裂
排便时你感觉就像被玻璃割样的疼痛吗？	肛裂
排便后你是否发现卫生纸上有少量的红色血液？	肛裂，内痔出血血栓性内痔或者内痔脱垂直肠脱垂
经过长时间用力排便后，你是否感觉到一种钝痛或者有直肠胀满的感觉？	
出现肛周软性肿物后，你是否会突发剧烈锐痛？	血栓性外痔
反复性内急且排出少量粪便或者黏液后，你是否觉得直肠有压迫感？	直肠炎
与排便无关的疼痛	
无论是否排便，在肛门附近或臀部你均感到肿痛和触痛吗？	肛周脓肿或肛瘘
无论是否排便，你均感到疼痛吗？并从肛门旁边部位排出少量血性或脓样分泌物吗？	肛瘘
疼痛与肛门附近的水疱、大疱或溃疡有关吗？	肛周感染（单纯疱疹病毒，软下疳）或炎症
你的症状与月经开始的时间有关吗？	子宫内膜异位症
在性交过程中你会感受到骨盆较深位置存在疼痛吗？	子宫内膜异位症
	盆腔炎性疾病
	子宫病变
疼痛是突然出现，只持续数秒到数分钟吗？	痉挛性肛部痛
疼痛是发作性的，包括夜间吗？	痉挛性肛部痛

表 39–5　重点问诊	
问题	**可能的原因**
疼痛是摔伤或尾骨的创伤导致的吗?	尾椎痛
骶骨或尾骨有压痛吗?	尾椎痛
你在活动腿或背部时疼痛会加剧吗?	骶神经病变
疼痛的特点	
疼痛是锐痛吗?	肛裂
疼痛是集中在肛管及肛门周围的皮肤上吗?	血栓性外痔
	直肠周围脓肿或者瘘管
	肛裂
疼痛是钝痛吗?	直肠炎
疼痛很难精确地指出位置,但在直肠周围区域吗?	粪便嵌塞
	排便功能障碍
	血栓性内痔/内痔脱垂
	前列腺炎
	子宫疾病
	直肠癌
	牵涉痛
疼痛是否开始时比较轻微,但数天内逐渐剧烈吗?	肛周感染或脓肿
	梗阻
伴随症状及病史	
排便后有血入便池内但是不伴有疼痛吗?	内痔出血
月经开始的前后,会伴有直肠出血吗?	结肠子宫内膜异位症
你是否发现肛门旁区域流出脓样物?	肛周瘘
你是否注意在肛门区域有肿块、坠胀或肿物?	血栓性外痔
	内痔脱垂
	直肠脱垂
	感染
	炎症性肠病
	癌症
你是否在接近肛门区域出现新发的触痛性肿块,伴有突然发作的疼痛?	血栓性外痔
你是否注意在肛门有柔软且无痛性肿块,在用力排便时会出现并且可以还纳?	内痔脱垂
	直肠脱垂
用力排便时是否注意肛门处有软且无痛性肿块,可以还纳,有时会滴落鲜红的血?	内痔脱垂出血
你经常有便秘或者排便困难吗?	肛裂
	内痔
	粪便嵌塞
	在尝试手指帮助排便或者进行灌肠时造成创伤
性交时或者帮助排便时有东西进入你的肛门或直肠吗?	肛门直肠外伤
	感染
	异物残留

表39-5　重点问诊	
问题	**可能的原因**
你或你的亲属是否患过以下疾病：结肠癌、直肠癌、肠癌或小肠癌（最相关的是癌症发生年龄小于50岁）？	大肠肿瘤
你或你的亲属有炎症性肠疾病、克罗恩病、结肠炎或溃疡性结肠炎病史吗？	溃疡性结肠炎 溃疡性直肠炎 克罗恩直肠结肠炎或者 肛周克罗恩病
你是否在肛门开口周围注意到小肿物、水疱或溃疡？	肛周感染（HSV、软下疳）或炎症

七、诊断流程

第一步是确定肛门直肠疼痛是否与排便有关。如果与排便有关，疼痛的性质将有助于确定症状的病因。定位明确的锐痛可能是肛裂或外痔血栓所致，直肠钝痛则更多与直肠脱垂、内痔血栓或粪便嵌塞有关。图39-1显示了与排便有关的肛门直肠疼痛的诊断方法流程。

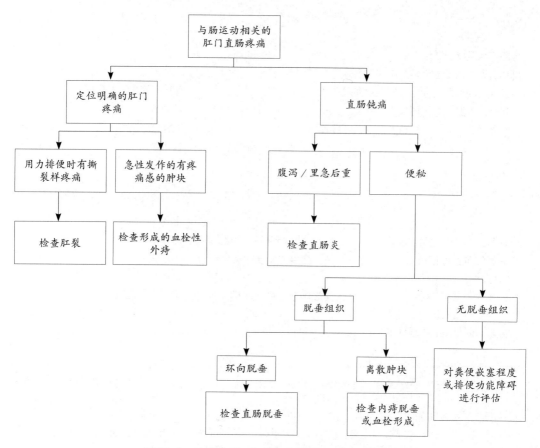

图 39-1　诊断流程：与排便有关的肛门直肠疼痛

如果疼痛与排便无关，确定疼痛是阵发性还是持续性很重要。阵发性疼痛仅持续数秒，无明确诱因提示痉挛性肛部痛或者肛提肌综合征。存在"扳机点"，则要考虑子宫内膜异位症、尾椎痛及骶神经刺激征。如果疼痛是持续性的，必须考虑肿瘤。肛肠肿瘤可伴有或不伴有全身症状。如果存在全身症状，还需要考虑肛瘘、直肠周围脓肿等疾病。图39-2显示了与排便无关的肛门直肠疼痛的诊断流程图。

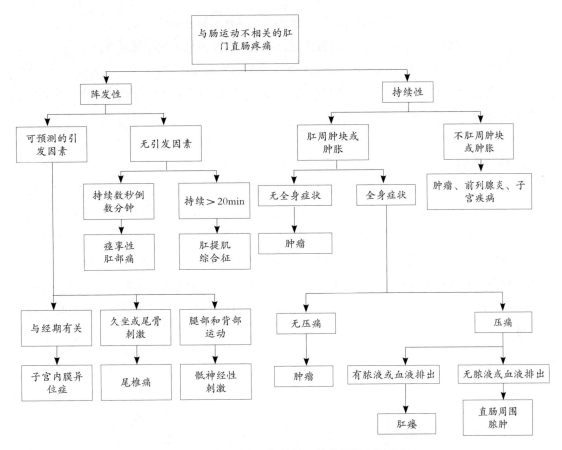

图39-2 诊断流程：与排便无关的肛门直肠疼痛

八、注意事项

1.肛门直肠疼痛是常见症状，常常由肛裂、外痔血栓形成及直肠周围脓肿引起。尽管有明确的病史提示为良性原因且肛门直肠肿瘤很少出现疼痛症状，但是每一位患者均须考虑肿瘤，尤其是老年人。

2.由于患者和医生都不愿详细讨论肛门直肠症状和功能，所以可能将症状简单归因于痔疮，而未加以充分检查。

3.评估每一个患者，采集完整病史，进行症状回顾及体格检查，包括肛周及直肠指诊。

4.在采集病史时，要询问患者所说的"直肠区疼痛"确切的含意，因为患者可能会有不同的感觉，如钝痛、难以描述的不适感、直肠胀满、里急后重或瘙痒感。

5.锐痛，定位明确的肛门直肠疼痛，通常起源于肛管。

6.弥漫性，定位不明确的肛门直肠不适，往往起源于直肠或由其他结构放射所致。

7.肛裂通常会导致排硬质粪便时肛门锐痛（玻璃割样）突然发作，随后排便中出现疼痛和出血。

8.血栓性外痔患者会描述肛周突发严重疼痛并伴有肛周肿胀。

9.痉挛性肛痛的特点是反复性短暂性直肠疼痛，无其他显著的症状或体征。

10.尾椎痛经常在摔伤或其他创伤之后出现并且伴有尾骨压痛。

11.根据病史作出的诊断不论如何确定，都应进行肛周视诊及肛门直肠指检，除非肛管触痛明显或者过于狭窄。

九、预后

肛门直肠疼痛可能是各种疾病引起的；预后最终取决于诊断。良性原因，如痔和肛裂，预后良好，通常对医疗治疗反应较好。改变生活方式、使用粪便软化药、冰敷和局部麻醉有助于缓解症状。性传播感染导致的直肠炎，可以在治疗感染后痊愈。完全性直肠脱垂，需要手术治疗，通常一定程度上涉及周围结构的切除及固定。功能性肛肠疾病，如痉挛性肛部痛及肛提肌综合征，往往病程迁延，因为缺乏有效的治疗方法。肿瘤，应根据分期选择治疗方式，通过手术、放疗及化疗综合治疗；评估预后情况应基于诊断时疾病的分期。

第八部分

泌尿生殖系统

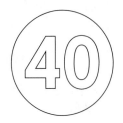

第40章

排尿困难

Sara L. Swenson, MD

案例介绍

你接到一位32岁女性的电话，患者主诉"12h内排尿有灼烧感"。她感到强烈的排尿欲望，但报告有轻度排尿困难。她过去出现过类似症状，并要求你为她开抗生素处方药以便去药店取药。

· 你会询问她什么问题？
· 你通过患者病史的哪些方面可以最有效地区分良性疾病和严重疾病？
· 如果有的话，询问哪些问题可以帮助你判断对她进行的治疗是否安全？

一、概述

排尿困难是指排尿过程或排尿之后立即出现疼痛、烧灼感或不适。尽管鉴别诊断广泛，但是通常起因于膀胱和（或）尿道感染或炎症。患者年龄、性别和性生活史可以帮助医生迅速确定排尿困难最可能的原因。当症状不像感染时，疼痛的特点和持续时间、伴随症状及合并症都有助于缩小鉴别诊断的范围（表40-1）。

表40-1　关键术语	
术语	**内容**
急性排尿困难	排尿困难症状持续＜1周
内部排尿困难	局限于内生殖器结构（尿道、膀胱、耻骨上区）的排尿困难症状
外部排尿困难	局限于外生殖器结构（小阴唇和大阴唇）的排尿困难症状，发生于排尿刚结束时
尿急	突然有迫切排尿感，常伴有膀胱不适，只能排出少量的尿液
尿频	与平常相比，排尿更频繁，由于膀胱的尿容积总量降低，尿液总量并不增加
夜尿	夜间排尿2次以上
排尿功能障碍的症状	症状发生在排尿时，包括尿液流缓慢或呈间歇性，开始排尿困难（尿前踌躇），排尿不能立即终止（滴沥），以及排尿困难
储尿症状	膀胱储存尿液期出现症状。症状包括夜尿、尿急或尿频，以及大小便失禁
尿路感染（UTI）	尿道、膀胱、前列腺或肾感染。下尿路感染意味着尿道和（或）膀胱感染（即尿道膀胱炎或膀胱炎）。上尿路感染通常指肾感染（即肾炎）

续表

表40-1 关键术语	
术语	内容
复杂性尿路感染	尿路功能障碍或结构异常所致的尿路感染。这样的患者治疗失败的风险较高
阳性似然比	如果给定的临床因素存在，诊断可能性增加
阴性似然比	如果给定的临床因素缺乏，诊断可能性减少

二、病因

排尿困难通常反映外生殖器（尿道口、大阴唇／阴唇），下泌尿生殖道（尿道、膀胱）或上泌尿生殖道（输尿管、肾）的刺激或炎症。骨盆或腹部器官的疼痛引起的排尿困难很少见。尿路感染（包括尿道、膀胱、前列腺）是目前排尿困难最常见的原因。排尿困难的患病人群也存在少量的其他原因（表40-2）。

1.女性患者的排尿困难症状　排尿困难对女性有影响，尤其是对年轻的、性生活活跃的女性。女性比男性的患病率更普遍。25%的成年女性每年都会出现急性排尿困难症状。在排尿困难且阴道出现分泌物的成年女性中，外阴阴道炎比泌尿道感染更为常见。在排尿困难但无阴道症状的女性中，尿路感染比较常见。在性生活活跃的年轻女性中，由性传播感染引起的尿道炎比细菌性尿路感染更为常见；因此，在这部分人群中，阴道炎症状的存在不能准确地区分尿路感染和性传播感染（性病）。中老年女性排尿困难还可能来自于非感染性原因，如萎缩性阴道炎。

2.男性患者的排尿困难症状　50岁以下的男性中尿路感染的患病率比较低，排尿困难通常起因于尿道炎（性传播疾病）或前列腺炎。在老年男性中，泌尿系统症状很常见，并且随着年龄的增长而增加。良性前列腺增生也是中老年男性排尿困难症状的常见原因。

表40-2　原因及患病比例		
感染	**比例**	
	女性	**男性**
细菌性尿道膀胱炎[a]	26%～50%	
沙眼衣原体引起的尿道炎[a]	5%～22%	4%
淋病奈瑟菌引起的尿道炎[a]	高达10%	0.1%
肾盂肾炎[b]	0.3%	
前列腺炎（急性和慢性）		4%～10%
附睾炎		
炎症反应		
萎缩性阴道炎	3%～47%	
刺激性或过敏性反应		

续表

表40-2 原因及患病比例

感染	比例	
	女性	男性
硬化性苔藓		
扁平苔藓		
外阴痛		
反应性关节炎		
贝赫切特综合征	<1%	
尿道或泡状结石		
膀胱疼痛综合征/间质性膀胱炎		
辐射	<1%	
药物不良反应（化疗药、多巴胺）		
机械性原因		
膀胱膨出		
尿道狭窄		
膀胱颈梗阻（良性前列腺增生）	<1%	
导尿管的插入		
肿瘤		
阴茎癌、前列腺癌、阴道或膀胱癌		
转移癌	罕见	
牵涉痛		
带状疱疹/带状疱疹后遗神经痛		
骶神经压迫或损伤（骨关节炎、退行性椎间盘疾病、腰椎管狭窄症）		
阴部神经损伤（分娩或盆腔手术）		
神经系统		
多发性硬化		
神经纤维瘤		
帕金森病/多系统萎缩		
激素介导		
萎缩性阴道炎		
子宫内膜异位症		

注：a在女性中，有泌尿系统症状女性的患病比例。在男性中，每年人口的患病比例；
b人口年患病比例。

三、开始问诊

1.对排尿困难症状进行评估时，效率很重要。由于大多数患者有感染性原因，以询问问题的方式开始问诊，以帮助确诊是否存在尿路感染。

2.引出性生活史。排尿困难的病因大多由性交引起或通过性交传播。使用开放式问题，保持非主观的态度，尽量减少患者的不适并提高病史的精确性。

3.简要探讨患者的议程。大多数复发性尿路感染的患者只是想权宜处理，但有些人可能患有新的性传播疾病，甚至担忧患有癌症。

4.有效的病史可以判断一个女性的排尿困难症状是否可以安全地通过电话治疗还是需要体格检查和实验室检查以进行更深入的评估（表40-3）。

表40-3 问诊技巧	
开放式问题	**有效的问诊技巧**
请叙述你的症状	以一个开放式的问题开始，以避免患者过早隐瞒
我需要询问一些关于你性生活的问题，以帮助找到病因。你目前性生活活跃（或经常进行性活动）吗？	询问性生活的问题要标准。如果患者看上去感觉不舒服，你可以说："这是我向所有的患者都要问的问题。"
过去的一年你有过多少性伴侣	避免对性取向或婚姻状况进行假设，重点评估行为
你同男性、女性或两者兼有发生过性关系吗？	

四、问诊框架

1.关注症状的位置、发作情况及持续时间，以及相关的泌尿症状、生殖器症状、盆腔症状和全身症状。

2.询问支持诊断为尿路感染的症状，如最近发生的尿痛、尿急、尿频、夜尿、耻骨上疼痛和尿液浑浊。

3.尿路感染容易复发，尤其是在年轻的、性生活活跃女性中。通过比较患者目前的症状与既往史，简化问诊过程。以前有膀胱炎症状的女性，泌尿系统感染的概率为90%。

4.在性生活活跃的男性和年轻女性中，尤其是报告出现尿道或阴道分泌物的患者中，应该考虑性传播感染。

5.询问病史时，也需要询问过去的性传播感染、盆腔、泌尿系统或背部手术情况。在女性患者中，包括询问妇科病史。

6.在老年患者中，寻找可能会增加泌尿系统感染的因素（如萎缩性阴道炎、良性前列腺增生、慢性前列腺炎及尿路感染）（表40-4）。

表40-4 问诊框架	
问题	**牢记**
你排尿时有烧灼感吗？就像尿液是热的	排尿困难症状通常由下尿路炎症引起
最近，你白天排尿次数比平时多吗？	对支持诊断为尿路感染症状的相关症状进行评估
你感到有一种迫切排尿的强烈感觉吗？	膀胱的感染或炎症也能降低它的能力，从而导致尿频、夜尿及尿失禁，即使只是少量的尿液也会引起不适，导致尿急

续表

表40-4 问诊框架	
问题	**牢记**
既往是否治疗过尿路感染?	如果一位女性患者的症状与之前感染相匹配,很有可能是复发尿路感染
你的症状在使用抗生素治疗后有改善吗?	如果患者目前的症状与之前的感染症状有所不同,有必要进行进一步的研究
你目前的症状与既往症状有什么不同?	

五、找出预警症状

排尿困难的原因大多是良性的,并且容易处理。临床医生应询问预示严重疾病的有关症状。隐匿起病的排尿困难的病因可能为罕见肿瘤。存在全身症状(如发热或寒战,腹部或腰部疼痛,恶心和呕吐)的排尿困难症状能够提高医生对其他急性细菌性排尿困难原因的关注,如肾盂肾炎、急性前列腺炎、附睾炎及盆腔炎(表40-5)。

表40-5 预警症状		
预警症状	**严重原因**	**比较常见的原因**
发热或寒战	尿脓毒症	肾盂肾炎、附睾炎、急性前列腺炎
腰痛		肾盂肾炎
伴随血尿的腰痛	肾癌	肾结石
血尿	膀胱癌	出血性膀胱炎
阴茎分泌物、肿块或溃疡、阴茎的尖端疼痛	阴茎癌	尿道炎(衣原体、淋病、单纯疱疹病毒)
阴囊疼痛/肿胀		附睾炎
盆腔疼痛、性交疼痛	子宫内膜异位症 盆腔炎	
阴道出血	阴道癌 盆腔炎	经期
口腔溃疡、关节炎、眼部疼痛	贝赫切特综合征 反应性关节炎	
生殖器溃疡、疼痛	贝赫切特综合征	单纯疱疹病毒
耻骨上疼痛、大小便失禁、阻塞性尿路刺激症状(无力,踌躇)	神经系统疾病(多发性硬化、帕金森病)	由于良性前列腺增生或尿道狭窄引起的膀胱出口梗阻

六、重点问诊

确认存在排尿困难症状后，通过询问关于排尿困难的起病方式与病程、伴随症状、相关性生活史和既往病史的质量评估各种不同诊断结果的可能性（表40-6）。

表40-6 重点问诊

问题	考虑
起病方式与病程	
尿痛症状持续了多长时间	
· 1～2d	细菌性膀胱炎 急性细菌性前列腺炎 细菌性附睾炎
· 2～7d	尿道炎／附睾炎（淋病、衣原体、单纯疱疹病毒）
· 超过14d	衣原体感染（女性）
· 数周到数月	间质性膀胱炎 慢性细菌性前列腺炎 慢性前列腺炎/盆腔疼痛综合征（男性） 外阴疼痛（女）
疼痛与经期有关吗？	
· 发病数天前周期性疼痛	子宫内膜异位症
· 发病期间或发作后瞬时	盆腔炎
症状是性生活之后开始出现吗？	复发性尿路感染。女性性交后出现的复发性尿路感染的患者概率比不出现症状的患者高12倍
排尿时疼痛在什么时间点发生	
· 开始排尿时	尿道炎
· 排尿后期	膀胱炎或前列腺炎
食用某些食物或饮料后，你的疼痛症状会加重吗？	间质性膀胱炎或膀胱疼痛综合征
膀胱被尿液充满时疼痛症状会加重吗？	间质性膀胱炎或膀胱疼痛综合征
排尿后疼痛症状会有所改善吗？	
排尿症状	
白天比平时的排尿更频繁吗？	尿频是指尿量增加（多尿），膀胱容量减少（膀胱发炎或感染），或膀胱排空不完全（良性前列腺增生症、神经系统疾病）。多尿与排尿困难症状通常不相关
你有强烈的迫切需要排尿的感觉吗？	尿急起因于膀胱的炎症，尿急膀胱顺应性下降。在膀胱炎、膀胱癌、辐射损伤及神经源性膀胱功能障碍患者中常见

续表

表40-6 重点问诊

问题	考虑
因为尿急的冲动,你曾经有过在进厕所前就尿出来的经历吗?	尿失禁可能与膀胱炎(急性膀胱炎),上运动神经元病变、逼尿肌不稳定和梗阻或膀胱肿瘤的刺激伴随发生。神经系统疾病(多发性硬化、帕金森病、脑卒中)并不经常表现为排尿困难症状。慢性尿失禁是绝经后妇女泌尿道感染的危险因素
每次排尿量都比平常少吗?	膀胱炎感染、刺激、全身性疾病、间质性膀胱炎膀胱排空不完全
尿液外观有改变吗?	尿液浑浊患者泌尿道感染的阳性似然比为2.0
尿有氨臭味吗?	伴随尿路分岔的UTI(如变形杆菌)
(对于男性)尿痛症状并不伴随尿频或尿急吗?	尿道炎
(对于男性)尿流比平时弱吗? 开始排尿比平时需要更长的时间吗? 排尿结束后有滴沥或尿流缓慢症状吗?	排尿症状(弱或间歇流、犹豫和排尿困难)通常与膀胱出口梗阻良性前列腺增生或尿道狭窄共同发生
相关症状 伴随有发热症状 有腰部疼痛或恶心、呕吐的症状吗?	肾盂肾炎
有睾丸疼痛或肿胀的症状吗?	细菌性附睾炎或前列腺炎可引起单侧睾丸的症状
有直肠不适、疼痛或出现分泌物的症状吗?	前列腺炎(仅仅是疼痛),或由于淋病,衣原体感染或单纯疱疹病毒(HSV)引起的直肠炎
你注意到腹股沟区出现淋巴结肿大症状或新发的头痛症状吗?	原发性生殖器HSV
伴有血尿症状 尿中有带血的症状吗?	出血性膀胱炎(急性发作) 膀胱细胞癌,良性前列腺增生(间歇性或慢性)
你腰部有疼痛症状吗?	肾结石(通常是急性发病) 肾细胞癌(慢性)
伴有阴道或尿道分泌物 分泌物是什么颜色的?	化脓性或黏液脓性分泌物是淋病或衣原体引起的尿道炎或宫颈炎的特点。更重要的是,大多数有感染的妇女并无症状
(对于女性)外部生殖器部位有烧灼感或疼痛感吗?	外生殖器不适(有或无尿)被认为是念珠菌性外阴阴道炎
(对于女性)有下腹痛或阴道出血的症状吗?	盆腔炎
(对于男性)分泌物中有血腥味吗?	有血腥味的尿道分泌物可伴随尿道癌发生(罕见)
其他相关症状 你觉得比平常更疲劳吗?你是否有非减肥引起的体重减轻症状	肾细胞癌 膀胱癌

表40-6　重点问诊

问题	考虑
你有过关节疼痛、口腔溃疡、眼的不适症状吗？	贝赫切特综合征
	反应性关节炎（Reiter综合征）
有疼痛的生殖器溃疡症状吗？	单纯疱疹病毒（常见）
	贝赫切特综合征（罕见）
（对于女性）有阴道干涩的症状吗？	萎缩性阴道炎
（对于女性）当排尿时，你感到不适或者阴道中有异物的感觉吗？	膀胱膨出。阴道前壁无力导致排尿时膀胱伸入阴道
性生活史	
你的性生活活跃吗？	性传播感染（衣原体、淋病、滴虫）。性生活活跃的青少年女性和青年男性发生性传播疾病的溃疡风险最高
你有新的性伴侣吗？	衣原体或淋病
在过去的一周中，性交过多少次	性交频率越高，肾盂肾炎发生风险越大
（对于女性）性交过程中有疼痛感觉吗？	阴茎刚进入时的性交痛表明外阴阴道炎，萎缩性阴道炎或尿道炎。阴茎进入更深时的性交痛与子宫内膜异位症有关
（对于女性）怎样防止怀孕	避孕套或杀精剂的刺激性或过敏性反应。杀精剂的使用会增加尿路感染危险性
（对于男性）与男性发生过性关系吗？	肛交是男性膀胱炎的危险因素
手术史	
请告诉我你做过的所有手术	
你接受过阴道或盆腔手术吗？	阴部神经或骨盆肌肉损伤可不寻常的表现为排尿困难
你接受过伴随分娩的严重撕裂疼痛吗？	
你最近做过膀胱手术或放置导尿管吗？	膀胱导尿（如Foley）或仪器设备介入检查会增加尿路感染的风险
	输尿管支架可引起排尿困难
社交史	
你曾经吸烟吗？	膀胱癌。吸烟和化学品暴露，尤其是在涂料、金属加工及橡胶加工等行业工作是已知的危险因素
你从事什么工作？	
你在中东、北非和撒哈拉以南非洲地区或印度等地方居住或旅游过吗？	泌尿系统血吸虫病

七、诊断流程

患有急性排尿困难症状的成年女性，尿路感染的验前概率相对较高（50%），并且医生应首先考虑下尿路感染。如果怀疑尿路感染，临床医生应询问上尿路感染的症状，并确定尿路感染是否是复杂性的。某些组合型症状的妇女中，如至少存在2种泌尿系统症状并且不存在阴道分泌物或刺激物，泌尿道感染的先验概率至少为90%，并可以安全地进行经验处理。在自我诊断症状为尿路感染的女性中，尿路感染也是最可能的诊断结果。在性传播的感染高危女性或报告出现阴道分泌物的女性中，泌尿道感染的风险较低，应评估其他引起排尿困难的原因。有预警症状或慢性排尿困难症状的男性需要进行更深入的病史调查（表 40-7）。女性排尿困难患者的诊断流程参见图 40-1。

表 40-7　症状的似然比	
症状	**UTI 的似然比**
尿痛、尿频，且无阴道分泌物/刺激	24.60
积极地自我诊断	4.00
无阴道分泌物	3.10
无阴道发炎	2.70
中度至严重的排尿困难、夜尿	2.10
血尿	2.00
尿频	1.80
生殖器不适	0.67
性交疼痛	0.59
阴道分泌物刺激及无排尿困难	0.30
阴道分泌物	0.30
阴道发炎	0.20

八、注意事项

1. 越来越多的证据表明，在急性单纯性尿路感染的女性患者，仅依靠其病史管理策略，就可以安全地对她们进行治疗。这些管理策略包括通过电话、患者自我治疗，或使用交互式计算机流程图。

2. 尿路感染常见于 35 岁以下的男性，但并不一定排除解剖性泌尿生殖道畸形的评估。与此相反，50 岁以上男性患者应及时考虑尿路感染的诱发因素，如慢性细菌性前列腺炎或膀胱梗阻。

3. 由于良性前列腺增生症引起的排尿症状通常发生在老年男性患者中。然而，对于急性或加重性排尿困难，还应该关注其他原因，因为 60% 有排尿困难症状的老年男性患者有泌尿系统感染。

九、预后

感染性急性发作性排尿困难可以很容易处理。然而，高达 25% 的尿路感染的女性患者会复发。其他病因导致的排尿困难预后差异很大。一些慢性疾病，包括间质性膀胱炎、慢性前列腺炎及良性前列腺增生症等，都难以治疗，并且会对生活质量产生负面影响。在性生活活跃的年轻女性中，由于衣原体尿道炎和（或）盆腔炎症引起的排尿困难，如果不及时治疗，可导致不育。排尿困难很少来自潜在的威胁生命的疾病，如膀胱癌或肾癌。

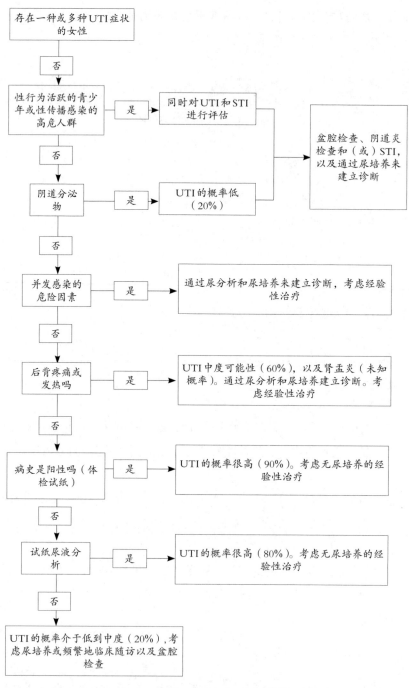

图40-1 诊断流程：排尿困难女性患者的评估

注：STI，性传播感染；UTI，尿路感染。

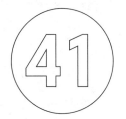
第41章

血　尿

Virginia U. Collier, MD, FACP

案例介绍

一位平常健康的18岁女性，主诉有为期3d的"红色尿液"症状，现在已经解决。因为该症状初次发生，因此她感到害怕。

思考：

1.需要询问患者还有什么其他症状吗？

2.你能仅根据病史就作出诊断吗？

3.患者需要对她的尿路进行紧急X线检查吗？

一、概述

较严重的红色或褐色尿液，很容易引起患者的注意，并且患者会很担忧。首先确定变色是否是尿液中有血液或其他原因。除非症状有强烈的提示意义，肉眼血尿症状的诊断，必须通过尿液离心检查。

患者通常不会注意到镜下血尿症状，但是在保险或就业筛选过程中，尿路感染或尿常规检查，需要进行尿液检查。无论是美国预防卫生工作组，还是加拿大定期健康评定小组，均建议进行常规镜下血尿筛查。

镜下血尿症状的存在对于膀胱癌的预测值低，即使在高风险的老年患者人群中，目前还没有证据表明早期发现能够改善预后。在5项流行病学研究中，无症状的镜下血尿患者占0.19%～16.1%。研究表明，在老年患者中患病率较高，女性患病率比男性高。

对于随后的讨论中，假设真正的肉眼或镜下血尿的诊断已经建立。虽然严重疾病（如肿瘤）的患病率在肉眼血尿患者中较高，但是镜下血尿也可能表明是显著的泌尿生殖系统病变。评估任一状态患者时，采集详细病史是必不可少的（表41-1）。

二、病因

镜下血尿和肉眼血尿可能是许多严重疾病的表现，包括恶性肿瘤（表41-2）。

表41-1　关键术语	
关键术语	**内容**
血尿	泌尿系统出血

表41-1 关键术语	
关键术语	**内容**
肉眼血尿	如果尿液中存在足够数量的红细胞，则表现为肉眼血尿。最近的一项研究表明，95%以上的医生认为肉眼血尿，每高倍视野内红细胞数目＞3500
镜下血尿	尿镜检中每高倍视野存在2～3个红细胞。阈值较低导致更多的假阳性结果（异性下降），而阈值较高导致无法发现疾病（敏感性下降）

表41-2 常见原因		
镜下血尿和肉眼血尿的常见原因	**血尿患者 [n（%）]**	
	镜下血尿（n=1 689）	肉眼血尿（n=1 200）
泌尿系统癌症	86（5.1）	270（22.5）
膀胱	63（4.0）	178（15.0）
肾	9（0.5）	45（3.6）
前列腺	8（0.5）	29（2.4）
输尿管	3（0.2）	10（0.8）
其他	3（0.2）	8（0.6）
常见的良性病变		
肾结石	84（5.0）	130（11.0）
肾病	37（2.2）	
尿路感染	73（4.3）	394（33.0）
前列腺增生	217（13.0）	153（13.0）
未发现原因	717（43.0）	101（8.4）

血尿患者中严重疾病的患病率

最近的一项对578例肉眼血尿患者进行的跟踪研究显示，这些患者都经历了完整的泌尿系统检查，18%初步诊断为泌尿系统恶性肿瘤。在随后随访的平均6.9年中，复发性血尿的患者重复检出泌尿系统恶性肿瘤的可能性接近10%。肉眼血尿患者较镜下血尿患者，恶性肿瘤的患病率较高（4～7倍）。

镜下血尿患者严重疾病的患病率取决于研究人群。一般人群比转诊到泌尿科或肾病科的患者的患病率较低。有已知危险因素的老年男性严重疾病的患病率，比年轻男性或无危险因素患者的患病率高。年龄超过50岁，无异常症状但有镜下血尿的患者中，约9%患有泌尿系统恶性肿瘤。

考虑更详尽的原因列表时，根据尿液分析，将血尿症状分类为非肾小球或肾小球病因很有用。由于肾活检在评估血尿时不是常规检查，因此，很难判断有多少患者的病因源于肾小球，预计比例为0.1% ~ 14%（表41-3）。

表41-3 非肾小球和肾小球性血尿原因

原因	考虑
非肾小球性	
下尿路源	尿道炎、前列腺炎
	良性前列腺增生
	膀胱炎
	膀胱癌
	前列腺癌
	运动诱发
上尿路源	输尿管结石
	肾结石
	肾积水
	肾盂肾炎
	多囊肾
	高尿钙症、高尿酸尿症、无结石
	肾损伤
	乳头坏死
	间质性肾炎（药物引起的）
	镰状细胞性状或疾病
	肾梗死（亚急性细菌性心内膜炎或动脉粥样硬化栓塞，如继发）
	肾结核
	血吸虫感染
	肾静脉血栓形成
肾小球性	
原发性肾小球肾炎	免疫球蛋白A（immunoglobulin lin A, IgA）的肾病
	感染后
	特发性（如局灶性肾小球硬化症）
继发性肾小球肾炎	系统性红斑狼疮
	韦格纳肉芽肿病
	其他血管炎
家族性	薄基底膜疾病（良性家族性血尿）
	遗传性肾炎（奥尔波特综合征）
其他	
人为性	

三、开始问诊

确定患者是否由于无异常症状但尿常规异常（无症状性镜下血尿），或有明显的肉眼血尿来寻求医疗帮助（图41-1，图41-2）。

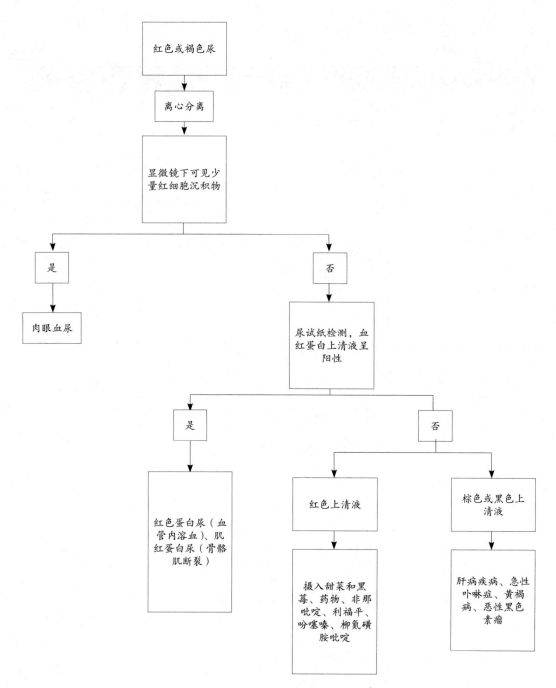

图 41-1   诊断流程：疑似肉眼血尿

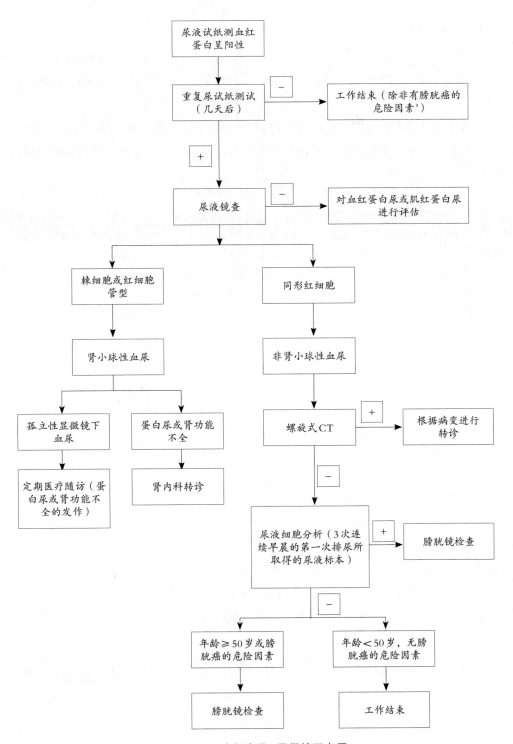

图41-2 诊断流程：显微镜下血尿

注：CT，计算机断层扫描。
a膀胱癌的危险因素包括吸烟，某些行业的职业暴露（染料、皮革、橡胶或轮胎制造），非那西丁大剂量使用，曾使用大剂量环磷酰胺进行治疗，以及摄入混入马兜铃酸的中药减肥制剂。

四、问诊框架

1.首先，确定是否有一过性血尿的诱因：月经期，外伤病史（胁腹或腹部），近期有泌尿生殖系感染或插入弗利（膀胱）导管，以及近期进行剧烈运动（如跑马拉松、自行车比赛）。

2.其次，寻找预警症状、家族史、个人和社会的既往特征，揭示是否有严重疾病。

3.最后，询问血尿伴随症状并进行重点问诊，可能有助于发现泌尿系统的细微病变（表41-4）。

表41-4 问诊技巧

问题	牢记
你曾经叙述尿液中有血吗？	镜下血尿患者可能无症状
你曾经为进一步评估尿中带血症状进行过诊断测试吗？	一项研究记录了反复发作性肉眼血尿症状患者中，泌尿系统恶性肿瘤患病率为10%，即使初步评估均无原因提示
描述你看到的血尿症状发作时的情景	如果患者有肉眼血尿，让他或她讨论发作情景和相关症状，并尽量不打断
	血尿会引起大多数患者的恐慌情绪。应表现出关注和理解，但要对患者症状担忧，直到排除"预警症状"（见下文）

五、找出预警症状

1.年龄的增长（尤其是40～50岁）和男性与肿瘤患病率上升相关。

2.全身症状、消瘦、食欲缺乏、慢性全身乏力或疲劳，建议诊断为恶性肿瘤或慢性感染。

3.个人史和社会史中的各种因素可能会增加恶性肿瘤的可能性，包括严重的吸烟史，暴露于皮革、轮胎、橡胶制造行业的苯胺染料中，曾经使用过环磷酰胺进行治疗或进行过盆腔放疗，以及摄入含马兜铃酸的中药减肥制剂。

4.耳聋或肾病阳性家族史表明存在家族性疾病（表41-5）。

表41-5 预警症状

预警特征或症状	严重原因	良性原因
年龄的增长（＞40岁）	癌症	
男性	癌症	
减肥、长期乏力	癌症	
	慢性感染	
食欲缺乏	癌症	
	慢性感染	

续表

表41-5 预警症状

预警特征或症状	严重原因	良性原因
发热	肿瘤（肾细胞癌）、感染	急性肾盂肾炎
侧面、背部或腹部疼痛	肾梗死	肾结石
	输尿管结石	急性肾盂肾炎
	细菌性心内膜炎引起的栓塞	
	囊肿破裂	
	肿瘤	
最近咽喉肿痛、急性上呼吸道感染	急性肾小球肾炎	
眼睑及足肿胀	急性肾小球肾炎	
恶心，呕吐	尿毒症继发于急性或慢性肾小球肾炎	肾结石或肾盂肾炎
耳聋	奥尔波特综合征（遗传性肾炎）	
咯血	韦氏肉芽肿病	
	肺出血肾炎综合征	
复发性鼻窦炎	韦氏肉芽肿病	
关节痛或皮疹	急性肾小球肾炎继发于基础结缔组织病（全身性红斑狼疮、结节性多动脉炎）	
易淤血，牙龈出血	出血性疾病（如血小板减少症或过度抗凝）	
既往史、家族史、个人和社会史中的预警特征		
吸烟	膀胱癌	
使用草药型减肥制剂（含马兜铃酸）	泌尿生殖系统肿瘤	
曾经使用环磷酰胺治疗	膀胱癌	
盆腔放疗史	膀胱癌	
曾经使用含有非那西丁的镇痛药治疗	膀胱癌	
阿司匹林、抗生素和NSAIDs等药物	间质性肾炎	
不规则心搏病史	肾栓塞房颤	
肾病综合征史	肾静脉血栓形成	
肾病的家族病史	遗传性肾炎	
	多囊肾	
从事皮革、染料、橡胶、轮胎制造行业等方面的职业	膀胱癌	
曾去印度、土耳其、中东、北非、撒哈拉以南的非洲地区或其他发展中国家旅行或居住		慢性血吸虫或结核杆菌感染

六、重点问诊

允许患者描述血尿的发作情形，并询问有关预警症状或特征，询问更重要的问题以缩小鉴别诊断。对于尿液分析中存在镜下血尿的患者，应询问以下问题。首先确定血尿为一过性（即自限性）、发作性还是持续性。然后询问尿液特征。最后询问相关症状和病史等其他方面的信息，特别是提示血尿症状病因为良性的信息（表41-6）。

表41-6 重点问诊	
问题	**考虑**
起病方式与病程	
这是你第一次发现尿中带血吗？	暂时性或自限性状态
血尿症状发生之前进行过剧烈运动吗？	运动性血尿
你的腹部、背部或胁腹最近有过伤病症状吗？	创伤
你正在经历月经周期吗？	阴道源或子宫内膜异位症
你最近经历过放置导尿管、泌尿系统或尿路感染吗？	医源性创伤或复发性尿路感染
你有过数月至数年多次发作史吗？	IgA肾病
第一次发作是什么时候？	IgA肾病（常见于年轻的成年人）
什么因素会加重症状的发作情况？	IgA肾病（往往先有咽痛或上呼吸道感染症状）
性质	
尿液中有血块吗？	非肾小球源
血块看起来呈管状吗？	输尿管出血
血块体积较大，看起来呈球状吗？	膀胱出血
鲜血出现在：	
· 在排尿开始时	病变发生在尿道或膀胱颈远端的位置
· 在排尿结束时	病变发生在后尿道、膀胱颈、前列腺或膀胱三角区
· 在整个排尿过程中	出血性膀胱炎 肾或输尿管源出血
伴随症状	
你有发热症状或感到发热吗？	急性肾盂肾炎 急性前列腺炎 前列腺脓肿
排尿过程中有疼痛感或烧灼感吗？	尿路感染 出血性膀胱炎 肾结石 急性前列腺炎
下腹部腹股沟以上区域是否出现剧烈的疼痛症状	肾结石

续表

表41-6 重点问诊	
问题	**考虑**
耻骨上有疼痛感吗?	膀胱炎
有腰痛或背痛症状吗?	急性肾盂肾炎
	肾结石
	乳头坏死
你经常在夜间排尿或存在排尿力量下降吗?	良性前列腺增生
相关的病史	
你目前服用:	
· 血液稀释药(如华法林)	尤其是过度抗凝治疗,可能会揭露潜在的泌尿生殖系统病变
· 环磷酰胺	出血性膀胱炎。发生在患者通过剂量依赖的方式接受静脉注射(大于口服)环磷酰胺过程中
曾经患过肾结石吗?	尿路结石
曾经患过痛风吗?	尿酸结石
你有镰状细胞贫血吗?	镰状细胞贫血引起的血尿症状

七、诊断流程

仅有肉眼血尿症状的所有患者,应该彻底地询问其病史并进行身体检查,以及泌尿系统或蛋白尿评估(图41-1),除非已确定某种自限性的、短暂性的原因(如由创伤、感染、月经或运动引起)。即使是短暂性原因,如果有恶性肿瘤显著的危险因素,应该考虑进行进一步评估。

镜下血尿的所有患者也应该进行仔细地病史检查。大多数专家建议如果一个或多个重复尿检结果确认镜下血尿,应进行附加评估,然而,没有任何证据表明,孤立的发作比严重性反复发作症状更轻。因此,一些学者建议,除非确定某种自限性的原因,否则都应进行完整的评估(图41-2),尤其是40岁以上男性和有显著疾病危险因素的患者。

八、注意事项

1. 接受抗凝治疗的患者出现血尿不应仅仅归因于抗凝血药。

2. 尿中带血是一种刺激因素,可能引起排尿困难,甚至在没有尿路感染或肾结石病的情况下引起排尿困难。

3. 因为镜下血尿或肉眼血尿症状的老年男性患者患有泌尿生殖系统恶性肿瘤的概率更大,应该进行诊断评估,即使存在夜尿、多尿及排尿力度减弱的情况(良性前列腺增生症的症状)。

九、预后

血尿症状的预后取决于其病因。转移性泌尿生殖系统恶性肿瘤一般无法治愈。对于相当大比例的患者来说，局部恶性肿瘤是可以治愈的，取决于恶性肿瘤的位置。10%的IgA肾病患者中发生急性肾小球肾炎是镜下血尿最常见的原因。在20% ～ 30%的IgA肾病患者中，慢性肾病的发展超过10 ～ 20年。其余患者继续有肉眼血尿或镜下血尿，但不会发展为肾功能不全。急性感染后肾小球肾炎的大多数原因可在数周至数月中消灭，而其他类型的急性肾小球肾炎（快速进展或膜增生性肾小球肾炎）即使使用免疫抑制药治疗也会迅速发展为不可逆的肾衰竭。

第42章

腰　痛

Paul Aronowitz, MD, and Aaron Falk, MD

案例介绍

　　一位36岁的女性患者因左侧腰部疼痛到急诊科。疼痛症状严重，位于左肋骨的正下方，在过去的12h内一直不间断。呈放射发作，并且位置固定。主诉发热38.3℃和全身不适。

　　思考：

　　1.询问什么问题可让患者进一步描述腰部疼痛的特征，并有助于缩小鉴别诊断？

　　2.腰痛症状常见的诊断结果是什么？

一、概述

　　腰痛是指发生于第12肋骨下方的疼痛，涵盖了肋脊角和横向平行于这个角度的区域。患者通常将腰痛描述为单侧上背部疼痛，初步鉴别诊断主要取决于患者年龄、性别和并发症，然而大多数病例的腰痛是肾结石、肾盂肾炎及肌肉骨骼变形引起的。

　　详细的病史往往能提示这些可能性中的一个，或引起对一个不常见病因的怀疑，例如，慢性心房纤颤的病史增加了肾血管性栓塞的可能性。作为左侧腰痛的原因，脾梗死的发病不常见，但应在疑似感染性心内膜炎患者中进行考虑。如果病史中出现预警标志，腹主动脉瘤（abdominal aortic aneurysm，AAA）破裂或腹膜后出血等危及生命的诊断必须考虑到（表42-1）。

表42-1　关键术语

关键术语	内容
排尿困难	排尿困难或排尿疼痛
肉眼血尿	患者可见血尿
肾绞痛	输尿管梗阻引起的疼痛，是梗阻引起的近端静水压力的增加结果。被认为是最痛苦的症状之一，仅次于临产前和生产中的宫缩疼痛

二、病因

　　引起腰痛各种原因的相关数据极少。腰痛症状通常由于肾输尿管结石或肾绞痛引起的突然梗阻导致。肾绞痛往往是突然的、严重的且会导致患者虚弱。由于结石可通过肾集合系统下降，疼痛也可发生于下腹部及外生殖器部位，伴有排尿困难、尿频、尿急、血尿等症状。

肾盂肾炎通常会导致腰部疼痛，尤其在女性患者中。因为女性尿道比男性短，女性的下尿路感染症状的发生率更高，更可能累及一侧或双侧肾，引起肾盂肾炎。疼痛由肾小囊的拉伸引起，可能没有肾绞痛严重，但更隐匿。发热或排尿困难的病史提示可能存在肾盂肾炎，尽管排尿困难不会在留置导尿管的患者中发生。偶尔，肾结石可能会阻碍尿液的流动，从而发展为肾盂肾炎。肾盂肾炎和肾结石是腰痛最常见的原因。

肌肉骨骼原因引起的腰痛通常在临床上很容易鉴别。患者通常会描述一个突发事件，如球棒运动或提重物。

首先考虑最常见的原因，然后再考虑不常见的或少见的原因（表42-2）。

表42-2　鉴别诊断

诊断	是否普遍
肾结石	普遍
肾盂肾炎	普遍
骨骼肌肉（肌肉拉伤）	普遍
带状疱疹	普遍
乳头坏死	不普遍
肾周围脓肿	不普遍
肾梗死（心因性）	不普遍（除房颤症状外）
肾静脉血栓形成	不普遍
成年人型多囊肾病及其并发症	慢性肾病的常见原因
・感染性肾囊肿	
・肾囊肿破裂	
・出血至肾囊肿	
AAA	不普遍
腹膜后出血	不普遍；在接受抗凝血药治疗的患者中考虑
肺栓塞	不普遍
肺炎（下叶）	不普遍
胸腔积液或积脓	不普遍
膈下脓肿	不普遍
胆道（胆囊）疾病	不普遍
憩室炎、阑尾炎、腰大肌脓肿	不普遍
椎体压缩性骨折	不普遍
腹膜后恶性肿瘤（淋巴瘤、胰腺癌、转移性癌）	不普遍
诈病	不普遍
脾梗死的细菌性心内膜炎	罕见
肾结核	在美国罕见；在发展中国家较常见
腹膜后纤维化	罕见

三、开始问诊

1.描述发作的地点、持续时间、程度和疼痛相关特征的特性。

2.确定患者再次发作之前是否有过相似的痛苦。

3.请记住,有多种疾病可导致肾结石,从甲状旁腺功能亢进症到骨髓增生性疾病,再到肾小管性酸中毒。

4.获取详细的职业史、药物使用史(如值班实习生由于长时间没有饮水,会使其患肾结石的风险增高)(表42-3)。

表42-3　问诊技巧	
开放式问题	**有效问诊的提示**
请告诉我你的不适	倾听
痛苦症状是突然发生还是逐渐发生	不要打断
在你第一次感到疼痛时,疼痛发生在哪个部位	不要跳到结论
	初次问诊时,患者常全程处于痛苦中,应进行移情关怀

四、问诊框架

1.进一步总结腰痛症状的特点。

(1)发作。

(2)持续时间。

(3)发作频率。

(4)疼痛特征。

(5)疼痛位置。

2.询问相关症状。

(1)恶心和(或)呕吐。

(2)发热。

(3)血尿。

3.对有腰痛症状但尿液分析正常的病例,及时考虑肾以外的病理状况。

4.在病史表明有低血压(即头晕、晕厥或黑矇)等症状的患者中,应考虑腹主动脉瘤破裂或腹膜后出血。在所有病例中,腹主动脉瘤破裂的死亡率是90%,而在送到医院接受适当治疗的患者中,死亡率为28% ~ 70%。

严重疾病

存在腰痛症状的严重疾病往往不寻常。尿液分析可以迅速缩小初步鉴别诊断的范围。

五、找出预警症状

腰部疼痛相关的特征,如胸痛、咳嗽或盗汗,迫切需要关注(表42-4)。

表42-4　预警症状		
预警症状	**严重原因**	**良性原因**
意识混乱和发热	肾盂肾炎败血症（泌尿道感染）	
	胆囊炎	
	肺炎	
直立性头晕	腹主动脉瘤破裂或出血引起的冲击	不良的口腔摄入量引起的血容量不足（很容易通过静脉输液纠正）
同时使用抗凝血药	腹膜后出血	
胸痛	肺栓塞	胸膜炎或肌肉拉伤
	肺炎	
	膈下脓肿	
相关的腹痛	腹主动脉瘤	
	膈下脓肿	
	胰腺炎	
减肥	恶性肿瘤	
起病缓慢，并且未能缓解	恶性肿瘤	
	脓肿	
持续发热，伴有突发性腰痛	细菌性栓塞性心内膜炎	病毒性综合征
与饮食相关的疼痛	胆囊炎	
	肠梗阻	
	胰腺炎	
突然发作的腰痛	腹主动脉瘤	
	肾结石	
	腹膜后出血	
	肺栓塞	
	肾梗死	

六、重点问诊

　　患者叙述病史后，专注于了解除肾结石、肾盂肾炎或肌肉骨骼疾病以外的暗示性原因的预警症状或功能（表42-5）。

表42-5　重点问诊	
问题	**考虑**
发作	
请告诉我症状如何开始的?	
·突然发病	肾结石
·逐渐出现	肾盂肾炎
·体力消耗时发病	肌肉骨骼变形

续表

表42-5　重点问诊	
问题	**考虑**
持续时间	
你的症状持续了多久？	
· 数小时至1周	肾盂肾炎、肾结石
· 数周或数月	恶性肿瘤、肾囊肿
疼痛特征	
你能更详细地描述疼痛感觉吗？	
· 尖锐，刀割样疼痛	肾结石
· 腹绞痛，间歇性痉挛般的疼痛	肾结石
· 刺痛，麻木的感觉	带状疱疹
相关症状	
你有其他症状吗？	
· 发热/萎靡	肾盂肾炎
· 恶心和呕吐	肾盂肾炎
· 血尿	肾结石、肾盂肾炎

七、诊断流程

图42-1显示了腰痛的诊断流程。

八、注意事项

1.年龄在腰痛的初步鉴别诊断中是很重要的。在年轻女性，腰痛症状的原因不太可能是腹主动脉瘤；然而，在有周围血管疾病的老年患者中必须考虑腹主动脉瘤，即使有腰痛、发热、排尿困难等症状。

2.肾结石可能会复发，患者往往会告诉你诊断结果，因为这种疼痛是令人难忘的。

3.除非及早发现，请务必考虑腹主动脉瘤破裂可以作为一种罕见的但会危及生命的诊断。

4.注射毒品在所有腰痛的患者中都是"预警标志"，这些患者需要针对心内膜炎接受更仔细的检查。

5.尝试区分肾盂肾炎和肾结石，因为后者通常需要通过CT检查或静脉肾盂造影进行诊断。

6.听患者叙述病史有助于节省时间和避免不必要的检测。

7.请记住，某些常见疾病（如肺炎、胆囊炎）可能有腰痛表现，但比较罕见。

九、预后

预后依赖于基础诊断。肾盂肾炎患者一般用抗生素进行治疗。根据肾结石的大小和位置，来选择是需要进行保守治疗，还是需要泌尿系统的干预治疗（如体外碎石）。表现为无刺激AAA增大的患者比有刺激的患者预后更佳（死亡率分别为22%和88%），强调了早期诊断的必要性。

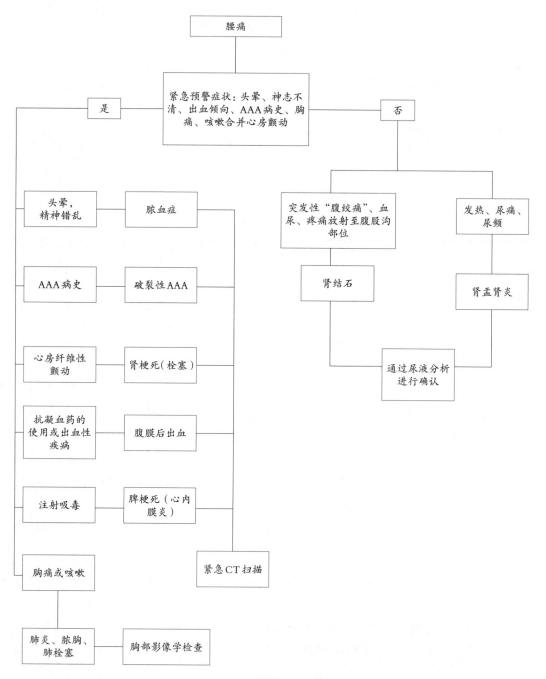

图42-1 诊断流程：腰痛

注：AAA，腹主动脉瘤；CT，计算机断层扫描。

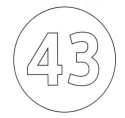
第43章
勃起功能障碍

Mary E. Harris, MD, and David R. Gutknecht, MD

案例介绍

一位65岁的男性患者来到你的办公室，该患者在看到"勃起功能障碍"治疗的电视广告后，询问关于"勃起功能障碍"的问题。3年来，他已经注意到进行充分的性交的勃起越来越困难。他不好意思诉说症状，而想知道电视上的广告药品对他是否有用。他还询问他的治疗高血压的药物是否会造成他的症状，激素治疗是否能缓解症状。

思考：

1. 在讨论他担忧的问题的过程中，怎么才能让他感觉更舒适？

2. 什么器质性疾病可引起勃起功能障碍或与其相关的问题？这些因素会如何影响他的治疗方案呢？

3. 药物对性功能会产生什么样的影响？

一、概述

勃起功能障碍（erectile dysfunction，ED）是在性活动过程中，阴茎不能达到或维持足够的勃起。它几乎影响到20%的20岁以上男性，且随着年龄的增长患病率显著增加。75岁以上的男性中78%受到ED的影响，西班牙裔男性更可能发生（表43-1）。

表43-1 关键术语

关键术语	内容
性无能	一个过时的和潜在的贬义的说法，也就是现在所说的ED
性欲减退	丧失性兴趣
早泄	一个显著的性问题，有时与ED相混淆。通过早期的非自愿性高潮而不能充分勃起。50岁以下的患者中ED较常见
阳性似然比	若存在给定的临床因素，诊断概率加倍。阳性似然比通常认为对诊断有说服力

虽然患者可能不愿意讨论这个问题，但是医生的询问依旧很重要。越详细了解ED发生机制，越能有效治疗ED。ED可能是心血管疾病患者的重要征兆。ED是预测冠状动脉疾病、外周动脉疾病的强有力指标，血管内皮功能障碍与所有3种症状都有关。

应对许多存在的相关引发因素进行探索，包括泌尿系统问题、糖尿病、内分泌失调、抑郁症、阻塞性睡眠呼吸暂停、神经系统疾病和药物的使用等。阴茎的结构见图43-1。

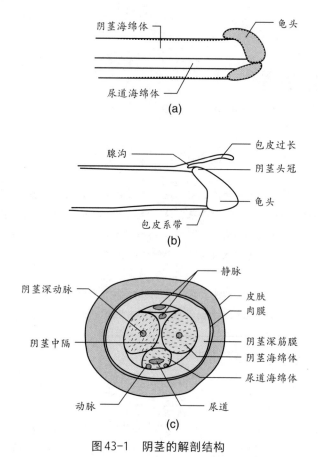

图43-1　阴茎的解剖结构

注:(a)腹外方面的轴向, 外皮被去除;(b)轴向的矢状切面, 皮肤包括在内;(c)轴向的横截面。

二、原因和病理生理学

α肾上腺素能使交感神经兴奋, 限制血液流向阴茎, 保持松弛状态。当性刺激抑制交感神经张力, 阴茎动脉的神经末梢和血管内皮细胞释放一氧化氮等血管活性物质时, 会发生勃起。海绵体血管窦充血胀大。胀大的阴茎海绵体压迫白膜下的小静脉, 使静脉流出通关闭, 盆底肌的收缩也可压迫海绵体, 使之进一步胀大、坚硬而产生勃起。

这一过程中任何一步发生障碍都可以引起ED, 由于内皮功能障碍而引起的一氧化氮的释放障碍是常见的原因。更好地了解这些机制会促进药物的发展, 如磷酸二酯酶-5抑制药, 已经彻底改变了ED治疗。

80%的ED由器质性原因引起, 虽然患者同时患有抑郁症等心理问题也是很常见的(表43-2)。

表43-2 鉴别诊断	
	大概的发生率
心因性	20%
血管性	32%的患者有明显的不同于糖尿病的血管损伤。尽管没有被证明是原因，许多60岁以上ED患者患血管疾病的风险较高（如10年期冠状动脉疾病会增加65%的风险）
药物引起的	12%～25%
激素（甲状腺、垂体、性腺疾病）	可变报道，不包括糖尿病在内为3%～19% ED和睾丸激素水平低之间没有明确的关联性，除非促黄体激素水平升高
激素（糖尿病）	5%～24%
神经性	4%
其他	
・泌尿系统	5%
・肾病	
・镰状细胞贫血	
・睡眠障碍	
・肝病	

三、开始问诊

ED是一个很敏感且很重要的问题，影响患者的性活动和自我形象，也会对患者的性伴侣造成困扰。虽然现在男性对这一问题持更加开放的态度，但医生还是应向所有患者明确询问有关ED的情况。将关于ED的例行问题纳入到系统回顾，鉴别ED和性欲减退、性高潮缺乏和早泄。

寻找特定信息时，可以考虑问诊中提问的方法，询问患者是否始终存在，还是有时或从未能够实现和保持良好的勃起状态。当患者回答与临床检查"金标准"一致时，阳性似然比对于"有时"为8.57，而对于"从来没有"为12.69（表43-3）。

表43-3 问诊技巧	
问题	牢记
许多男性在开始勃起或维持勃起方面偶尔有问题，这种事情在你身上发生过吗？ 我总是问我的患者一些和健康相关的很私人化的问题。你在性交过程中有任何问题吗？勃起有问题吗？ 我很高兴你告诉我这些情况并没有不舒服的感觉。我需要问你性功能方面的一些具体问题，从中找出问题所在	使用非主观的、专业化语言 对你的问题进行"标准化"，提醒患者ED的常见程度 使用少量的信息（"这是常见的，可以治疗的，以及与你的医生接触相应的主题"），首先提出直接的问题以克服患者的犹豫，然后返回到开放式的问题

四、问诊框架

1.确定患者就诊目的。例如，某些人想要一个"包治百病的药方"，而有些人则想要一个对病情的解释。

2.区分心因性和物理性（机体）勃起功能障碍的原因，但请记住，两种因素患者往往同时并存。

3.考虑物理性（机体）原因，区分血管性、内分泌性、神经系统疾病性、药物引起性和其他的原因。患者通常有一个以上的病因。

4.寻找未确认的有关因素（见重点问诊部分）。

5.要特别注意相关的心血管疾病风险，这可能会影响治疗方案。

五、找出预警症状

在ED患者中，全身性疾病如糖尿病、乙醇中毒、抑郁症或心血管疾病，可能因医生未直接提问而被漏诊。严重原因很罕见，但是心血管疾病比较常见（表43-4）。

表43-4 预警症状

预警症状	严重原因	不太严重的原因
行走时，并发髋关节和臀部肌肉痉挛	腹主动脉瘤	间歇性跛行、腰椎管狭窄症
腿部无力或麻木，会阴部麻木	脊髓压迫症或盆腔包块	神经根的压迫、周围神经病变
肠道或膀胱失禁	脊髓压迫症或盆腔包块	膀胱感染、粪便嵌塞、其他
溢乳（乳汁从乳房中流出）	垂体瘤	
异常第二性征（缺乏胡须、体毛，女性体型）	垂体瘤	正常变异、原发性睾丸衰竭
视野缺损（丧失部分视力）	垂体瘤	其他眼部疾病

六、重点问诊（表43-5）

表43-5 重点问诊

问题	考虑
如果回答是肯定的	
你有：	
· 抑郁症、精神分裂症或躁郁症的病史	心因性
· 失去兴趣，注意力无法集中，记忆有问题，或有悲伤的感觉	心因性（抑郁症）
· 与性伴侣关系不融洽	心因性
· 表现焦虑	心因性

续表

表43-5 重点问诊	
问题	**考虑**
你吸烟吗？	血管性
你有高血脂、高血压、胸痛和（或）腿跛行的症状吗？	血管性
你有冠状动脉疾病的病史吗？家庭成员有这方面的病史吗？你有周围血管疾病的病史吗？	血管性 许多ED患者有心血管疾病风险，这应该可以解决，即使ED不是由明显的血管疾病引起
既往有骨盆或脊柱外伤、放疗或手术的病史吗？	神经系统（伤病）
你有会阴部麻木、肠道或膀胱失禁的症状吗？	神经系统（脊髓或盆腔神经丛）
你有足或腿麻木或无力的症状吗？	神经系统（糖尿病、脊髓、脑或盆腔神经丛病变）
你服用过已知能够导致ED的药物（如抗高血压药、抗抑郁药、抗雄性激素药、抗组胺药、皮质类固醇激素、洋地黄）吗？	药物引起的最有可能导致ED的药物包括氢氯噻嗪和选择性5-羟色胺再摄取抑制药。β受体拮抗药的作用尚不确定，血管紧张素转化酶抑制药一般不推荐
你在饮酒后开车吗？	酗酒
你是否试过减少乙醇的摄入量呢？当别人问你乙醇的使用情况时，你会感到生气吗？	
你饮酒觉得内疚吗？你早晨一睁开眼睛就要饮酒吗？	
你使用乙醇、大麻或其他物质吗？	药物引起的 抑郁症或其他心理性原因
你有以下症状吗？	
· 甲状腺疾病史	激素（甲状腺疾病）
· 不能耐受热/冷	激素（甲状腺疾病）
· 便秘/腹泻	激素（甲状腺疾病）
· 体重增加/减轻	激素（甲状腺疾病）
· 震颤	激素（甲状腺疾病）
· 性腺疾病病史	激素（性腺疾病）
· 男性乳房发育、体毛减少、胡须变稀疏或睾丸减小	激素（垂体激素或性腺）
· 垂体疾病病史	激素（垂体）
· 视野缺损或头痛	激素（垂体大规模）
· 性欲减退	性腺激素（或垂体）或心因性
· 个人或家族糖尿病病史	糖尿病
· 多食、多尿、多饮	糖尿病
· 肾病病史	肾病

续表

表43-5　重点问诊

问题	考虑
· 阴茎持续勃起或骨疼痛	镰状细胞贫血
你打鼾或醒来时感觉不到神清气爽吗？你有嗜睡的症状吗？	睡眠障碍
你有黄疸、瘙痒及恶心的症状吗？	肝病
质量	
需要更长的时间才能勃起？勃起持续时间更短吗？勃起硬度减弱吗？	物理性（机体）原因
问题严重吗？（即防止性生活的活动）或不止是一个小麻烦吗？	患者治疗愿望的影响
起病方式与病程	
发作是：	
· 突然性	药物引起的（如果并发药物开始）或心因性
· 逐步性	物理性（机体）原因
· 间歇性	心因性
你是可以达到正常勃起，但勃起状态退去太早吗？	心因性
存在心理事件触发因素（即与性伴侣不和谐）吗？	心因性
伴随症状	
勃起的阴茎弯曲时会有疼痛感觉吗？	阴茎硬结病（纤维斑块，通常在阴茎背部，与正常的皮肤胀大不同，该部位不胀大；勃起时，胀大的失败导致阴茎弯向斑块侧弯曲，造成疼痛和勃起状态的消失）
包皮难以回缩吗？	包茎
改良症状	
与不同的性伴侣状况会更好吗？	心因性
手淫或视觉刺激状况会更好吗？	心因性
夜间或清晨勃起状况会更好吗？	心因性

七、诊断流程

ED诊断流程参见图43-2。

八、注意事项

1.晨间勃起正常的ED通常意味着心因性原因所致，但主观的报告可能不可靠。

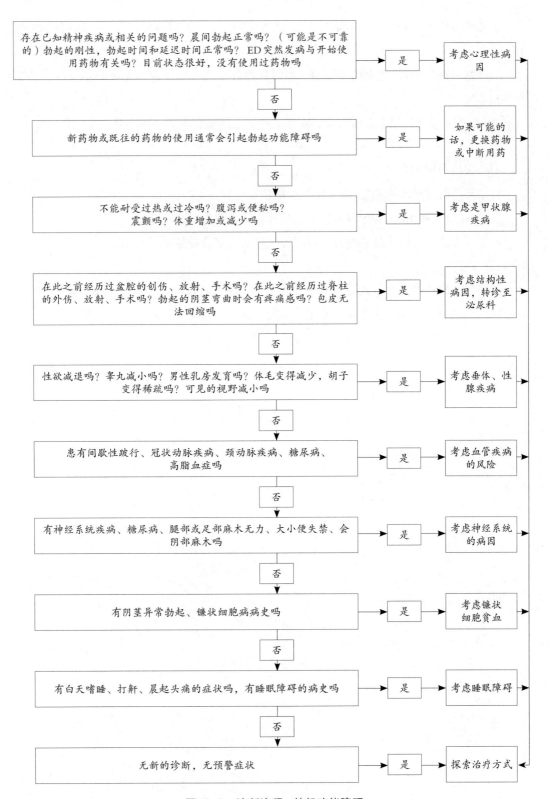

图43-2 诊断流程: 勃起功能障碍

2.突然发作的ED通常是药物性或心因性病因所致，排除最近进行过泌尿外科手术的情况。

3.药物引起的ED，激素相关原因（糖尿病以外）或心因性原因是可以治疗的。一定要寻找原因。

4.ED有时可能是严重疾病（如心血管或神经系统疾病）的一种症状。

九、预后和治疗

1.如果是药物导致的ED，停止用药应该是有效的。

2.在50% ～ 80%的心因性ED患者，精神心理治疗有效。

3.在严重性腺功能减退的患者，睾酮替代疗法可能会导致症状有所改善，但在其他人群中获益少。

4.使用适当药物或装置可以改善ED症状。磷酸二酯酶–5抑制药总有效率超过70%，但心血管疾病患者应该禁用或谨慎使用。因此，进行心血管疾病检查变得尤其重要。

第44章

尿失禁

Calvin H. Hirsch, MD

案例介绍

一位健康的51岁的股票经纪人到诊所例行每年的体检。她指出，在过去的一年，她体重增加了11kg，她将体重的增加归因于放弃慢跑和健美操课程。主诉奔跑和跳跃时偶尔会导致漏尿，让人很不舒服且尴尬。她现在全天任何时间都使用厚的卫生护垫，避免弄湿内裤。她为此感到很生气，她感觉"自己的膀胱像80多岁的老母亲"的膀胱。

思考：

1. 她尿失禁症状最可能的原因是什么？

2. 你应该询问她什么问题以便她能更好地描述症状？

3. 对于她所描述的运动性尿失禁，风险因素有哪些？

4. 在年轻患者和老年患者，男性患者和女性患者，不同类型的尿失禁症状的患病率之间有什么区别？

一、概述

尿液偶尔不自主漏出情况是常见的，影响5%的19～44岁男性，在65岁以上的男性中占21%。据报道，18岁以上的女性中每月至少发作一次尿漏症状，患病率为13%～25%，64岁以上的女性中患病率为40%，80岁以上的女性中则为55%。尿失禁（urinary incontinence，UI）很严重时，会导致患者社交孤立或抑郁。据估计，在美国UI女性平均每年的自付费用大于250美元（表44-1）。

表44-1 关键术语

关键术语	内容
尿失禁	不自主漏尿。有以下几种类型：尿急，膀胱逼尿肌去抑制，压力，溢出（包括收缩力受损引起的逼尿肌过度活跃和逼尿肌括约肌共济失调），功能性和混合性
尿急	非自愿性的逼尿肌收缩导致的迫切需要排尿的症状。不确定的等待时间（数秒到数分钟）后，收缩力超过膀胱出口阻力（通常由内部括约肌所产生），导致尿失禁（图44-1）。也被称为伴有大小便失禁的逼尿肌反射亢进和特发性膀胱过度活动症
逼尿肌去抑制	当膀胱达到阈值时且由中枢神经系统产生的膀胱收缩抑制不足时，脊髓反射性排尿机制会自发性触发。尿液排出可能在有或没有警告的情况下发生。也被称为神经性逼尿肌过度活动
压力性	由腹内压增加引起的尿液泄漏，例如，由咳嗽、打喷嚏、大笑、站立或提重物等（图44-2）产生。也被称为括约肌功能不全

表44-1　关键术语	
关键术语	**内容**
溢出尿液	由于尿潴留，膀胱内的压力超过出口（括约肌）的阻力，造成尿液泄漏，直至膀胱内压力低于出口阻力时停止
逼尿肌过度活动伴收缩功能损害	主要见于虚弱的老年患者。尽管膀胱过动症，逼尿肌仍然收缩乏力，导致膀胱膨胀和尿失禁
逼尿肌括约肌	膀胱收缩与括约肌释放不能同步，见于多发性硬化或其他造成骶上脊髓病变的疾病
功能性	尽管膀胱正常运作，但由于无法及时到达厕所而造成尿失禁
混合性	由多种原因引起的尿失禁，最常见的是压力和动力变化
特发性膀胱过度活跃	膀胱充盈之前发生的非自愿膀胱逼尿肌收缩，造成了迫切需要排尿的感觉。可能在有或没有大小便失禁的情况下发生

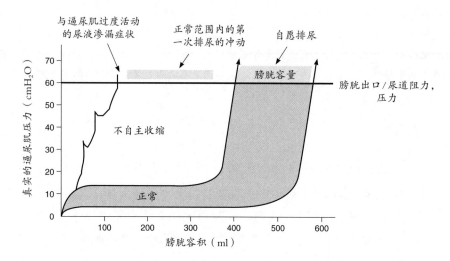

图44-1　急迫性尿失禁的机制

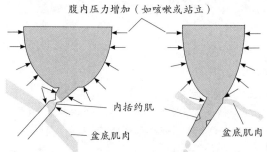

A. 正常膀胱出口　　B. 可动性增加的尿道，腹腔外的内括约肌

（A）增加的腹内压力同样适用于膀胱和肛门括约肌外，保持膀胱压力、下括约肌压力比保持不变；（B）当括约肌由于盆底松弛低于盆腔隔膜时，所有增加的腹内压力被施加至括约肌上部，引起膀胱内压力超过括约肌压力，并导致括约肌能力丧失和尿液泄漏。内括约肌本身的损害可能起因于先前使用过的仪器，也可以导致括约肌无力。

图44-2　膀胱出口正常

二、病因

各种类型尿失禁的患病率取决于年龄和性别。在40岁年龄段，膀胱过度活动（有或无尿失禁症状）影响90%的女性和30%的男性，但74岁以后，膀胱过度活动的报告中男性发病多于女性（分别为40%和30%）。因为膀胱过度活动而引起的尿失禁的患病率随着年龄增长，女性患病率的增加比男性更迅速，几乎所有74岁以上的膀胱过度活动的女性患者都经历过急性尿失禁，在男性尿失禁患者中膀胱过度活动占75%。其结果是，在80岁的时候，男女的急迫性尿失禁的患病率均达到30%。应力性尿失禁主要发生在盆底松弛的女性中，然而，在由于仪器或前列腺手术而损伤内括约肌的男性患者中，症状也可能发生。与年轻的女性相比，中老年女性尿失禁更可能有尿急的症状。在没有压力性尿失禁症状的女性中，70岁以上的女性患者与年龄54～59岁的女性患者相比，发展成新的压力性尿失禁的可能性更小。目前调查的647例年龄在48～79岁的大小便失禁女性中，80%以上描述的症状暗示是混合性原因，包括动力和压力（表44-2）。

表44-2　鉴别诊断		
	报道的比例[a,b]	相关的条件
尿急	24%～29%	·特发性膀胱过度活动
		·良性前列腺增生
		·局部膀胱或尿道刺激症状
		——感染
		——非细菌性膀胱炎
		——萎缩性尿道炎
		——膀胱结石
		——粪便嵌塞
		——膀胱刺激
逼尿肌去抑制		·中枢神经系统紊乱
		——脑卒中
		——多发性硬化
		——阿尔茨海默病和其他痴呆症
		——脊髓损伤
压力	23%～29%	·盆底虚弱
		——子宫切除术
		——盆底手术或受伤
		——多阴道分娩
		——肥胖
		·括约肌无力
		——尿道器械
		——经尿道的前列腺切除术

续表

表44-2	鉴别诊断	
	报道的比例[a,b]	相关的条件
溢出尿液	5% ~ 10%[c]	· 膀胱出口梗阻
		——良性前列腺增生
		——尿道狭窄
		——压力性尿失禁的手术过矫
		——膀胱膨出
		——粪便嵌塞
		· 逼尿肌收缩无效
		——盆腔放疗
		——自主神经功能紊乱
		· 糖尿病神经病变
		· 椎管狭窄
		· 神经退行性疾病
		· 收缩力受损引起的逼尿肌过度活跃
功能性		· 条件造成行动不便
		· 环境的障碍（如有限制或在床栏内）
		· 过度镇静
		· 心理障碍
		——拒绝去厕所
		——对弄湿内衣表示无关紧要
		· 利尿药
		· 代谢紊乱引起多尿
		——高血糖
		——高钙血症
混合性	23% ~ 33%	

注：a 所报告的调查范围内的中年和老年人患病率下降，b 空格表示患病率未知，c 在老年患者中。

三、开始问诊

许多患者由于尿失禁表现出不好意思，除非被询问否则可能不会报告症状。病史是诊断尿失禁最经济有效的工具，虽然其敏感性和特异性会根据提问方式和各年龄人群尿失禁患病率不同，而发生变化。为期7d的排尿日记能够供尿失禁发作的频率和病情方面的信息，在报告为混合性症状的患者中确定主要类型时，病史是特别有帮助的（表44-3）。排尿日记也可以用来跟踪干预措施的有效性（表44-3、表44-4）。

表44-3 排尿日记

姓名:			日期:	年 月 日
栏	1	2	3	4
时间段	在厕所内排尿次数	检查是否发生	原因或状态	尿急和事件发生之间的时间
6～8AM		事件 □ 尿液泄漏 □ 大量 □		
8～10AM		事件 □ 尿液泄漏 □ 大量 □		
10～12N		事件 □ 尿液泄漏 □ 大量 □		
12～2PM		事件 □ 尿液泄漏 □ 大量 □		
2～4PM		事件 □ 尿液泄漏 □ 大量 □		
4～6PM		事件 □ 尿液泄漏 □ 大量 □		
6～8PM		事件 □ 尿液泄漏 □ 大量 □		
8～10PM		事件 □ 尿液泄漏 □ 大量 □		
10～12MN		事件 □ 尿液泄漏 □ 大量 □		
夜间		事件 □ 尿液泄漏 □ 大量 □		

表44-4 UI存在的鉴定

问题	牢记
描述你的膀胱的所有问题。	使用简单、容易理解的术语。首个开放式问题要求鼓励患者说出可能与UI相关的其他膀胱症状

表44-4 UI存在的鉴定

问题	牢记
描述有关憋尿的所有相关问题。	特殊的问题可以用作预拜访筛选问卷的一部分
在过去的6个月内，有过在你不想排尿时却排出尿液的情况吗？（有多频繁）	尿液的气味有助于鉴定UI的存在，但也可能是自我忽视和保健需求未得到满足的一个线索
在过去的6个月内，你是否不得不带着护垫或穿保护内衣收集你的尿液？	
在过去的6个月内，你早晨醒来时，会发现睡袍（睡衣）或床上用品变湿的情况吗？	

四、问诊框架

尿失禁是一种症状，而不是一个诊断。在接受问诊时的目标是对UI进行分类，并进行相关体格检查、实验室检测和治疗。在表现为UI的大多数患者中，应进行以下问诊步骤。

1.特点，评估UI的基本特征。

（1）什么时候发生的（是否有相关的活动、运动或排尿意外情况）？

（2）是否有预警标志（UI是瞬间性的，还是尿急引起的？如果有尿急症状，第一个冲动和非自愿尿液泄漏有多久）？

（3）症状已经发生多久了？症状是否越来越严重？

（4）UI的频率、严重程度和分布规律是怎样的？严重程度可以通过间接获取患者护垫使用数量、更换内裤的次数，或其每天使用的保护装置的次数，以进行估计。

（5）有尿失禁病史的患者：① 注意频率、严重程度、昼夜模式的变化；② 注意UI的前期治疗、功效和不良反应。

2.原因：评估潜在的致病或促发因素。

（1）骨盆因素：①盆腔手术治疗或放射治疗；②已知的阴道脱垂、膀胱膨出或直肠前突；③有产科历史（尤其是阴道分娩的数量）；④前列腺手术或疾病的病史；⑤骨盆创伤的病史。

（2）其他下泌尿道和会阴症状（如尿频、夜尿增多、排尿困难、排尿不畅、尿淋漓、紧张、血尿、耻骨上或会阴部疼痛）。

（3）摄入液体的量和时间，尤其是含咖啡因的饮料。

（4）可影响排尿的现有疾病（如充血性心力衰竭、糖尿病）。

（5）获取患者所摄入的所有处方药、非处方药和食物补充剂，因为许多常见药物会影响膀胱功能（如利尿药）。

（6）询问排便习惯或性功能改变情况。

（7）对于患有新的UI症状或UI症状恶化的老年患者，评估患者的功能和心理状态（如可动性、近期跌倒、意识模糊）。

3.后果和应对：对UI的影响和当前的管理策略进行评估。

（1）确定患者如何管理UI症状（如使用护垫和纸尿布，确保总是在厕所附近，停止有氧运动）。

（2）询问UI是如何影响其他与健康相关的问题（如睡眠，坚持服药可能会影响膀胱功能）。

（3）确定UI是如何影响患者的社会功能。UI是引起社交障碍和抑郁症的一个重要原因。UI是影响收容机构人群和老年患者心理健康的重要因素。要对看护人的反应进行评估（如果有的话）。

4.协作，询问患者治疗目标及期望。

五、找出预警症状

1.在发育性残疾人和老年人中，新发作的UI或UI的恶化可能预示着泌尿系统的急性疾病。

2.在这些患者中，UI可能是患者近期功能状态变化中的一个，其中一些可能是严重原因（如跌倒、谵妄）（表44-5）。

表44-5　预警症状

预警症状	考虑
在老年或发育性残疾患者中：患者的功能或认知状态方面存在或不存在其他急性改变的新发作的UI或UI的恶化	泌尿系统感染或其他感染 急性代谢紊乱 脑卒中、心肌梗死或其他急性病症
连续性尿液泄漏（每隔几分钟），排尿无力或感觉膀胱被尿液充满	严重尿潴留溢出 为了确认尿潴留，残余尿必需检测
UI与排尿困难	细菌性膀胱炎、尿道炎等性传播疾病、萎缩性尿道炎、雌激素缺乏、非细菌性膀胱炎
UI有肉眼可见血尿	出血性膀胱炎，膀胱或尿道癌
UI与多尿	代谢紊乱（如高血糖、高钙血症）
UI与排尿期间排出排泄物或大气泡	骨盆癌、炎症性肠病或之前的盆腔放射治疗所导致的膀胱直肠（或膀胱乙状结肠）瘘
尽管膀胱不适，但是站立的姿势或腹内压最少增加的活动会产生持续的尿液丢失	尿道外括约肌无力或严重的骨盆塌陷

六、重点问诊

这些问题可以帮助您确定UI的类型和诱发因素。例如，在混合性尿失禁症状患者中，症状频率可以帮助确定UI类型（表44-6）。

表44-6 重点问诊	
问题	**考虑**

对于星号（＊）标记的问题，还需要询问频率：从不，很少，一段时间一次，经常，大部分时间，所有的时间

性质

有尿液渗漏（哪怕是很小滴），弄湿自己或弄湿护垫或内衣的情况吗？	应力性尿失禁 急迫性尿失禁
＊咳嗽或打喷嚏时	
＊弯腰或抬东西时	
＊快走、慢跑或运动时	
＊在使用的厕所正在脱衣服时	
＊开始有尿意后延迟了去厕所的时间	
你有如此强大的和不舒服的要排尿的冲动，以至于你在到达厕所前就出现漏尿（哪怕是很小滴）吗？	
当你觉得有突然的、强烈的需要排尿欲望时必须马上冲进厕所吗？	
你遇到过紧急情况（急于排尿）吗？紧急情况是在尿液漏尿前至少1min吗？	
・这两个问题回答都是"是"	急迫性尿失禁
・这两个问题回答都是"是"：尿刚出来	逼尿肌去抑制 溢出性尿失禁
・第一个问题回答是"是"，第二个问题回答是"否"：经历警告症状，但尿液在几秒钟内流出来	逼尿肌去抑制 潜伏期短尿失禁
当你坐下或平卧时，是否发生过漏尿而你却没有意识到的情况	逼尿肌去抑制 溢出性尿失禁
遭遇过漏尿的情况前，你无法感受到膀胱已经储存尿液充分了吗？	自主神经病变，引起尿潴留溢出逼尿肌去抑制
当你发生漏尿的情况时，量是多少	
・中量到大量	尿失禁或逼尿肌去抑制
・少量	压力性或溢出性尿失禁

起病方式与病程

在数小时至数天内，控制排尿的困难开始出现或突然间出现显著的恶化吗？	
・描述初发漏尿或恶化时的任何症状	
・急迫性尿失禁的症状，见上文	急性尿路感染或尿道炎产生急迫性尿失禁

续表

表44-6 重点问诊

问题	考虑
◦ 突然发作的虚弱或瘫痪，提示脑卒中	逼尿肌去抑制
◦ 尿流无法排出，滴沥（男性），感觉膀胱无法完全排空	尿潴留溢出
• 描述初发漏尿或恶化的近期任何事件	
◦ 阴道分娩	应力性尿失禁
◦ 经尿道前列腺切除术，其他的尿道器械的使用	
◦ 导尿管	急性尿路感染产生尿失禁
在数周至数月内，控制排尿的困难逐渐加重吗？	任何尿失禁亚型
相关症状	
排尿过程痛苦吗？	尿路感染
	性传播性尿道炎疾病（性传播疾病，例如：衣原体、淋球菌）
	萎缩性尿道炎（女性中，与阴道干涩、性交疼痛、阴唇敏感相关）
你需要经常去排尿（尿频）吗？	膀胱过动症
	尿路感染
	性病尿道炎
	萎缩性尿道炎
	利尿药或引起多尿的疾病（如糖尿病、高钙血症）
漏尿的平均时间间隔为多久	
• 至少1h	尿急或逼尿肌去抑制
• 数分钟或接近连续	溢出性尿失禁
• 可变（取决于膀胱容量加上增加腹内压力的练习）	应力性尿失禁
你有便秘症状吗？（如距上次排便3d或以上）	粪便嵌塞，这可能会导致急迫性尿失禁或尿潴留溢出
在过去的1个月中，夜间你是否把床单弄湿过，或者因为睡觉期间发生漏尿而需要使用护垫或防护罩	逼尿肌去抑制
	潜伏期短尿失禁
	功能性失禁
你需要用力才能开始排尿吗？你在想排尿和开始排尿之间有一个显著的延迟吗？	尿路梗阻（如前列腺肿大），这可能会引起过度活跃膀胱或尿潴留溢出
（男性）	
你尿无力或发生滴沥吗？	

续表

表44-6 重点问诊	
问题	**考虑**
当排尿时，你觉得膀胱无法完全排空吗？	尿潴留溢出 年老体弱患者中的逼尿肌过度活跃
（女性） 经阴道分娩过几个孩子？	由于盆底松弛引起的应力性尿失禁（数量越多，风险越高）
盆底疾病（女性） · 常觉得下腹部有下坠感吗？ · 常感到下腹部或会阴部位疼痛吗？ · 常感到骨盆部位沉重或迟钝吗？ · 常感到阴道区域有膨出或突出的感觉吗？	由于子宫、直肠或膀胱膨出的应力性尿失禁
排尿完成后，你会因为感到有再排尿的欲望而需要在数分钟之内返回厕所吗？如果是的话，你再次排尿量是多少	
· 无至数滴	尿道炎或膀胱炎
· 少量	尿潴留溢出
· 中量到大量	大膀胱脱垂 利尿药，引起多尿的条件（如糖尿病）
对于家人或照顾者而言存在精神错乱吗？	谵妄或引起逼尿肌行为失控的阿尔茨海默病（在老年患者中，谵妄和UI可能预示着感染或代谢紊乱，尿潴留也可能引起谵妄）
你有没有抑郁或对事物失去兴趣？	逼尿肌去抑制
对于家人或照顾者而言：患者似乎产生抑郁或对事物失去兴趣吗？	功能性尿失禁（患者对自我的污染不关心）
你排尿需要援助吗？	功能性尿失禁
你有中度或重度的疼痛吗？	由于抑制括约肌松弛而引起的溢出性尿失禁（血中儿茶酚胺升高）
影响因素	
尿失禁的症状在夜间会加重吗？	在下午晚些时候或傍晚过量摄入过液体或含咖啡因的饮料 晚上服用利尿药
尿失禁的症状在白天会加重吗？	过量摄入液体或含咖啡因的饮料，使用利尿药或促进利尿的药物（如乙醇、茶碱）
你有慢性咳嗽症状和其他加重尿失禁的症状吗？	应力性尿失禁
你开始使用新药物或增加药物使用剂量吗？	
· 利尿药	尿急或功能性尿失禁

续表

表44-6 重点问诊	
问题	**考虑**
· α肾上腺素能受体阻滞药（特拉唑嗪等）	括约肌松弛引起的应力性尿失禁
· 抗胆碱能药物（阿米替林、盐酸苯海拉明、盐酸奥昔布宁或其他）	由于膀胱收缩受损（通常是预先存在膀胱出口梗阻或膀胱功能障碍的存在下发生）引起的溢出性尿失禁
· α-肾上腺素能受体激动药（伪麻黄碱等）	由于括约肌松弛不充分（通常是预先存在膀胱出口梗阻或膀胱功能障碍的存在下发生）引起的溢出性尿失禁
你是否在床上度过大部分的时间	由于长期卧床产生尿潴留引起的溢出性尿失禁

七、诊断流程

尿失禁症状的诊断方法和流程，参见图44-3。

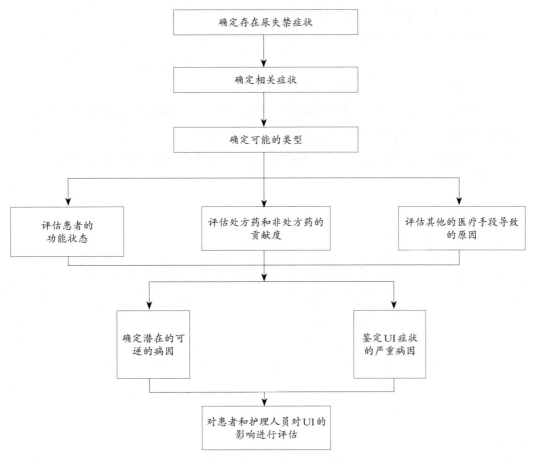

图44-3 诊断流程：尿失禁

八、注意事项

1.由于UI是一种症状，仅仅着眼于确定类型的诊断方法可能会排除对严重基础性原因或医源性原因的鉴定。

2.在老年人及伤残人士中，UI可能提示其他功能障碍，UI的评价应包括对患者的认知和身体功能的评估。

3.在老年人及伤残人士中，压迫性尿失禁和膀胱逼尿肌去抑制经常作为一种慢性疾病，可能会对患者和照顾者的生活质量产生负面影响。干预治疗策略的定期重新评估以及患者和照顾者的应对是进行UI症状日常管理的重要组成部分。

九、预后

1/3的中年和老年女性患者（尿液渗漏情况并不频繁，大概每个月1次），在2年的过程中，将发展为每周一次或更频繁的UI症状。相反，只有不到10%频繁发生漏尿的女性患者报告2年后UI症状发展为每个月1次或次数更少。

1.与可逆因素相关的急性UI一般预后良好。

2.紧迫性和压力性UI都可以随着膀胱训练而得到改善，可能具有与药物使用相同的疗效。

3.外用雌激素可改善轻微的压力性和急迫性UI。

4.治疗急迫性尿失禁的抗胆碱能药物（奥昔布宁、达非那新和其他药物），可能会增加尿急和漏尿之间的潜伏期，从而减少尿失禁的发作频率。

5.新型外科手术技术和人工括约肌能改善盆底功能障碍或括约肌功能不全引起的重度UI的预后。

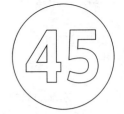

第45章
阴囊疼痛
Mysti D. W. Schott, MD

案例介绍

一位10岁的男性患儿由于27h前开始出现右侧阴囊疼痛而来到急诊室就诊。

思考：

1. 询问什么问题可以了解患者疼痛的更多信息？

2. 如何区分各种原因引起的阴囊疼痛？

3. 什么特征提示警示性或紧急问题？

4. 能通过开放式的病史询问重点问题作出明确诊断吗？

一、概述

在多种情形下，包括初级卫生保健和急诊科，阴囊疼痛是一种比较常见的主诉，占每年急诊总量的0.5%。见于从儿童到成年后的所有年龄组。阴囊疼痛可能起因于各种各样的原因，包括可导致睾丸发病的紧急疾病和无需进行干预治疗的良性疾病。

尽管患者的病史可能提示阴囊疼痛的原因，需要进行重要的体格检查以明确诊断。详细的病史能帮助缩小诊断范围和识别需要紧急评估和治疗的预警症状（表45-1）。

表45-1 关键术语	
关键术语	**内容**
睾丸附件	米勒管系统的残留物，位于睾丸或附睾上方
睾丸炎	睾丸炎症/感染
精索静脉曲张	精索静脉蔓状丛的扩张和充血
附睾囊肿	附睾头囊肿
精液囊肿	大附睾囊肿（>2cm）
睾丸鞘膜积液	睾丸和精索周围的鞘膜内液体集聚
附睾炎	附睾感染和（或）炎症
睾丸扭转	睾丸在精索上扭曲和绞窄。常由于睾丸先天性与鞘膜固定不佳所致
福耳尼埃坏疽	会阴部皮下组织重度细菌感染，从皮肤蔓延至肌肉和深层结构，引起被感染组织的坏死
牵涉痛	远离实际病变部位处的疼痛

二、病因

探究阴囊疼痛不同原因的关键在于了解阴囊解剖（图45-1和图45-2）。除了睾丸，阴囊内还有附睾、精索等器官。附睾紧贴睾丸的上端和后缘。精索内有输精管、睾丸动脉、精索静脉。大部分的睾丸和精索，分为壁层和脏层。此外，还有附睾附件、迷管和旁睾，这些是苗勒管上端退化的残留物。

阴囊疼痛应定性为急性或慢性。患者的年龄有助于确定症状发生的原因。最常见的急性阴囊疼痛的原因是睾丸扭转、睾丸附件发生扭转与附睾炎。以往的研究发现睾丸扭转患病率最高，但这些研究可能对住院治疗和术后患者采样过多，而错过了临床上排除睾丸扭转后从急诊或门诊离开的患者。最近的急诊患者研究显示附睾炎和睾丸附件扭转的发生率较高，这时睾丸扭转发生的平均水平在17%～25%（表45-2、表45-3）。

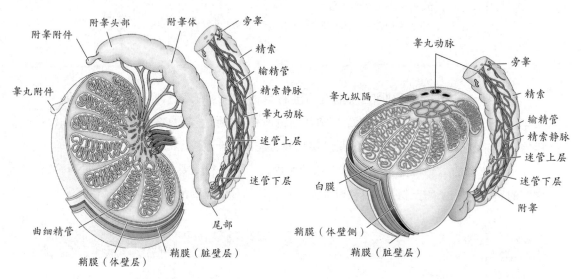

图45-1　正常阴囊解剖结构　　　　　图45-2　正常阴囊解剖结构横面图

表45-2　急性阴囊疼痛的鉴别诊断	
鉴别诊断	在急诊室阴囊疼痛患者中的比例
睾丸扭转	16%～42%
附睾炎，睾丸炎	10%～36%
睾丸附件扭转	30%～45%
前列腺炎	
外伤性睾丸破裂	
外伤性血肿	
福耳尼埃坏疽	
绞窄性腹股沟疝	
出血／水肿到先前未确诊的睾丸癌	

续表

表45-2　急性阴囊疼痛的鉴别诊断	
鉴别诊断	**在急诊室阴囊疼痛患者中的比例**
过敏性紫癜	
睾丸炎（腮腺炎）	
阴囊脓肿	
尿路结石	
阑尾炎和其他原因引起的腹膜炎	
腹主动脉瘤破裂	
便秘	

注：空栏处表示未知。

　　急性阴囊疼痛的鉴别诊断可以通过考虑患者的年龄而缩小范围，虽然没有任何原因可以完全基于患者的年龄而可靠地进行排除性诊断。睾丸扭转和睾丸附件扭转的发生主要见于20岁以下患者，也可发生于任何年龄段。甚至有在60多岁和70多岁的年龄发生睾丸扭转的报告。

　　当睾丸未正确固定在阴囊壁上时易发生睾丸扭转（图45-2）。以下两个年龄组是发病高峰：新生儿和青春期，这是睾丸高度运动或增长的年龄段。睾丸附件，苗勒管上端退化的残留物，也可能发生扭转，通常在青春期前。

　　睾丸癌好发于18～40岁的男性患者。同样，腹主动脉瘤、福耳尼埃坏疽或腹膜后肿瘤可能存在于50岁以上成年男性中。附睾炎发生在所有年龄段。

表45-3　非急性阴囊疼痛的鉴别诊断
精索静脉曲张
睾丸鞘膜积液
附睾囊肿/精液囊肿
腹股沟疝
睾丸癌
附睾炎
绝育
腹膜后肿瘤
神经性因素（阴部神经卡压、骶神经根型颈椎病与冲击）
慢性阴囊疼痛综合征（特发性）

三、开始问诊

1.询问更直接和重要问题之前，让患者自己讲述症状。

2.阴囊疼痛患者应进行体格检查和所有后续的诊断性检查或程序（表45-4）。

表45-4 问诊技巧	
问题	**牢记**
告诉我更多关于阴囊疼痛症状的情况	听患者讲述
疼痛什么时间开始的？	不要打断或过快地聚焦到病史上
你之前是否有这样的疼痛感？将相关的情况告诉我	

四、问诊框架

针对主要症状特点来询问阴囊疼痛的症状。

1.时间

（1）开始：渐进性还是突发性？

（2）持续时间：数小时、数天或数周？

（3）发作频率：持续性还是间歇性？（能自行缓解吗？）

2.疼痛特点：锐痛还是钝痛？

3.疼痛的位置：阴囊局部，弥漫性扩散到较低的骨盆区域，或辐射至更远处？

4.疼痛的严重程度：轻度、中度还是重度？

5.疼痛发生时的状态

（1）在体力劳动或性活动中？

（2）在夜间睡觉时吗？

（3）创伤？

（4）近期是否做过泌尿生殖系统的检查或手术？

6.相关特征：发热、排尿困难、恶心、呕吐、尿道出现分泌物或阴茎病变？此外，通过患者症状识别潜在的传染性原因，患者的性生活史起着关键作用。

7.性生活活跃吗？

8.有几个性伙伴？

9.性取向是怎样的？

五、找出预警症状

1.在年轻的男性患者，急性自发性疼痛最令人担忧的是睾丸扭转，如果不及时处理，可能会导致睾丸梗死和缺失。

2.阴囊疼痛越严重，越具有弥漫性，就越有可能由需要紧急评估的严重原因引起。

阴囊疼痛的严重原因

急性和非急性的阴囊疼痛都会有严重原因。如果不治疗，其患病率在睾丸扭转和睾丸破裂造成的创伤中比较高。此外，福耳尼埃坏疽和腹主动脉瘤破裂死亡率高。阑尾炎和其他原因引起的腹膜炎是严重原因。

睾丸癌通常被认为是一个"无痛性肿块"。然而，Wilson和Cooksey对115例睾丸癌患者进行了汇总，结果发现，23.5%的患者仅表现为疼痛或肿胀性疼痛。疼痛可为急性或慢性（表45-5）。

表45-5 预警症状			
症状	严重原因	预测严重原因的阳性似然比（LR$^+$）	良性原因
尖锐的/严重的疼痛	睾丸扭转		
反复发作的疼痛	睾丸扭转	3.82	
在夜间或早晨因剧烈的疼痛醒来	睾丸扭转		
疼痛不能通过抬高阴囊而缓解	睾丸扭转		
体力活动或性生活后发生疼痛	睾丸扭转		
创伤后的疼痛	睾丸破裂 睾丸扭转	3.57	睾丸血肿
恶心/呕吐	睾丸扭转 阑尾炎、腹膜炎	9.86	附睾炎
突发性疼痛和肿胀	睾丸扭转 睾丸癌（出血或水肿形成肿块）		
腹痛	主动脉瘤破裂 腹膜炎 阑尾炎 睾丸扭转 福耳尼埃坏疽		肾结石、前列腺炎
发热	福耳尼埃坏疽 阑尾炎		附睾炎 前列腺炎

六、重点问诊

询问开放式问题并考虑可能的预警症状后，询问以下问题可缩小鉴别诊断范围（表45-6）。

表 45-6   重点问诊

问题	考虑
发作	
· 急性（突然发作）	睾丸扭转
· 亚急性期（多至数天）	睾丸附件扭转
	附睾炎睾丸炎
	福耳尼埃坏疽
	主动脉瘤破裂
	阑尾炎／腹膜炎
· 非急性（慢性）	精索静脉曲张
	睾丸鞘膜积液
	睾丸癌
	附睾囊肿
持续时间	
· 持续时间＜12h	睾丸扭转
频率	
症状反复发作，且可自行缓解	睾丸扭转
疼痛特征	
· 锐痛	睾丸扭转
	睾丸附件扭转
· 钝痛	精索静脉曲张
	睾丸鞘膜积液
疼痛症状严重程度	
· 严重	睾丸扭转
	绞窄性腹股沟疝
	福耳尼埃坏疽
· 中度	睾丸附件扭转
	附睾炎
疼痛位置	
你的阴囊疼痛位置	
· 弥漫性	睾丸扭转
	精索静脉曲张
	睾丸鞘膜积液
· 睾丸上极	睾丸附件扭转
· 附睾	附睾炎
	附睾囊肿
	绝育疼痛
· 左侧	精索静脉曲张
伴随症状	
有以下症状吗？	

续表

表45-6 重点问诊

问题	考虑
· 发热	附睾炎
	睾丸扭转
	创伤
	阑尾炎
	福耳尼埃坏疽
· 血尿	附睾炎
· 血精	前列腺炎
· 不孕不育	精索静脉曲张
· 恶心 / 呕吐	睾丸扭转
	创伤
	阑尾炎
	腹膜炎
· 睾丸萎缩	精索静脉曲张
· 阴囊肿胀	附睾炎
	睾丸扭转
	睾丸附件扭转
	创伤
	睾丸鞘膜积液
	精索静脉曲张（卧位时肿胀得到缓解，感觉就像是"一袋蠕虫"）
	附睾囊肿
	腹股沟疝
	腮腺炎
· 男性乳房发育	睾丸癌
· 关节痛	过敏性紫癜
· 腹部疼痛	睾丸扭转
	睾丸附件扭转
	福耳尼埃坏疽
	过敏性紫癜
· 胃肠道出血	过敏性紫癜
· 排尿困难	附睾炎
	创伤
诱因	
疼痛发作的诱因	
· 性活动	睾丸扭转
	睾丸附件扭转
· 体力活动	睾丸扭转
	睾丸附件扭转

表45-6 重点问诊	
问题	**考虑**
·输精管切除术	附睾炎
	绝育牵涉痛
·久坐	附睾炎（炎症）
·创伤	睾丸破裂
	睾丸扭转
	睾丸血肿
·最近置入过导尿管	前列腺炎
	附睾炎

七、诊断流程

在儿童患者，没有任何病史特征能可靠地区分前3种急性阴囊疼痛的原因。然而，对于睾丸扭转症状，以下特点更令人担忧：疼痛时间<12h，剧烈的疼痛，突然发作的疼痛，发作前疼痛，恶心/呕吐及缺乏排尿困难。第一步是区分急性和非急性阴囊疼痛。在评估急性疼痛时，医生要特别注意预警症状。及时诊断急性阴囊疼痛的严重原因可以降低患病率和死亡率。图45-3给出了评估阴囊疼痛患者的流程（表45-7）。

表45-7 诊断方法		
特征	**与附睾炎或睾丸附件扭转相比，睾丸扭转诊断中的LR⁺**	**与附睾炎或睾丸附件扭转相比，睾丸扭转诊断中的LR⁻**
症状发生之前的疼痛发作	3.40	0.87
恶心/呕吐	9.00	0.40
腹痛	2.85	0.87
排尿困难	0.28	1.45

八、注意事项

1.诊断阴囊疼痛史必须始终依据体格检查结果。如果对诊断有任何疑问，应进行影像学检查、超声检查。

2.睾丸扭转最有可能发生在20岁以下的患者，但也可能发生于老年患者。

3.急性睾丸扭转患者在病程中出现的时间要早于睾丸附件扭转或附睾炎患者。

4.如果没有发现阴囊病理学特征，应考虑牵涉痛。

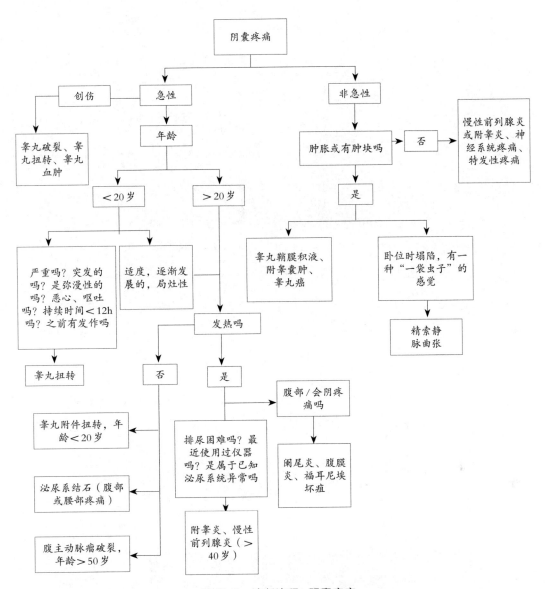

图45-3 诊断流程：阴囊疼痛

九、预后

睾丸扭转的预后差，尤其是对于确诊不及时（和治疗）的患者。附睾炎和睾丸附件扭转症状不会显著引起患病率升高。还有其他一些潜在的致命的阴囊疼痛原因，如福耳尼埃坏疽和腹主动脉瘤破裂，必须立即进行诊断和治疗。阴囊疼痛的慢性原因通常是良性的，治疗应根据患者的疾病程度而定。

第九部分

女 性 健 康

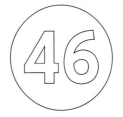

第46章

闭 经

Stephany Sanchez, MD, Steven Gelber, MD, MPH,
and Tanya Fancher, MD, MPH, FACP

案例介绍

患者，女性，26岁，因"月经异常"到诊所就诊。患者9个月以前月经不调，近9个月表现为闭经症状。患者计划怀孕。

思考：

1. 对于该患者月经周期异常的情况，你还需要询问哪些问题？

2. 哪些问题会帮助你诊断出引起闭经的主要原因？

3. 在进行体格检查时，你会注意哪些线索？

一、概述

闭经，即无月经，是初级医疗中心一种常见的症状。闭经可能是短暂的、间歇性的或永久性的，通常是生殖器官、神经内分泌或解剖学异常引起的。诊断的第一步是确定闭经是原发性的（初潮前）还是继发性的（月经初潮后）。

原发性闭经是指年满16岁的女性月经未来潮，第二性征及其他方面正常，或者年满14岁的女性，第二性征未发育。继发性闭经是指月经正常的女性出现月经中断3个月，或者出现9个月的月经稀发（月经量少或稀发）。

进行实验室检查或研究之前，进行全面的病史采集的体格检查有助于缩小鉴别诊断的范围（表46-1）。

表46-1 关键术语	
关键术语	内容
子宫腔粘连综合征	宫腔粘连，通常由子宫内操作所致（如刮宫术或刮取子宫腔以去除组织）
卵泡刺激素（follicle-stimulating hormone，FSH）和促黄体生成激素（luteinizing horrnone，LH）	垂体激素，刺激卵巢的卵泡，并协助卵泡发育成熟
性腺发育不全（特纳综合征）	患者染色体存在异常核型时出现性腺发育不全。患者染色体核型正常出现性腺衰竭，被称为性腺未发育
促性腺素释放激素（gonadotropin-releasing hormone, GnRH）	下丘脑分泌的一种激素，刺激下丘脑释放FSH和LH
功能性闭经	促性腺素释放激素紊乱造成LH峰缺失和无排卵

表46-1　关键术语	
关键术语	内容
下丘脑-垂体-卵巢轴	控制月经/生殖周期的激素调节系统
米勒管发育不全	输卵管、子宫、阴道内部分不存在。患者有正常的女性基因型、正常的第二性征（表现型）以及闭经
多囊卵巢综合征	是以多毛（身体和面部毛发多）、肥胖、月经异常、不孕及卵巢增大为特征的综合征
服用避孕药后闭经	停止服用激素避孕药后6个月未恢复排卵
卵巢早衰	在40岁前出现卵母细胞和周围卵泡耗竭。原因包括化疗、放疗和自身免疫性疾病
原发性闭经	年满16岁月经未来潮，第二性征其他方面正常，或者年满14岁，第二性征未发育
继发性闭经	月经正常的患者出现月经中断3个月，或者出现9个月的月经稀发（月经量少或稀发）

二、病因

在美国，原发性闭经的患病率为0.3%。继发性闭经更为常见，患病率为3.3%（不包括妊娠）。除妊娠外，继发性闭经的原因包括卵巢疾病（40%）、下丘脑功能障碍（35%）、垂体疾病（19%）、子宫疾病（5%）及其他（1%）（表46-2）。

1.正常的月经周期　了解正常的月经周期，是确定闭经原因的基础。月经周期是下丘脑-垂体轴、卵巢和流出道之间复杂的相互作用的结果（图46-1）。完整且有功能的下丘脑以脉冲的方式分泌促性腺素释放激素，造成垂体前叶释放促卵泡激素和促黄体生成激素。释放的FSH和LH作用于卵巢；卵巢释放雌激素和孕激素。雌激素和孕激素通过负反馈作用于下丘脑和垂体，使GnRH、LH和FSH产生减少。FSH导致优势卵泡发育。排卵期雌激素分泌高峰刺激LH激增，触发排卵。排卵后，黄体囊肿生成，产生孕激素，促进子宫内膜增生。如果未发生受精，黄体则消失，月经来潮。这个复杂过程中任何环节出现中断均可能导致月经异常。

2.鉴别诊断　除外妊娠，引起闭经最常见的原因是卵巢异常、下丘脑-垂体-卵巢（hypothalamic-pituitary-ovarian，HPO）轴功能障碍和子宫疾病。卵巢疾病包括卵巢衰竭和高雄激素血症（如多囊卵巢综合征）。如饮食失调、运动或压力引起GnRH分泌减少，导致HPO轴功能障碍，也会引起闭经。子宫相关原因包括子宫内感染或之前宫腔内操作引起的子宫内膜瘢痕。如果病史和体格检查提示原发性闭经，应考虑先天性异常或解剖异常（表46-3）。

表46-2 原发性闭经和继发性闭经的原因及比例

	比例
原发性闭经	
妊娠	最常见
性腺发育不全（特纳综合征）	40%
全面发育迟缓	18%
苗勒管未发育	10%
雄激素不敏感	9%
催乳素瘤	5%
压力、消瘦、食欲减退（下丘脑性闭经）	3%
先天性肾上腺皮质增生症	3%
流出道梗阻（阴道横隔、处女膜闭锁）	3%
卡尔曼综合征	2%
其他	1%
继发性闭经	
妊娠	最常见
卵巢疾病	40%
· 多囊卵巢综合征	30%
· 卵巢早衰	10%
下丘脑功能障碍	35%
· 压力	10% ～ 21%
· 减肥/厌食/暴食症	15% ～ 54%
· 浸润性病变或肿瘤（淋巴瘤、结节病）	＜ 0.1%
垂体疾病	19%
· 催乳素瘤	17%
· 空蝶鞍综合征	1%
· 希恩综合征	1%
· 促肾上腺皮质激素分泌肿瘤	＜ 1%
· 生长激素分泌瘤	
子宫	7%
· 子宫腔粘连综合征	7%
其他	1%
· 非典型肾上腺皮质增生症	
· 药物引起的	
· 服用避孕药后闭经	

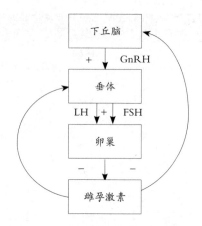

图 46-1 下丘脑-垂体-卵巢轴

注：FSH，促卵泡激素；GnRH，促性腺激素释放激素；LH，黄体生成素。

表46-3 引起闭经的可逆性与不可逆性原因	
可逆性原因	**不可逆性原因**
· 处女膜闭锁	· 空蝶鞍综合征
· 子宫腔粘连综合征	· 库欣综合征
· 多囊卵巢综合征	· 卡尔曼综合征
· 高泌乳素血症	· 性腺发育不全
· 避孕药后闭经	· 米勒管缺陷
· 药物引起的	· 雄激素不敏感综合征
· 运动、压力或体重减轻引起的	
· 全身性疾病	

三、开始问诊

1.让患者用自己的语言讲述病情，期间不打断，然后再进行更直接、更有针对性的询问（表46-4）。

2.尝试评估患者的整体健康状况，整体健康状况差可能会导致闭经。

3.如果患者不是单独就诊，需要留出时间与患者进行单独交流。在朋友或者家人面前讨论某些问题，患者可能会感到不适。

4.虽然病史是必不可少的，但是记住，往往还需要进行实验室检查和影像学检查来帮助作出诊断。

表46-4 开始问诊
相关的问题
请叙述你的月经周期情况
初次月经是什么时候

续表

表46-4 开始问诊
相关的问题
末次月经是什么时候开始的
月经周期规律吗?
平常月经持续多长时间
怀孕了吗?

四、问诊框架

1.鉴别患者是原发性闭经还是继发性闭经,以缩小鉴别诊断的范围,并进行后续的诊断性检查测试。

2.如果患者为原发性闭经,考虑生殖系统疾病或者遗传性疾病。

3.一定要问清楚患者其他发育方面的问题。请记住,有流出道缺陷的患者其发育是正常的。

4.继发性闭经更可能是神经内分泌紊乱所致。问诊应包括详细的月经史,从月经初潮到现在的月经情况。

五、找出预警症状

闭经很少出现医疗紧急情况,但部分病因导致的闭经需要及时诊断和治疗(表46-5)。

表46-5 预警症状	
预警症状和体征	**考虑**
近期未采取防护措施的性行为	妊娠
头痛、溢乳、周边视野缺失	垂体瘤
体重较理想体重减轻了15%且身体形象受损	厌食症

六、重点问诊

在进行开放式提问,倾听完患者描述之后,进行更有针对性地问诊,以缩小鉴别诊断的范围(表46-6)。

表46-6 重点问诊	
问题	**考虑**
你有过未采取保护措施的性行为吗?	妊娠
你有过晨吐吗?	妊娠
你是否注意到你的朋友胸部和阴毛发育比你早?	性腺功能减退症

续表

表 46-6　重点问诊

问题	考虑
	特纳综合征
你的大部分朋友的身高（或者年龄相仿）比你高吗？	性腺功能减退症 特纳综合征
你最近体重有增加吗？	多囊卵巢综合征 甲状腺疾病
你最近体重有下降吗？	下丘脑功能障碍 隐匿性恶性肿瘤
是否有人告诉你，你运动过量了	下丘脑功能障碍
与平时相比，你最近的心理压力更大吗？	下丘脑功能障碍
你有嗅觉受损吗？	卡尔曼综合征
你过往有无慢性肾病、甲状腺疾病、结节病、淋巴瘤、组织细胞增多症或幼年型类风湿关节炎病史	许多全身性疾病引起闭经
你正在服用哪些药物	口服避孕药，多巴胺拮抗药（氟哌啶醇、利培酮、甲氧氯普胺、多潘立酮），提高血清泌乳素水平的降压药物（甲基多巴、利血平），GnRH 拮抗药（达那唑）及高剂量孕激素可能会导致闭经
在过去的一年中你是否服用口服避孕药	避孕药后闭经
你是否进行过子宫内手术操作、有无子宫内感染或者流产	子宫腔粘连综合征
你最近妊娠过吗？	产后闭经
如果你最近进行过分娩时，有没有出现什么并发症	希恩综合征
你是否做过放疗（如用于癌症的治疗）	卵巢早衰
你是否因癌症接受化疗	卵巢早衰
你最近有无潮热、盗汗、情绪变化或阴道干涩	卵巢早衰
你是否注意到难以忍受过热或过冷，体重增加或减少，腹泻或便秘，心悸，或在皮肤或发质方面的变化	甲状腺疾病
你是否注意到面部毛发或痤疮过多	多囊卵巢综合征
你有无头痛或者情绪或性格方面的变化	由于浸润性病变出现的下丘脑功能障碍
你是否出现乏力、食欲缺乏、体重减轻或发热	淋巴瘤、结节病

续表

表46-6 重点问诊	
问题	**考虑**
慢性咳嗽或者呼吸困难	结节病
你是否出现过无力、体重减轻、关节炎或者皮肤颜色的变化	血色素沉着病
你是否出现情绪低落、食欲改变、睡眠模式改变或对平常感兴趣的事物缺乏兴趣	抑郁症
你有无反复出现干扰性想法，导致你进行重复性的行为	强迫症及相关药物
你是否看到或听到其他人所没有看到或听到的东西	精神分裂症及相关药物

七、诊断流程

1.再次强调，闭经的第一个步骤是排除妊娠。然后确定闭经是原发性还是继发性。原发性闭经和继发性闭经的诊断流程分别见图46-2和图46-3。

2.应明确病史，包括详细的妇科病史、用药史，并评估以下症状和体征：雌激素缺乏（如潮热、性欲减退），泌乳素过多（如溢乳）相关症状或者高雄激素血症（如多毛症、痤疮过多）。

3.体格检查，应包括检查BMI和对第二性征发育体征或者高雄激素血症体征的评估。

4.后续的实验室检查及影像学检查应以病史资料及体格检查结果作为指导。

八、预后

闭经患者求医往往关心的是将来的生育问题、能否恢复正常的月经周期及生殖能力。患有特纳综合征及其他遗传学异常的女性，妊娠期流产率、死胎率很高，新生儿出生缺陷率也很高。解剖学缺陷，如处女膜闭锁及子宫腔粘连综合征往往可以通过手术进行矫正。多囊卵巢综合征、垂体肿瘤相关的闭经，可通过单纯药物治疗（如果激素水平正常）或药物手术联合治疗予以纠正。全身疾病引起的闭经和下丘脑性闭经通常可以通过治疗原发病得以纠正。

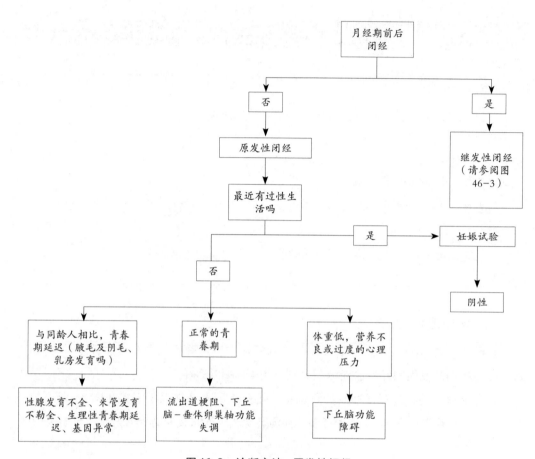

图46-2 诊断方法：原发性闭经

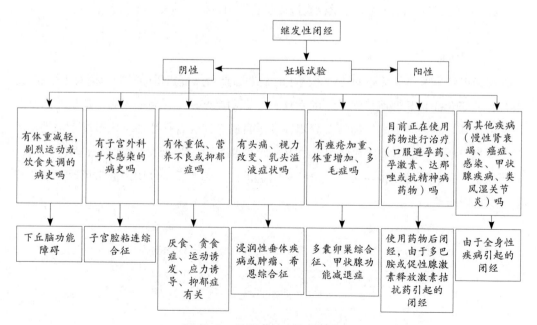

图46-3 诊断方法：继发性闭经

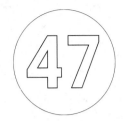

Chapter

第47章
乳房疾病

Heln K. Chew, MD

案例介绍

患者，女性，40岁。因乳房"肿块"前来就诊。患者主诉有纤维囊性疾病和乳房肿块史，但患者认为乳房肿块变得越来越明显。患者较为担心，因为她68岁的姨妈最近被诊断出乳腺癌。

思考：

1. 针对该患者的乳房肿块，你会问哪些问题？

2. 乳腺癌的病史方面的危险因素有哪些？

3. 根据患者的病史如何鉴别乳腺良性病变与乳腺癌？

一、概述

三种最常见的乳房相关的主诉是乳腺肿块、乳腺疼痛及乳头溢液。大部分症状的病因被证明是良性的，患者最恐惧的诊断是乳腺癌。乳腺癌诊断延迟仍然是导致医疗事故诉讼的主要原因，因此找出提示恶性病程的病史特征很重要。临床医生评估的目的是排除乳腺癌并找出导致乳房症状的根本原因（表47-1）。

表47-1 关键术语

关键术语	内容
乳腺癌	癌细胞在乳房导管/小叶单位内生长。如果癌症局限于导管/小叶单位，则称为导管原位癌。如果癌症突破基底膜，则称为侵入性或浸润性癌
导管扩张症	乳晕下导管良性扩张，伴有乳房溢液
乳腺纤维腺瘤	腺体和纤维组织的良性实体瘤，边界清楚且可移动
纤维囊性变	乳腺内囊肿或纤维组织的数量增加，其他部分正常。当这种改变伴有下列症状，如疼痛、乳头溢液、肿块等，则称为纤维囊性病
乳腺痛	乳房疼痛
乳头状瘤	导管壁成囊肿上皮细胞增生呈乳头状向管腔内生长，通常是良性
乳腺增生性疾病	乳腺癌癌前变化，包括乳腺导管增生、非典型性导管增生及非典型乳腺小叶增生

二、病因

大部分关于乳腺方面的主诉都被证明是某种良性疾病。根据特定症状、患者年龄和更年期症状来寻找病因。纤维腺瘤多见于年轻的绝经前妇女。相比之下，乳腺癌的患病率随着年龄增长而增加（表47-2）。

表47-2 鉴别诊断		
	评估	比例[a]
纤维囊性病 乳腺纤维腺瘤 乳腺炎/乳腺脓肿	乳房肿块和疼痛最常见的原因	在初级诊疗中心占乳房疾病的20% 在专科诊所占乳房肿物原因的7% ～ 13% 哺乳期产后患者高达13%
Cooper 韧带牵拉	乳房较大、下垂的女性出现周期性乳房疼痛	
乳头状瘤 乳腺癌	乳头血性溢液最常见的原因 患乳腺癌的风险随着年龄的增长而增加。39岁以下的女性其风险是1:228；年龄40 ～ 59岁的女性，其风险是1:24，年龄60 ～ 79岁的女性，风险是1:14	50%的患者有乳头溢液，而无明显肿块 在初级诊疗中心，因肿块、疼痛或溢液症状而做的活组织检查检出乳腺癌的概率<10%

注：a空格表示比例未知。

三、开始问诊

1. 在评估前熟悉患者的用药情况并向患者进行确认。

2. 确定患者是否处于更年期（表47-3）。

表47-3 问诊技巧	
问题	牢记
请叙述你的乳房方面的问题 这种乳房问题有多长时间了 这种情况是发生于乳房单侧还是双侧 这种情况与你的月经周期有什么关系吗？（如果患者是处于绝经前期） 这种情况与你服用任何新药物有关吗？包括口服避孕药或者激素替代疗法 你担心自己患乳腺癌吗？	让患者使用自己的语言来描述症状 确定患者对于乳腺癌的焦虑程度

四、问诊框架

对于任何乳房疾病，完整的病史应着重于以下方面。

- 患者乳腺癌发作的危险因素。
- 用药情况。

- 其他疾病。
- 与月经周期的关系。

乳腺癌的危险因素包括：

- 年龄的增长。
- 初潮年龄早（＜11岁）。
- 绝经年龄晚（＞55岁）。
- 未生育或第一次分娩年龄＞35岁。
- 乳腺癌家族病史，特别是一级亲属。
- 已知*BRCA1*和*BRCA2*基因突变携带者。
- 既往乳房活组织切片检查，特别显示为异型。
- 既往乳腺癌史。
- 既往颈部或胸部放疗史。
- 绝经后女性使用外源性雌激素。

Gail模式是一种计算女性患乳腺癌风险的常用工具（www.cancer.gov/bcrisktool/）。模型中涉及的因素包括当前年龄、月经初潮年龄、首次生育年龄、一级亲属患有乳腺癌的数量、既往乳腺活检的数量及任何活检结果为异型。Gail模式是由乳腺癌检测示范项目开发的，后者是一个在普通人群中进行乳房X线检查筛查的项目。尽管这些危险因素的确存在，除了年龄，70%患乳腺癌的女性并无可识别的风险因素。

5%～10%的患者会有遗传性乳腺癌的家族史。重要的是询问母亲和父亲双方的家族病史。遗传性乳腺癌综合征的线索包括发病年龄较小（＜40岁）、双侧乳腺癌、卵巢癌或男性乳腺癌，且每一代都有多个家庭成员受影响。

询问近期用药史，包括已经不再继续服用的药。明确询问有无口服避孕药（oral contraceptivepills，OCPs），经皮雌激素制剂和激素替代疗法（hormone replacement therapy，HRT），因为患者可能会忽视这些情况。外源性雌激素可能会加速乳房症状，包括乳房触痛和乳房肿块。在妇女健康倡议中指出，激素替代疗法会增加患乳腺癌风险，但影响为中度（每年10 000患者中有8个以上患浸润性乳腺癌）。

问诊其他疾病，特别是甲状腺功能减退、垂体相关问题、妊娠或者近期哺乳的情况。同时还需要问诊伴随症状，如头痛或者视觉改变，这可能与其他原因有关，如甲状腺功能减退或者垂体腺瘤，但较少见。

许多乳腺症状是周期性的，月经来潮之前加重。问诊月经紊乱和不孕不育的情况。

如果患者年龄在35岁以上，要确定患者是否做过乳腺影像学检查，如乳房X线检查。

五、找出预警症状

如果患者没有乳房肿块或者影像学异常情况，则大部分乳腺症状是由于良性原因引起的。如果患者主诉乳房疼痛或者溢乳，直接询问患者是否感觉有肿物或者乳房表面皮肤是否出现伴随变化。

尚无明确资料可以确定主诉乳腺症状患者的乳腺癌患病率。然而，在初级诊疗中心，进行乳腺活检的女性患者中，乳腺癌的最终诊断数不足10%（表47-4）。

严重疾病

乳腺癌。

表47-4 预警症状

预警症状	严重原因	任何严重原因阳性似然比	良性原因
乳腺肿块	乳腺癌	15（11.7～19.3）	纤维囊肿
乳房皮肤溃烂，增厚	炎性乳腺癌 乳房脓肿		乳腺炎
腋窝肿物	乳腺癌		良性淋巴结肿大
乳头血性溢液	乳腺癌	3.1（1.2～8.4），对于任何乳头的主诉	乳头状瘤 生理条件
乳腺癌和（或）卵巢癌家族史	遗传性乳腺癌		散发癌症史
全身症状，包括新发呼吸系统症状、骨骼疼痛、头痛	转移性乳腺癌		无关的症状（如呼吸道感染、关节炎、偏头痛等）

六、重点问诊（表47-5）

表47-5 重点问诊

问题	考虑
乳房肿块或乳腺皮肤的变化	
变化快吗？症状是逐渐发展的还是突然出现的？	慢性肿块提示可能存在乳房纤维囊肿。年轻女性长期存在的乳腺肿块可能是乳腺纤维腺瘤所致
肿块可移动吗？	肿块不能移动或者与周围组织粘连，导致固定不移，提示可能是癌症。然而，几乎所有早期乳腺癌肿块均是可移动的
肿块是单个，还是多个？	如果肿块是分散且孤立的，提示可能是癌症。弥漫性肿块通常是良性的
肿块位于单侧乳房，还是双侧乳房	双侧乳腺癌极为罕见，占所有乳腺癌的1%。双侧乳房肿块通常是由于纤维囊性变所致
正在服用激素吗？	乳房通常会激素影响出现变化，例如口服避孕药及激素替代治疗

续表

表 47–5　重点问诊

问题	考虑
肿块是否随着月经周期发生变化	周期性肿块通常是月经前激素水平激增所致
乳头内陷	
乳头内陷是逐渐出现还是突然出现的	数年内逐步出现的内陷通常是良性的。急性乳头内陷可能是导管扩张、乳腺炎、乳房手术或恶性肿瘤所致
乳房疼痛，敏感或者疼痛	
肿块或肿物区域有疼痛吗？	乳腺癌或乳腺纤维腺瘤
疼痛的感觉随着月经周期而变化吗？	周期性乳房疼痛通常与月经前激素激增有关。慢性疼痛可能是大而下垂的乳房及 Cooper 韧带的牵拉所致
疼痛是突然出现的吗？	乳腺炎、蜂窝织炎或者其他感染。胸外侧静脉血栓形成（胸壁浅表血栓性静脉炎）是极为罕见的
你是否在交通事故或近期手术中存在胸部受伤	创伤
	胸壁疼痛也可能是由于肋软骨炎（特纳综合征）所致或来自胸椎放射性疼痛
你有发热或者皮肤温度升高吗？	乳腺炎、蜂窝织炎或其他感染
饮用咖啡会使情况加重吗？	乳房纤维囊肿可能对咖啡因较为敏感
疼痛严重到影响日常生活吗？	安慰患者，如果影响工作，应考虑治疗乳房痛
乳房溢液	
你能感觉到乳房有肿块或者肿物吗？	乳腺癌
单侧乳房还是双侧乳房溢液	双侧乳房溢液几乎都是由生理性或者内分泌性原因所致
如果是单侧乳房溢液，是从乳头的一个部分（一个导管）还是从乳头的所有部分溢液	从一个导管溢液更可能是由于某一特定的导管出现问题，如乳头状瘤或不常见的原位癌。多个导管溢液则更可能是由于生理性原因所致，如药物或者哺乳或者不常见的导管扩张症
是自发性溢液还是挤压导致的溢液	自发性溢液提示癌症的可能性大。仅在乳房受到刺激时有溢液，病因为良性的可能性大
描述溢液颜色	如果溢液是血性清亮液体，那么需要考虑癌症或者乳头状瘤。绿色、黑色、棕色或者其他颜色的溢液出现，通常提示病因为良性，如导管扩张征或者正常的生理性溢液
溢液是否随着月经周期而变化	生理性溢液可能是由于月经前激素水平激增所致
你的胸罩最近有变化吗？	缩窄的衣物可能会刺激乳房溢液
你有头痛或者视觉变化吗？	垂体腺瘤可引起溢乳
起病方式与病程	
肿物 / 疼痛 / 溢液与月经周期有关吗？	大部分良性乳腺疾病是周期性的
你出现的症状是在开始服用新药物之后出现的	激素疗法可能会增加肿块或者压痛并引起溢液。多巴胺受体拮抗药（如吩噻嗪类、氟哌啶醇）及其他药物可能会引起溢液
你最近停止 / 开始哺乳了吗？	溢液可能在停止哺乳后持续数月

表47-5 重点问诊	
问题	**考虑**
伴随症状以及影响因素	
有头痛、恶心及呕吐或视觉变化吗？	垂体病变
是否发热？	感染可能会导致皮肤的变化
是否曾经接受过乳房手术？	瘢痕组织、近期创伤

七、诊断流程

1. 确定是否存在潜在的肿块。大部分人主诉乳房疼痛或有溢液，而无明显肿物或影像学异常症状，良性原因的可能性大，可以让患者放心。

2. 哪些是患乳腺恶性肿瘤的风险因素？若为绝经后女性，是否是新发肿块或皮肤改变（更可能是患癌症）？若为年轻女性，是否是周期性肿块（更可能是成纤维囊性疾病）？

3. 如果患者年龄超过35岁，未曾进行乳房X线检查，应考虑进行影像学检查以评估新发乳房症状。

4. 持续性肿物需要进行全面评估，即使X线检查诊断效果并不理想。

5. 乳房疾病的诊断流程见图47-1。

八、注意事项

1. 虽然进行乳腺癌的风险评估可以帮助患者解决疑问，但是大部分乳腺癌患者并不具有这些危险因素。

2. 如果患者注意到孤立肿物，即使乳房X线检查是"正常"或者无明显异常的，仍需要进行完整评估（如乳腺活检）。

3. 乳房疼痛或溢液，在无肿物或者影像学异常时，提示癌症的可能性不大。

4. 对于绝经后患者，有乳腺癌病史或既往乳房活检显示异常的患者，应怀疑存在乳腺癌。

5. 男性乳腺癌很罕见。然而，乳房肿块病史提示需要适当检查。

九、预后

1. 纤维囊肿不会增加乳腺癌的风险。

2. 相比于非周期性乳房痛，针对周期性乳房疼痛的治疗更易收到疗效。

3. 乳腺癌的预后因分期而异。局灶性乳腺癌患者5年生存率是97%，累及周围组织的患者5年生存率是79%，而有远处（转移）乳腺癌患者5年生存率仅为23%。根据美国癌症协会，以及监测、流行病学和预后（SEER）的数据，仅有10%的患者在就诊时有远处转移（www.cancer.org）。

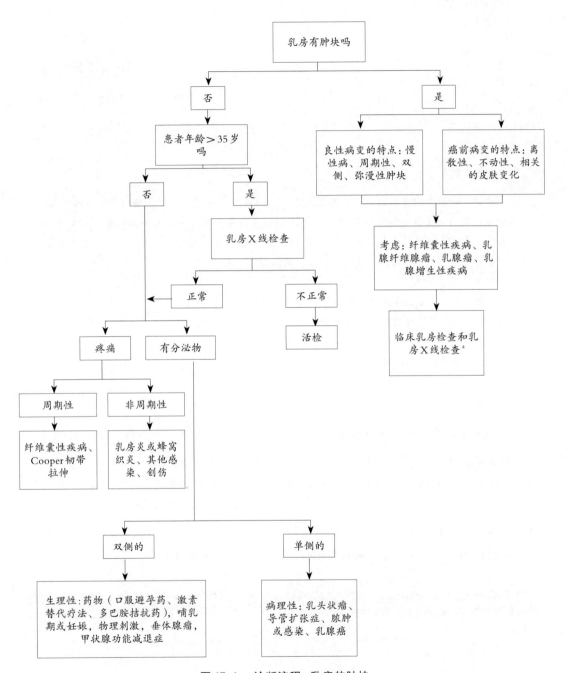

图47-1　诊断流程：乳房的肿块

注：a表示体格检查和影像学特征在诊断评估中必不可少。

第48章

盆腔疼痛

Francesca C. Dwamena, MD, MS

案例介绍

患者，女性，24岁。因"下腹部深度瘙痒性疼痛"前来就诊。症状开始于3个多月前，患者起初认为是一贯的月经期痉挛。患者自12岁月经初潮时便伴有月经期痉挛，数次月经期出现严重痉挛，以至于患者不得不缺课。在此之前，疼痛一般持续3～4d，有时服用布洛芬后会有所改善。本次疼痛一直持续存在，所以决定来看医生。

思考：

1. 关于该患者盆腔疼痛的症状，你还需要询问哪些问题吗？

2. 如何对盆腔疼痛的症状进行分类？

3. 通过有效的病史资料，能否缩小鉴别诊断的范围？

4. 如何根据病史资料决定需要进行哪些适当的诊断性检查？

一、概述

在初级诊疗中心，盆腔疼痛是一种常见症状，困扰着39%的女性，占妇科门诊就诊女性患者的10%～40%。世界范围内痛经的比例为16.8%～81%，性交痛的比例为8%～21.8%，慢性盆腔疼痛（chronic pelvic pain，CPP）的比例为2.1%～24%。在一项研究中，受试者近30万女性，年龄为12～70岁，慢性盆腔疼痛的患病率与偏头痛、哮喘及背部疼痛相似。在美国，慢性盆腔疼痛占腹腔镜手术原因的10%～35%，占子宫切除术原因的10%～12%，估计每年费用超过20亿美元（表48-1）。

表48-1 关键术语

关键术语	内容
急性盆腔疼痛（APP）	脐以下疼痛症状，持续时间＜3个月
慢性盆腔疼痛（CPP）	非月经期脐以下疼痛症状，持续时间至少3个月
周期性盆腔疼痛	脐以下疼痛症状，月经期前或者月经期间加剧
痛经	月经期下腹部反复性痉挛性疼痛
性交疼痛	在性交时脐以下出现深度疼痛
阳性似然比	存在某一因素时一个特定诊断的可能性
阴性似然比	不存在某一因素时一个特定诊断的可能性

二、病因

急性盆腔疼痛（3个月）最严重的原因包括妊娠相关疾病、妇科疾病及非生殖系统疾病。这些疾病在急性盆腔疼痛患者中的相对频率尚未阐明，临床诊断非常困难。一项研究显示，临床诊断为盆腔炎性疾病（pelvic inflammatory disease，PID）的病例中，只有46%被腹腔镜证实。另一项研究中，临床诊断为附件扭转的病例仅有37.8%被手术证实。而诊断慢性盆腔疼痛则更具有挑战性，虽然腹腔镜检查常发现盆腔粘连和子宫内膜异位症，但是对照研究表明，在许多情况下，两者可能是偶然性的，而不是经常性的。许多患者慢性盆腔疼痛的病因可能是功能性的（如肌筋膜疼痛、肠易激综合征）或者心因性的（如抑郁、焦虑及躯体化症状）（表48-2、表48-3）。

表48-2　急性盆腔疼痛的鉴别诊断

与妊娠相关	**非妇科疾病、胃肠道疾病**
异位妊娠	急性阑尾炎
流产	肠道炎性疾病
宫内妊娠伴黄体出血	肠系膜淋巴结炎
妇科疾病	肠易激综合征
急性盆腔炎性疾病	憩室炎
子宫内膜异位症	**非妇科疾病、泌尿系统疾病**
卵巢囊肿（出血或破裂）	尿路感染
附件扭转	肾结石
子宫肌瘤（变性或扭转）	原因暂时无法解释
肿瘤	

表48-3　慢性盆腔疼痛鉴别诊断及比例

诊断	比例[a]
周期性或者反复性盆腔疼痛	
原发性痛经	16.8% ～ 81%
经期疼痛	
子宫内膜异位症	育龄妇女中1.4% ～ 50%，不育孕女性为2.1% ～ 77%
附件扭转	
米勒管异常阻塞	
非周期性慢性盆腔疼痛（腹腔镜检查结果）[b]	
子宫内膜异位症	37%
盆腔粘连	26%
卵巢囊肿	1%
腹腔镜检查结果正常	36%

注：a 空格提示比例未知；b 慢性盆腔疼痛也可能是功能性或者心理性的。

三、开始问诊

1.让患者用自己的语言描述盆腔疼痛的情况，然后进行更直接及有针对性的问诊。

2.必须采集患者的个人史及情感情况，以建立良好医患关系，并评估患者是否有原发性心理疾病或者心理疾病的合并症。

3.了解患者就诊的目的，患者就诊的原因往往是担心自己患有重症疾病（表48-4）。

表48-4 问诊技巧	
开放式问题	**牢记**
盆腔疼痛的情况	注意倾听
盆腔疼痛与你以前的症状一样吗？或者是在哪些方面有所不同	请勿打断患者的谈话，不要过早进行有针对性的问诊在可能的情况下，尽力安抚患者紧张情绪
何时出现第一次盆腔疼痛 详细描述最近一次盆腔疼痛的情况	这个问题确定疼痛是否是急性、慢性或两者兼而有之，慢性盆腔疼痛通常是良性的
今天来就诊的原因是什么	确定患者此次就诊的主要目的和最为关心的问题

四、问诊框架

1.问诊的首要目标是确定盆腔疼痛是急性的还是慢性的或者是周期性的。

2.询问疼痛的特点，主要症状特点如下。

（1）发作起始。

（2）持续时间。

（3）发作频率。

（4）疼痛特征。

（5）疼痛的部位。

（6）伴随症状。

（7）加重因素及缓解因素。

（8）随时间频率变化或者特征的变化。

五、找出预警症状

严重疾病

盆腔疼痛患者的严重疾病频率是罕见的。盆腔疼痛患者的下述疾病的相对频率是未知的，但很可能低于已有的报告。

在进行病史的开放式问诊之后，确定盆腔疼痛是急性的（＜3个月）还是慢性的（≥3个月）。如果仍不明确，具体询问预警症状以评估严重疾病存在的可能性（表48-5、表48-6）。

表 48-5　严重疾病

严重疾病	人口	频率
急性盆腔炎性疾病	年龄 15 ~ 39 岁	1% ~ 1.3%
	年龄 20 ~ 24 岁	2%（患病率）
宫外妊娠	在美国所有报告的妊娠（1992 年）	2%（患病率）
附件扭转	妇科紧急外科手术	2.7%（患病率）
急性阑尾炎	疑似急性阑尾炎患者	0.84%（患病率）

表 48-6　预警症状

	考虑	LR[+ a]	LR[- a]
疼痛持续时间＜15d	阑尾炎		
	急性盆腔炎性疾病		
与已知淋病携带者性交	盆腔炎性疾病	2.22	0.73
发热或寒战	盆腔炎性疾病	1.36 ~ 2.05	0.88 ~ 0.74
阴道异常出血	盆腔炎性疾病		
	子宫内膜异位症		
	异位妊娠		
	急性阑尾炎		
	绝经后妇女子宫内膜癌		
育龄妇女月经推迟	妊娠相关疾病，例如异位妊娠		
强烈的进行性疼痛，开始表现为反复性短暂疼痛	附件扭转		

注：a 空格表示似然比未知。

六、重点问诊

在患者描述完自己的情况，并考虑可能的预警症状后，问诊以下的问题以缩小鉴别诊断的范围（表 48-7）。

表 48-7　重点问诊

问题	考虑
你的年龄	较小的年龄（15 ~ 25 岁）是盆腔炎性疾病的一个危险因素
月经史	
·你几岁开始来月经	
·月经每次持续时间	
·月经周期的时间	
·月经量有多少？多长时间需要更换一次卫生巾或者卫生棉条	月经量大提示子宫肌瘤或者子宫腺肌病

续表

表 48-7 重点问诊

问题	考虑
产科史	
· 你有过妊娠吗？	不孕及痛经史提示子宫内膜异位症
· 你在妊娠时有什么问题吗？	
在过去的6个月内是否与同伴发生性关系	虽然建议对所有患者进行妊娠试验，禁欲可排除妊娠相关疾病
如果有，问诊以下的问题：	
· 与同性、异性还是两者兼有	患有尿道炎的男性性伴侣增加女性患盆腔炎性疾病的风险
· 你的性伴侣超过5个吗？	多个性伴侣会增加盆腔炎性疾病的风险
· 最近一次发生性关系是在何时	禁欲数月后女性出现疼痛发作，则提示与妊娠有关的原因可能性不大
· 避孕的方法是什么	使用宫内避孕器（intrauterine contraceptive device，IUD）是盆腔炎性疾病和异位妊娠的风险因素。相反，服用口服避孕药或者使用物理屏障法的患者盆腔炎性疾病的风险减少50%，联合口服避孕药的规律服用可以减少异位妊娠以及功能性卵巢囊肿并发症的风险。已进行输卵管结扎术的妊娠，异位妊娠的风险高出30倍
· 性交时感到疼痛吗？	深部性交痛提示子宫内膜异位
· 是否曾被性侵？如果有，你当时几岁	儿童时期性虐待与后来出现的慢性盆腔疼痛有关（来自10个研究的合并优势比，2.73；95%置信区间，1.73～4.30）
性质	
疼痛是什么感觉	
· 持续性并烧灼样的	神经病理性疼痛，如阴部神经痛（阴部神经支配的区域，如外生殖器、尿道口、肛门及会阴）
疼痛是在什么部位	
· 疼痛开始于上腹部或者脐周，并转移至右下腹	阑尾炎
· 疼痛是单侧的	附件扭转
· 疼痛是双侧的	盆腔炎性疾病，卵巢囊肿破裂或者出血
· 腰部绞痛，放射至前腹	泌尿系统结石病
从1到10，10表示你经历过的最痛程度，你目前的疼痛是第几级	
起病方式与病程	
请叙述疼痛是如何开始和加重的	感染相关的症状（如盆腔炎性疾病）通常是在数天内逐渐发展。突然发生的疼痛伴破裂或者扭转，患者通常可以准确说出症状开始的时间
伴随症状	
你是否注意到有尿急或者排尿次数增多的情况	间质性膀胱炎患者会描述尿急及排尿频率增加，是最令人烦恼的症状
你是否注意到便中带血	血性腹泻提示肠道炎性疾病

表48-7 重点问诊	
问题	**考虑**
影响因素	
你是否发现哪些因素会导致盆腔疼痛	
症状加重或者改善	
·休息时盆腔疼痛症状改善	肌肉骨骼或者附件扭转

七、诊断流程

诊断盆腔疼痛症状第一步是确定盆腔疼痛是急性的还是慢性的，并鉴别是陈旧性疼痛还是新发疼痛。病史资料应该包括妇科病史、胃肠道疾病、泌尿系统疾病及心理疾病。对于盆腔疼痛症状的诊断方法流程图见图48-1。

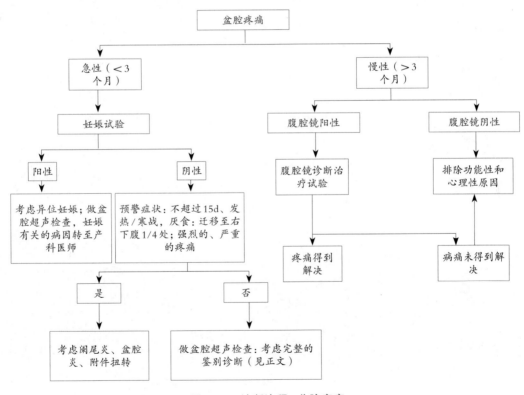

图48-1 诊断流程：盆腔疼痛

八、预后

大部分盆腔疼痛患者的预后良好。在一项包括86位女性患有盆腔疼痛及超声检查为阴性的回顾性队列研究中，平均随访时间为15个月，77%的患者报告症状改善或痊愈。研究显示，急性盆腔疼痛患者的症状比慢性盆腔疼痛患者的症状更容易得到改善

（86%：50%），进行后续腹腔镜手术的11例患者中，仅有4例发现有显著异常（如子宫内膜异位症、子宫腺肌症、盆腔粘连）。同样，Baker等报道了60例慢性盆腔疼痛且腹腔镜检查为阴性的患者，6个月后58例患者的疼痛改善。尽管疼痛症状有中度改善，但许多慢性盆腔疼痛的女性仍患有焦虑症、抑郁症，以及对身体的担心和婚姻问题。因此，对盆腔疼痛患者进行多学科治疗是很有必要的。

第49章

阴道炎

Carol K. Bates, MD

案例介绍

　　患者，女性，21岁。因"阴道异常分泌物"前来就诊。在过去的10天里，患者一直存在阴道分泌物异常。患者既往未出现过这种情况，看上去很着急。

　　思考：

　　1.对于该患者阴道异常分泌物症状，你还需要问诊哪些问题？

　　2.为什么你认为该患者很焦急，你将如何证实患者的疾病？

　　3.患者可能存在哪些伴随症状？

　　4.对于该患者的性生活史你需要知道哪些内容？

一、概述

　　外阴阴道症状是导致患者咨询初级保健医生最常见的原因之一。很难评估外阴阴道炎的实际患病率，因为许多患者曾经服用非处方药治疗，从未就医。

　　虽然通常不会危及生命，但是反复性或慢性外阴阴道症状往往会引起明显的不适，会引起性功能障碍并影响情绪。大部分患者最终证明是由于良性原因引起的阴道炎，但是阴道炎的症状可能提示更严重的上生殖道疾病，需要进行紧急评估及治疗。临床医生不应该仅依靠病史资料，而应对疑似诊断进行盆腔检查及内镜检查（表49-1）。

表49-1 关键术语

关键术语	内容
阴道炎	阴道炎症的特点是阴道疼痛和（或）瘙痒，通常不常伴有阴道分泌物。阴道炎是对各种阴道症状主诉的总结性的描述术语
阴道分泌物	是由宫颈黏液、脱落上皮细胞、细菌及阴道分泌物组成的阴道液体。通常情况下，阴道分泌物是无味的、白色或透明的。阴道分泌物的外观和量的变化与雌激素和孕激素水平、刺激和感染有关
外阴炎	来自外阴外部的刺激症状。刺激症状并不总是伴随阴道分泌物增加或改变
外阴阴道炎	来自外阴外部及阴道内部的刺激症状
宫颈炎	刺激或感染累及子宫颈，可引起阴道分泌物增多，通常情况下并不累及外阴
性交痛	性交时的不适感。不适感可能是表浅的（初始进入或者企图进入时产生疼痛）或者深部的（仅与深度进入时相关）

表 49-1 关键术语

关键术语	内容
排尿困难	排尿时出现疼痛或者烧灼感
皮肤瘙痒	瘙痒
上生殖道	上生殖道包括卵巢、输卵管及子宫
下生殖道	下生殖道包括阴道、外阴及其他外部结构。子宫颈是在下生殖道，但是属于上生殖道的组成部分，所以在上生殖道疾病可能会累及宫颈
性传播疾病	通过人与人之间生殖器接触传播感染。包括衣原体、淋病、梅毒、单纯疱疹病毒及滴虫感染
盆腔炎性疾病	感染累及子宫、输卵管及卵巢，并可导致腹膜炎
中毒性休克综合征	危及生命的综合征，症状包括发热、低血压、多器官衰竭、金黄色葡萄球菌或A组链球菌产生的肠毒素引起的皮疹。与使用高吸收性的卫生棉或者异物长时间留在阴道内相关

二、病因

90% 的外阴阴道炎具有感染性，多由念珠菌、滴虫或细菌引起。10% 外阴阴道炎是非感染性的，由刺激、低雌激素状态或皮肤疾病等原因引起。高达 26% 主诉阴道炎的女性患者并没有明确的诊断（表 49-2）。

表 49-2 鉴别诊断

诊断	比例[a]
感染	
念珠菌	17% ～ 39%
细菌性阴道炎	20% ～ 58%
滴虫阴道炎	4% ～ 35%
宫颈炎	在城市性病诊所为 20% ～ 25%
其他	
萎缩性阴道炎	绝经后妇女为 7% ～ 63%
皮肤科疾病	
刺激性阴道炎（即乳胶，冲洗所致化学性阴道炎）	
生理性分泌物	高达 26%

注：a 空格表示比例未知。

三、开始问诊

1. 女性一般不会主动讨论阴道不适。医生需要有耐心，先让患者用自己的语言讲述，然后询问更直接及有针对性的问题。

2.采集详细的性生活史是非常重要的。需要通过开放且非主观的方式获得。患者可能关注性传播疾病和自己性伙伴的忠诚度。

3.许多患者并不检查自己的外阴或阴道，所以不能准确指出出现症状的位置。用柔和的语气鼓励患者指出出现症状的具体位置。阴道炎常见于青少年和年轻女性，但是患者可能会特别羞涩于讨论阴道症状及自己的性生活史。

4.少量的阴道分泌物是正常的。每天产生1～4ml的液体。正常的阴道分泌物可能是无色、白色或淡黄色的。在排卵期会排出厚且黏性宫颈黏液，阴道分泌物增加（表49-3）。

表49-3 问诊技巧	
问题	**牢记**
告诉我分泌物的外观和感觉	说明分泌物的颜色、质地、气味及排出量
是否有不适感或瘙痒，如果有，在什么部位？	
你目前有性生活相关吗？	

四、问诊框架

1.首先，询问既往阴道炎发作情况、治疗情况及目前的症状与既往发作情况的接近程度。

2.你必须了解患者性传播疾病的风险。询问关于既往性传播疾病、安全套的使用情况、性伴侣的数量及具体的性行为（参见重点问诊）。

3.部分潜在疾病及使用类固醇会增加患念珠菌感染的风险，且部分皮肤疾病会影响阴道和外阴。采集用药情况，尤其是类固醇和免疫抑制药的使用情况。问诊全身疾病史，特别是HIV感染、糖尿病、皮肤病。

4.询问阴道局部用药或者冲洗的产品，因为这些物品会改变阴道内菌群和（或）造成刺激。

5.虽然月经史并非预测阴道炎原因的强有力因素，但是仍需获取月经史，因为假丝酵母菌性阴道炎和细菌性阴道炎在各月经周期阶段患病率不同。

五、找出预警症状

虽然外阴阴道炎会引起患者的不适感并造成刺激，但是并不会引起急性的全身性疾病。严重症状（如发热、腹痛、头晕、晕厥）提示上生殖道疾病或者中毒性休克综合征（toxicshock syndrome，TSS）。如果患者以发热、腹痛为主要症状，则提示盆腔炎性疾病（pelvic inflammatory disease，PID）（表49-4）。

表49-4　严重疾病	
诊断	**患病率**
盆腔炎性疾病	在一系列腹腔镜检查中，55%患有阴道异常分泌物的青少年证实盆腔炎性疾病
中毒性休克综合征	既往阴道炎患者中毒性休克综合征的相对危险度为2.1%
多形性红斑	罕见
泌尿系统感染	常见
恶性肿瘤（外阴、阴道、宫颈）	罕见，既往阴道炎的女性患者阴道癌的相对危险度为6.1%
异物（即卫生棉条存留）	常见
直肠阴道瘘	罕见

在进行开放式问诊之后，问诊是否存在下列预警症状，以评估存在严重疾病的可能性，并确定后续评估或"分诊"的缓急。分泌物伴有恶臭提示瘘形成，所有预警症状属于伴随症状而并非阴道炎的主要症状（表49-5）。

表49-5　预警症状		
	严重原因	**良性原因**
始终提示严重原因的阴道炎		
意识模糊，嗜睡	中毒性休克综合征	
分泌物恶臭或不洁	直肠阴道瘘	
尿频、血尿	泌尿系统感染、肾结石	
下腹部疼痛	盆腔炎性疾病、泌尿系统感染	
可能提示严重原因的阴道炎		
出血	创伤、恶性肿瘤、异物	月经
发热	盆腔炎性疾病、中毒性休克综合征、泌尿系统感染、多形性红斑	并发病毒综合征
头晕或晕厥	中毒性休克综合征	血管迷走神经性晕厥
皮疹	中毒性休克综合征、多形性红斑	银屑病、其他皮肤病
恶心及呕吐	中毒性休克综合征、妊娠、盆腔炎合并性疾病	胃肠炎
阴道疼痛	疱疹病毒感染，贝赫切特综合征、皮肤病（天疱疮、类天疱疮，多形性红斑）	局部抓伤

六、重点问诊

患者用自己的语言讲述病史后，考虑可能的预警症状，再询问以下问题以缩小鉴别诊断的范围（表49-6）。

表 49-6 重点问诊	
问题	**考虑**
与你发生性关系的是同性、异性或者两者皆有	阴茎进入阴道增加女性患滴虫、衣原体、淋病及细菌性阴道炎的风险
与其他性活跃的女性发生关系，考虑询问有无性玩具及手指插入	最近证据表明，细菌性阴道炎与阴道插入有关，包括性玩具的使用以及手指插入
进行过口交吗？	念珠菌病
你是否尝试过非处方酵母菌性制剂，如果有的话，疗效怎么样？	念珠菌病
你绝经了吗？	萎缩性阴道炎
如果已绝经，你在使用雌激素制剂（口服或者阴道）吗？	念珠菌病
阴道分泌物特征	
你是否注意到分泌物的气味	细菌性阴道炎、滴虫病、异物
分泌物的颜色	
·白色	念珠菌病
·灰色	细菌性阴道病
·黄色或者绿色	滴虫病
分泌物的性质	
·块状	念珠菌病
·稀薄	细菌性阴道炎、滴虫病
起病方式与病程	
分泌物与月经周期有什么关系	
·经前期	念珠菌病
·月经后	滴虫阴道炎
最近使用过抗生素治疗吗？	念珠菌病
分泌物是在使用避孕套后出现吗？	乳胶过敏、其他刺激性物质（壬苯醇醚-9、丙二醇）
伴随症状	
瘙痒症状是内部的、外部的或两者皆有呢？	
·内部或两者	念珠菌
·仅外部	硬化性苔藓、扁平苔藓、慢性单纯性苔藓、银屑病
排尿时有烧灼感吗？如果有，烧灼感是在内部还是外部	
·内部	泌尿系统感染

表49-6　重点问诊	
问题	**考虑**
·外部	外阴念珠菌病、皮肤病
性交时会感到疼痛吗？	
·在刚进入时	萎缩性阴道炎
·在进入深处时	上生殖道问题（盆腔炎性疾病、子宫内膜异位症、子宫肌瘤等）
阴道或者外阴处有水疱吗？	疱疹病毒感染、天疱疮、瘢痕性类天疱疮、贝赫切特综合征、多形性红斑

七、诊断流程

诊断阴道炎的第一步是排除严重的上生殖道疾病。发热、腹痛、深部性交痛或体重减轻均提示严重疾病。

部分临床症状会改变念珠菌病和细菌性阴道病的可能性，例如：如果一名患者描述其阴道分泌物有气味，细菌性阴道炎的可能性增加了60%，而念珠菌病的可能性降低了40%。尚无特定的症状可以帮助提示滴虫病的预测因素。章末图49-1为阴道炎的诊断流程。

八、注意事项

1.鉴别下生殖道与上生殖道症状。

2.并非所有的阴道分泌物均为病理性的或感染所致的。

3.任何性传播疾病诊断都应及时调查其他患者，并进行教育以防止发生新发性传播疾病。

4.外阴水肿仅见于念珠菌病、滴虫病或皮肤病。

5.最常出现深部性交痛的疾病往往提示病变累及深部结构，疾病包括子宫、卵巢、输卵管或膀胱疼痛，而不包括阴道炎。

6.鉴别外部尿痛（尿液流过外阴时感到疼痛）与内部排尿困难（骨盆内膀胱或者尿道等较深部位的疼痛感）。外部尿痛常由外阴阴道疾病引起；内部排尿困难通常伴有其他下泌尿生殖系统症状，包括尿急和尿频。

7.需要注意的是混合性生殖道感染经常出现。

8.绝经后或产后患者需要重点注意萎缩性阴道炎引起的异常分泌物。然而，感染性原因常见于更年期女性。

9.在搜集病史基础上，仔细进行生殖器检查、阴道分泌物湿片及氢氧化钾显微镜检查，完善诊断。

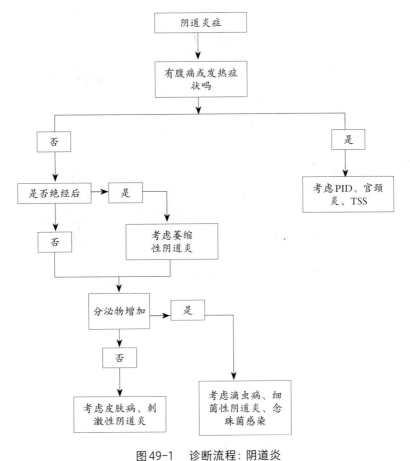

图49-1　诊断流程：阴道炎

注：PID，盆腔炎；TSS，中毒性休克综合征。

九、预后

念珠菌与细菌性阴道炎反复感染很常见。萎缩性阴道炎可能是一个长期的问题，但一般对局部雌激素治疗反应良好。外阴皮肤科疾病（如硬化性苔藓）可能更难以治疗和管理，并且需要延长治疗疗程。上尿路感染的识别是非常重要的，因为这些感染可能会有较高的致残率，需要进行全身抗生素治疗。

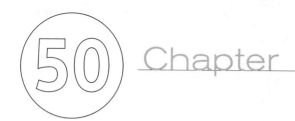

50 Chapter

阴道异常出血

Amy / N. Ship, MD

案例介绍

患者，女性，46岁，因"阴道大量出血"前来就诊。患者月经周期无改变，但在过去的1年中，注意到月经量逐渐增加，比以往需要更多的卫生巾，并有血液凝块排出。在过去的3个月里，患者开始出现疲乏，这些症状促使患者前来就诊。

思考：

1.对于患者出血症状，你还需要询问哪些问题？

2.对于患者出血症状的分类，你需要询问哪些问题？

3.你如何确定患者的出血症状是排卵性的还是非排卵性的？

4.你能否使用针对性的问题来询问病史以缩小诊断范围？

5.如何根据患者的病史资料判断出血的原因？

一、概述

阴道异常出血是最常见的威胁女性健康临床问题之一。目前还没有关于引起阴道异常出血原因频率的统计数据。阴道异常出血可能被分为独立于激素周期或与激素周期相关的。正常的月经周期出血持续时间平均为4d（2～7d），月经量为30～60ml。与月经周期相关的阴道出血，如果月经出血情况在月经量、频率或时间方面出现变化，则认为是不正常的，然而阴道异常出血可能是由激素分泌异常或生殖系统结构异常引起的。阴道异常出血可能的原因与患者年龄及生育情况有关（表50-1）。

表50-1 关键术语

关键术语	内容
功能失调性子宫出血	由于激素水平导致异常子宫出血，并无器质性原因和系统性疾病
月经量过多	月经期或月经间期出现不规则出血或出血过多
月经量过多	出血量过多而月经周期正常
子宫出血	月经间期出现不规则出血
月经稀发	月经时间间隔＞35d
排卵期出血	规律的月经周期之间出现点滴出血
月经频繁	月经时间间隔＜21d
阳性似然比	如果给定的因素存在，某一特定的诊断概率增加

二、病因

阴道异常出血的原因取决于患者年龄和生育状况。虽然绝大部分异常出血是功能失调性子宫出血（dysfunctional uterine bleeding，DUB）所致，但是这只是一种排除性诊断。妊娠、生殖道畸形、全身性疾病及药物（如口服避孕药）都可能引起阴道异常出血，临床医生在作出功能失调性子宫出血诊断之前必须考虑到以上其他诊断（表 50-2）。

表 50-2　鉴别诊断	
诊断	比例 [a]
与妊娠有关的并发症	
正常宫内妊娠	
异位妊娠	
妊娠滋养细胞疾病	
自然流产（先兆流产、不完全流产或稽留流产）	
胎盘前置	
人工流产术后残留	
生殖道异常	占接受子宫镜检查患者的 67%
良性病变（宫颈癌、子宫内膜癌及子宫腺肌病）	
恶性病变（宫颈、子宫内膜）	占绝经后女性的 5%
感染（宫颈炎、子宫内膜炎）	
创伤（裂伤、擦伤、异物）	
全身性疾病	
内分泌疾病（甲状腺功能减退、高泌乳素血症、库欣综合征、多囊卵巢综合征、肾上腺皮质功能减退 / 肿瘤）	19% 的青少年患者；11% 患者年龄 18 ～ 45 岁
凝血功能障碍	
· von/Willebrand 病	
· 血小板减少症	
· 白血病	
肾病	
肝病	
医源性因素 / 药物	
抗凝治疗	
宫内节育器	
激素治疗（口服、外用或注射避孕药，雌激素替代疗法，选择性雌激素受体调节药）	
精神药物	
功能失调性子宫出血	

注 a：样本取自异常月经出血的特定女性群体；空项提示患病比例未知。

三、开始问诊

1.确定异常出血出现的时间和异常出血的程度。

2.对于育龄期女性均需要考虑妊娠的可能性。

3.请记住尽管患者忧心忡忡，但是在绝大部分患者中，异常阴道出血通常不提示严重疾病（表50-3）。

表50-3　问诊技巧	
问题	**牢记**
向我叙述阴道异常出血的情况	倾听患者对症状的描述
你还有哪些其他的症状吗？	不要打断患者的讲述，不要过早进入针对性问诊
你最担心什么？	在适当的时候安抚患者的情绪

四、问诊框架

1.确定患者的年龄，针对该年龄段常见的出血原因进行针对性问诊。

2.评估阴道出血周期和出血量。

3.如果患者处于绝经期前，需要获取患者正常的月经模式。如果处于绝经期，获得简要的月经史即可，包括绝经的时间和此前的月经时间间隔。

4.确定患者出血是来源于阴道，而不是从胃肠道或泌尿道出血。

5.问诊出血的特点，包括以下内容。

（1）发作起始。

（2）诱因。

（3）出血的性质（时间模式、持续时间、性交后、出血量）。

（4）相关的症状。

（5）患者既往病史。

（6）药物的使用情况及用药史。

（7）出血性疾病的个人史或者家族史。

五、找出预警症状

虽然异常阴道出血可能是令人不安的症状，但是仅有2项危及生命的疾病必须考虑：异位妊娠及由各种原因引起的宫内出血。通常因阴道出血危及生命的患者会进行急诊求医，并呈显著失血症状，会造成心动过速、低血压、头部飘忽感、头晕或晕厥而虚弱。异位妊娠患者可能有剧烈的腹痛及妊娠部位出血等典型表现或者更隐匿的临床表现，如轻度腹部不适及轻微出血等症状（表50-4）。

严重疾病

- 异位妊娠。

- 妇科肿瘤。

- 严重出血体质。

- 阴道出血。

表50-4　预警症状

预警症状	严重疾病	阳性似然比	良性原因
头晕、头部飘忽感，晕厥、心悸、心动过速	出血		焦虑 心律失常
腹部疼痛和已知妊娠	异位妊娠	1.4 ~ 6.1	正常妊娠 子宫肌瘤 良性胃肠道来源
体重减轻	子宫内膜癌		生活方式的改变 甲状腺异常
腹胀、腹围增加	卵巢癌		激素变化 甲状腺异常 少动

六、重点问诊（表50-5）

表50-5　重点问诊

问题	考虑
你的月经周期正常吗？	为评估出血症状提供一个基准
一般2次月经之间的时间间隔是多少	如果间隔不在25 ~ 31d则为功能失调性子宫出血
你末次月经的第一天是什么时候	为确定不规则出血提供一个基线
你的月经延迟了吗？	妊娠
你是否发生：	
·月经间隔期间不规则出血	口服避孕药 突破性出血 子宫病变 宫颈炎
·性交之后出血	刺激 宫颈肿物或者病变
·月经期之间的间隔时期内有出血吗？伴有钝痛吗？	与排卵有关的排卵期出血（经间疼痛）
·正常月经开始的前几天出血吗？	经前点滴出血，是崩漏的一个异型

续表

表50-5 重点问诊

问题	考虑
出血不规则吗？出血量和持续时间是未知的吗？	功能失调性子宫出血
	围绝经期（如果患者是45～55岁）
	压力
	疾病
	多囊卵巢综合征
	突破性出血

月经持续时间

月经的持续时间是多长

· 2～7d	正常
· >7d	月经量过多
	子宫病变
· 经期延长且月经间期不规则出血	月经量过多
	长期无排卵

失血量

月经失血量：

· 增加？过多	月经量过多
	生殖道异常
	出血倾向
· 点滴出血吗？量少？伴有定期的可预测月经	月经量过少
	流出道梗阻
	瘢痕
每天使用多少卫生棉或卫生巾？	不能准确反映出血量；正常范围较广
排出血块吗？	出血量大

伴随症状

你有：

· 月经前数天出现以下症状：乳房胀满或胀痛、腹胀、腰背疼痛、体重增加或者情绪变化	经前期提示排卵期出血
· 月经期间或者经期之前腹部绞痛	痛经，在排卵期更为常见
· 在排卵期出现钝痛	排卵性出血（经间疼痛）
· 下腹部慢性疼痛，月经期间加重	子宫肌瘤
	感染
	盆腔炎性疾病
	子宫内膜异位症
· 发热	盆腔炎性疾病
· 阴道分泌物或者瘙痒	阴道感染
· 乳头溢液	妊娠
	高泌乳素血症
· 其他部位容易瘀伤或者出血吗？	出血倾向或者凝血障碍
· 潮热或者盗汗吗？	相应年龄段患者与绝经有关的血管舒缩不稳定
· 发热或者畏寒吗？	甲状腺疾病

续表

表50-5 重点问诊	
问题	**考虑**
其他问题	
正在服用哪些药物	药物相关性出血（例如：华法林、依诺肝素、口服避孕药、激素制剂）
你最近是否服用口服避孕药	剂量不足或者漏服避孕药可能会导致"突破性出血"
你是否漏服避孕药	
你现在有性行为吗？	妊娠
	盆腔炎性疾病
	创伤
最近有没有体重变化、慢性疾病或者压力增加	功能失调性子宫出血
最近停止进行激素治疗了吗？	绝经后妇女，雌激素撤退性出血
你怀孕了吗？	着床出血
	异位妊娠
	流产（先兆或者或不完全流产）
此前有过异位妊娠或者盆腔炎性疾病吗？	异位妊娠
最近有过妊娠或流产吗？	妊娠物残留
是否被性侵过	创伤
你其他部位是否有异常出血现象？最近是否容易出现瘀伤	出血倾向

七、诊断方法

一旦排除预警症状，诊断的第一个步骤是确定患者处于绝经期前还是绝经以后。育龄期女性，阴道出血首先考虑是否妊娠并发症的可能性，直到证明是其他因素导致的出血。如果患者是绝经期前且无妊娠，根据病史资料（外伤、感染、药物使用情况或全身性疾病）确定出血是由特定器质性原因引起的还是功能失调性子宫出血。对于绝经期患者，需要问诊激素替代治疗的情况，然后考虑解剖性因素。阴道出血的诊断方法流程图见图50-1。

八、注意事项

1.确定患者的年龄、月经情况，以按照诊断流程图进行正确操作。

2.对育龄期女性均需要考虑妊娠的可能性。除非患者并不与男性发生性关系，否则必须排除妊娠的可能性。

3.确定获取患者的性生活史，包括最近的性行为、潜在的性创伤、性传播疾病史及既往妊娠史。

4.在激素替代治疗的前6个月不规则出血是可以接受的，如果出血持续至6个月后，应该进行进一步的检查。

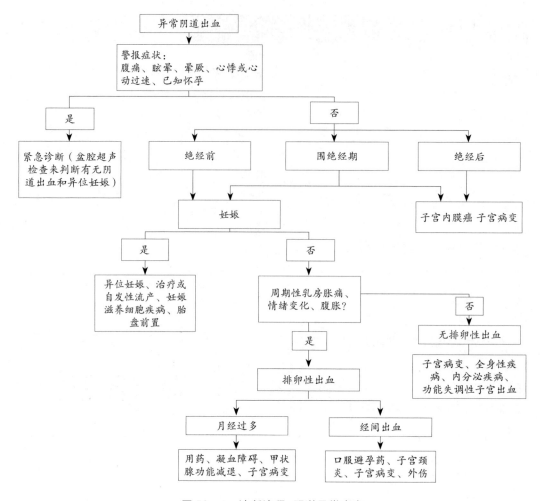

图 50-1 诊断流程:阴道异常出血

5.对于有危险因素的女性患者或具有其他提示症状的患者，则需考虑引起异常阴道出血较为少见的原因（如肝病、肾病）。

6.对于青春期患者大量异常阴道出血，考虑凝血功能障碍。

7.对于无其他来源的出血，其病史资料提示排卵性出血的患者（周期性症状包括乳房胀痛、情绪低落及腹胀）存在盆腔病变的可能性。

8.功能失调性子宫出血是排除性诊断，通常是无排卵导致的。功能失调性子宫出血更常见于生育年龄两端的人群（月经初潮后及围绝经期）。

九、预后

如果没有阴道出血或者异位妊娠破裂，绝大部分异常阴道出血患者的预后良好。虽然绝经后阴道出血可能提示有妇科肿瘤，但是阴道萎缩的可能性是妇科肿瘤的6倍，并且癌症往往处于早期可治疗阶段。

第十部分

肌肉骨骼系统

第51章
颈部疼痛

John D. Goodson, MD

案例介绍

一位57岁的理科教师主诉患有右侧颈部疼痛。他描述颈部和右肩胛骨内侧部位的上背部有强烈的不适感,疼痛已经持续10天,从他在地下室车间安装新的悬挂式灯光设备后开始。

思考:

1. 哪些重复的动作最有可能加重颈部疼痛?

2. 神经根型颈椎病的刺激牵涉痛是什么类型?

3. 颈神经根受刺激会影响哪些肌肉群?

4. 什么症状需要紧急进行影像检查和(或)外科会诊?

一、概述

颈部疼痛可依据位置和发病进行划分。大多数颈部疼痛起源于背部(后面)的颈部肌肉、神经或骨性结构。患者也可以将疼痛描述为沿颈神经根分布的颈部、肩部或上肢剧烈疼痛。颈部背侧的疼痛通常是轴向的,即沿中线或脊柱旁区域,或呈根性,这意味着放射至一侧或两侧的肩部或手臂部位(图51-1)。

起源于肌肉、血管和腺体结构,以及气管和食管的疼痛,通常指的是颈前部。最后,疼痛可能从身体的其他部位产生,如胸部、心脏或食管(表51-1)。

表51-1 关键术语	
关键术语	**内容**
前颈部疼痛	疼痛发生于颈前部。可能起源于颈淋巴结肿大、胸锁肌肉、气管、咽喉、颈动脉、甲状腺或食管。心、肺、心包等引起的牵涉痛一般发生在颈前部
颈动脉痛	劲动脉上方的颈部前区疼痛。一般都可以通过动脉的脉搏感觉到
神经根型颈椎病	一个或多个颈神经根支配区域出现疼痛或麻木症状。患者可能会报告本身很少或根本没有颈部疼痛症状。局部的虚弱也可能发生。撞击可能起因于椎间盘突出症或退化性关节炎的神经根卡压
复杂区域疼痛综合征	疼痛、肿胀,如肢体或部分肢体解剖区潮红或发热等家族性自主神经异常等的组合症状(见第53章)
皮觉	个人脊髓神经束或神经根的皮肤感觉分布

续表

表51-1 关键术语	
关键术语	**内容**
颈项强直	广义的颈部活动减少。通常起因于小关节的关节炎或与颈部肌肉或神经根刺激引起的斜方肌痉挛相关的颈部损伤。其他原因还包括风湿性多肌痛、局部感染和脑膜炎
枕神经痛	疼痛位于颅底枕骨与第一颈椎椎体的交界处。疼痛可放射至头部背面分布的第二颈神经根。疼痛通常见于头顶部和前额处
轴向或神经根颈部疼痛	轴向疼痛位于颈部的椎旁肌肉处、斜方肌或上背部椎旁肌肉。根性疼痛放射到一侧、双肩或手臂处,请参阅神经根型颈椎病条目。原因包括颈椎间盘突出症、神经根的受损、肥大或增厚、关节突关节、先天性椎管狭窄等
胸廓下口综合征	连接上肢骨骼或软组织结构(例如:颈部或肩部的肌肉)的神经血管束的机械性压迫。典型症状特征是末端出现麻木、无力、肿胀等症状
颈椎过度屈伸	对颈部的软组织或骨结构因快速的加速/减速运动所致的损伤

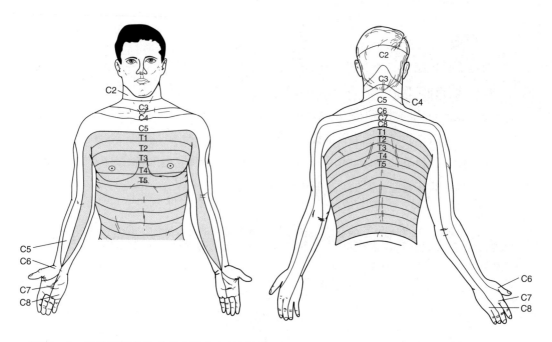

图51-1 颈椎和高位胸椎的皮区分布(转载自Nakano KK.Neck pain.In: McCullough K, Burton C, eds. Textbook of Rheumatology.3rd ed. Philadelphia, PA: WB Saunders Company, 1989:475.)

二、病因

许多急性和慢性疾病可引起颈部疼痛。一般来说,颈部疼痛是由于遗传因素和环境因素(如吸烟)的长期作用引发。许多职业人群都有强烈的颈部紧张感。通常需重复进行抬头看的动作以缓解症状,如仰头看天花板。

骨折、椎间盘突出或软组织拉伤等急性严重创伤可导致颈部立即出现疼痛。更常见的情况是，老化和既往重复性损伤会引发颈部疼痛（图51-2）。

后轴颈和（或）神经根性颈痛很常见，从流行病学角度来看，是唯一一种已得到充分研究的类型。

表51-2 鉴别诊断	
诊断	**患病率**
轴向和（或）神经根性颈部疼痛	初级保健条件下为18%
伴随或不伴随颈部疼痛的神经根型颈椎病	在急诊室外伤性颈部疼痛患者占0.5%
前颈部疼痛	
颈项强直	
枕神经痛	

三、开始问诊

1.确定是否存在危及生命或致残的疾病。如果颈部机械性稳定，并无脊髓损伤或气道压迫存在的紧急风险，根据位置对疼痛症状进行分类（例如：前部或后部的颈部疼痛）。

2.患者经常将颈前部疼痛定位到颈部的特定部位。如果患者无法找到疼痛的具体位置，可以考虑肺部、上胸部、心脏或纵隔疾病产生的牵涉痛。

3.询问可能会导致重复性颈部受伤的日常活动。这是探讨患者日常生活的一个机会，需询问详情。例如，让患者向你展示在工作中坐姿如何等（表51-3）。

表51-3 问诊技巧	
问题	**牢记**
详细说明颈部疼痛症状	让患者描述疼痛的特点和位置
	让患者指明疼痛的区域
	让患者在你的身体上指出患者认为疼痛最为严重的区域
	具体询问涉及肩膀、上背部和手臂的疼痛
疼痛是怎么开始的？当你第一次注意到颈部疼痛时，你正在做什么	询问可引起的痛苦的位置或重复性动作
	询问日常工作的各个方面，要求患者做出适当的描述
如果疼痛的规模是从1到10，其中10是剧烈疼痛，描述你疼痛的严重程度	观察患者的颈部运动，以确定活动的限制程度和严重程度

四、问诊框架

鼓励患者指出颈部疼痛的准确区域。让患者在你的身体上指出他们身上疼痛的位置，有助于疾病诊断。

询问：

- 疼痛的发作情况，包括发作的时间、日期及相关情况。
- 拉伤颈部的重复性活动。
  - 颈部扭曲。
  - 向侧面弯曲颈部或颔首。
  - 牵引或伸长下颏引起的前倾。
  - 颈部过伸或仰头。
- 近期和既往颈部外伤史。
- 疼痛持续时间。
- 疼痛发生频率。
  - 疼痛放射至：
  - 上背部／肩胛区脊柱旁肌肉。
  - 肩部。
  - 臂部，特别是拇指（第6颈椎神经根）、中指（第7颈椎神经根）或小指（第8颈神经根）。
- 引起恶化或症状改善的位置或姿势。
- 发热。
- 头痛。
- 上身躯干、手臂僵硬。

查看患者的记录，以确定患者是否有颈部不适或其他问题的病史。

五、找出预警症状

首先确定脊髓完整性是否会引发症状。在急性严重外伤的情况下，这是最应该关注的，老年人或原有慢性颈部疼痛的患者经历轻微外伤后，也应考虑脊髓的完整性。接下来，确定是否有急性感染性疾病，如脑膜炎或骨髓炎。最后，对于呼吸道阻塞症状需要立即诊断和治疗。

在脊髓刺激的患者中，应考虑以下特点：

- 急性损伤，如颈椎过度屈伸。
- 慢性颈部疼痛的急性加重。
- 肢体无力或笨拙。
- 步态不稳。
- 肠或膀胱功能改变。

在一个大型的多中心临床研究中，患者因颈部受伤引起的钝痛在急诊室就医，以下特征的组合对颈椎损伤有99.9%的阴性预测值。

- 无中线颈椎压痛。

- 无局灶性神经功能缺损。

- 正常警觉。

- 无中毒证据。

- 无其他临床明显疼痛症状，会分散患者颈部受伤疼痛。

在某些患者中，如老年患者，以及结缔组织病或颈椎管狭窄患者（如类风湿关节炎、强直性脊柱炎），轻微创伤就能引起骨和软组织的变化，增加脊髓型颈椎受伤的风险，这些患者通常有广泛颈部疼痛的病史。为了了解疾病的性质和程度，应取得这类患者全面的病史。如果有不确定性，再从记录和既往证据中寻找确凿证据（表51-4、表51-5、表51-6）。

在急性损伤患者或慢性颈部疼痛近期恶化的患者中，需要评估一个或多个颈神经根支配的区域中的外周神经损害和感觉或运动功能的损失情况。

表 51-4 症状的患病率

症状	患病率[a]
气道阻塞	
脊髓损伤	
周围运动或感觉神经损伤	<0.5%
颈椎骨折	2.4 ~ 2.6%
机动车事故引发的颈部疼痛	26%

注：a 在因颈部疼痛来到急诊室的患者中，未指出患病率表明患病率未知。

表 51-5 预警症状

症状	严重原因	良性原因
呼吸困难	气道阻塞	焦虑
	吸入异物	GERD
感觉有异物卡在咽喉处	气道阻塞	焦虑症
	吸入异物	GERD
无法说话	气道阻塞	焦虑症
	吸入异物	GERD
手臂或腿无力	脊髓病变，原因是：	
手或足刺痛	中央型颈椎间盘突出症	
颈部弯曲或伸展时，脊椎上下有刺痛感（莱尔米特征）	· 脊椎骨髓炎	
	· 硬膜外脓肿	
	· 颈椎椎管狭窄	
	· 多发性硬化	
肩、臂或手部无力	一个或多个颈神经根受到撞击或卡压	腕管综合征
		肘管综合征

续表

表51-5	预警症状	
症状	**严重原因**	**良性原因**
臂或手部感觉缺失	一个或多个颈神经根受到撞击或卡压	腕管综合征 肘管综合征
持物不能	一个或多个颈神经根受到撞击或卡压	腕管综合征 肘管综合征
剧烈疼痛（受伤后）	颈椎骨折	椎旁肌肉痉挛
颈部疼痛和发热	脑膜炎、硬脑膜外脓肿、骨髓炎	良性险病毒感染

表51-6	选择性颈椎肌节的运动功能	
	运动	**反射**
C_5	手臂上抬（三角肌） 屈肘（肱二头肌）	二头肌
C_6	伸腕（尺侧伸腕）	前臂
C_7	肘关节伸直（肱三头肌） 手指伸长	三头肌

六、重点问诊

直接询问最有可能出现颈部症状的解剖位置（表51-7）。

表51-7	·重点问诊
问题	**考虑**
疼痛位于颈后还是在颈部和肩（斜方肌）之间的肌肉	轻度颈椎过度屈伸 慢性过度使用 风湿性多肌痛
疼痛是否从颈部（斜方肌）蔓延至上背部，肩或手部	神经根型颈椎疼痛 复杂区域疼痛综合征 胸廓下口综合征
疼痛是特定位于肩部或手吗？	神经根型颈椎疼痛 复杂区域疼痛综合征 胸廓下口综合征
疼痛是位于颈部的侧面还是前面	疼痛性淋巴结病 在胸锁肌肉痉挛或疼痛 颞下颌关节疼痛 颈动脉痛 颈动脉夹层 急性或慢性咽炎

续表

表 51-7　重点问诊	
问题	考虑
	急性或慢性气管炎
	急性或慢性食管炎
	气道异物
	甲状软骨炎
	多软骨炎
	疼痛性甲状腺炎
	带状疱疹
	心包炎
	主动脉夹层动脉瘤
	心绞痛
相关症状	
手臂、肩或手部有麻木或刺痛感	神经根型颈椎病
	复杂区域疼痛综合征
	胸廓下口综合征
你可以通过触摸或按压颈部使疼痛再现吗?	
· 颈前部(颈椎前路的淋巴结)	淋巴结炎
· 颊部(耳下腺)	耳下腺炎
	颞下颌关节紊乱
· 颈动脉搏动	颈动脉痛
	颈清扫术
· 颈前部的低部(甲状软骨和甲状腺)	复发性多软骨炎
	类风湿关节炎
	疼痛性甲状腺炎
咀嚼会引起疼痛吗?	耳下腺炎
	颞下颌关节紊乱
	颞动脉炎
发热吗?	急性咽炎
	会厌炎
	脑膜炎
	骨髓炎
	关节盘炎
有疼痛性皮疹症状吗?	带状疱疹
注意到有颈部肿块吗?	恶性肿瘤,通常为淋巴瘤或鳞状细胞癌
枕骨底部区域有疼痛吗?	枕神经痛
	偏头痛
有发热、认知改变或畏光症状吗?	脑膜炎

续表

表51-7 重点问诊	
问题	**考虑**
性质	
剧烈疼痛吗？评分是6分或更高吗？（疼痛范围为1～10分）	急性颈椎过度屈伸 慢性颈部关节炎的急性发作 慢性颈部过度使用症候群的急性发作
轻度疼痛吗？评分是3分或更低吗？（疼痛范围为1～10分）	颈部慢性关节炎 慢性过度使用症候群
颈项强直吗？	颈部慢性关节炎 慢性过度使用症候群
疼痛放射至何处	根据颈神经根的感觉分布判断
病程	
急性损伤后疼痛吗？	急性颈椎过度屈伸 颈部慢性关节炎的急性发作期
轻微伤害或事件（如以一个不寻常的姿势入睡）就会引起疼痛吗？	颈部慢性关节炎 慢性过度使用症候群
数周或数月内疼痛一直是呈间断性的吗？	颈部慢性关节炎 慢性过度使用症候群
影响因素	
颈部运动会使疼痛加重吗？	颈部慢性关节炎 慢性过度使用症候群 风湿性多肌痛
运动或用力会使疼痛加重吗？	心绞痛
是否伴随颈部运动的根性症状，如颈椎神经根皮节麻木或疼痛？	颈椎过度屈伸 颈部慢性关节炎 慢性过度使用症候群
吞咽是否疼痛	咽炎 食管炎 复发性多软骨炎 类风湿关节炎

七、诊断流程

第一步是确定颈部的正面或背面疼痛的位置。确定疼痛是否为轴向发展，沿中线或椎旁区域，还是沿神经根，放射到上背部、一侧或双侧肩或手部位。如果轴向发展，询问疼痛是在颅底还是主要分布在一侧。

询问创伤方面的情况，然后再确定症状与特定事件或特定的重复活动之间的关系。询问导致疼痛的因素或位置。鼓励患者指出疼痛部位并描述疼痛的情况，以确定哪些机械活动可能加重疼痛症状。查询有关疼痛的放射情况和虚弱区域，如手笨拙或步态不稳。还应询问是否有可能会引起颈部骨骼或软组织结构变化的慢性刺激有关的工作或休闲活动。

伴随症状，如发热或吞咽困难，可能是病史中的重要元素（图51-2）。

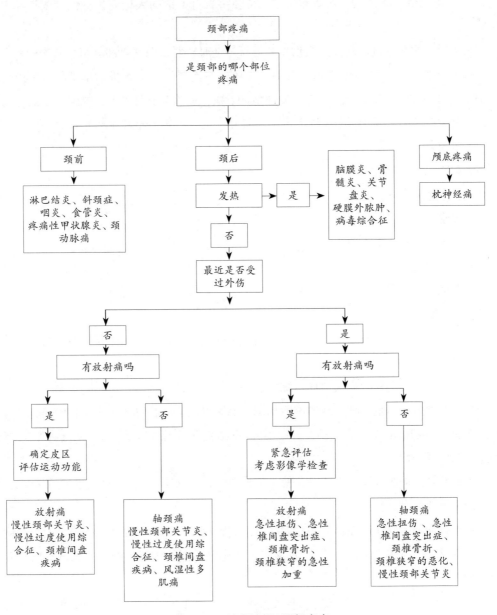

图 51-2　诊断流程: 颈部疼痛

八、注意事项

1.几乎所有的成年人都有颈部结构的磨损和损耗变化，这是由正常的老化过程和现代生活的颈部扭转、旋转或弯曲所致的。对最初无症状的男性和女性中进行的10年随访研究发现，通过磁共振成像技术发现80%会出现退行性疾病，如椎间盘突出和韧带增厚。

2.所有四肢的反射亢进表明脊髓压迫，这是一个预警症状。

3.慢性颈部问题往往起因于过度使用颈椎。包括慢性颈部过伸，如个人反复性颈部伸屈，以使老花镜正确聚焦。耸肩和下歪头夹住手机打电话的人也有机械性刺激神经根的风险。

4.当对一位颈椎过度屈伸型损伤患者进行评估时，要认识到骨和软组织结构的重大伤害可能较不显著。颈部肌肉痉挛具有保护作用。在英国的一项对机动车事故后的患者进行的队列分析中，以下8个因素与复发性疼痛有关。只有2个及以下的风险因素的患者中疼痛反复患病率低，具有5个及以上风险因素时，反复患病率超过60%。

- 年轻。
- 女性。
- 颈部疼痛病史。
- 碰撞来自后方。
- 撞击时车辆静止不动。
- 更严重的碰撞。
- 当时没有不适。
- 单一姿势的工作。

5.颈脊专科医生及理疗师的操作可能增加患病率，包括颈动脉内膜剥离和相关性关节炎的急性发作。

6.颈部疼痛可能提示肩关节撞击综合征。

7.风湿性多肌痛是一种特殊的炎症状态，能够引起颈部和肩部的疼痛和僵硬，也可以与一个更令人担忧的炎症状态相关，即动脉-巨细胞动脉炎，这是一种医疗急症，可能会导致脑卒中或失明。

8.斜颈是颈部肌肉紧张性收缩，使头部转向失控。这是潜在神经肌肉疾病的标志，如肌张力障碍或颈神经根损伤。

9.上肢复杂区域疼痛综合征又称为反射性交感神经营养不良症，是一种可能会影响手臂的炎症状态，通常是机械性创伤后发生。症状包括剧烈疼痛、肿胀、红斑及皮肤温度的变化。

九、预后

大多数患有颈部软组织和骨骼异常所致的急性或慢性颈部疼痛的患者，只要保护颈部不受进一步损伤，随着时间的推移，损伤会得到改善。最常见的康复障碍是颈部反复使用不当，尤其是进行屈曲、后伸及侧弯等动作时，导致颈部持续受到刺激。未被确诊且未经治疗的颈椎骨折预后较差。

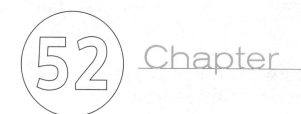

第52章

肩部疼痛

Craig R. Keenan, MD, and John Wolfe Blotzer, MD

案例介绍

　　一位62岁的男性来到你的办公室，主诉他自我诊断右侧肩部有"肩周炎"症状，已经持续了6个月以上。疼痛不知不觉地出现，并随着时间推移而加重。绘画（在画架上）会使疼痛加剧，并不能够依靠使用乙酰氨基酚或布洛芬缓解。

　　思考：

　　1.询问什么问题更多地了解他的肩部疼痛症状？

　　2.如何对肩部疼痛的原因进行分类？

　　3.如何使用患者的病史来区分良性原因和迫切需要关注的严重原因？

一、概述

　　肩部疼痛是一种常见的就医原因。在英国，肩部疼痛是第三大最常见的肌肉骨骼疾病，占肌肉骨骼疾病就诊总数的5%。肩部疼痛的发生率在40～60岁的患者中达到高峰。

　　虽然患者往往认为肩是解剖学上的区域，但临床医生不能自动将肩部疼痛等同于肩关节疼痛或更狭隘的盂肱关节疼痛。许多非肌肉骨骼疾病也会引发肩痛。此外，与肩部活动范围有关的盂肱关节、肩锁关节、胸锁关节及相关的韧带、肌腱、滑囊、肌肉、神经血管束功能紊乱，可导致肩部不适（表52-1）。

　　在特异性肩部疼痛的诊断中，循证医学文献数量很有限。然而，大多数肩部疼痛可通过病史和体格检查得到诊断。影像学检查则经常用于确定诊断或评估给定条件的严重性。图52-1显示了肩的解剖图。

表52-1　关键术语

关键术语	内容
肩袖	盂肱关节囊的肌腱结构，保持正常运动范围和力量。由冈上肌、冈下肌、小圆肌和肩胛下肌肌腱组成
内源性疼痛（也称肩痛）	与肩部疼痛相关的结构，包括骨骼、关节、肌肉、滑囊、肌腱和韧带，通常情况下会因肩部运动加剧
外源性疼痛（也称为牵涉性肩痛）	非肩部区或器官的疼痛有时被感知为肩部不适。通常情况下，疼痛与肩膀的运动无关
撞击综合征	由于肩袖肌腱和肱骨头与外侧肩峰之间的肩峰下滑囊的挤压而造成的症状和体征。可发生多种不同的肩部疾病（图52-2）

续表

表 52-1　关键术语	
关键术语	**内容**
肩峰下滑囊炎	肩峰下滑囊的炎症。通常会引起撞击综合征的症状，而且往往与肩袖肌腱病变共存
肩袖肌腱病变	肩袖肌腱病变的退行性改变，导致病理性结果，范围可以从简单的炎症到肩袖撕裂引起的纤维化。患者通常患有撞击综合征
钙化性肌腱炎	肩袖肌腱钙化，通常是冈上肌，是肩袖肌腱退行性病变过程中的一部分
肱二头肌肌腱炎	肱二头肌腱长头的过度使用综合征，通常产生肩关节疼痛
肩锁关节炎	肩峰和锁骨之间的关节的骨性关节炎。通常发生在从事重复性抬手工作或举手臂过头的工作（例如：健美）的患者中。通常在肩锁关节上产生局部疼痛，也会产生全身疼痛
肩锁关节分离	连接肩峰和锁骨之间的韧带断裂，导致肩锁关节"分离"。通常是由跌倒或对肩膀顶部的打击，或摔倒时用手撑地所致
粘连性关节囊炎（也称为肩周炎）	在所有平面运动中，盂肱关节的主动和被动运动范围由于疼痛受到限制。通常情况下是其他肩部疾病的最终结果

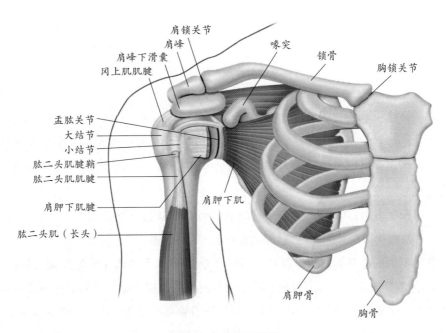

图 52-1　肩部解剖图

二、病因

虽然大多数肩部疼痛来自关节和关节周围结构（即内源性疼痛），但是其他结构（即外源性疼痛）也会产生肩部牵涉痛。许多外源性疼痛的原因会危及生命。表 52-1 列出牵涉痛的许多原因，可以细分为神经系统疾病或肩牵涉痛的内脏疾病。颈椎病是造成肩部牵涉痛的最常见原因。

内源性肩部疼痛的原因会因年龄、职业、休闲活动和创伤史不同而有所差别（图52-2）。通常情况下，肩部疼痛的原因是多方面的。大多数内在的肩部疼痛涉及肩袖部位，包括肩峰下滑囊炎和肩袖（肌腱炎或肩袖撕裂），通常会产生撞击综合征。少见的原因包括盂肱关节疾病（主要是粘连性关节囊炎和盂肱关节骨性关节炎）、肱二头肌肌腱炎、肩锁（acromioclavicular, AC）关节骨性关节炎、AC关节分离和盂部撕裂。

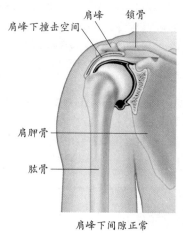
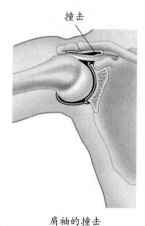

肩峰下撞击空间　肩峰　锁骨

肩胛骨

肱骨

肩峰下间隙正常

撞击

肩袖的撞击

图52-2　撞击综合征

炎症性疾病，如类风湿关节炎（rheumatoid arthritis, RA）是更少见的会影响肩膀部位的原因。RA通常会引起对称的手和手腕关节炎，但首发症状偶可见于盂肱关节部位。痛风和假性痛风同时涉及盂肱关节和胸锁关节，但这类患者通常有持续时间较长疾病的病史或表现为多关节疾病。肩膀部位的化脓性关节炎的症状不常见，但也须经常考虑到。风湿性多肌痛患者可出现肩部疼痛，有时难以将该症状与早期肩周炎或滑囊炎的症状进行区分。肩部症状很少是原发性或转移性肿瘤的早期表现。

患者的年龄往往对诊断很有帮助。青少年及30岁以下的成年人常发展为肩袖过劳性损伤、AC关节分离及盂肱关节脱位。在这个年龄组中，撞击综合征和肩袖撕裂是罕见的。中年和老年人经常发生撞击综合征相关的肩峰下滑囊炎（轻微的疾病）或肌腱病变（中度或严重的疾病）。在这个年龄组中，也可能发生肩袖撕裂、骨关节炎、粘连性关节囊炎等症状。

最后，近期创伤、如钝器伤以肩着地的跌倒，或跌倒时用手撑地等是重要的线索。有创伤的患者更容易发展为锁骨、肩胛骨、肱骨骨折，AC关节分离，盂唇或肩袖撕裂或脾破裂引发的膈肌刺激。颈部和肩部遭受打击后出现的放射到手臂的烧灼样疼痛，可能提示短暂的臂丛神经损伤，也称为"刺痛"（表52-2、表52-3）。

表52-2 外在肩部疼痛的原因

胸部疾病	腹部和盆腔疾病	神经疾病
心肌梗死	左肩痛	神经根型颈椎病
心绞痛	脾梗死	臂神经丛病变
心包炎	脾破裂	嵌压性神经病
主动脉夹层动脉瘤	右肩痛	带状疱疹
肺栓塞	肝脓肿	颈椎椎管狭窄症
气胸	胆囊炎	胸廓出口综合征
肺炎	肝血肿	
胸膜炎	左和（或）右肩疼痛	
潘科斯特肿瘤（肺上沟瘤）	膈下脓肿	
间皮瘤	腹内出血	
纵隔或肺肿瘤	腹部内脏破裂	
食管疾病	动脉瘤	
	供血不足，包括动脉血管	
	静脉血栓形成	
	消化性溃疡	
	胰腺炎	
	腹部肿瘤	
	宫外孕	

表52-3 内在肩部疼痛的原因及比例

原因	比例[a]
撞击综合征/肩袖肌腱炎（包括全部和部分撕裂）	48%～85%
钙化性肌腱炎	6%
肩袖撕裂	
肱二头肌肌腱炎	
盂肱关节不稳定	
肩锁关节综合征	
肩周炎/滑囊炎	16%～22%
盂唇撕裂	
炎症性关节炎，包括类风湿等，晶体相关性，反应性等	
关节或软组织感染	
骨性关节炎	
风湿性多肌痛	
股骨头坏死	

注：a基层医疗条件下的比例；在一项研究中，77%的患者有一个以上的诊断结果。当没有表示时，比例是未知的，空格表示比例未知。

三、开始问诊

让患者用自己的语言叙述病史，在重点问诊询问前不要打断患者的叙述。以"告诉我你的肩膀疼痛症状，从你一开始感觉到疼痛开始"为正确问诊的开始。

四、问诊框架

- 详细确定肩部疼痛的性质，尤其是存在创伤史时。
- 确定肩部疼痛的主要特点，包括：
  ○ 位置（确定疼痛的位置对于缩小鉴别诊断是非常有帮助的）。
  ○ 疼痛特点。
  ○ 持续时间。
  ○ 发作。
  ○ 加重因素，特别是肩部的运动。
  ○ 缓解因素。
- 询问有关职业或容易导致肩部疾病的休闲活动。频繁的举手高于头部的工作或玩耍（例如：木工、油漆、投掷）易于导致撞击综合征或肩袖肌腱病变。
- 询问其他关节疼痛症状，这些症状可能表明为全身性疾病。
- 获取既往病史，关注肩部受伤或手术史，以及关节炎（如类风湿关节炎、痛风、假性痛风、骨性关节炎）或糖尿病（诱发粘连性关节囊炎发展）病史。
- 确定肩部疼痛对患者活动的影响。
- 既往创伤史、疼痛部位和加重疼痛的动作是对明确诊断最为有用的病史特征。

五、重点问诊（表52-4）

表52-4 重点问诊	
问题	**考虑**
疼痛是突然发生，还是逐步发展	突然发作提示是创伤、肌腱撕裂、感染或严重的急性牵涉性疼痛（如内脏破裂、急性心脏疾病、异位妊娠）
最近肩部受过伤或者是跌倒过吗？	骨折（盂肱关节、锁骨、肩胛骨） AC关节分离 肩袖撕裂 盂唇撕裂 瞬态臂神经丛（"刺"）
指向肩部疼痛的位置	最常见肩部前外侧或横向疼痛由撞击综合征引起，这可能是由肩峰下滑囊炎、肩袖肌腱病变、肩袖撕裂、肩周炎或这些疾病的组合引起

续表

表52-4　重点问诊

问题	考虑
	AC关节或肱二头肌腱沟区域的前部痛苦，高度提示AC关节病或肱二头肌肌腱炎后部肩部疼痛，不太常见，往往指的是骨关节炎或包括小圆肌或冈下肌的肩袖肌腱病变上部疼痛（在斜方肌区域），通常是从颈部放射至肩部。AC关节疾病也可以引起肩部顶部的疼痛
	不良的局部疼痛往往是由于外在原因所致，但盂唇撕裂有时会造成深度局部疼痛
疼痛是放射性的吗？	沿手臂放射的疼痛提示是神经根型颈椎病
疼痛感觉是什么样的？	钝痛表明是冲击或肩袖肌腱病变疼痛。刺痛麻木、锐痛或烧灼样疼痛表明是颈椎病的神经性疼痛
怎样的动作使疼痛加重？是所有的运动还是只是某些方向的运动？	前外侧三角肌疼痛因肩膀向前抬高而加剧，这提示撞击综合征和肩袖肌腱病
	所有运动都导致疼痛提示肩周炎、肩关节骨性关节炎、感染或风湿性多肌痛
	肱二头肌屈曲或外旋疼痛提示肱二头肌肌腱炎
	弯曲的手腕搭在身体前面产生的疼痛提示AC关节炎
	如果疼痛与运动不相关，应考虑牵涉痛
手举过头部的动作会加重你的疼痛吗？	这个动作引起病情加重表明是撞击综合征
在受影响的一侧，会出现夜间疼痛或入睡困难吗？	撞击综合征、肩周炎、重大肩袖撕裂或感染
涉及其他关节吗？	在风湿性多肌痛中经常观察到双侧肩部疼痛和僵硬，多关节受牵连提示为骨关节炎或全身性关节炎（如RA、晶体关节病或弥漫性的骨关节炎）
是否伴有发热、盗汗或体重减轻等症状？	胸部或腹部牵涉痛
	全身性疾病，特别是风湿性多肌痛或肿瘤引起的化脓性关节炎
你肩部的僵硬感会通过运动得到缓解，以及通过休息而加重吗？（凝胶化）	风湿性多肌痛或RA
你会在早上提高高度活动的持续时间＞60min吗？（晨僵）	风湿性多肌痛或RA
肩部出现持续僵硬吗？	肩周炎
你是否使用高剂量的糖皮质激素？	股骨头坏死
你的肩膀无力吗？	大面积的肩袖撕裂
	神经根型颈椎病或臂神经丛病变
你的手臂感到无力吗？是否出现麻木、刺痛、烧灼感或如坐针毡的感觉？	神经根型颈椎病或臂神经丛病变
你做什么工作？	撞击综合征、肌腱炎、肌腱和肌肉撕裂与频繁的手臂上抬有关，包括焊接、投球、绘画、指挥交响乐团和网球
你喜欢什么娱乐活动？	

续表

表52-4 重点问诊	
问题	**考虑**
你的肩部不稳定吗？是否容易滑脱或"弹出"？	盂肱关节不稳定
你的肩部经过固定吗？	盂唇撕裂
	盂肱关节松动
你有任何其他的健康问题吗？	肩周炎多见于糖尿病患者。痛风和假性痛风可能在肩膀上有所表现，但是这通常在病程后期发生

同样重要的是评估患者的功能。表52-5列出的12个问题可以帮助确定严重程度。询问患者是否可以自己梳头、刷牙、系胸罩扣、穿毛衣、将他们的手臂伸入衬衫或T恤的袖口中，或将后口袋里的钱包拿出来。

表52-5 确定影响功能的问题
1.休息时，手臂感觉舒适吗？
2.你的肩部会影响睡眠舒适度吗？
3.你能用手够到后背，你能将你的衬衫/上衣掖好吗？
4.你可以将手触及头部后面，并将肘关节向外侧伸直吗？
5.你能否不弯曲肘部在架子上放置一个硬币，使这个硬币的高度与你的肩部同样高吗？
6.你能否不弯曲肘部抬起0.5kg重物至与你的头顶部为同样高吗？
7.你能否不弯曲肘部抬起4kg的容器至与你的头顶部为同样高吗？
8.受影响的一侧，能提起9kg的重物吗？
9.受影响的一侧，能将垒球投至10m处吗？
10.受影响的一侧，能将垒球投至20m处吗？
11.受影响的一侧，能洗对侧肩膀的背部吗？
12.肩部情况允许你进行全职工作吗？

六、找出预警症状

预警症状一般表明危险的外在原因、严重的创伤性损伤或肩关节内感染（表52-6）。

表52-6 预警症状	
症状	**考虑**
肿胀或畸形	化脓性关节炎
	骨折
	错位
	AC关节分离
	恶性肿瘤
	淀粉样变

续表

表52-6 预警症状	
症状	考虑
发热和畏寒	感染（化脓性关节炎、软组织脓肿）
	风湿性多肌痛（低热）
持续渐进性疼痛	牵涉痛
	感染
	肿瘤
腋下疼痛	纵隔引起的牵涉痛
夜间痛	感染
	骨折
	主要的肩袖撕裂
	肿瘤
上肢麻木或刺痛	神经根病
	神经病变
	脊髓病
	胸廓下口梗阻
无法外展或无法维持外展	肩袖撕裂
颈部运动加重肩部疼痛	神经根型颈椎病
与手臂运动无关的肩部疼痛	牵涉痛
体重减轻	肿瘤
	感染
	风湿性多肌痛
呼吸困难	心脏疾病（心肌缺血）
	肺栓塞
	肺病
创伤后肩部外形发生变化	错位
外伤或急性致残性疼痛 / 虚弱	骨折
	错位
	AC关节分离
	主要肩袖撕裂
头痛或视力改变	风湿性多肌痛

七、诊断流程

第一个步骤评估原因是内在性的还是外在性的，以肩部和手臂运动使疼痛恶化存在与否为判定依据。如果表明是外在性原因，重点问诊用于评估神经系统（通常是颈椎）、腹部、胸部过程。

如果怀疑是内在性原因，确定是否骨折、脱位或肩袖或盂唇撕裂等外伤发生在疼痛之前。如果没有创伤，患者应该对有关预警症状进行考虑。

确定是否仅仅是在活动时发生疼痛（这些活动对肌肉、肌腱和韧带有压力），包括主动性和被动性运动。主动性和被动性运动两者都存在的疼痛表明是病变涉及盂肱关节（如骨关节炎、肩周炎、痛风、骨坏死）或为 AC 关节病（如骨性关节炎）。仅在主动运动时出现疼痛，提示软组织疼痛疾病，如肩袖、肱二头肌肌腱炎、肩袖肌腱病变或撕裂或肩峰下滑囊炎。将手臂抬高至头部上方而引起的疼痛表明是撞击综合征。使用肱二头肌提起物品而引起的疼痛或腕关节外旋引起的疼痛表明是肱二头肌肌腱炎。

　　一旦病史采集完成后，体检会给出有价值的信息，可以根据病史证实或否定原因。影像学检查有时是非常必要的，并且应遵循病史和体检结果来制定影响学检查方案。肩部疼痛的诊断流程参见图 52-3。

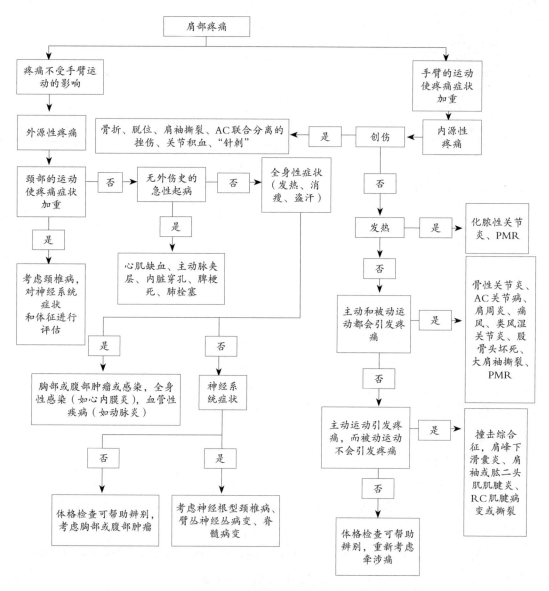

图 52-3　诊断流程：肩部疼痛

注：AC，肩锁；PMR，风湿性多肌痛；RC，肩袖。

八、注意事项

1.在老年患者中早期RA和风湿性多肌痛的症状难与肩峰撞击综合征区分。

2.肩部的牵涉痛是罕见的，最常见的原因是神经根型颈椎病，但也可能表现为严重的胸、心脏或腹部疾病。

3.肩袖撕裂的标志症状是肩关节无力。但是，病史往往无法区分疼痛引起的无力与真正的无力，可能需要局部注射麻醉药进行体检和强度测试加以区别。

九、预后

肩部疼痛的预后取决于特定病因的性质。关节周围疾病，如肩峰撞击综合征，可能为自限性并可在休息、应用镇痛药和改变活动范围、加强锻炼后缓解。撞击综合征可为慢性和反复发作性，导致肩袖肌腱病变，最终会发展为全层肩袖撕裂和二次盂肱关节骨性关节炎。中年以后，无症状肩袖撕裂很常见。大面积撕裂往往导致外展功能的损失和力量及功能的下降，须应转诊到专科进行治疗。

第53章

手臂或手部疼痛

Christopher M. Wittich, MD, Pharm D.
and Robert D. Ficalora, MD

案例介绍

一位33岁的右利手男性患者来到诊所，2周前上肢开始疼痛。运动时疼痛加剧，服用布洛芬可以缓解疼痛。否认创伤史，但他于3周前开始上网球课。疼痛仅发生在他经常使用的手臂，最近有所加重，促使他今天来就诊。

思考：

1.你会询问什么问题了解更多有关上肢疼痛的情况？

2.如何确定疼痛位置以帮助进行鉴别诊断？

3.什么样的活动会提高患者的受伤风险？

4.如何使用病史来确定严重疾病？

一、概述

最常见的上肢疼痛来自于肌肉骨骼系统。但是，疼痛也可能起因于软组织感染、血管性疾病或外周神经疾病，或与被称为胸部胚胎链接结构的系统相关。深层疼痛，起因于血管、筋膜、关节、肌腱、骨膜及支撑结构，比较难对其定位，而钝痛可能伴有关节僵硬感和深部压痛。相邻或支撑结构所产生的疼痛可以归因于缺少真正的关节病理学改变。近端关节（肘部和手腕）病变所产生的疼痛通常与过度使用综合征或与工作相关活动引起的局部炎症反应有关（工伤中1%影响前臂，工作有关的伤害中55%影响腕部）。手部关节疼痛往往是由于退化性或炎症疾病引起。

间歇性痉挛的手部疼痛（雷诺现象）常因为年轻女性的动脉血管不稳定，但该症状可能发生在所有年龄组中。该症状较少发生于男性。多种药物可加剧这一现象。动脉粥样硬化狭窄很少发生在上肢，通常发生于全身血管病变的疾病中。外周神经疾病或压迫神经病变引起的疼痛，比如腕管卡压或腕尺管卡压伴随着运动（无力）、反射和其他感官的变化（烧灼感或刺痛感）。

极少数情况下，上肢反射性交感神经萎缩症/慢性区域疼痛综合征引起的疼痛，伴随局部外伤、脑卒中或脊髓损伤的神经性疼痛疾病并不为人所知。颈神经根刺激（突出的髓核组织，骨关节炎）可引起上肢疼痛。神经和血管通过胸廓出口时受到压迫引起的上肢疼痛（胸廓出口综合征），常伴有血管压迫的证据。起因于胸部结构，如胸廓出口综合征、缺血性心脏病、GERD的牵涉痛，可放射至手臂的内表面，关键术语见表53-1。

表53-1　关键术语

关键术语	内容
滑囊炎	滑囊位于关节与腱鞘之间，内有滑液，其发生的疼痛和炎症
退行性骨关节病	关节疼痛非炎症性变化，起因于长期使用和滥用造成的"磨损"
嵌压性神经病	疼痛和功能损失，起因于神经嵌压于变窄的区域，这种狭窄继发于急性或慢性创伤或炎症
上髁炎	骨和肌腱连接处出现疼痛和炎症
神经病理性疼痛	是神经炎症、创伤或神经系统疾病导致的局部疼痛
过度使用症候群	职业活动或休闲活动过程中，剧烈或重复使用某些区域结构引起的疼痛和炎症
牵涉痛	疼痛起源于某一组织或器官，但在另一个部位被感知，通常由于这两个部位之间有生理学或胚胎学的联系
肌腱炎	肌腱或肌腱鞘的疼痛和炎症
脑血管痉挛	血管的自发收缩或关闭

二、病因（表53-2、表53-3、表53-4）

表53-2　鉴别诊断：前臂和肘部疼痛

诊断	解释	患病率
肱骨外上髁炎（网球肘）	肱骨的伸腕附件变形，通常发生在技术很差的网球选手中	总人口中为1%～3% 网球选手中为40%～50%，尤其30岁以上的选手
内上髁炎（高尔夫球手的肘部）	常见的屈肌腱的压力引起的变形，附近的尺神经可能参与，会导致刺痛	工人中为2.5%
鹰嘴滑囊炎	痛风、假性痛风、类风湿关节炎患者中，局部创伤后会导致炎性滑液积聚在关节囊中，液体积聚可能在这些患者中自发性发生 若起源于滑囊内的感染时，就是化脓性鹰嘴滑囊炎	智障患者中患病率为0.718%，类风湿关节炎患者中患病率高达1%
腕尺管综合征或尺管综合征	尺骨（尺管）在肘部尺神经周围，在骨关节之间穿行。如果此韧带变硬，神经会嵌压至尺槽或"夹带"中，引起肘部和手指之间的手臂疼痛和刺痛	产业工人中患病率为1.7%～25%，25%的腕管综合征患者也有腕尺管综合征
胸部结构的牵涉痛	缺血性或刺激性疼痛由相邻与隔膜的器官所致（心脏、胃）；位于膈肌裂孔其中或靠近的结构中的病变（食管裂孔疝、食管），会导致前臂和肘部疼痛	总人口中为0.6%，20%心绞痛患者左手臂有牵涉痛

续表

表53-2　鉴别诊断：前臂和肘部疼痛		
诊断	**解释**	**患病率**
肘管综合征	尺神经被压迫，因为它进入肘部的肘管，导致疼痛，就像是"打击你的尺骨端"通过拉杠杆、伸展上肢或举重而反复弯曲的肘部是有风险的	音乐家中患病率为9%
上肢反射性交感神经萎缩症/慢性区域疼痛综合征	一种慢性进行性神经系统疾病，影响到如手臂或腿部。可能在重大损伤后发生，但在某些病例中，不存在突发事件。疼痛从一个区域或肢体开始，然后蔓延。特点是烧灼样疼痛，过度出汗、肿胀、对触摸敏感。骨的神经分布中可观察到显著的骨质疏松	周围神经损伤患者中为2%～5%，偏瘫（身体一侧麻痹）患者中为12%～21%，骨折患者中为1%～2%

表53-3　鉴别诊断：手腕疼痛		
诊断	**解释**	**患病率**
腕管综合征	有疼痛感的手腕腕管内的正中神经的挤压，以及示指或中指丧失功能。可能与过度使用、妊娠或甲状腺功能减退有关	总人口中为2.7%
桡骨茎突狭窄性腱鞘炎	拇指拇长展肌和拇长伸肌在沿侧腕关节以上的手腕管内运行。反复的抓、捏、挤或捶胸顿足可能会导致腱鞘炎。这样会引起肿胀，进一步阻碍肌腱在管道内流畅的滑行动作。拇指侧的前臂疼痛是最初的症状。疼痛蔓延至前臂或下降至手腕和拇指处。实际上肌腱可能通过狭窄的隧道移动发出"吱吱"的声音	工作的成年人中为0.46%
交叉综合征（手腕腱鞘炎）	手腕第一和第二背侧部位的肌腱炎。腕关节近端背侧存在60°的肌腱交叉。它也被描述为腱鞘狭窄性腱鞘炎，腱鞘穿过拇长展肌和拇短伸肌肌肉的腹部	高山滑雪者中为12%

表53-4　鉴别诊断：手部疼痛		
诊断	**解释**	**患病率**
扳机指	肌腱滑动的刺激会导致肌腱肿胀，并形成结节。当手指弯曲和伸直时，手指底部的疼痛和压痛发生。可能是糖尿病的并发症	在超过30岁的非糖尿病患者中为2.6%，在糖尿病患者中为16%～42%
手部骨性关节炎	手痛、酸痛、僵硬，并有以下3或4个特点： · 10个关节中，2个或更多个关节增大 · 10个关节中，2个或更多远端指间关节增大 · 少于3个肿掌指关节 · 10个关节中，至少1个关节畸形	在70岁以上有症状的疾病的患者中：女性中为26.2%；男性中为13.4%，在70岁以上患者的影像学证据为36%

表53-4　鉴别诊断：手部疼痛		
诊断	**解释**	**患病率**
类风湿关节炎	原因是未知的。累及手部可能特别无力。滑膜组织和关节破坏在疾病前早期发生，常早于典型的畸形发展	年龄超过60岁的患者中为2%
雷诺现象	手指血管痉挛引起手指呈现典型的三色改变——苍白、发绀（蓝色）、麻木感和发红（红色）——见于暴露于寒冷环境时和复温后	一般人群中为15%
胸廓出口综合征	肩部到手臂处神经和血管的压迫与重复性的上举手臂超过头部或向前延伸手臂等运动相关。疼痛、无力、麻木、刺痛、肿胀、疲劳，或胳膊及手部发冷类似突出的颈椎间盘症状或尺管或腕管综合征	一般人群中为0.1%

三、开始问诊

1.上肢症状通常具有局限性，并且通常在伤害、刺激性事件、休闲或职业性过度使用后发生。

2.询问发作情况、部位、性质、加重或减轻因素等基本问题最有帮助。

3.必须询问职业史和病史（表53-5）。

表53-5　问诊技巧	
问题	**牢记**
何处疼痛？ 疼痛何时开始？ 你能为我描述疼痛症状吗？是钝痛还是锐痛？有烧灼感吗？疼痛类型改变过吗？	· 大多数患者不能够充分描述疼痛的精确位置，因此用手指指向疼痛部位是有帮助的 · 典型活动的身体示范可能有助于病史采集
有肿胀吗？ 有皮疹症状或变色情形发生吗？	· 患者为了提供帮助，常将无关的症状分组。在继续进行问诊之前，请确保你完全了解患者的症状或体征
哪些因素导致症状好转或加重？ 向我展示一下你在工作中如何使用手臂。 请告诉我你休闲时间的活动。	

四、问诊框架

1.对预警症状进行评估。

2.确定会导致患者出现症状的危险活动。

3.系统识别累及的解剖结构和对诊断有帮助的症状：关节、软组织、神经和神经性疾病、颈椎和胸椎结构、上肢的牵涉痛。

五、找出预警症状（表53-6）

严重疾病

- 化脓性鹰嘴滑囊炎
- 缺血性心脏病
- 颈椎神经根或脊髓疾病
- 深静脉血栓形成

表53-6 预警症状		
	严重原因	**良性原因**
手臂症状（尤其是左侧），与呼吸困难、胸痛、头晕或心悸相关	缺血性心脏病或其他心肺疾病	疲劳 焦虑 GERD
持久性感觉异常，如麻木、烧灼感或刺痛感，特别是与相关的颈部症状一同出现	急性颈神经根或脊髓疾病	肌肉拉伤 焦虑 GERD 嵌压性神经病
红肿疼痛、肿胀、哭泣或由发热引起的排泄病变、疲劳或身体不适（尤其是涉及创伤）	化脓性鹰嘴滑囊炎或其他软组织感染	晶体性关节炎（如痛风或假性痛风）

六、重点问诊

倾听患者的主诉后，将患者的描述与相关的风险和活动联系起来。患者可能从媒体、朋友或互联网上获得与症状相关的观点，但往往无法把所有的症状联系在一起。

因为大多数上肢障碍并不是主要的生理障碍，而是过度使用或受伤所致，从确定患者的活动开始缩小鉴别诊断范围（表53-7）。

表53-7 重点问诊	
问题	**考虑**
你的职业是什么	
· 工作在流水线上或操作键盘	重复肩部动作引起的胸廓口综合征
· 缝纫、操作电脑	由于重复腕关节运动导致腕管综合征
· 操作链锯或气动钻机	慢性暴露于振动环境引起的雷诺现象
· 使用锤、锯、螺丝刀	桡骨茎突狭窄性肌腱炎 扳机指

续表

表53-7　重点问诊

问题	考虑
请告诉我你休闲时间的活动有哪些	
· 你打高尔夫球或网球吗？	肱骨内上髁炎
	肱骨外上髁炎
· 你是周末家装爱好者吗？只使用锤子和螺丝刀吗？	肱骨内上髁炎
	桡骨茎突狭窄性肌腱炎
	扳机指
· 你饮酒吗？如果饮酒，饮酒量是多少？	由于反复的创伤继发受凉引起的鹰嘴滑囊炎（饮酒者的肘部）
· 你是一个专业的音乐家吗？	肘管综合征（尤其是萨克斯风演奏）
· 你是滑雪爱好者吗？	交叉综合征
· 你主要是以久坐不动的方式生活吗？你吸烟吗？	冠状动脉疾病
性质	
疼痛是什么性质的：	
· 稳定	类风湿关节炎
	骨性关节炎
	感染
· 钝痛	过度使用症候群或牵涉性疼痛
· 锐痛	嵌压性神经病
· 有烧灼感	神经病理性疼痛
· 严重的	关节炎（休息时）
	骨髓炎（运动时）
	痛风
	感染
	创伤
· 搏动性的	炎症或血管疾病
位置	
疼痛的位置在哪里	
· 关节周围	关节病变所致的疼痛，视为直接起源于关节，而不是从关节周围而来
· 肘部	化脓性关节炎
	晶体性关节病（例如：假性痛风），创伤
	神经病理性疼痛、压迫性神经病变
	肱骨内上髁炎
	肱骨外上髁炎
· 腕关节	嵌压性神经病（正中神经或肌腱炎）
· 掌指关节	类风湿关节炎
	偶尔痛风
· 近端指间关节	类风湿关节炎（骨性关节炎中的无痛布沙尔节点）

续表

表 53-7　重点问诊

问题	考虑
· 远侧指间关节	骨关节炎（赫伯登节点，往往无痛） 银屑病关节炎
· 拇指腕掌关节	骨性关节炎
· 关节附近的区域	关节周围结构（肌腱炎、滑囊炎、骨）
· 在前 3 个手指	腕管综合征：手腕上正中神经区域压缩
· 在尺侧吗？	尺神经病变（通常发生于肘部）或臂丛神经病变
· 在手指或指尖（暴露在寒冷情况中）	雷诺现象
· 沿肢体跨越关节和肌肉区	神经或血管病变 神经根受压 胸廓出口综合征 周围神经病变 牵涉痛 缺血性心脏病
起病方式与病程	
疼痛与活动相关吗？	重复活动数小时、数天或数周后过度使用综合征 　发生，或休息一段时间后再次重新开始运动后 　发生
疼痛有起伏吗？	过度使用综合征经常是周末较好，而周五较差， 　腕管综合征可能晚上最痛苦 上髁炎是活动结束后的一日症状最明显
疼痛发作是	
· 突发性（数分钟到数小时）	急性感染性疾病 创伤 晶体性关节病 血管的过程 牵涉痛 炎症过程（如类风湿关节炎）
· 进展性	关节炎 肌腱炎 滑囊炎 类风湿关节炎 神经病理性疼痛
相关症状	
肿胀发生位置：	
· 在疼痛区域	类风湿和晶体性关节炎中，关节疼痛和肿胀上肢 　反射性交感神经萎缩症/慢性区域疼痛综合征， 　整个区域肿大
· 周围或附近	腕管综合征中，腕关节肿胀可能是很难掌握的， 　但更远端的肿胀往往更明显

续表

表53-7　重点问诊

问题	考虑
皮肤发红吗？	肌腱炎在受影响的肌腱上可有红斑（发红） 受感染的结构周围往往有红斑
皮肤颜色有变化吗？	血管舒缩程度（雷诺现象），虽然经典的3色的变化可能不会出现

影响因素

关节痛是：

· 只在运动时发作吗？	表明是积液造成，如骨性关节炎
· 休息时发作吗？	炎症（如类风湿关节炎）
· 运动或活动增加疼痛吗？	肌腱和滑囊病变 典型的过度使用综合征

哪些动作会诱发或加重手臂疼痛？

· 喷嚏？咳嗽？颈部过伸？剃须	神经根型颈椎病或颈神经根受累
· 旋转头部或横向屈曲的颈部	颈椎病变
· 提升手臂至头部上方或劳累	牵涉痛：缺血性心脏病 胸廓出口综合征
· 餐后	GERD
· 通过光暴露	神经病理性疼痛（如嵌压性神经病）

疼痛发生：

· 当抓住一个物体持续比较长的时间	腕管综合征 交叉综合征
· 夜间	腕管综合征
· 活动结束后	上髁炎 肌腱炎
· 暴露至寒冷的环境中	雷诺现象

手臂功能及相关症状

你无法摘下戒指吗？能戴上手表吗？能将手深入一个旧手套中吗？	手部的弥漫性肿胀可能提示炎症性疾病（如类风湿关节炎、雷诺现象、神经血管压迫综合征）
你不能驾车吗？不能自己穿衣服吗？不能自己吃饭吗？	与疼痛相关，而不是限制肘部的运动（肩无法弥补大部分的肘关节限制）
你双手无法抬起吗？不能剃须吗？不能缝纫吗？不能打开罐子吗？	与腕关节或手部残疾有关的紊乱

疼痛是：

· 早晨症状最严重吗？	类风湿关节炎，也被称为"早晨凝胶样"
· 长时间使用关节会加重疼痛症状吗？	骨性关节炎

你有以下症状吗？：

· 发热、畏寒	化脓性关节炎或滑囊炎

表53-7 重点问诊	
问题	考虑
· 手臂有麻木感、刺痛感或灼热感	神经病理性疼痛，如嵌压性神经病、胸廓出口综合征、周围神经病
· 劳累引起胸部疼痛	缺血性心脏病造成手臂牵涉痛

七、诊断流程

1. 确定疼痛的特征，包括类型、发作和相关的主诉。

2. 对疼痛累及的关节、肌腱及软组织等进行定位。

3. 如果是牵涉痛或神经性疼痛，须进行评估。

4. 考虑功能性解剖的区域，包括导致、加剧或缓解疼痛的特定运动。

5. 鉴定潜在的原因，如职业、活动、生活习惯和生活方式。

上肢和手部疼痛的诊断流程见图53-1。

八、注意事项

上肢肌肉骨骼疾病很罕见。然而，危及生命或累及肢体的疾病，可能源于关节或软组织感染，也可能是表现为上肢不适的心肺疾病。这些原因应予以考虑。

神经性疼痛最容易引起混淆。尽管必须研究引发疼痛的组织，但也应考虑发炎的神经、神经根或其他组织结构引起的牵涉性疼痛。

倾听患者描述症状对鉴别上肢疼痛的病因是有帮助的，但更重要的是让患者指出疼痛的部位，或演示诱发疼痛的动作。

九、预后

上肢疼痛可以自行缓解或在停止刺激性活动后缓解。物理疗法可以帮助许多患者。保守治疗失败的患者需要更为积极的治疗方法。学习符合人体工学的方法进行某些运动，如改善网球挥拍动作，可减少疼痛复发。永久性残疾较罕见。

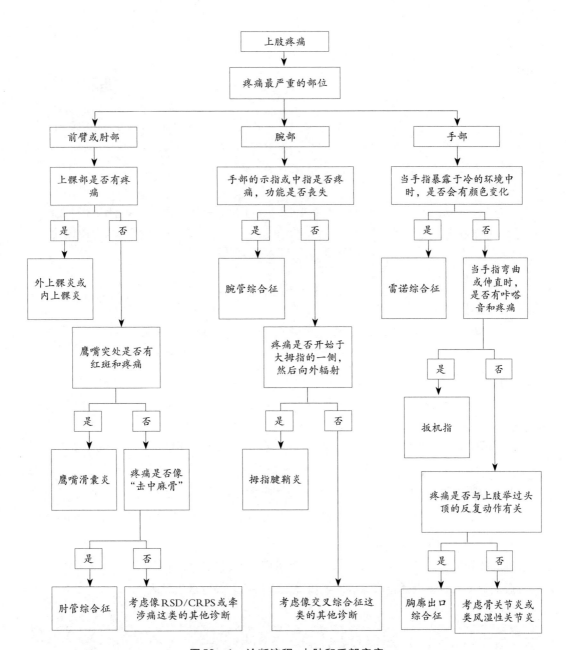

图53-1　诊断流程：上肢和手部疼痛

注：RSD/CRPS:反射交感性营养不良/慢性区域疼痛综合征。

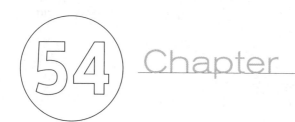

第54章

腰 痛

M.E. Beth Smith, DO, Roger Chou, MD,
and Richard A. Deyo, MD, MPH

病例介绍

患者，女性，51岁，因腰痛来就诊。2周前参加了10 000米跑步，1天后腰痛急性发作。患者表示疼痛位于腰部中心，为间歇性疼痛，偶尔有触电感，疼痛放射至左腿。床上翻身、久坐、奔跑等会使疼痛加重。休息、变换姿势和服用布洛芬后疼痛缓解。

思考：

1. 还需要询问哪些问题来进一步了解患者的腰痛情况？

2. 腰痛如何分类？

3. 如何确定患者腰痛是严重神经性、全身性，还是非脊柱性疾病导致？

4. 致残性慢性腰痛在进展中，哪些因素会改善预后？哪些因素会使预后恶化？

5. 如何判断是否应进行进一步检查或治疗？

一、概述

在美国，腰痛（low back pain，LBP）是人们就诊的常见原因之一。腰痛患者占所有就诊患者的2%。约70%的成年人一生中会有一次腰痛，25% ～ 40%的成人会有多次腰痛。腰痛是减少工作时间和降低工作效率最严重的症状之一。另外，慢性腰痛的患病率在上升。在北卡罗来纳州，影响工作的慢性腰痛患病率从1992年的3.9%增加到2006年的10.2%。致残性慢性腰痛患者人数虽然较少，但耗费了极大的医疗资源。令人欣喜的是，大部分急性腰痛是良性的，具有自限性，4 ～ 8周后，症状会得到显著改善，或完全消失。医师必须确定致残性慢性腰痛的病因或风险因素特征。关键术语见表54-1。

表54-1 关键术语

关键术语	内容
急性腰痛	腰痛持续时间小于3个月，通常小于2周
强直性脊柱炎	主要影响脊柱的炎症，症状通常开始于青春期后期或成年早期，标志性疾病为骶髂关节炎
马尾神经综合征	骶神经根（包括马尾）急性压迫导致，患者有严重腰痛、尿潴留、大小便失禁、鞍区感觉缺失和下肢无力。马尾神经综合征常由椎间盘突出导致，引起马尾水平椎管狭窄的任何因素（如肿瘤、椎管狭窄）都会使病情进一步加重
慢性腰痛	腰痛持续时间超过3个月

表 54-1　关键术语

关键术语	内容
脊髓病	脊髓功能障碍，表现为周围肌肉无力、肌张力增高、痉挛和反射亢进
神经根病	一种非特异性疾病，是指神经根受到压迫或刺激后，表现出疼痛、肌无力或神经分布性感觉缺失的疾病
神经源性间歇性跛行（假性跛行）	疼痛通常位于腰部、臀部，与椎管狭窄有关。运动可加剧疼痛，休息、坐位或前倾会缓解疼痛
坐骨神经痛	是神经根病最常见的症状，其特征是疼痛会放射至坐骨神经分布的腿部，往往是 L_4、L_5、S_1 神经根压迫导致
椎管狭窄	椎管变窄可使脊髓或马尾神经受到压迫。最常见于严重脊椎退行性改变的老年患者
脊椎前移	脊椎前移是指上方的椎体向前移动，位于下方椎体的前方，可能原因是先天性峡部缺陷，但在成年人最常见的原因是关节突退行性改变，往往与椎管狭窄有关。脊椎后移（通常称为脊椎后滑脱）较罕见
阳性似然比（LR⁺）	当某一个临床因素存在时，某个诊断的可能性会增加
阴性似然比（LR⁻）	当某一个临床因素不存在时，某个诊断的可能性会降低
优势比（OR）	一组中某个事件发生概率与另一组中同种事件发生概率的比值

二、病因

　　大多数腰痛病因不明。虽然知道肌肉、韧带或骨骼等组织可能与腰痛有关，但是，无法准确确定导致腰痛的具体原因。影像学检查结果经常与体格检查结果无关，因此，影像学检查在诊断腰痛原因方面能力受限。另外，发现腰痛原因对治疗的选择往往不会产生影响，也不会改善预后。在临床上，将腰痛分为 3 类，更有助于诊疗。鉴别诊断见表 54-2。

　　1. 无神经根病性腰痛。

　　2. 神经根病性腰痛。

　　3. 与全身性疾病、局部病变或其他特异性原因相关的腰痛。

表 54-2　鉴别诊断（一）

腰痛类型	原因	比例
无神经根病性腰痛	非特异性	75% ~ 80%
	退行性	10%
	脊椎前移	3%
	椎体骨折	1% ~ 4%
神经根病性腰痛	需要手术治疗的椎间盘突出	2%
	椎管狭窄	3%

续表

腰痛类型	原因	比例
脏器病变和其他具体原因	马尾神经综合征	0.0004（其中1%～2%为椎间盘突出）
	癌症/肿瘤	0.7%
	脊柱感染	0.01%
	强直性脊柱炎	0.3%
	骨质疏松性压缩性骨折	4%
	腹主动脉瘤	
	肾盂肾炎、肾结石、肾周脓肿等肾脏疾病	
	急性胰腺炎、胆囊炎或胆石症、消化性溃疡穿孔等胃肠道疾病	
	子宫内膜异位症、盆腔炎、前列腺炎等泌尿生殖系统疾病	

表 54-2　鉴别诊断（一）

三、开始问诊

为腰痛患者做诊断评估时，应基于以下目标确定问诊思路。

1. 了解症状发生的先后顺序和症状的性质，包括疼痛性质及其相关触发因素。

2. 确定腰痛对患者功能的影响。

3. 确定对患者造成影响的症状或预警症状。

4. 确定致残性慢性腰痛的高危患者。

首先要采取开放式问诊，并聆听患者的讲述。通过积极倾听和观察，可以更多地了解症状对患者的影响。问诊技巧见表54-3。

表 54-3　问诊技巧

问题	要点
请告诉我您的腰痛问题？	倾听患者对疼痛相关问题的全部描述，不要打断
第一次腰痛发生在什么时候？腰痛发展进程是怎样的？	适当的时候对患者进行鼓励
	评估腰痛对患者的生活质量造成的影响

四、问诊框架

90%就诊于初级诊疗机构的腰痛患者，其腰痛原因是机械性或非特异性，此时，对这些患者问诊的目的是发现导致腰痛的较为严重或特异性病因。如果患者在腰痛之前受过伤，提示机械性损伤可能是导致腰痛的原因。以下特征可能有助于选择合适的治疗方案和确定病情恶化的高危人群。

1. 疼痛部位。

2. 患者对腰痛病情的描述（在提供治疗方案前允许患者用自己的语言描述症状）。

3. 腰痛持续时间和发作频率（即，短暂性还是持续性；经常性还是偶然性）。

4. 加重因素和缓解因素。

5. 随着时间的推移，腰痛病情的变化情况。

五、找出预警症状

预警症状会提示患者可能有严重疾病。有预警症状说明患者发生某种严重疾病的可能性较大，没有预警症状并不能排除不发生某种严重疾病。幸运的是，导致腰痛的严重疾病很少。

（一）是否有证据表明，腰痛是由神经损伤导致的？

与腰痛有关的神经损伤与椎管、马尾神经压迫或狭窄有关，主要表现为感觉、运动及反射通路上的功能障碍，通常会引起下肢症状。坐骨神经痛或不伴有肌肉无力或反射改变的下肢疼痛是神经根性腰痛的常见症状，一般不是急诊症状或紧急症状。坐骨神经痛的典型症状在临床诊断神经压迫（包括椎间盘突出）方面灵敏度中等，但特异度较差（灵敏度为 0.74 ~ 0.99，特异度为 0.14 ~ 0.58）。然而，人们认为肌无力是神经压迫导致神经损害的特异性较高的症状。不管神经压迫是椎间盘突出症，还是椎管狭窄、肿瘤、感染导致的，都必须对肌无力进行充分评估，确定紧急程度。患者仅有坐骨神经痛，没有肌无力和反射改变，进行保守性监测观察即可。腰痛持续时间超过 1 个月，且这种情况没有改善，应进行影像学检查。X 线检查适用于大多数普通患者，但对于可能需要手术治疗的患者，磁共振成像（MRI）优于普通计算机断层扫描（CT）。累及多个肌肉、严重或渐进性肌无力患者需要进行紧急检查和转诊。脊髓病的典型特征是腿部无力和痉挛，是肿瘤、感染或影响脊髓的严重退行性改变导致。导致腰痛的脊髓病往往是 L_1 或 L_2 以上的腰椎压迫导致。马尾神经综合征通常是中线处较大的椎间盘突出导致。腰痛病因中，马尾神经综合征和脊髓病的可能性极低，但是，如果病因是马尾神经综合征和脊髓病，延迟治疗可能导致不可逆的神经损害。因此，通常认为马尾神经综合征和脊髓病是导致腰痛的紧急情况。鉴别诊断（二）见表 54-4。

表 54-4　鉴别诊断（二）

鉴别疾病	症状或危险因素	症状或危险因素存在时	症状或危险因素不存在时	证据质量
椎间盘突出（平均年龄 30 ~ 55 岁）	坐骨神经痛的典型症状	LR^+ ~ 1.28	LR^- ~ 0.67	可靠到很可靠
	休息无法缓解症状	LR^+ 1.1（1.0 ~ 1.3）	LR^- 0.59（0.35 ~ 1.0）	可靠

续表

表54-4 鉴别诊断（二）

鉴别疾病	症状或危险因素	症状或危险因素存在时	症状或危险因素不存在时	证据质量
椎管狭窄（平均年龄55岁）	神经源性间歇性跛行	LR⁺1.2	LR⁻0.33	可靠
	坐骨神经痛的典型症状	LR⁺2.2		
	年龄 > 65岁	LR⁺2.5		很可靠
马尾神经综合征（通常是中线处较大的椎间盘突出所致）	尿潴留（常表现为溢出性尿失禁）	灵敏度0.90	概率为1/10 000	可靠
	鞍区感觉缺失	灵敏度0.75		
脊髓病（由腰椎压迫所致）	肌无力、张力过高、痉挛、反射亢进	无数据	无数据	无证据

（二）是否有证据表明腰痛是由非神经损伤性的其他疾病导致？

当考虑腰痛可能是某种疾病或脏器的牵涉痛引起时，需要考虑患者的年龄、疾病特征和相关症状。引起腰痛最常见的全身性疾病包括癌症、骨质疏松症（导致压缩性骨折）、感染（引起骨髓炎或脓肿）和强直性脊柱炎。癌症或感染必须进行迅速诊断和治疗，因为治疗不及时可能会导致不可逆的神经损害、病理性骨折或渐进性疾病，这些情况治疗较麻烦。无法通过休息缓解的持续性夜间疼痛往往与全身性疾病有关（如癌症）。引起腰痛的恶性肿瘤的危险因素中，最重要的是癌症病史（不包括非黑素瘤皮肤癌）。任何有癌症病史且出现腰痛症状的患者都应该进行脊柱造影。根据预估阳性似然比，就诊于初级保健机构的腰痛患者，患癌症的概率不到1%；有癌症病史的腰痛患者，再次患癌的概率近9%。其他危险因素，如年龄大于50岁、不明原因的体重减轻、腰痛症状未能在1个月内改善等，均不是重要的预警症状，这些症状仅使癌症发生概率增加到略高于1%。在这类患者，除非存在恶性肿瘤其他症状或体征，对其进行非特异性腰痛治疗时，可不立即进行影像检查。

腰痛可能由内脏牵涉痛或其他疾病导致。例如，一位年龄超过65岁的白人男性突发腰痛，其有多年高血压病史和吸烟史，提示该患者可能患有腹主动脉瘤。内脏牵涉痛导致腰痛方面的病史证据较少，但是，仅有腰痛而器官无病变的概率很低。相反，腰痛发作时，患者通常伴有发热、恶心、呕吐、胃肠道不适等相关症状。

鉴别诊断（三）见表54-5，鉴别诊断（四）见表54-6。

表54-5 鉴别诊断（三）

鉴别疾病	危险因素	症状或危险因素存在/不存在时	证据质量
肿瘤	癌症病史	LR⁺14.7	很可靠

续表

表 54-5　鉴别诊断（三）

鉴别疾病	危险因素	症状或危险因素存在/不存在时	证据质量
	年龄 > 50 岁	LR⁺ 2.7	很可靠
	不明原因的体重减轻	LR⁺ 2.7	很可靠
	1 个月内未能缓解	LR⁺ 3.0	很可靠
	夜间疼痛	LR⁺ 1.7	可靠
		LR⁻ 0.17	
压缩性骨折	年龄 ≥ 70 岁	LR⁺ 5.5 ~ 11.2	很可靠
		LR⁻ 0.81 ~ 0.52	
	显著性创伤	LR⁺ 2.0 ~ 10.1	可靠
		LR⁻ 0.82 ~ 0.77	
	使用皮质类固醇	LR⁺ 6.0 ~ 48.5	可靠
		LR⁻ 0.95 ~ 0.75	
感染	注射药物的使用、尿路感染、皮肤感染	灵敏度 0.40	较差
强直性脊柱炎	发病年龄 ≤ 40 岁	LR⁺ 1.08	可靠
		LR⁻ 0.01	
	疼痛无法通过向后靠来缓解	LR⁺ 1.57	可靠
		LR⁻ 0.41	
	早晨腰部僵直	LR⁺ 1.56	可靠
		LR⁻ 0.61	
	疼痛持续时间 ≥ 3 个月	LR⁺ 1.54	可靠
		LR⁻ 0.54	
	5 项中有 4 项阳性反应	LR⁺ 1.28	可靠
		LR⁻ 0.94	

表 54-6　鉴别诊断（四）

部位	疾病	特征
血管	腹主动脉瘤	目前或既往吸烟：OR3.40（95%CI，2.97 ~ 3.89），$P < 0.0001$ 性别：OR1.96（95%CI，1.71 ~ 2.23），$P < 0.0001$ 年龄 > 65：OR1.07（95%CI 为 1.06 ~ 10.7），$P < 0.0001$ 白种人：OR1.46（95%CI，1.28 ~ 1.66），$P < 0.0001$ HTN：OR1.29（95%CI，1.13 ~ 1.48），$P < 0.0006$ 糖尿病：OR0.59（95%CI，0.52 ~ 0.66），$P < 0.0001$
肾脏	肾盂肾炎	恶心、发热、排尿困难
	肾结石	腹部绞痛
	肾周围脓肿	恶心、发热、腹痛
胃肠道	胰腺炎	恶心、呕吐、脐周疼痛
	胆囊炎或胆囊结石	右上腹疼痛、恶心

续表

表54-6 鉴别诊断（四）		
部位	**疾病**	**特征**
泌尿生殖	消化性溃疡	腹部疼痛、恶心、呕吐及进食使疼痛得到缓解
	子宫内膜异位症	与月经周期相关
	盆腔炎	发热、腹痛、阴道有分泌物

六、重点问诊

见表54-7。

表54-7 重点问诊	
问题	**考虑**
病史	
有癌症病史吗？	恶性肿瘤：患者的腰痛为新发疼痛，且有癌症病史时，提示可能是癌症导致，除非证明是其他原因导致来排除这种可能性（LR$^+$14.7）
年龄？	> 50岁：恶性肿瘤LR$^+$2.7
	> 65岁：有吸烟史的男性，考虑腹主动脉瘤
	> 70岁：外伤性或无外伤性压缩性骨折
	< 40岁：强直性脊柱炎，敏感度1.0，但特异度低
糖皮质激素治疗是否超过1个月？	压缩性骨折：虽然糖皮质激素使用史对于压缩性骨折敏感度低，但特异度为0.99
目前是否使用过注射药物，或是最近发生过感染吗？	骨髓炎或椎旁脓肿：尽管灵敏度较低，仅为0.40
部位	
仅有腹部疼痛，还是其他部位也有疼痛？	疼痛在膝部以上：髋关节病变
	疼痛向下辐射至膝盖以下：坐骨神经痛（通常是椎间盘突出导致L$_{4～5}$，S$_1$神经根受到刺激或压迫引起）
	腹部或骨盆疼痛：内脏病变引起
描述/性质	
是电击样疼痛吗？	椎间盘突出
是持续性夜间疼痛吗？	休息时加重，为恶性肿瘤导致
	休息时缓解，为机械性疼痛
是绞痛吗？	内脏牵涉痛
是撕裂样疼痛吗？	主动脉夹层动脉瘤
起病方式与病程	
是突然发作的吗？	疼痛由骨折或受伤引起
疼痛是持续性渐进性的加重吗？	>1个月：老年患者为恶性肿瘤（敏感度0.50，特异度0.81）
	>3个月：年轻患者中为强直性脊柱炎（敏感度1.0，但特异度低，仅为0.07）
疼痛呈周期性吗？	子宫内膜异位症

续表

表54-7 重点问诊	
问题	考虑
加重因素和缓解因素	
早晨比较严重，与晨僵相关吗？	强直性脊柱炎（灵敏度为0.64，特异度0.59）
站立时是否腿部疼痛？咳嗽或走路时，是否会加重疼痛？	椎管狭窄引起的神经源性间歇性跛行
向前俯身或坐下可使疼痛得到缓解吗？	缓解：腰椎管狭窄症或脊椎前移
	加重：椎间盘突出（如果是坐骨神经痛，疼痛会更严重）
运动能缓解疼痛吗？	强直性脊柱炎或非特异性原因
摄入食物能缓解疼痛吗？	改善：消化性溃疡
	加重：胰腺炎、胆囊疾病或其他内脏疾病
相关症状	
腹痛	内脏原因
恶心或呕吐	胰腺炎、消化性溃疡、阑尾炎
发热	骨髓炎、恶性肿瘤或与腹腔或盆腔有关的感染

致残性慢性腰痛的预测因素

虽然大多数非特异性腰痛会在6周内得到缓解，但30%～40%的腰痛会复发。约7%会发展为慢性腰痛，影响患者的工作和生活。发表于《美国医学会杂志》的系统综述《临床合理检查系列》（the Rational Clinical Examination Series）指出，某些特征会增加个人罹患慢性致残疾病的风险。进行更积极的密切随访可早期发现高危人群，并为患者提供更优质的医疗服务。腰痛患者病情恶化的预测因素见表54-8。

表54-8 致残性慢性腰痛的预测因素		
1年时病情恶化的预测因素	中位数LR（范围）	证据质量
非器质性体征（躯体评分较高，提示疼痛与心理因素有关或患者故意夸大疼痛程度）	LR^+ 3.0(1.7～4.6) LR^- 0.71(0.31～0.76)	可靠
因疼痛产生了适应不良性行为（因害怕病情恶化，避免工作或活动，对未来的看法过分消极）	LR^+ 2.5(2.2～2.8) LR^- 0.39(0.38～0.40)	可靠-很可靠
功能障碍基线水平较高（罗兰-摩理斯下腰痛生活障碍问卷）	LR^+ 2.1(1.2～2.7) LR^- 0.40(0.10～0.52)	很可靠
精神疾病	LR^+ 2.2(1.9～2.3)	很可靠
全身健康状况不良	LR^+ 1.8(1.1～2.0)	可靠-很可靠

七、诊断流程

采集急性腰痛患者的病史时，一定要考虑患者的总体状态。大多数腰痛具有非特异性和自限性，因此，临床医生必须识别出由严重疾病导致的腰痛患者。如果有特征提示患者疼痛由神经损伤、全身性疾病或内脏牵涉痛导致，考虑严重疾病。另外，还需要识别出会使患者致残慢性疼痛风险增加的因素，因为早发现、早干预有助于使相关功能保存下来，使其长期处于相对正常状态（图54–1）。

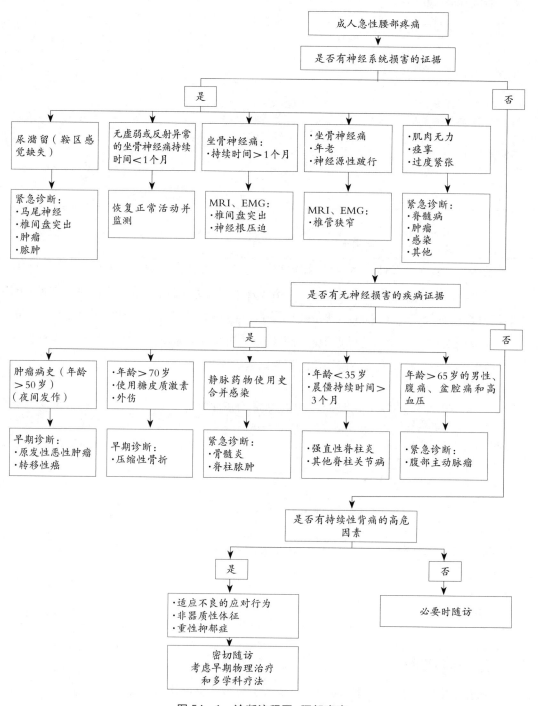

图 54–1 诊断流程图: 腰部疼痛

八、注意事项

1. 初级诊疗机构中，超过90%的急性腰痛为非特异性的、机械性疼痛，具有自限性。

2. 如果有神经症状，需要对运动或反射功能进行评估，如果有问题，应紧急进行检查。

3. 马尾神经综合征和脊髓病是罕见的并发症，需对患者进行紧急评估。没有尿潴留（尿潴留往往表现为溢出性尿失禁）时，马尾神经综合征的可能性是为1/10 000。腰椎脊髓病的表现有下肢无力、痉挛和反射亢进。

4. 年龄增长、癌症病史、血管疾病和相关症状（如腹部症状、发热、体重减轻和血压异常）提示腰痛可能是全身性疾病或内脏牵涉痛导致。

5. 致残性慢性疼痛的高危患者需要通过多层面管理来降低风险发生。

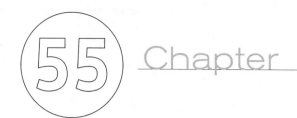

第 55 章
臀部和大腿疼痛
Christopher M. Wittich, MD, Pharm D, and Robert D. Ficalora, MD

案例介绍

一位72岁的女性来到诊所，主诉左髋部疼痛。否认有创伤史。并诉疼痛位于左髋部外侧，并向下放射至左侧大腿外侧，但未到达腹股沟部位。夜间平卧时，疼痛加剧。疼痛不断加重促使她今天来就诊。

思考：

1. 询问哪些问题，才能更多了解下肢疼痛症状的情况？

2. 如何对疼痛进行定位，才能更好地进行鉴别诊断？

3. 如何根据患者的病史资料判断病情的严重程度？

一、概述

大腿疼痛可能由血管或周围神经疾病或局部感染导致，也可能是局部组织损伤引起的牵涉痛，如髋关节疼痛可放射至同侧膝关节。下肢使用过度，尤其是过度运动，是导致大腿疼痛的主要原因。

源于血管、筋膜、关节、肌腱、骨膜及支撑组织的深部疼痛很难定位，其表现为钝痛，可伴有关节僵硬和深部压痛。解剖结构非常邻近，功能非常复杂，使疼痛的定位和识别更加困难。相邻或支撑组织引起的疼痛可能被认为是关节疼痛，但这些关节无病理性改变。

发生在臀部和大腿的肌腱、肌肉、滑囊部位的疼痛，通常是运动损伤引起的炎症所致。髋关节疼痛往往是退行性疾病或炎症性疾病导致。周围神经卡压病变引起的疼痛，如感觉异常性股痛，很难通过病史资料识别出来。神经病理性疼痛可能起因于反射性交感神经营养不良 / 慢性局部疼痛综合征（RSD/CRPS），偶可见于局部外伤、脑卒中或脊髓损伤后。腰神经根激惹（椎间盘髓核突出、骨关节炎）可引起下肢疼痛，可能使局部病变如股骨粗隆部滑囊炎和坐骨神经周围结构炎症的诊断变得复杂。

复杂的功能关系可能会让疼痛的原发病因和继发病因变得扑朔迷离。步态异常是一种常见的后果，偶尔也是导致疾病的原因。退行性关节疾病可能会导致步态不稳，该症状也可能引发梨状肌综合征或粗隆部滑囊炎。动脉粥样硬化并发症通常发生在广泛性或全身性血管病变的情况下。对深静脉血栓形成（deep venous thrombsis，DVT），需要立即识别并采取治疗措施（表55-1）。

表 55-1　关键术语

关键术语	内容
滑囊炎	滑囊内含有滑液，可润滑关节和肌腱，此结构发生的疼痛和炎症
退行性骨关节病	关节中特征性的疼痛，非炎症改变，起因于关节过度使用和滥用所造成的"磨损"
嵌压性神经病	因神经受压，被牵拉或被邻近的解剖结构压迫，导致的疼痛和神经功能受损
神经性疼痛	因神经炎症、创伤或神经系统疾病导致的局部疼痛
过度使用综合征	在职业或休闲活动中，过度或重复使用局部解剖结构引起的疼痛和炎症
神经根病	脊柱内或脊柱附近，刺激或压迫神经引起的疼痛。症状产生于神经支配的区域
牵涉痛	疼痛起源于某解剖结构，但在另一个区域中被感知，通常由于两个结构之间的生理学或胚胎学联系
劳损	肌纤维微撕裂；可与肌肉撕裂区分。这两个术语经常交替使用
肌腱炎	肌腱或肌腱鞘的疼痛和炎症

二、病因（表 55-2、表 55-3）

表 55-2　鉴别诊断：臀部疼痛

诊断	解释	比例
尾椎痛	导致臀部疼痛的原因有很多，包括骶椎活动过度以及多次外伤导致神经性疼痛等。摔倒、分娩、重复性劳损或手术等都会导致尾骨痛	难产诱发的患者高达 20%
坐骨神经痛	坐骨神经损伤会导致疼痛、虚弱无力、麻木和其他不适症状；往往伴有下背痛。下背疼痛提示坐骨神经的某个点上可能有存在损伤，如椎间盘突出、椎管狭窄、闭孔狭窄、疝及梨状肌综合征等问题	腰部疼痛的工人为 5.7%
腿筋 / 坐骨结节综合征	大腿后部疼痛，尤其在跑步期间以及结束后的后续活动中。像田径、英式足球和美式足球这类需要爆发力或快速加速的运动中，易导致腿后腱损伤。易感因素包括热身不当、疲劳、先前损伤、肌力不平衡以及柔韧性差等	运动员中的患病率为 2%～11%

续表

表 55-2　鉴别诊断：臀部疼痛

诊断	解释	比例
梨状肌综合征	小部分臀部肌肉疼痛发作沿坐骨神经分布。腿部疼痛和其他症状沿坐骨神经分布。主要发生在步态异常、姿势性肌肉虚弱以及怀孕的人群中。可并发转子滑囊炎	坐骨神经痛症状的患者高达13%
上肢反射性交感神经萎缩症/慢性区域性疼痛综合征	慢性进展性神经病变可能会影响某个部位，如上肢或下肢。可能是轻微损伤或扭伤诱发疼痛，也有可能是在没有诱发因素的条件下发生疼痛。疼痛开始于某一部位或肢体，然后向周围扩散。特征是烧灼痛、大量出汗、肢体肿胀触痛。神经支配的骨骼会出现明显骨质疏松	周围神经损伤的患者为2%～5% 偏瘫患者中为12%～21%（身体一侧麻痹） 骨折患者中为1%～2%

表 55-3　鉴别诊断：臀部和大腿疼痛

诊断	解释	比例
股外侧皮神经（lateral femoral cutaneous nerve, LFCN）综合征或感觉异常性股痛	LFCN损害原因包括髂嵴外科手术、子宫切除术、腹腔镜疝修补术、主动脉瓣手术、冠状动脉旁路手术、糖尿病神经病变、对身体器官具有限制性的服装，或衣服过于紧身，或系宽腰带	差别很大，但据报道在一些外科手术过程中高达20%
股四头肌肌肉拉伤或撕裂	股四头肌包括股外侧肌、股内侧肌、股中间、股直肌。其中任何肌肉都可能发生拉伤（或撕裂），但最常见的（或撕裂）是股直肌拉伤。发生在足球/美式足球、溜冰、田径等运动员，以及主要进行步行的老年运动员	在美国西点军校中有关运动所致的患病率数据：橄榄球4.7%；空手道和柔道2.3%；足球1.6%；其他所有的运动＜1%
腘绳肌拉伤	腘绳肌是大腿后侧向下延伸的长肌肉。因为腘绳肌腱主要用于腿部屈曲和膝盖弯曲，可能在奔跑、踢腿或跳跃过程中受伤。当肌肉撕裂时，患者的大腿后侧可能会出现"啪"的一声弹响	未知
粗隆部滑囊炎	4个滑囊中一个或多个发生的炎症通常发生于股骨大转子周围；3个是恒定的，2个主要的和1个次要的。这些滑囊在臀大肌的前部作为滑动机制，通过股骨大转子插入髂胫束中。滑囊发炎或刺激可导致股骨粗隆部滑囊炎的症状。典型的步态障碍由髋关节、膝关节或腰背问题所致；肥胖或怀孕也会引起步态障碍	未知

表 55-3　鉴别诊断：臀部和大腿疼痛

诊断	解释	比例
腰椎神经根型颈椎病（L_2、L_3）、腰椎小关节综合征	脊髓分出的感觉或运动神经可能是被椎间孔或压缩椎间盘突出压迫而导致炎症，有大腿外侧的牵涉痛	总人口中为2%。其中，伴随10% ~ 25%发展症状持续＞6周
髂腰肌滑囊炎／肌腱炎、髂腰肌综合征（"弹响髋综合征"）	腹股沟或大腿内侧出现疼痛和弹响。急性损伤和过度使用是两个主要的原因。急性损伤涉及髂腰肌的偏心收缩或直接创伤。过度使用损伤发生在需要进行重复性大腿髋关节的屈曲或外旋动作的活动中。常发生于舞蹈演员、体操运动员、拉拉队员和赛跑运动员	43.8%的芭蕾舞舞者有髋部疼痛症状
髋关节内收肌拉伤或"腹股沟拉伤"，也称为"股薄肌拉伤"，这是一种不恰当的说法，因为可能涉及所有的髋内收肌	从髋骨前面运行至大腿内侧的肌肉所受的挫伤或扭伤。包括常见于田径在内所有体育活动中，这些肌肉对臀部和腿部起到稳定作用。腹股沟区疼痛和僵硬发生在早晨和运动活动开始时。可能在温度升高后症状减轻，但往往在活动开始后再次发作	62%为腹股沟损伤。占所有足球受伤患者的5%和空手道受伤患者的2.5%
髂胫束综合征（"赛跑者的膝盖"）	臀部外侧、大腿、膝关节疼痛或ITB经过股骨大转子引起的弹响。由于在屈伸期间，外侧股骨髁的髂胫束重复擦磨导致的炎症	未知；主要发生在运动员中，尤其是田径运动员和自行车运动员
大腿深静脉血栓形成	特点是单侧肢体发热、红斑及肿胀伴有小腿和大腿压痛，并且其中一条大静脉出现血栓闭塞	无预防的下肢骨科疾病患者中为5%（尤其是手术），在血液高凝状态的患者中患病率可能显著增加
肋下和髂腹下神经的外侧皮支卡压神经病变	引起近端大腿前侧疼痛，并在腹部外科手术后发生（例如：阑尾切除术、疝修补术）	未知
股骨头缺血性坏死	股骨头血液供应不稳定，容易受损。股骨头表面大部分区域覆盖着关节软骨，血管并不能穿透。血液供应通过一个有限的空间进入，而且侧支循环有限。风险因素包括骨折、皮质类固醇激素治疗、饮酒、痛风、糖尿病、镰状细胞贫血及戈谢病	占总人口的0.72%；糖皮质激素可显著增加风险
髋部骨折	股骨小转子远端5cm处的股骨骨折。囊内骨折发生在髋关节囊与股骨连接点附近。股骨粗隆下骨折多发生于股骨近端段（股骨小转子下）的最远端部分。囊外骨折发生于髋关节囊远端	总人口的0.11%，65 ~ 74岁的女性患病率为3%，85岁及以上的女性患病率为12.6%
髋关节骨性关节炎	骨关节炎是一种机械性刺激化学介导的过程，试图修复微创伤导致的骨结构异常。危险因素包括老化、肥胖、职业和性别	65岁以上的普通人群中为70%

续表

表 55-3 鉴别诊断：臀部和大腿疼痛

诊断	解释	比例
类风湿关节炎	不明原因的炎症，为破坏性关节炎。累及髋关节时会导致活动能力受损。滑膜组织和关节破坏可出现在病变早期，在典型的关节变形形成之前	年龄超过60岁的普通人群中为2%

三、问诊框架

1.对预警症状进行评估。

2.确定诱发条件。

3.对主诉进行系统性鉴定，因为会累及关节、软组织、肌腱、滑囊及肌肉组织。可能与神经性疾病和腰椎结构损伤导致的下肢疼痛有关。

四、开始问诊

1.下肢疼痛通常可以定位，并且经常在刺激事件、伤害、休闲活动或职业性过度使用后发生。

2.解剖学和功能学的关系很复杂，需要仔细检查。

3.最有价值的问诊应包括发病情况、位置、性质、加重或缓解因素等内容。

4.职业和休闲活动（尤其是运动）的内容必须询问（表55-4）。

表 55-4 问诊技巧

问题	牢记
疼痛发生在哪个部位？	大多数患者不能充分描述疼痛的精确位置，因此用手指明患处是有帮助的
何时开始的？	相关活动描述和动作示范可能对病史的采集是有价值的
能向我描述一下吗？疼痛是钝痛、锐痛或有烧灼感吗？症状会改变吗？	为了提供帮助，患者常对无关症状进行分组。在继续前，请确保完全理解了单独出现的症状或体征
有肿胀感吗？	
有皮疹或变色的症状吗？	
什么活动会令疼痛症状变得更好或更坏？能承受重量吗？	
能告诉我在工作或玩耍的时候，如何使用你的腿吗？	
请告诉我你休闲时间的活动	

五、找出预警症状（表55-5）

严重疾病

- 急性椎间盘突出症
- 髋部骨折
- 股骨头无菌性坏死
- DVT
- 原发性或转移性肿瘤

表55-5　预警症状		
	严重原因	良性原因
肠道或膀胱的控制受损或持续性感觉异常（如麻木、烧灼感或刺痛），尤其与背部症状相关时	腰椎神经根或脊髓疾病，特别是急性腰椎间盘突出症 硬膜外转移	焦虑（可能是药物的不良反应）
无法承受重量	股骨头骨折或无菌性坏死	肌腱炎、滑囊炎或退行性关节病引发的疼痛可能是非常剧烈的，以至于患者不能承担重量
大腿部位疼痛、发红和肿胀，特别是股静脉受累时	大腿部位DVT与肺栓塞和心肺并发症的高风险相关	局部创伤或皮肤感染

六、重点问诊

倾听患者的主诉后，将描述与相关的风险和活动联系起来。患者可能从媒体、互联网或朋友处已经对致病因素有了一定的认识，但往往无法把所有信息联系在一起。

由于大多数下肢疾病不是原发性生理障碍，而是过度使用或受伤所致（与工作或运动有关）。确定患者运动类型可以缩小鉴别诊断的范围（表55-6）。

表55-6　重点问诊	
问题	考虑
请告诉我你的工作	
你从事重复性的工作吗？如装卸物品或在装配线上工作	臀部和下背部的重复性运动，以及提起重物，增加了肌腱炎或滑囊炎、腰神经根型颈椎病、椎间盘突出症等几种疾病的风险
你佩戴腰部支撑带、举重腰带或穿其他有限制性的衣服吗？	感觉异常性股痛或LFCN综合征是一种压迫性神经病变，可能与服装过紧且有限制性有关

续表

表55-6 重点问诊	
问题	**考虑**
你从卡车、平台或重型设备上跳下过吗？	骨性关节炎起因于髋关节的慢性轻微创伤
请告诉我你的休闲活动	
你踢足球或玩美式足球吗？跑步吗？	不恰当或不充分的拉伸动作或热身会引起腘绳肌／坐骨结节综合征
你踢足球或玩美式足球吗？溜冰吗？跑步吗？	股四头肌肌肉拉伤或撕裂
你在练习柔道或空手道吗？你进行步行运动（对于老年患者）吗？	髋内收肌损伤
你参加体操运动或足球运动吗？	踢或跳引起的腘绳肌撕裂，大腿后侧出现一声"砰"弹响
你经历过长时间的车辆驾驶或飞机旅行吗？	不充分拉伸或腿部不活动是DVT的危险因素之一
性质	
疼痛性质如何	
·稳定	类风湿关节炎
	骨性关节炎
	感染
·钝痛	过度使用综合征或牵涉性疼痛
·阵痛？锐痛	嵌压性神经病
·有烧灼感	神经病理性疼痛
·严重	关节炎（休息时）
	痛风
	感染
	创伤
	肿瘤
·搏动性	炎症或血管形成
·与活动相关	肌腱炎或滑囊炎
位置	
疼痛发生在哪个部位	
·关节周围	起因于关节周围的疼痛症状被视为直接来自关节，而不是来源于关节之间的软组织。在腹股沟部位可以感觉到髋关节病变引起的疼痛。患者将大腿外侧疼痛描述为"髋部"疼痛，但通常是软组织的病变
·臀部	尾椎痛、坐骨神经痛（疼痛向下辐射至腿部）、梨状肌综合征
·髋部	骨性关节炎
	髋部骨折或无菌性坏死
	类风湿关节炎

续表

表55-6 重点问诊

问题	考虑
· 大腿前侧	卡压神经病变
	异常感觉性股痛（LFCN综合征）
	腰椎（L_2/L_3）神经根型颈椎病
	股四头肌肌肉拉伤撕裂
	髋内收肌应变
· 大腿外侧	粗隆部滑囊炎
	卡压神经病变
· 大腿内侧	DVT
	髂腰肌滑囊炎或肌腱炎
· 大腿后侧	腘绳肌拉伤
	坐骨结节综合征
· 沿肢体跨越关节和肌肉	血管病变，如DVT
	神经根受压
时间进程	
疼痛与活动相关吗？	过度使用综合征可能在重复活动数小时、数天或数周后出现，或停止运动一段时间后复发
疼痛症状有轻重的变动吗？	与工作有关的过度使用综合征经常在周末好转和周五加重，与运动相关的过度使用综合征可能是相反的（周一较严重）。滑囊炎的最显著症状是夜间痛
疼痛发作：	
· 突然发作（数分钟到数小时）	急性感染性疾病
	创伤
	血管进程
	牵涉痛
· 逐渐发作	关节炎
	肌腱炎
	滑囊炎
	类风湿关节炎
	神经病理性疼痛
相关症状	
肿胀位于：	
· 疼痛部位区域	在类风湿关节炎中，关节发生疼痛和肿胀
· 疼痛部位周围或附近	在RSD中，整个区域可能肿大，伴有髋关节和臀部深层结构损伤，僵硬或不动可能是深部组织肿胀唯一的原因
皮肤发红吗？	肌腱炎会导致受累肌腱部位的表皮出现红斑（发红）症状。受感染的结构周围也会出现红斑，如DVT

续表

表 55-6 重点问诊

问题	考虑
影响因素	
关节疼痛是:	
·只有在运动时出现吗?	表明存在积液,如骨性关节炎
·休息时出现吗?	表明存在炎症,如类风湿关节炎或神经性疼痛
·会随着运动而增加吗?会随活动而增加吗?	提示肌腱或滑囊异常典型的过度使用综合征或运动损伤
腿部疼痛的症状(不涉及关节)会被诱导或加剧吗?	
·因打喷嚏、咳嗽或久坐或背部的过伸动作而被诱导或加剧吗?	腰神经根痛
·因腿部向上伸直而被诱导或加剧吗?	腰椎损伤
·因伸展动作而被诱导或加剧吗?	肌腿滑囊发炎
	坐骨神经痛
·因轻轻的触摸而被诱导或加剧吗?	神经性疼痛,如嵌压性神经病
疼痛发生在:	
·上楼梯时或夜间	粗隆部滑囊炎
	梨状肌综合征
·活动结束后	肌腱炎
	股四头肌和腘绳肌拉伤
·最近接受外科手术后	尾椎痛
	卡压神经病变
你无法承受重量吗?	髋关节结构紊乱,如骨折或股骨头无菌性坏死
你不能行走吗?	与疼痛相关而不会限制运动
	股四头肌的肌肉或肌腱拉伤
你无法踢球吗?	肌肉或肌腱紧张或发炎
疼痛是:	
·早晨最严重吗?	类风湿关节炎(晨僵)
·长时间过度使用关节使疼痛更严重吗?	骨性关节炎
·关节的使用会使疼痛症状好转吗?	髋内收肌应变
你患有:	
·发热或畏寒吗?	化脓性关节炎或滑囊炎
·腿部有麻木感、刺痛感或烧灼感吗?	神经病理性疼痛,如嵌压性神经病
	坐骨神经痛
	LFCN综合征
·肿胀、发红或呼吸困难吗?	伴或不伴肺栓塞的DVT

七、诊断流程

1.对疼痛的特点进行总结,包括类型、发作和相关症状。

2.确定疼痛的位置（关节、肌腱、软组织）。

3.寻找可能与牵涉性疼痛或神经性疼痛有关的诊断提示。

4.考虑功能性解剖区域，包括可能加剧或缓解疼痛的特定运动。

5.鉴定潜在的原因，如职业、运动、生活习惯和其他肌肉骨骼问题（如步态异常、损伤）。

下肢疼痛的诊断流程图见图55-1。

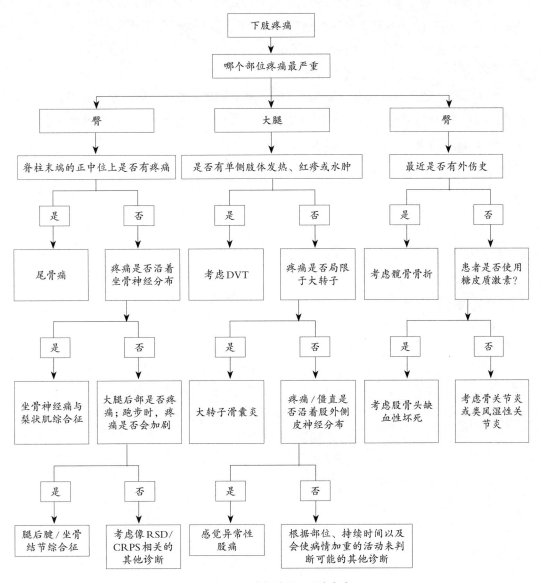

图55-1　诊断流程：下肢疼痛

注：DVT：深静脉血栓形成（deep vein thrombosis）；RSD/CRPS：反射交感性营养不良/慢性区域疼痛综合征（chronic regional pain syndrome）。

八、注意事项

尽管下肢肌肉骨骼疾病的患病率很低，但是危及生命或肢体的疾病可能起因于关节或软组织感染、DVT、心肺疾病或恶性肿瘤。

神经性疼痛是可能性最大的混淆因素。尽管对引起疼痛的身体结构进行检查是必要的，但也要考虑神经根炎性病变或其他组织病变引起的牵涉痛，以及有上肢反射性交感神经萎缩症/慢性区域疼痛综合征风险的疾病。

当考虑到下肢疼痛时，让患者描述病史是有用的。让患者用手指向疼痛的区域效、展示引起疼痛的动作或阐述加重疼痛的工作或运动对鉴别诊断更有帮助。

九、预后

绝大多数下肢疼痛可以自行缓解，或停止刺激运动后痊愈。物理疗法对许多患者都有效，进行充分的热身和拉伸活动可以避免复发。虽然系统性疾病如血液高凝状态或炎症性疾病会显著影响预后，但永久性残疾是不常见的。

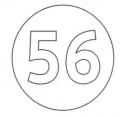

第56章
膝关节和小腿疼痛

Jane E. O'Rorke, MD, FACP, and Deborah L. Cardell, MD

膝关节疼痛

案例介绍1

一位42岁的男性来到你的办公室，要求对其右膝关节疼痛症状进行评估。主诉：1天前因膝关节疼痛和肿胀的影响而醒来，3天前帮助朋友清理了车库。

思考：

1. 是否有预警症状的特征？

2. 哪些问题可以帮助临床医生缩小鉴别诊断的范围？

3. 患者是否需要一名外科医生对症状进行紧急评估？

一、概述

膝关节疼痛是常见的，影响了10% ～ 15%的成年人。膝关节疼痛的患者占就诊人数的3% ～ 5%。在美国每年有33万个新患者就诊。最初疼痛的精确定位是作出诊断的关键。通过考虑局部解剖结构，可制定鉴别诊断策略。在大多数病例中，完整的病史和相关的体检能够帮助确定膝关节疼痛的原因（表56-1）。

表56-1 关键术语

关键术语	内容
塌陷	膝关节彻底的塌陷，常继发于股四头肌的疼痛或肌肉无力
积液	膝关节中液体积聚引起肿胀
失去控制	症状通常与韧带损伤相关。可能发生于正常行走过程中，也会发生于旋转运动，如快速变化方向的运动中，症状可能是最突出的。起因于一个骨骼结构以一种不正常的方式进行滑动
间歇性跛行	腿部疼痛、痉挛、时有灼热痛，通常在行走时出现症状，休息时症状消失
似然比（LR）	一项集成了灵敏度和特异度的试验（或临床表现），测试结果的大小将代表一种疾病的概率，提供了一个直接的确定方法
嵌顿	膝关节被卡住，通常在屈曲成45°时，并且患者在不以某种特定方式活动膝盖时，无法解除嵌顿
阴性预测值	当测试结果呈阴性时，个人不会受到状况影响的概率
优势比（OR）	在暴露组与未暴露组中，事件发生的可能性比率

续表

表56-1 关键术语	
关键术语	**内容**
阳性预测值	当测试结果观察呈阳性时，个人受到状况影响的概率
假性嵌顿	与关节炎一同发生，当关节滑过时，相邻的粗糙关节面瞬间的粘连所致

二、膝关节疼痛的原因（表56-2）

表56-2 原因及患病率	可能的原因	初级医疗中心患者的患病率
膝关节疼痛	未分类扭伤/扭伤	42%
	骨性关节炎	34%
	半月板撕裂	9%
	侧副韧带	7%
	十字韧带	4%
	痛风	2%
	骨折	1.2%
	类风湿关节炎	0.5%
	感染性关节炎	0.3%
	假性痛风	0.2%
疼痛的解剖部位		
膝关节前侧	髌股关节综合征	
	髌前滑囊炎	
	髌骨骨折	
	髌骨肌腱炎	
	股四头肌应变	
	骨性关节炎	
膝关节后侧	腘绳肌拉伤	
	囊炎（半膜、腘窝、腓肠肌）	
	夹层动脉瘤	
	贝克囊肿	
	深静脉血栓形成	
	腘动脉瘤	
膝关节内侧	骨性关节炎	
	内侧半月板撕裂	
	内侧副韧带扭伤	
	鹅状滑囊炎	
	断筋（半膜）应变	
	髌股关节综合征	
膝关节外侧	外侧半月板撕裂	

表56-2 原因及患病率	
	可能的原因	初级医疗中心患者的患病率
	外侧副韧带撕裂	
	髂胫束综合征	
	股二头肌应变	
	腓骨小头骨折 / 关节脱位	
临床症状		
膝关节松弛（屈曲失去控制）	前十字韧带撕裂	
	后十字韧带撕裂	
	外侧副韧带撕裂	
	内侧副韧带撕裂	
膝关节锁定或弹响	内侧半月板撕裂	
	外侧半月板撕裂	
急性肿大（损伤之后立刻出现）	前十字韧带撕裂	
	后十字韧带撕裂	
	髌骨骨折	
	胫股关节脱位	
延迟肿胀（损伤之后数小时后出现）	内侧半月板撕裂	
	外侧半月板撕裂	
没有已知创伤的肿胀	膝化脓性关节炎	
	急性痛风/假性痛风攻击	
	退行性半月板撕裂	
	淋球菌感染	

三、开始问诊

1. 以开放式的问题开始。

2. 进行病史问诊过程要有条不紊（表56-3）。

表56-3 问诊技巧	
问题	牢记
请告诉我你膝关节或小腿部位出现的症状	让患者用自己的语言描述症状
用手指指向疼痛区域	提示患者具体描述疼痛首次发作时的细节。如果症状是复发性的，则询问第一次发作时的情况
描述你第一次感受到这种疼痛时的情景，并详细描述当时在做什么	一定要坚持让患者用手指出疼痛区域 如果是整个区域的伤痛，让患者指到最初感觉疼痛区域
之前有过这方面的问题吗？	

四、问诊框架

1.对疼痛症状进行定位，分为膝关节前侧、后侧、内侧或外侧4个解剖部位。

2.如果有外伤，需要了解损伤机制有关详情。

3.采集疼痛相关属性时，应按照以下格式进行。

（1）位置：缩小鉴别诊断的基本问题。

（2）性质和严重程度：通过疼痛评分量表或日常活动中的功能性限制等方面进行评估（例如，"因为你的疼痛症状而使你不能做哪些事情？"）。

（3）时间：有激发事件吗？疼痛在数小时内发展迅速还是超过数周/数月的时间？疼痛是间歇性的吗？在一日中不同时间内疼痛症状有变化吗？

（4）加重疼痛的因素（如运动与休息）。

（5）减轻疼痛的因素（如非处方药物的治疗、处方药治疗、替代性治疗还是辅助性治疗）。

（6）伴随症状（如肿胀、僵硬或发热）。

五、找出预警症状

出现以下症状时，应考虑立即转诊至专科治疗（表56-4）。

表56-4　预警症状

症状	灵敏度（95%置信区间）	考虑
锁定		半月板撕裂
失去控制		韧带损伤造成关节不稳定
神经血管症状		神经或血液供应受损
严重的疼痛	85%（78%～90%）	化脓性关节炎
积液	78%（71%～85%）	
发热	57%（52%～62%）	

六、膝关节疼痛重点问诊

对于评估膝关节疼痛症状，封闭式问题是非常重要的（表56-5）。

表56-5　重点问诊

问题	ORILR（95%置信区间）	考虑
第一次感觉到疼痛症状时你在做什么		可能受到影响的解剖结构
曾经有过这样的疼痛症状吗？如果有的话，诊断结果是什么		复发性肌肉骨骼疾病

续表

表56-5 重点问诊

问题	ORILR（95%置信区间）	考虑
膝关节疼痛是突然发作的吗？		挫伤、骨折、韧带损伤、半月板撕裂、髌骨半脱位或脱位
膝关节疼痛是慢性的吗？		骨性关节炎、肿瘤、过度使用综合征（滑囊炎/肌腱炎）
在弯曲位置时，膝关节有锁定的情况吗？		半月板受伤
年龄＞40岁吗？	OR4.1（1.7～9.9），LR⁺2.0	
在创伤过程中有负重吗？	OR3.4（1.1～9.9），LR⁻0.4（0.2～0.9）	
行走时有敲击感吗？		
如果肿胀症状发生，是立即发生还是延迟发生		立即发作：韧带损伤 延迟发作：半月板损伤
膝关节存在扭曲性或旋转性创伤吗？	OR5.7（1.5～21.8）	韧带损伤
存在外力创伤吗？	OR4.1（0.8～20.9）	
膝关节存在变形吗？		
膝关节可以完全伸直吗？		
疼痛是可以由上楼梯，从坐姿变成站姿，或爬山等情况而加重吗？		髌股关节综合征
夜间或休息时有疼痛症状发生吗？		夜间痛提示疾病严重程度较高
为了治疗疼痛症状做了什么吗？		指出潜在的治疗方案
使用过处方药吗？		
使用过非处方药吗？		
使用过草药、药膏或替代疗法吗？		
使用过物理治疗吗？		
你进行体育运动吗？进行哪一项体育运动		如果进行体育运动，则更可能患有骨关节炎
你是一位伴随膝外侧疼痛的跑步或慢跑运动员吗？		考虑髂胫束综合征
膝关节曾经受过损伤吗？		伴随既往损伤，患有骨关节炎的可能性更大
你主要从事什么类型的工作		
在出现导致无法行动的膝关节疼痛发生之前，你做了什么活动		仔细评估膝关节疼痛对日常生活的影响程度
询问性生活史，特别是对没有创伤病史的年轻患者和有发热、轻微的关节肿胀患者		淋菌性关节炎

七、诊断流程

最重要的一步是排除化脓性关节炎，因为其可能会对生命或肢体造成潜在威胁。发红、发热、关节肿胀以及关节活动范围减小伴随的精细疼痛等症状具有提示性，但不是感染性关节诊断性的证据。除了感染，膝关节积液可能起因于痛风或假性痛风、炎症性关节炎、半月板或韧带撕裂。体格检查和关节穿刺对于确定诊断是必要的。

如果膝关节不发炎，则需要参考疼痛位置，以帮助缩小鉴别诊断的范围。骨关节炎的疼痛常会迁延多年，站立或行走会加剧症状，休息则会使症状得到缓解。此外，出现以下临床表现可能对于诊断会有帮助，诊断流程请参阅图56-1。

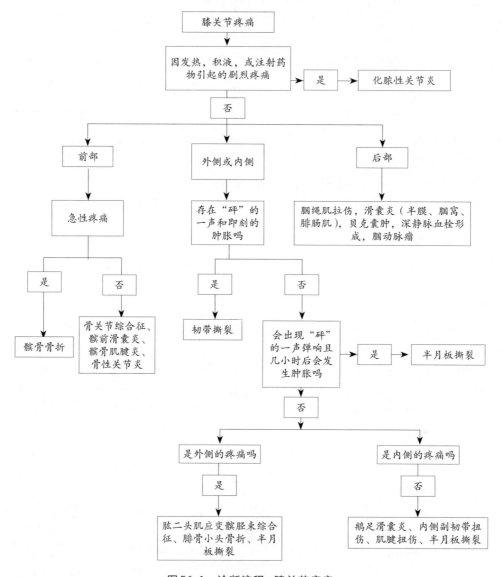

图56-1 诊断流程：膝关节疼痛

1.膝关节前侧疼痛

（1）髌骨骨折：膝关节前侧有外伤病史。

（2）髌股关节综合征：步行，上楼梯或爬山，或由坐姿转站姿引起疼痛加重。

（3）髌前滑囊炎：髌骨肿胀，长时间保持跪姿会引发症状，例如：瓦工或石匠。

（4）髌骨肌腱炎：髌骨上部或下部区域的疼痛，膝关节屈曲和伸直会加重症状。

2.膝关节外侧疼痛

（1）半月板撕裂：外伤史，发出"砰"的一声弹响，膝关节在受伤数小时后发生肿胀，也可见于患有骨关节炎并伴有间歇性或持续性肿胀且外侧疼痛的患者。

（2）髂胫束综合征：通常发生在跑步者和慢跑者中；在关节外侧远端压痛最明显。

（3）腓骨小头骨折：有腓骨创伤和疼痛的病史。

3.膝关节内侧疼痛

（1）半月板撕裂：外伤史，发出"砰"的一声弹响，膝关节在受伤数小时后发生肿胀，见于患有骨关节炎，伴有间歇性或持续性肿胀且外侧疼痛的患者。

（2）滑囊炎：夜间当患者双腿并拢侧卧时，疼痛加重。

4.膝关节后侧疼痛

（1）贝克囊肿：滑液积聚导致出现肿胀紧张感，屈曲减少。

（2）腿韧带拉伤：见于活动强度提高或最近开始一项新运动时。

（3）下肢深静脉血栓形成：在相应的下肢部位出现疼痛和肿胀。

八、注意事项

1.如有发热、温暖感、肿胀和疼痛等症状，提示可能患有化脓性关节炎。

2.骨性关节炎可表现为膝关节前侧、外侧或内侧广泛性疼痛。

3.患者主诉有急性膝关节疼痛症状，一定要询问清楚最近的发作情形（提示为一种慢性间歇性过程）。

4.让患者指出疼痛区域，以明确患者疼痛的具体部位。

5.向患者问询镇痛药物使用情况时，确定准确的使用剂量和用法。若通过患者描述，发现他们没有服用至治疗剂量时，或没有留出足够的时间让药发挥作用时，药物治疗是无效的。

6.患者偶尔会在跳舞等活动中遭受膝盖损伤，但不会意识到损伤。因此，关键是询问疼痛开始时，患者在做什么。

7.询问职业史、运动史、既往及现在的病情。

小腿疼痛

案例介绍2

一位45岁的女性患者因左小腿疼痛来就诊，疼痛已经持续3d，为持续性痛，不受活动影响。她曾试过热疗和对乙酰氨基酚治疗，但都没有效果。

思考：

1. 小腿疼痛的主要原因是什么？

2. 什么样的问题有助于区分各种原因？

一、概述

目前尚无研究评估小腿疼痛的各种病因的患病率。病史仍是确诊的关键因素。DVT和间歇性跛行属于严重原因，必须进行考虑。间歇性跛行的患病率取决于研究人群，但范围在3%～10%，在70岁或以上的患者中患病率急剧增加。跛行患者中，2%～4%需要进行截肢。在深静脉血栓形成的患者中，小腿疼痛患者的阳性似然比为1.1，阳性预测值为17。

二、小腿疼痛的原因（表56-6）

表56-6 鉴别诊断	
小腿疼痛	间歇性跛行
	DVT
	蜂窝织炎
	腘动脉压迫综合征（无动脉粥样硬化危险因素的年轻个体中）
	腓肠肌和比目鱼肌撕裂或挫伤
	远端夹层动脉瘤贝克囊肿
	软组织肉瘤

三、找出预警症状（表56-7）

表56-7 预警症状	
	如果存在，考虑
发热、小腿肿胀、呼吸急促、胸痛	DVT、肺栓塞
小腿皮肤发红、发热、肿胀	蜂窝织炎、DVT

四、重点问诊（表56-8）

表56-8 重点问诊

问题	OR（95%置信区间）	考虑
行走时疼痛吗？		间歇性跛行（在年长者中进行考虑）
休息时疼痛得到缓解吗？		
每次的疼痛发生都是在同样的间隔中吗？		
是单侧疼痛吗？		
你的大腿、臀部或髋关节部位有疼痛症状吗？		
你曾经有过溃疡未愈合吗？		
韦尔斯标准		
· 肢体瘫痪了吗？（+1分）		DVT
应用韦尔斯标准（分数范围从-2～9分）		
· 在过去的4周中，你是否卧床不起＞3d或进行了重大手术(+1分)	OR1.8（1.3～2.48）	高等风险：≥3分（DVT的概率为53%）
· 下肢部位有局部压痛吗？（+1分）		中等风险：1～2分（DVT的概率为22%）
· 你患过癌症吗？（+1分）	OR2.11（1.34～3.32）	低等风险：≤0分（DVT的概率为9%）
· 存在整个小腿肿胀吗？（+1分）		
· 你小腿肿胀程度是否＞3cm(+1分)		
· 有凹陷性水肿吗？（+1分）		
· 你曾经患有DVT吗？（+1分）		
· 有附带浅静脉吗？（+1分）		
· 更像是另一种诊断结果吗?（-2分）		
受过外伤吗？	OR1.72（1.18～2.5）	
有血栓的家族病史吗？		
口服避孕药吗？		
你是否为了健身而服用合成类固醇或荷尔蒙？		
小腿疼痛发作之前，你的膝关节后部有肿胀感觉吗？	OR1.72（1.18～2.5）	贝克囊肿
你有膝关节骨性关节炎吗？		
你小腿受过伤吗？		腓肠肌或比目鱼肌挫伤或撕裂
你做运动吗？		
疼痛开始时，你是正在做活动吗？		

五、诊断流程

小腿疼痛诊断流程参见图56-2。

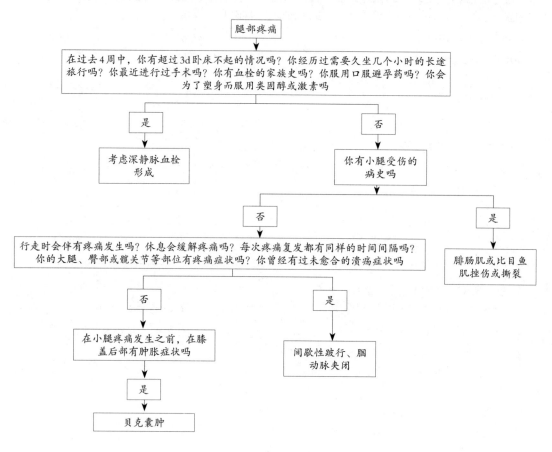

图56-2　诊断流程：腿部疼痛

六、预后

大多数膝关节和小腿病理性症状可通过完整的病史和体格检查进行诊断。如果最初的诊断是正确的，马上就可以开始治疗。虽然肌肉骨骼问题往往需要数周到数月才能缓解，但是很多问题都会通过非手术治疗得到解决。

七、注意事项

小腿疼痛患者中，一定要考虑DVT，尤其是单侧肢体疼痛时。韦尔斯标准（临床预测规则）有助于识别DVT预测概率低的患者，特异度或确定诊断的能力有限。低风险类别患者DVT的阴性预测值为96%（范围为87%～100%）。在基层医疗机构中可能无法执行，因为其中包括许多的老年患者，以及曾经患有DVT或合并多种并发症的患者。体格检查对确定患者是否患有DVT的作用有限。通常通过多普勒超声诊断进行诊断。

第57章

足部和踝部疼痛

Deborah L. Cardell, MD, and Jane E. O'Rorke, MD, FACP

案例介绍

一位63岁的男性患者因踝关节疼痛持续2h来到诊所，原因是由于在路边踩空而扭伤了脚踝。

思考：在确定踝关节疼痛的病因时，病史的哪些方面将提供帮助？

一、概述

在门诊中，踝关节疼痛占肌肉骨骼疾病的20%。足部和踝关节疼痛的原因包括创伤、炎症性关节炎、扭伤、鞋的问题，也可为全身性疾病的局部表现。病史对于确定诊断是至关重要的。

在不穿鞋的人群中，足部问题很罕见。女性比男性更容易有足部问题，女性患病率为男性的9倍。慢性足部疼痛（持续＞2周）比急性足痛更为常见（持续＜2周）。

在美国，每年有5万～10万人会发生足部和踝部受伤，85%是扭伤。21～30岁的成年人发病风险最高（表57-1）。

表57-1 关键术语

关键术语	内容
踝关节	由跟骨、距骨、胫骨和腓骨组成的关节
关节炎	关节炎的特点是肿胀、发热、红肿、疼痛和运动受限
拇囊炎	骨突出和踇趾及第一跖趾关节之间的角度异常
胼胝	在某一些身体部位，受到压力或摩擦而引起的皮肤变硬或增厚
鸡眼	足趾之上或之间的一个区域的皮肤变硬或增厚
三角肌韧带	踝关节内侧三角形韧带，连接胫骨与舟状骨、跟骨和距骨
外翻	踝关节向外转动；足底朝向内侧
足前部	包括足趾和跖骨远端
足后部	包括整个足跟
反转	踝关节向内转动；足底朝向外侧
外踝	腓骨和距骨组成的关节
内踝	胫骨和距骨组成的关节

续表

表57-1 关键术语	
关键术语	**内容**
足中部	跖骨远端和跟骨起始之间的区域
弓形足	足部高高耸起
扁平足	足部扁平
足痛风	影响跖趾关节的的痛风
内旋	足部向外转动，足外侧边缘处于高位
扭伤	由突然拉伸引起的韧带损伤
旋后	足部向内转动，足内侧边缘处于高位
踝管	由屈肌支持带组成

二、病因

1. 足部疼痛

意大利的一项涉及459人的研究中，21.8%站立时有足部疼痛，9.6%休息时有疼痛。最常见的体检发现病因包括鸡眼/胼胝胀（64.8%）、肥厚型指甲（29.6%）、蹈趾畸形（21.2%）、动脉脉冲缺失（15.9%）。女性健康和衰老有关的研究报告指出，32%的残疾女性有中度至严重的足部疼痛症状，手部和足部的肥胖和骨关节炎比较常见。最终，确定足部疼痛的原因取决于疼痛的位置和持续时间。

2. 踝关节疼痛

关于踝关节疼痛的原因尚未进行深入的研究。大多数踝关节疼痛起因于踝关节外侧韧带损伤。重要的是应确定疼痛的位置，以帮助确诊（图57-1，表57-2）。

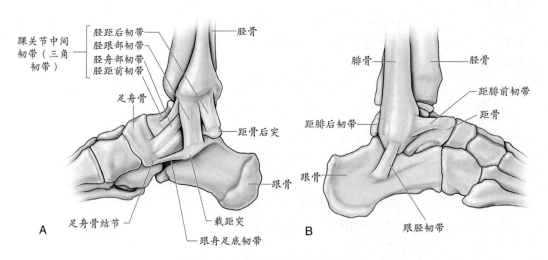

图57-1　右脚踝的内侧和外侧解剖

续表

表57-2 鉴别诊断	
踝关节疼痛	
踝关节外侧疼痛	前距腓韧带扭伤是最常见的，85%的扭伤累及外侧韧带
	远端腓骨骨折
	慢性踝关节不稳
	腓骨肌腱炎
踝关节内侧疼痛	三角肌韧带扭伤；15%的扭伤是由于内侧韧带联合扭伤
	胫后肌腱炎
	踝管综合征
	胫骨远端骨折
踝关节后侧疼痛	跟腱炎、Haglund畸形
	跟腱断裂
	跟骨后滑囊炎
	前跟腱滑囊炎
慢性踝关节疼痛	关节炎：类风湿关节炎、痛风、假性痛风及反应性关节炎
足部疼痛	影响39.5%的50岁以上成年人
足前部疼痛	对784名在社区居住的老年人进行研究，显示踇趾囊肿的患病率为37.4%，锤状趾的患病率为8.7%，爪形趾的患病率为34.5%
	嵌甲
	跖骨痛
	叉趾听神经瘤：莫顿神经瘤
	踇趾僵硬
	籽骨炎
	小趾囊肿
	胼胝
	鸡眼
	疣
	跖骨应力性骨折
足中部疼痛	骨性关节炎
	中足跖筋膜炎
	足底纤维瘤
	踝管综合征
	扁平足
	弓形足
足后部疼痛	
足跟前部或足弓疼痛	足底筋膜炎（在社区居住的老年人中患病率为6.9%）；疼痛通常在早上第一步行走时加重
足跟后部疼痛	跟腱炎、Haglund畸形
	跟骨后滑囊炎
	前跟腱滑囊炎
	跟腱断裂
足跟疼痛	跟骨骨折
跖面疼痛	跖疣

三、问诊框架（表57-3）

使用开放式问题问诊。

1. 能告诉我疼痛的性质吗？

2. 创伤是怎么发生的？

3. 疼痛是什么时候开始的？

4. 你做了什么事情会使疼痛的感觉好转？

5. 自从疼痛开始发生之后，发生了什么事情吗？

表57-3 问诊框架

开放式问题	有效问诊的技巧
请告诉我你的足部或踝关节疼痛的问题	让患者用自己的语言描述
请指出疼痛最严重的区域，指出第一次出现疼痛的部位	让患者回忆疼痛首次发作的具体细节。如果反复发作，询问第一次发作的情形
描述第一次出现这种疼痛时的情形，当时你正在做什么	当让患者指出疼痛区域时。如果整个区域疼痛，则让他们指出最初感觉疼痛的地方
曾经有过这样的疼痛症状吗？如果有，你进行了什么治疗	

四、找出预警症状

既往有关节置换术史或有关节僵硬症状的患者，化脓性关节炎的风险增加（特别是存在全身症状的情形下）（表57-4）。

表57-4 预警症状

症状	严重原因	良性原因
发热、溃疡或皮肤发红（有温暖感）	蜂窝织炎 化脓性关节炎	
导致无法负重的创伤病史	骨折	骨挫伤 扭伤
负重增加引起的疼痛，近期活动增加引起的肿胀	应力性骨折	足底筋膜炎
踝关节常向内翻或向外翻	韧带不稳定 胫后功能障碍	踝关节周围肌肉无力
踝关节内侧向前至内踝存在疼痛	三角肌韧带扭伤	无引起踝关节不稳定的外伤
位于踝关节上方的腿下部的前部疼痛	足踝（胫腓联合）高位扭伤	无引起踝关节不稳定的扭伤
受伤后即刻无法行走或最初评估过程中，不能步行超过四步	踝关节骨折	单纯扭伤
足部麻木、无力	伴有神经损害的骨折	
足踝背面感觉被击中或被踢打，有时伴有"砰"的一声	跟腱断裂	跟腱挫伤

五、重点问诊

1.以遵循症状特性的形式进行提问。

（1）疼痛位置在哪里（确定位置有助于缩小鉴别诊断的范围）？

（2）疼痛感是什么样的（如灼烧感、锐痛）？

（3）疼痛的严重程度如何？如果疼痛范围为 0～10，你能对疼痛症状进行评分吗？在白天不同时间，或者从事不同活动，疼痛感会有什么不同吗？

（4）疼痛是在数小时内迅速发展还是不知不觉间发展的（数周或数月）？疼痛是间歇性的还是持续性的？

（5）哪些因素会加重疼痛症状？

（6）哪些因素会缓解疼痛症状（如非处方药、处方药、替代性和互补性药物或治疗方法、体位改变）？

（7）你有肿胀、僵硬或发热等其他相关症状吗？

2.职业史和运动史可以帮助寻找病因。

（1）你现在在做什么工作？你过去做过什么工作？

（2）你做哪些运动？你过去做过哪些运动？

3.在评估疼痛严重程度中，功能限制的评估非常重要。

（1）有哪些你现在不能做的活动，但是在疼痛症状出现之前是可以做的？

（2）疼痛发作时会导致你那些活动停止？

（3）你日常生活可以自理吗，如穿衣、洗澡及购物（表 57-5）？

表 57-5　重点问诊

问题	考虑
足部	
你自己穿鞋有问题吗？	足部畸形，包括腱鞘囊肿、足底纤维瘤
你的鞋子磨跛趾吗？	跛外翻
你的鞋子磨其他脚趾吗？	第一跖趾关节外膜滑囊炎
	锤状趾、鸡眼
一床单的重量就能引起足趾疼痛吗？	痛风
你的足趾有麻木感吗？	莫顿神经瘤、糖尿病神经病变
你的足趾之间有疼痛感吗？	鸡眼
鞋子挤脚会引起足趾刺痛吗？	踝管
你患有糖尿病吗？	糖尿病足
	夏科足
有夜间痛吗？	糖尿病足
	夏科足
疼痛症状有灼烧感吗？	糖尿病足
	夏科足

续表

表57-5 重点问诊	
问题	**考虑**
疼痛症状有刺痛感吗?	糖尿病足 夏科足
你有渐进式残疾症状吗?	糖尿病足 夏科足
你足跟部位的疼痛是在你迈出第一步的时候最严重吗?	足底筋膜炎
不负重时疼痛症状会改善吗?	骨折
你的足底部位有刺痛感和灼烧感吗?	踝管综合征
踝关节	
踝关节有扭曲或旋转吗?你有用足外侧面先着地吗?	踝关节扭伤 骨折
你的足跟部有肿块吗?	前跟腱滑囊炎
你在爬楼梯时,足踝后面痛吗?	前跟腱滑囊炎
你的足踝后部周围有肿胀症状吗?你的鞋摩脚吗?	前跟腱滑囊炎
你进行体育活动吗?跳过舞吗?	踝关节不稳定 骨性关节炎
你的足踝既往受过伤吗?	慢性踝关节不稳定、关节炎

六、诊断流程

足部疼痛和踝关节疼痛的诊断流程图,分别参见章末图57-2和图57-3。

七、注意事项

1.即使患者报告为急性疼痛,也需要询问前几次发作的情况,因为这些信息可能提示存在一个长期间歇性疼痛。

2.鼓励患者用手指出疼痛位置。

3.向患者问询镇痛药物使用情况时,确定准确的使用剂量和用法。当患者尚未以治疗剂量服用或没有为药物发挥作用留出足够的时间时,患者可能会报告药物无效。

4.患者偶尔会有足部或踝关节创伤,但未意识到其相关性,如跳舞。因此,需要确定疼痛开始时患者在做什么。

5.采集完整的职业史和体育运动史。

6.踝关节炎可能会引起足踝任何部分的疼痛。

7.跟后滑囊炎可以引起足踝或足跟疼痛。

八、预后

大多数足部和踝关节疾病可以通过完整的病史和体检结果进行诊断。尽管肌肉骨骼问题往往需要数周时间才能得到解决,但是很多患者可以通过非手术治疗得到改善。

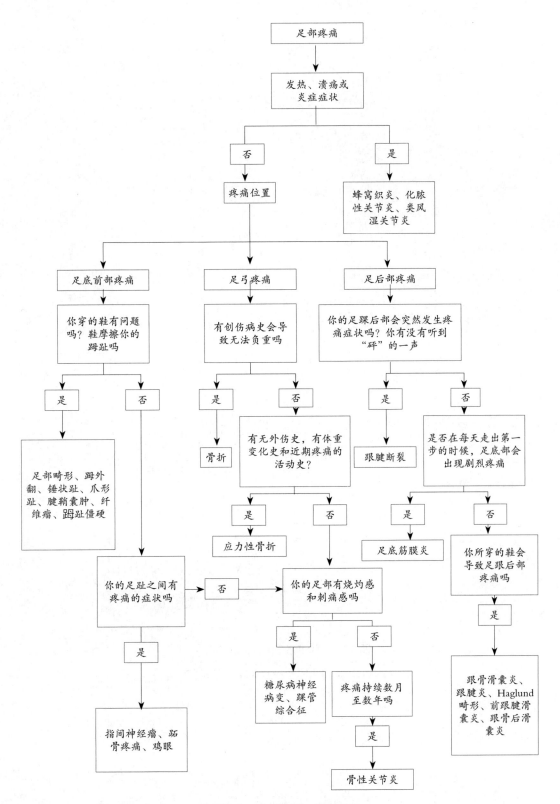

图57-2　诊断流程：足部疼痛

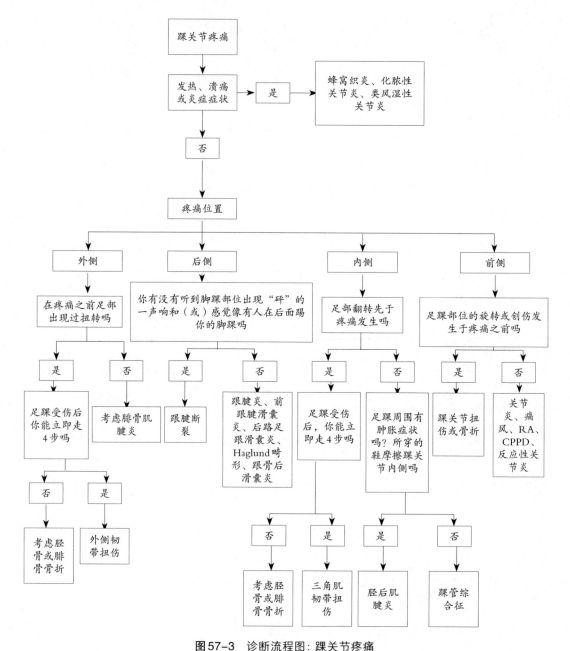

图57-3 诊断流程图: 踝关节疼痛

注: CPPD, 焦磷酸钙沉积病; RA, 类风湿关节炎。

第十一部分

神经系统

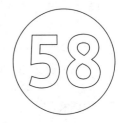

第58章
意识障碍

Daniel Press, MD, and Michael Ronthal, MD

案例介绍

患者，男性，70岁，与女儿住在一起。晚上女儿发现患者在厨房里走动，厨具杂乱。患者无法解释清楚他在做什么，患者女儿很担心，因为患者表现出了明显变化。因此，女儿带他就医，以便进行即时评估。

思考：

1.还需要询问哪些问题，以确定患者精神状态发生变化的原因？

2.引起突发性意识障碍的原因有哪些？

3.需要立即考虑哪些威胁生命的疾病？

4.如何根据患者的病史资料，确定患者的症状是发生在既往认知功能正常的基础上，还是既往潜在认知功能障碍的基础上？

一、概述

意识障碍是指注意力受损，特点是无法维持连贯的思维或者行动。"急性意识障碍状态"是一种长期的意识障碍，与"谵妄"同义。急性意识障碍状态通常起病急骤，精神状态在觉醒及过度警觉与意识模糊之间波动。意识水平改变是常见的，如果根本原因没有找到，病情未得到逆转，可以进展为昏迷或深昏迷。向意识障碍患者直接采集病史是很具有挑战性的，因为患者本身注意力不集中。发生意识障碍时，其能够报告症状的器官系统（中枢神经系统）本身功能失调。出于这个原因，大部分病史信息必须通过照顾者以及家庭成员来描述。尽管意识障碍增加了获取准确的病史信息的难度，但是病史资料在确定正确诊断时往往是至关重要的。

痴呆是一种慢性进行性认知功能丧失，日常功能受损，当大脑受到相对轻微的毒性损害或代谢紊乱时，便容易进入意识障碍状态。诊断面临的主要挑战是，确定精神状态改变是完全由急性病症引起的还是由潜在的痴呆所诱发的。在高达40%～60%的患者中没有诊断出谵妄，谵妄是预后较差的标志，并且再入院率和30d病死率更高，特别是在不及时治疗的情况下。高达20%的老年住院患者会出现意识障碍，在入院无意识障碍的患者中，25%～50%的患者在住院期间也会出现意识障碍。无论原因是什么，谵妄的出现均提示预后较差。在不同的情况下（如在住院与非住院时），谵妄的原因也会不同（表58-1）。

表58-1 关键术语	
关键术语	**内容**
谵妄／急性意识障碍／弥漫性脑病	指注意力急性损害或者思维杂乱，病程波动，意识水平改变
痴呆	慢性进行性退变性疾病，影响记忆、行为及认知功能
注意力	对特定的刺激进行关注的能力，并且当出现其他突出的刺激时，能够转移至新的刺激
警觉	对外界刺激处于觉醒或者有反应的意识水平
连贯性	在一定时间内维持选择性注意力的能力
扑翼样震颤	四肢难以保持持续性随意性张力，导致非常短暂的张力丧失
脑膜刺激症	颈部僵硬以及颈部屈伸时伴有疼痛，是脑膜炎的体征

二、病因

意识障碍的病因根据患者是在社区出现症状还是在因病住院时出现症状而有所不同。住院后出现意识障碍的患者通常有易感因素。严重疾病可能会导致易感性低的患者出现意识障碍，严重程度较轻的疾病可以在有多重危险因素的患者身上触发意识障碍（表58-2）。社区内引起意识障碍的潜在原因可分为3类：①中枢神经系统的主要疾病（如癫痫发作、脑卒中或脊髓膜炎）；②全身性代谢性疾病导致中枢神经系统功能受损（器官衰竭），导致内源性毒素产生；③外源性毒素的产生，如全身性感染、药物或毒物（表58-3）。

表58-2 住院患者意识障碍的危险因素（Inouye及Charpentier,1996年）	
风险因素	**相对危险度**
使用物理约束	4.4（2.5～7.9）
营养不良	4.0（2.2～7.4）
添加药物＞3种	2.9（1.6～5.4）
使用导尿管	2.4（1.2～4.7）
任何医源性事件	1.9（1.1～3.2）

表58-3 鉴别诊断[a]	
	比例[b]
原发性中枢神经系统疾病	35%
脑膜炎／脑炎	
脑卒中（主要是右半球、额叶、顶叶或者枕叶）	
癫痫发作（发作后状态或者部分性发作）	
头部外伤	

续表

表58-3　鉴别诊断[a]	
	比例[b]
继发性中枢神经系统疾病	60%
感染，尤其是泌尿系感染、肺炎或败血症	5%
缺氧	25%
灌注不足（例如：充血性心力衰竭、休克）	5%
低血糖症	5%
肾衰竭	5%
肝衰竭	
毒素（一氧化碳、重金属）	
药物	5%
乙醇（中毒或者撤退性）	3%
麻醉性镇痛药	
阿片类药物	
苯丙胺	
抗胆碱能药物（尤其是苯海拉明）	
药物戒断综合征	

注：a 因"谵妄"就诊急诊科的老年患者的原因，b 空格提示比例未知。

三、开始问诊

1.患者传达很多信息的可能性不大，但是临床医生应该问诊焦点问题，包括询问头痛、近期药物使用情况以及有无发热症状。

2.如果没有人陪同患者前来就诊，应尽力与患者的照顾者联系。可能需要进行一些查探性工作，但却是非常重要的。

3.确定患者的药物使用情况，以及用药情况是否出现变化，这可能需要与患者买药的药房联系或者要求患者的家属将患者所有药瓶带来。

4.在年轻患者中，考虑毒品滥用以及戒断状态的急性效应。

四、问诊框架

问诊的目标是确定引起急性意识障碍的原因以及任何基线水平危险因素的存在（例如：痴呆或者营养不良）。

1.询问意识障碍发作的时间

（1）上次发作情况。

（2）突然发病。

（3）任何基线认知功能障碍。

（4）任何癫痫发作史。

2.询问伴随症状

（1）发热。

（2）气短。

（3）头痛。

（4）肢体活动异常。

3.问诊相关药物的使用情况

（1）药物治疗方案的近期变化。

（2）药物滥用或者镇痛药物的使用。

（3）近期毒品戒断情况。

五、找出预警症状

谵妄通常反映严重的中枢神经系统功能障碍，尤其是急性发作时。谵妄是一种常见的危及生命疾病的表现，包括蛛网膜下腔出血、脑膜炎、颅内肿物导致的颅内压增高。通常需要一系列的检查来确定原因，某些症状会提示应优先进行哪些检查（表58-4）。

表58-4　严重疾病

预警症状	严重原因	良性原因
发热或者体温过低	脑膜炎 败血症	泌尿系统感染 上呼吸道感染
肢体活动异常或者癫痫病史	癫痫发作（癫痫持续状态）或发作后状态	肌阵挛或者代谢障碍导致的扑翼样震颤
头痛	脑卒中 脑膜炎 颅内肿物/创伤	镇痛药使用过量导致的意识障碍
气短	缺氧（充血性心力衰竭、肺炎）	泌尿系感染
出汗、震颤	低血糖	发热
偏盲（对一侧空间无注意力）或视野缺损	脑卒中	青光眼 黄斑变性
共济失调、眼球震颤	韦尼克脑病	乙醇中毒、药物中毒

六、重点问诊

在患者以及照顾者用自己的语言讲述病情，并考虑可能的预警症状后，以下的问题有助于缩小诊断的范围（表58-5）。

表 58-5　重点问诊

问题[a]	考虑
你有以下情况吗?	
· 癫痫病史	发作后状态
	非抽搐性癫痫持续状态
· 排尿疼痛或者近期插导尿管情况	泌尿系感染
	泌尿道败血症
· 气短症状	充血性心力衰竭
	肺炎
	术后患者肺栓塞
· 需要胰岛素治疗的糖尿病史	低血糖
· 肝病史	肝性脑病
· 头痛症状	脑膜炎
	脑卒中
	蛛网膜下腔出血或硬膜下出血
最近服用过安眠药吗?	抗胆碱能药或镇静药的毒性作用
近期有摔伤史吗?	无人目击的头部外伤
此前有过记忆问题吗?	潜在的痴呆
性质	
意识障碍主要表现为记忆问题吗?	痴呆
患者注意力不佳,特别是有波动性	谵妄（续表）
起病方式与病程	
发生:	
· 突发（数秒）	癫痫发作
	脑卒中
	蛛网膜下腔出血
· 数分钟到数小时	药物诱发
	缺氧
	低血糖
· 数小时到数天	感染
	肾衰竭
	肝衰竭
· 数月内逐渐进展	痴呆
伴随症状	
你有以下情况吗?	
· 意识水平改变	任何原因引起的谵妄
· 过度警觉	毒品或者酒精戒断
	韦尼克脑病
· 气短	充血性心力衰竭
	心肌梗死
	肺栓塞

续表

表58-5　重点问诊	
问题[a]	考虑
·头痛	蛛网膜下腔出血 颅内肿物 脑膜炎
·视物模糊	海绵窦疾病 垂体卒中
·视物模糊（双侧）	顶叶或者枕叶脑卒中或者肿物 高血压脑病
·颈部僵硬	脑膜炎（细菌、病毒、肿瘤或无菌性）
·眩晕	小脑或脑干病变
·黄疸	肝性脑病
·排尿困难或无尿	泌尿系统感染 肾盂肾炎 尿毒症性脑病
影响因素	
症状在夜间加重吗？	日落现象（可能是由于谵妄或者潜在的痴呆）
数秒后有迅速改善吗？	晕厥后（参见第29章）
数分钟到数小时后是否有改善	发作后状态
站立时症状加重吗？	低灌注状态
有癫痫病史吗？	非抽搐性癫痫持续状态

注：a 向患者及照顾者询问。

七、诊断流程

意识障碍的诊断流程取决于3个因素：

- 起病方式与病程。
- 存在局灶性神经系统症状。
- 患者的年龄。

数小时至数天急性发作提示谵妄，而数月内渐进性认知功能障碍提示潜在存在痴呆。如果是急性发病，在未治疗的情况下，迅速查找可能危及生命的可逆性疾病。局灶性症状（视觉变化、头痛、局灶无力或者麻木症状）提示原发性中枢神经系统疾病，中枢性原因包括中枢神经系统感染（脑膜炎、脓肿），脑卒中（缺血性或出血性），占位性病变（肿瘤）或癫痫发作（发作后状态）。如果谵妄无局灶性体征或症状，患者的年龄有助于确定可能的病因。

在病因为局灶性中枢神经系统病变的年轻患者中，需考虑药物使用情况或停药反应，无人目击的头部外伤和癫痫发作。中老年人出现谵妄，可能的原因包括全身性感染（泌尿系统感染、肺炎），药物作用（尤其是阿片类药物和抗胆碱能药物），缺氧，灌注不足，以及代谢紊乱（肾衰竭、肝衰竭）。对于住院患者，问诊应集中于谵妄的病因及诱发因素（参见重点问诊）。

许多伴随疾病需要特别关注。

1. 癫痫：意识障碍最常见的原因是癫痫发作，但意识障碍突然加重或呈波动性变化，提示癫痫持续发作或非惊厥性癫痫持续性发作。

2. 糖尿病：低血糖和高血糖（酸中毒或高渗状态）可能会导致意识障碍。在糖尿病患者，意识障碍也可以由脑缺血（脑卒中）或冠状动脉缺血（心肌梗死）引起。

3. 肝硬化：意识障碍可能是肝硬化恶化的一个体征，但也可能提示存在上消化道胃底静脉曲张破裂出血（导致脑血流灌注不足或肝性脑病）。由于存在药物性肝损伤，药源性谵妄在肝硬化患者中更为常见。

4. 帕金森病：在老年患者中，除了常见原因以外，抗胆碱能药物和多巴胺受体激动药也可能会引起意识障碍。

5. 癌症：癌症可能会通过直接损伤大脑的机制（转移、癌性脑膜炎），间接机制（药物作用、副肿瘤状态），以及全身性机制（高钙血症、低钠血症、肝转移引起肝性脑病、阻塞性尿路病变引起尿毒症性脑病）引起意识障碍。

6. HIV 感染/获得性免疫缺陷综合征（acquired immunodeficiency syndrome, AIDS）：HIV 可以通过中枢神经系统感染（弓形虫病、隐球菌性脑膜炎、进行性多灶性白质脑病）和直接损伤（HIV 痴呆症）导致意识障碍。药物大量使用也容易导致意识障碍。

7. 术后患者：如果术后患者从手术中醒来后立即出现意识障碍，需考虑术中的事件（如全脑缺氧/低灌注或者局灶性脑缺血）。住院患者手术后 1～3d 出现意识障碍，需考虑缺氧（肺炎或者肺栓塞）、药物撤退性反应和其他原因。

意识障碍诊断流程图见图 58-1。

八、注意事项

1. 意识障碍患者沟通能力和提供病史的能力可能呈显著波动性。必须向照顾者了解病史资料，有疑问时，可以在不同的时间段对患者进行问诊。

2. 对于表现出"痴呆"的患者，不应想当然地认为这种意识障碍是长期存在的。应假设这是可治疗的意识障碍，即使对慢性认知功能障碍的患者。

3. 谵妄和痴呆常同时存在。在患者谵妄的情况下，确定患者是否存在潜在的痴呆是很有挑战性的。在意识障碍的原因得到治疗后应进行适当的测试和干预措施。

九、预后

高达 80% 的谵妄患者症状可以持续 6 个月甚至更长时间。住院期间出现谵妄症状的患者可能需要更为长期的住院治疗，43% 的患者会在医院居住达 6 个月。住院的谵妄患者1个月内死亡率为14%，显著高于对照组，即使算上并发症。谵妄患者1年内死亡率是39%，是同龄对照组的2倍。虽然谵妄症状常常是完全可逆的，但是谵妄症状往往提示更严重的慢性认知功能障碍。有潜在痴呆的患者，谵妄症状提示病程进展更为迅速。

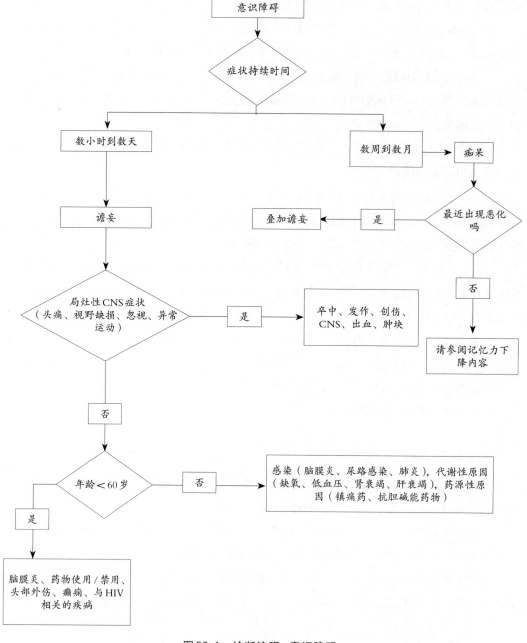

图58-1　诊断流程：意识障碍

注：CNS，中枢神经系统；HIV，人免疫缺陷病毒。

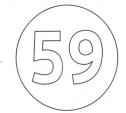
第59章
记忆力减退

Calvin H. Hirsch, MD

案例介绍

患者，男性，74岁，退休的汽车修理工，由妻子和女儿陪同来到诊室就诊，患者家属对他的行为很担心。患者现在变得更加易激惹，大部分时间在看电视，而不是走出去到他的店里摆弄旧的割草机，患者以前修理并销售割草机。患者也开始指责他的妻子和女儿偷窃或隐藏自己的钱包和钥匙，而患者的妻子最终在家里的某个地方发现了钱包和钥匙。患者仍会驾驶汽车到市中心，但是妻子不喜欢与患者一起乘车，因为当她告诉患者走错了方向时，他会生气。当你问患者的记忆力怎么样时，患者的女儿称患者记忆力似乎仍然很好，"因为他能记得很久以前的事件，好像是昨天发生的一样"。患者对此表示同意："我觉得我的记忆力在同龄人中是很好的。"

思考：

1. 你应该问哪些问题，以更好地了解该患者的行为变化？

2. 需要获取哪些其他重要的既往病史、社会史及家族史？

3. 上述良好的长期记忆能否排除痴呆的诊断？

4. 情绪变化与记忆力减退之间的关系是什么？

一、概述

虽然随着年龄的增长，回忆和认知处理的速度会出现轻度下降，但是出现记忆大量丧失则是异常表现，反映了患者存在潜在的病变。虽然记忆力减退是早期阿尔茨海默病最突出的特征性表现，但是有观察者指出其他认知功能方面受损、性格改变或者行为障碍的症状也可能是痴呆症最早的症状。60岁以上的人群中，每增加5岁，阿尔茨海默病的患病率大致增加一倍，60岁时患病率为1%，85岁时患病率上升至25% ～ 30%。近2/3的75岁以上的痴呆症患者将患上阿尔茨海默病（表59-1）。

表59-1　关键术语

术语	同义词	定义
痴呆	陈旧 衰老 器质性脑综合征	与以前的心智功能相比，现在的心智功能状态出现下降，会干扰社会或职业活动。痴呆症会累及记忆力且至少包括一个以下症状：①失语（语言障碍）；②执行功能（如组织能力，抽象能力，判断能力）受损；③失用症（在运动功能完好的情况下，执行熟悉运动任务的能力受损）；④失认证（尽管感觉功能完整，但不能识别熟悉的物体或物质，如不能识别咖啡的气味）

续表

表59-1	关键术语	
术语	**同义词**	**定义**
轻度认知功能障碍	认知功能障碍（非痴呆型）	与以前的心智功能相比，现在的心智功能状态出现下降，但是并未影响或者轻微影响日常活动。轻度认知功能损害是一种正常现象且与年龄相关，是记忆障碍与痴呆之间的过渡状态。存在多重定义。轻度认知功能障碍最常见的分类为遗忘性（记忆障碍的主观或者客观证据）或者非遗忘性（记忆豁免），遗忘性和非遗忘性轻度认知功能障碍可进一步细分为累及单个或多个认知领域的功能障碍
谵妄	急性意识障碍状态	全脑认知功能障碍急性发作的状态，呈波动过程，短期记忆障碍，注意力不集中，思维错乱或者意识水平改变。常见于精神疾病患者

二、病因

痴呆症诊断标准的准确性和可靠性标准各不相同，取决于痴呆的类型。对于阿尔茨海默症来说，神经和交际性疾病及脑卒中国立研究所／阿尔茨海默症及相关疾病协会（National Institute of Neurologic and Communicative Disorders and Stroke/Alzheimer's Disease and Related Disorders Association, NINCDS/ADRDA）制定的标准，使得目前临床专家作出诊断的准确率达到85%。目前用于诊断血管性痴呆的常用的标准准确率为60%～70%（表59-2）。

表59-2	引起记忆力减退的主要原因		
类型	**65岁以上的人群患病率[a, b]**	**相对分布[b]**	**定义**
轻度认知功能障碍	2%～9%（>75岁）		参见关键术语表。根据不同定义，每年5%～16%的患者会发展为痴呆
阿尔茨海默病	4.4%	45%～54%	阿尔茨海默病起病隐匿，稳步进展，且无局灶性神经系统症状或者其他可识别的原因。尸检结果显示特征性皮质变性伴有淀粉样蛋白斑块和神经原纤维缠结
血管性痴呆	1.6%	12%～24%	痴呆与脑卒中或者慢性脑缺血有关。典型的血管性痴呆呈阶梯性进展，但也可能呈稳步渐进的方式。血管性痴呆可能很难与阿尔茨海默病鉴别。在早期阶段，皮质下征象（如抑郁症、细微步态障碍）和语言方面的障碍往往比记忆障碍更严重，而早期阿尔茨海默病的记忆力障碍通常更严重
混合性痴呆		22%～28%	阿尔茨海默病与血管性痴呆并存

续表

表59-2 引起记忆力减退的主要原因

类型	65岁以上的人群患病率[a, b]	相对分布[b]	定义
帕金森病	1%	不适用	30%的帕金森病晚期患者会有痴呆症。两个非常罕见的锥体外系疾病，皮质基底节变性及进行性核上性麻痹，会导致帕金森综合征及其他神经系统异常。皮质基底节变性的早期阶段即出现痴呆，而在进行性核上性麻痹中期会出现痴呆
弥漫性路易体病	不适用	5%	早期痴呆症与帕金森病共存。与帕金森病不同，是弥漫性路易体病的痴呆症状早于锥体外系症状出现，或者在锥体外系症状出现后12个月内出现。认知功能障碍常呈波动过程，精神症状（通常是视幻觉）在疾病的早期阶段即出现
额颞叶痴呆	不适用	4%	进展性痴呆、疾病早期阶段性格改变（如冷漠、忽视自我、持续言语、口部过度活动）及语言功能障碍通常重于记忆力减退

注：a在60岁以上人群，除非特殊说明，b空格提示患病率未知或者分布情况未知。

三、开始问诊

重点是筛查。

临床医生往往无法在早期发现痴呆，部分原因是患者通常否认有记忆障碍或其他认知功能障碍，部分原因是社交技能保存完好，可能会掩盖这些缺陷。在无记忆力减退的情况下，75～81岁的患者应大约每3年进行一次认知功能障碍筛查，81岁之后应每隔一年进行一次筛查。使用最广泛的筛查工具是Folstein微型精神状态检查量表（mini-mental stateexamination, MMSE）。然而，微型精神状态检查量表不包括执行功能的检查（推理、判断、组织和计划），并且对早期的功能损害灵敏度差。省时微型精神状态检查量表的的替代方案是（简易智力状态评估量表）Mini-Cog，具有相当的敏感性和特异度。Mini-Cog内容包括在3min回忆3个不相关的物品（如棒球、一分钱、椅子），绘制一个时钟，并写进所有的数字，按要求用指针指出时间（图59-1）。画钟测试的内容有视觉空间技能和执行功能方面。如果患者不能回忆出3个项目中的2个或绘制出异常的时钟均提示认知功能障碍。蒙特利尔认知评估（Montreal Cognitive Assessment, MOCA）在互联网上免费提供，测试执行功能，并具有比MMSE更广泛的记忆力测试套餐，使其更适合作为MCI和早期痴呆症的筛查工具，尤其是与来自家属的病史资料或有知识的线人提供的信息相配合时。系统性工具收集了这些信息，如老年人认知功能下降咨询问卷（informant questionnaire for cognitive decline in the elderly, IQCODE），可以提高诊断痴呆症的灵敏度（表59-3）。

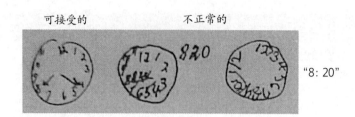

可接受的　　　　　　不正常的

"8：20"

图 59-1　绘制时钟，检测正常与否

表59-3　老年人认知功能下降咨询问卷	
问题[a]	牢记
你有时记不住事情或者难以找到合适的词汇吗？	如果提供信息的人在场，需要让患者回避，再直接问诊提供信息的人
你完成熟悉任务的能力有改变吗？ 你能够举几个近期的例子吗？	如果患者怀疑或者不满你们在背后讨论他/她的病情，可以在体格检查前让护士来采集其他的生命体征，这样使你和提供信息的人能够有理由离开。部分患者及家属认为记忆力减退是正常老龄化的一部分，所以会忽视记忆力减退症状的重要性

注：a 当患者筛查测试呈阳性或者有记忆力（或者其他认知类型）损害的主诉时，考虑问诊这些问题。

四、问诊框架

在评估记忆力减退时，其他精神症状以及神经系统主诉可能会掩盖认知功能障碍，使得可能无法检测出认知功能障碍，对诊断来说是一个挑战，除非通过直接提问以进行明确问诊。例如：患者的家属可能会描述患者在几个月内变得越来越易激惹，不愿意出去。这些症状可能是抑郁症晚期（阿尔茨海默病的一个危险因素）的征象，或者可能表示阿尔茨海默病伴有抑郁症状（50%）。患者描述自己经常跌倒，一侧肢体颤抖，偶尔出现幻视，可能是路易体痴呆症早期症状。

病史资料应该包括以下信息（表59-4）。

表59-4　问诊框架	
临床表现	特定信息
发病	突然（可在数天或者数周之内发病）；如果为突然发病，可有诱发事件（跌倒，新的药物） 隐匿起病（无法查明确切诱发事件）
持续事件	数天、数周、数月或者数年
发病过程	总体稳定（无进展） 逐步进展 阶梯样下降（突然恶化，稳定期，然后再突然恶化）

表 59-4　问诊框架

临床表现	特定信息
每日变化	白天及夜晚的波动程度
特征	记忆力障碍的具体例子
伴随的认知问题	语言：找词，流畅性，命名
	执行功能：判断，推理，计划，组织
伴随的功能障碍	丧失进行高级智力活动（休闲，职业）的能力；丧失完成较高级功能的能力，如驾驶、金融、购物、做饭、做家务；丧失基本自我护理的能力，如保持排尿和排便自理、自我清洁和外表的正常
相关的神经系统	头痛
症状	局灶性神经系统症状
	步态障碍
共存症	未经治疗或者正在治疗的疾病，例如：甲状腺功能亢进症及甲状腺功能减退症、维生素 B_{12} 缺乏症、慢性酒精中毒、人类免疫缺陷病毒感染
处方药及非处方药	可能会导致意识障碍的药物，例如：麻醉药、苯二氮䓬类药物、镇静药及抗胆碱能药物（如抗组胺药）
伴随的精神症状	人格改变
	情绪变化
	行为问题
	攻击性行为
	情绪激动
	精神病
	偏执狂

五、找出预警症状

预警症状可以分为 2 种类型：①可以反映引起记忆力减退潜在原因严重程度的预警症状；②反映严重并发症的预警症状。许多自身免疫性疾病、感染性疾病及肿瘤相关的痴呆是能够得到有效治疗的，但是如果这些潜在的疾病未得到诊断，那么潜在的疾病可能导致不可逆的神经系统损害或者死亡（表 59-5）。

表 59-5　预警症状

预警症状	考虑
起病急骤	谵妄、脑卒中相关的血管性痴呆、硬膜下血肿
痴呆症伴有尿失禁及宽基步态	正常压力脑积水
数周至数月内快速进展	常见：硬膜下血肿、脑部肿瘤
	不常见：快速进展性血管性痴呆、额颞叶痴呆或者阿尔茨海默病、自身免疫性疾病、自身免疫性系统性红斑狼疮

表59-5 预警症状	
预警症状	考虑
	罕见: ① 自身免疫性疾病及非自身免疫性副肿瘤（肿瘤相关的）痴呆（如边缘性脑炎） ② 自身免疫性抗体介导的痴呆症: 抗电压门控钾离子通道性脑病（anti-voltage-gated potassium channel encephalopathy，VGPCE）、Hashimoto 脑病（Hashimoto encephalopathy, HE）、抗谷氨酸脱羧酶抗体综合征（anti-glutamic acid decarboxylase antibody syndrome, GADAS）、麸质敏感性痴呆症、干燥综合征脑病 ③ 自身无抗体免疫性疾病: 结节病、贝赫切特综合征、中枢神经系统原发性血管炎 ④ 感染: 亚急性海绵状脑病、惠普尔病
痴呆症伴意识水平降低	谵妄，慢性药物的毒性（如苯二氮䓬类药物），HIV 伴机会性中枢神经系统感染
破坏性行为（情绪激动，攻击性或者威胁性的行为，无目的行为，游走，睡眠-觉醒周期倒转，抗拒护理）	常见于痴呆症的中后期。评估护理人员的健康状况
精神病、偏执	常见于中晚期痴呆症患者。如果早期出现幻视，应该考虑弥漫性路易体痴呆
面部或者身体不自主运动	抗精神病的药物锥体外系不良反应，亨廷顿舞蹈病，皮质基底节变性
异常步态、僵硬、姿势不稳定	获得性免疫缺陷综合征痴呆并发症、亚急性海绵状脑病、帕金森病伴痴呆、弥漫性路易体痴呆、皮质基底节变性、进行性核上性麻痹、血管性痴呆、抗精神病药物不良反应、阿尔茨海默病晚期
癫痫发作	阿尔茨海默症中晚期、酒精戒断科萨科夫综合征、脑部肿瘤、癫痫反复发作导致的谵妄、自身免疫性痴呆（抗体介导的或者中枢神经系统血管炎）、血管性（脑卒中后）痴呆
护理者虐待患者或患者虐待护理者的迹象	如果存在或强烈怀疑，请与"成年人保护服务"联系。如痴呆患者性格激进时、发病前患者与护理人员之间关系较差时，相互虐待的风险最高
护理人员表现出气愤、脾气暴躁、抑郁或者焦虑；抱怨难以应付	评估护理人员的压力，进行心理咨询的需要，患者的公共机构照料情况

严重疾病

所有的痴呆症均会影响日常生活，因此痴呆症会导致严重后果，大部分痴呆症表现为退行性（进展性）且症状不可逆转。然而，治疗潜在原因可能会使痴呆症停止进一步发展，甚至部分或者完全逆转。一些导致记忆力减退或者痴呆症的原因未得到诊断，则可能会危及生命或者增加患者实质患病率。虽然目前还没有已知的治疗亚急性海绵状脑病的方法，但是如果未经诊断，可通过器官移植术或者血液接触使疾病在人与人之间传播，会使其成为潜在危害公众健康的事件（表59-6）。

表59-6　严重疾病

诊断	病史资料	鉴别诊断
慢性硬膜下血肿	急性或亚急性起病的痴呆症。进展性或者非进展性。有既往曾跌倒或者有已知跌倒风险病史。近期有头部外伤。可能存在局灶性神经系统症状，也可能不存在	血管性痴呆症、"慢性"谵妄（即持续时间＞2周）
谵妄	短期记忆丧失是综合征的一部分。核心症状包括急性起病、日间病情波动、注意力不集中、思维混乱和（或）意识水平改变（过度警觉、易激惹或者嗜睡、消极状态）	乙醇或苯二氮䓬类药物戒断
艾滋病痴呆综合征	罕见（＜2%），艾滋病初期会有伴皮质下痴呆症的表现。在早期，有心理活动减缓以及冷漠，继之出现运动迟缓、姿势改变及帕金森步态。在具有感染HIV病毒风险因素的患者或者HIV病毒呈阳性的患者中考虑此病	额颞叶痴呆、神经梅毒、脑肿瘤、亚急性海绵状脑病及弥漫性路易体痴呆（在老年患者中）
亚急性海绵状脑病	朊病毒相关脑病的通用名称，例如：克-雅脑病。呈快速进展性，在年轻时出现记忆力减退应为亚急性海绵状脑病。疾病早期阶段以精神症状为主（烦躁不安、退缩、易怒、冷漠），疾病中期阶段则以记忆力减退为突出临床表现	抑郁症、额颞叶痴呆、神经梅毒、艾滋病痴呆综合征、惠普尔病、血管性痴呆、早发性阿尔茨海默病（遗传性，家族病史通常为阳性）、自身免疫性痴呆症
晚期神经梅毒	记忆丧失常伴有错觉，妄想症以及情绪不稳。可能存在脊髓痨体征（感觉异常、本体感觉受损、宽基步态）	艾滋病痴呆综合征、亚急性海绵状脑病、阿尔茨海默病
全身性自身免疫性疾病（例如：系统性红斑狼疮、结节病、贝赫切特综合征）	认知功能下降常伴有更为常见的自身免疫性疾病的临床特征。在极少数情况下，会出现认知功能改变。患者趋于年轻化，认知功能改变通常为亚急性起病，呈消长变化	额颞叶痴呆、神经梅毒、艾滋病痴呆综合征、亚急性海绵状脑病、惠普尔病、血管性痴呆、早发性阿尔茨海默病及其他自身免疫性痴呆症
抗神经元抗体相关的自身免疫性疾病（例如：副肿瘤性痴呆、桥本脑病、VGPCE、GADAS）	提供信息的人描述为认知功能快速下降，判断能力或者决定能力变差，性格改变和（或）记忆丧失。其他神经系统主诉可能会比较明显［例如：局灶性抖动（肌阵挛）、癫痫发作、共济失调］	亚急性海绵状脑病、额颞叶痴呆、神经梅毒、艾滋病痴呆综合征、惠普尔病、血管性痴呆、阿尔茨海默病及全身性自身免疫性疾病

续表

表59-6 严重疾病		
诊断	病史资料	鉴别诊断
惠普尔病	急进性认知功能下降伴有非刻意性体重减轻及腹泻（由于吸收不良）。在极少数情况下，痴呆症会伴有无典型胃肠道症状。认知功能变化往往伴有神经系统症状，例如震颤或者共济失调	亚急性海绵状脑病、副肿瘤性痴呆、神经梅毒、艾滋病痴呆综合征、血管性痴呆、阿尔茨海默病及自身免疫性痴呆
脑部肿瘤	记忆丧失主诉通常伴有精神运动性迟滞或者淡漠。患者或者家属也可能会报告头痛症状，意识水平改变或者局灶性神经功能的变化	抑郁症，额颞叶痴呆
科萨科夫综合征	维生素B_1缺乏造成记忆丧失。通常情况下有酗酒史。患者通常有遗忘和虚构症状	MCI、早期阿尔茨海默病及维生素B_{12}缺乏
维生素B_{12}缺乏	记忆力减退或者轻度痴呆症状。主诉共济失调及下肢感觉下降（脊柱疾病）应提高对此病的怀疑（注：神经精神症状可能会先于贫血）	早期阿尔茨海默病、MCI及科萨科夫综合征
正常压力脑积水	痴呆伴有尿失禁以及宽基步态。如无完整的三联征症状时，则此病存在的可能性较小	维生素B_{12}缺乏、晚期神经梅毒
甲状腺功能亢进症	老年患者中痴呆的一种罕见原因，呈可逆性。因为老年患者可能不会表现出甲状腺功能亢进症的典型症状（被称为"淡漠型甲状腺功能亢进症"），在大部分痴呆病例中应排除这种症状	阿尔茨海默病、维生素B_{12}缺乏
甲状腺功能减退症	甲状腺功能减退症伴有痴呆，经过治疗后完全治愈的可能性较低	阿尔茨海默病、淡漠型甲状腺功能亢进症、艾滋病痴呆综合征、维生素B_{12}缺乏症及抑郁症
假性痴呆	定义为由于抑郁症表现出类似痴呆的症状。可变性起病，一般可在数周内发病。主观和客观记忆丧失。情绪低落，淡漠以及体重减轻支持该病的诊断。患者会有不同的身体症状（注：阿尔茨海默病患者中抑郁症患病率高达50%）	阿尔茨海默病、MCI、额颞叶痴呆、甲状腺功能减退症及艾滋病痴呆综合征

六、重点问诊

依据重点问诊，确定是否存在伴随症状和预警症状。问诊症状出现的顺序有助于缩小鉴别诊断的范围。筛查工具如MMSE只能在一定程度上确定痴呆的严重程度，询问记忆力减退或痴呆对日常活动的影响应是评估的一部分（表59-7）。

表 59-7　重点问诊	
问题	**考虑**
6 个月前你进行哪些活动或者爱好	由于记忆力减退或执行功能受损导致日常活动受
最近几个月你难以进行这些活动或不再进行这些活动了吗？为什么	影响提示痴呆，而不是轻度认知功能受损或年龄相关的良性变化。还应考虑抑郁症
在过去的数月里，你是否出现过驾车去熟悉地方却迷路了	视觉空间功能受损提示痴呆
记忆障碍僵硬和迟缓步态，哪一个首先出现	如果记忆障碍首先出现，则提示路易体痴呆或血管性痴呆。如果帕金森病后 1 年多出现记忆障碍，应提示帕金森病伴有痴呆
（询问护理人员）一天中什么时候（具体的破坏性行为）会出现症状或者加重？是否有任何诱发因素？患者有这个行为后会发生什么事？这给你带来哪些问题？发生之后你是如何处理的	防止破坏性的行为的方法，护理人员在不使用药物时如何管理这些行为。如果不成功，考虑使用镇定药
聚焦的其他方面		
性质	仅涉及记忆力减退	轻度认知功能损害 · 早期痴呆症（在其他未知的认知功能受损） · 科萨科夫综合征 · 抑郁症阶段性痴呆
	记忆力减退为主，但也有其他认知功能受损	· 痴呆症
	对语言影响重于对记忆力的影响	· 皮质下痴呆 · 早发性阿尔茨海默病
	发病年龄在 65 岁以下	· 额颞叶痴呆 · 亚急性海绵状脑病 · 艾滋病痴呆综合征 · 自身免疫性疾病及副肿瘤痴呆症 · 脑部肿瘤
起病方式与病程	急性起病 · 病情在 1 天内呈波动变化	· 谵妄
	· 昼夜变化最小或者数天内缓慢进展	· 硬膜下血肿
	· 昼夜变化最小，数周到数月内稳定或者阶梯样进展	· 脑卒中（血管性痴呆）
	亚急性发作 · 数周至数月内快速进展，有或者无自发性缓解	· 自身免疫性痴呆症 · 副肿瘤性痴呆
	隐匿起病	

续表

表 59-7　重点问诊

问题			考虑
		· 病程早期昼夜变化程度呈中度，数月内缓慢稳定进展	· DLBD
		· 昼夜变化最小，在数月缓慢稳定进展	· 阿尔茨海默病 · 血管性痴呆 · 额颞叶痴呆 · 亚急性海绵状脑病（相对更迅速） · 艾滋病痴呆综合征（相对更快速） · 惠普尔病
		· 数月内逐步进展	· 血管性痴呆
相关症状	淡漠		· 抑郁症 / 假性痴呆 · 额颞叶痴呆 · 艾滋病痴呆综合征 · 亚急性海绵状脑病 · 甲状腺功能减退症
	抑郁		· 抑郁症/假性痴呆 · 皮质下（血管性）痴呆症 · 阿尔茨海默病
	幻觉		
		· 在痴呆症的早期阶段	· 弥漫性路易体痴呆
		· 在疾病的中后期阶段破坏性的行为（激动、攻击、游走、睡眠-觉醒周期反转等）	· 任何进行性痴呆症 · 任何中晚期痴呆症
		· 锥体外系症状和体征（步态不稳、弯腰驼背姿势、自发运动减少）	· 晚期阿尔茨海默病 · 弥漫性路易体痴呆 · 痴呆症伴有帕金森病 · CBD · 进行性核上性麻痹 · 晚期亚急性海绵状脑病 · 血管性痴呆
	缓慢宽基不稳步态		· 正常压力脑积水 · 皮质下（血管性）痴呆 · CBD
	尿失禁		· 任何晚期痴呆症
		· 伴有宽基步态	· 正常压力脑积水

表 59-7　重点问诊		
问题		考虑
影响因素	急性疾病	· 叠加谵妄会加剧记忆力减退或者痴呆程度
	慢性代谢性疾病	· 可能导致或者加重记忆力减退或痴呆程度
	· 甲状腺功能减退症	
	· 甲状腺功能亢进症	
	· 维生素 B_{12} 缺乏症	
	药物 [主要和次要镇静药，作用于中枢的抗高血压药物（如可乐定），麻醉药，抗惊厥药，非甾体抗炎药，抗胆碱能药物和其他]	· 可能导致记忆力减退和痴呆

七、诊断流程

记忆力减退的诊断流程见图 59-2。

八、注意事项

1.不要想当然地认为每一位患有痴呆症的老年患者均患有阿尔茨海默病。痴呆症的诊断应严格遵循系统性流程，包括仔细的体格检查（注意神经系统发现）、血液检查、颅骨成像、腰椎穿刺（不常见）及脑电图。

相关的神经系统发现以及诊断性研究的详细描述不属于本书讨论范围。

2.对于年龄相关的"良性"记忆障碍（主观的而无客观记忆力减退）和轻度认知功能损害（主观及客观的记忆力或者其他认知功能受损）的鉴别诊断可能是困难的，需要进行神经心理测试。在每一个病例中，都应考虑心境障碍性疾病（抑郁症）。

3.没有所谓的"急性"阿尔茨海默病。在急性疾病的患者不能做出痴呆症的诊断，急性疾病的患者谵妄可能干扰真正的诊断。

4.鉴于老年患者常服用多种药物，中枢神经系统的不良影响的可能性很大，包括药物导致的慢性意识障碍往往与痴呆症相仿。

5.因为没有护理人员的密切参与，在社区居住的痴呆症患者可能无法生存，所以必须评估护理人员的压力，作为患者的整体管理的一部分。

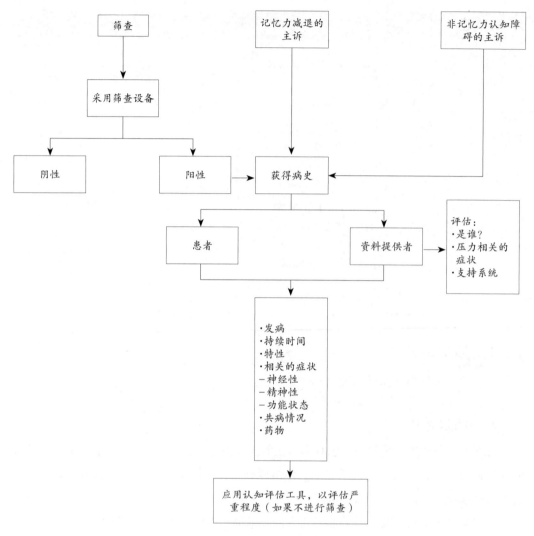

图59-2　诊断流程：记忆力减退

九、预后

虽然在阿尔茨海默病、弥漫性路易体痴呆，以及（在更小程度上）血管性和混合性痴呆，乙酰胆碱酯酶抑制药可能轻度减缓或延迟病程，但是涉及脑退行性变的痴呆症通常是不可逆的。美金刚已被证明能减缓中度至重度阿尔茨海默病和早期血管性痴呆的病程进展。阿尔茨海默病的预后与病程阶段有关，诊断后平均生存时间约为8年。与阿尔茨海默病相比，血管性痴呆的病程进展更快速。MCI预后与类型有关，仅累及记忆功能的MCI进展为痴呆症的速度最慢，约为9年。MCI伴有患者未认识到的一个以上的认知领域客观功能缺陷的类型，最佳的预后为在9年内发展为痴呆。亚急性海绵状脑病可以从动物传播到人（如"疯牛"病），目前尚无有效的治疗手段，进展快速，数月内病情急转直下。

治疗甲状腺功能减退症、维生素 B_{12} 缺乏症及甲状腺功能亢进症很少引起认知功能的改善。由于这些疾病在老年患者中常见，所以这些疾病更可能是并发症而非导致痴呆症的原因。内分泌疾病治疗后认知功能障碍改善的患者一般有轻度的痴呆症，实验室检查结果正常后数月才会改善。引起痴呆症自身免疫性疾病经治疗后认知功能障碍的可逆转程度取决于由自身免疫过程引起脑损伤的程度。

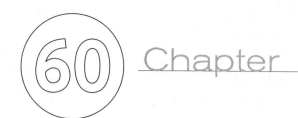

第60章

复 视

JasonJ.S.Barton,MD,PhD,FRCPCC

案例介绍

患者，女，40岁，因工作时突然出现复视和剧烈头痛来就诊。患者表示，看物体时，左侧图像比右侧图像高，且向上、向下或向左看时，图像分开的距离更为明显。体格检查发现，患者直视前方时，会出现外斜视和左下斜视，右眼外展、下视、上视受限。

思考：

1. 您还应查找哪些体征？

2. 患者哪些神经、肌肉或组织可能受累？

3. 对于本例患者，您主要的担心是什么，您将如何进行检查呢？

一、概述

复视是指双眼看同一物体时，感觉到两个物像。大部分复视是因为双眼并未指向同一位置（眼错位），物体的图像投射到双眼视网膜的不同位置，形成了两个物像，而不是一个物像。关键术语见表60-1。

表60-1 关键术语

术语	内容
复视	看一个物体时，感觉到有两个物像，俗称"重影"
单眼复视	一眼注视时出现两个物像
双眼复视	双眼同时注视时出现复视
视物显多症	看一个物体时，感觉到多个物像
外展	向远离鼻侧方向移动眼球
内收	向靠近鼻侧方向移动眼球
上视	向上移动眼球
下视	向下移动眼球
共同性复视	不随视线方向变化发生变化的复视
内斜视	对眼；眼向内侧偏斜
外斜视	眼向外侧偏斜
上斜视	一只眼想对另一只眼，向上倾斜
隐斜视	遮盖一侧眼时，另一侧眼出现的斜视。双眼睁开时，患者会眼球运动系统使眼球保持爱正位而不出现偏斜
微血管麻痹	小血管缺血而导致的麻痹，常与高血压或者糖尿病有关

二、病因

双眼复视与多种结构功能障碍有关，可能涉及肌肉、神经肌肉接头、脑干内部外部神经、核前脑干控制问题。了解相关解剖结构知识有助于进行复视评估和鉴别诊断。鉴别诊断见表60-2

表60-2　鉴别诊断	
病变部位	**诊断**
眼肌	Graves眼病（图60-1）
	眼眶肌炎
	肌肉卡压（图60-2）
神经肌肉接头	重症肌无力
	肉毒杆菌中毒
脑神经（Ⅲ，Ⅳ，Ⅵ）（图60-3和图60-4）	微血管疾病（糖尿病）
	肿瘤
	感染
	炎症
	脑动脉瘤
核上性（脑干）	脑卒中
	肿瘤
	脱髓鞘
	感染

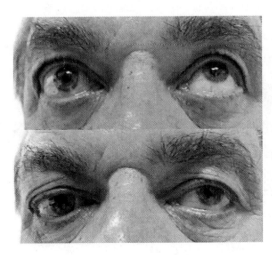

图60-1　Graves眼病

注：可观察到患者在直视前方时（下方图片），右眼略低且向外突出。向上看时（上方图像），右眼无法向上移动。向上看时，垂直复视加重。

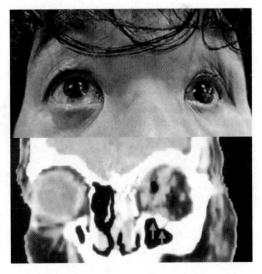

图60-2　眼眶爆裂性骨折

注：该女性患者从楼梯上摔下，引起眼眶爆裂性骨折，导致左眼无法向上看。冠状位CT扫描显示左侧眼眶内有气体，提示眼眶骨折，箭头显示眶底有断裂，卡压了下直肌，使左眼不能向上看。

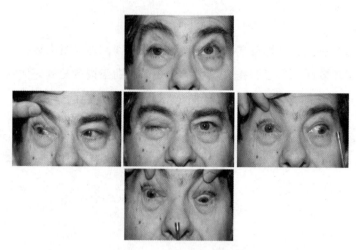

图60-3　右侧第Ⅲ脑神经完全性麻痹，未累及瞳孔

注：右眼睑完全性下垂，右眼不能内收、上视或者下视，但外展正常。

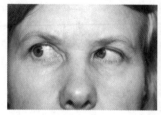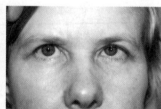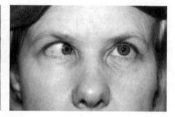

图60-4　左侧第Ⅵ脑神经完全性麻痹

注：不能外展，但其他所有眼球运动均正常（垂直眼球运动未显示）。

三、开始问诊（表60-3）

问诊技巧见表60-3。

表60-3　问诊技巧

问题	牢记
一只眼闭上时，复视会消失吗？	如果一只眼闭上，复视仍然存在，提示导致复视的原因是屈光问题，而不是眼球运动问题
有疼痛症状吗？	如果有疼痛症状，应考虑更为严重的病变，即使良性微血管麻痹也会导致疼痛
复视症状出现多久了？症状逐渐加重吗？	进行性加重提示有严重病变，可能为占位性

四、问诊框架

1.确定引起复视的原因是屈光问题还是眼球运动不协调导致。

2.如果复视是眼球运动不协调导致，要确定复视的类型，从而判断是哪侧眼有问题，以及哪些眼球运动受累。

3.了解复视症状随时间的进展情况，以及与严重病变相关的症状。

4.识别既往病史中的风险因素，尤其是糖尿病病史或者血管炎症状。

五、找出预警症状

复视可能提示患者患有严重疾病，甚至是可能危及生命的疾病。幸运的是，这种可能性极低。绝大多数情况下，导致复视的严重疾病为周围神经病变或脑干病变。严重程度与受累神经有关，了解解剖结构对于发现导致复视原因非常重要。对4789例就诊于医院或眼科诊所的脑神经麻痹(Ⅲ、Ⅳ、Ⅵ)患者进行了分析，结果显示，病因分布也因年龄不同而有所差异。儿童患者微血管麻痹可能性小而占位性病变可能性更大，见表60-4、表60-5。

表60-4 严重疾病	
疾病	脑神经麻痹患者中的患病率（%）[a]
脑动脉瘤	6
脑肿瘤	13
海绵窦肿块	
颅内压增高	
感染	

注：a空格表示患病率未知。

表60-5 预警症状		
预警症状	严重原因	良性原因
眼部疼痛或者头痛	脑动脉瘤	微血管麻痹
	海绵窦肿块	眼眶炎症
	颅内压增高	非相关性偏头痛
	脑膜炎	
面部麻木	海绵窦肿块	
面瘫	脑干病变	
四肢乏力	脑膜炎	
四肢麻木		
平衡失调		
嗜睡		

六、重点问诊

见表60-6。

表 60-6 重点问诊

问题	考虑
一只眼闭上时，还有复视吗?	有的话，考虑复视是屈光问题（如白内障、圆锥角膜）导致
一天内复视会发生变化吗?	如果发生的话，考虑重症肌无力
集中注意力后，复视会消失吗?	如果消失的话，考虑先天性内隐斜或外隐斜。在老年会出现斜视，无显著意义
性质	
是垂直复视吗?	如果是的话，考虑第 III 对脑神经麻痹（见图 60-3）、第 IV 对脑神经麻痹、Graves 眼病（见图 60-1）和反向斜视
是水平复视吗?	如果是的话，考虑第 VI 对脑神经麻痹（图 60-4）、核间性眼肌麻痹、Graves 眼病和辐辏功能不全
看不同方向时，复视会发生变化吗?	发生变化的话，考虑神经或肌肉麻痹
病程	
两个图像之间的距离与第一次注意到复视时相同吗?	相同的话，考虑微血管麻痹、脑卒中导致的反向斜视和失代偿性先天性斜视
随着时间的推移，复视严重程度在增加吗?	如果是的话，考虑肿瘤、脑膜感染及动脉瘤压迫
一天内复视会发生变化吗?	如果是的话，考虑重症肌无力
伴随症状	
是否有眼部、头部或者面部疼痛?	如果有，且疼痛持续时间在延长，考虑感染、肿瘤或动脉瘤。微血管麻痹也可引起疼痛，但持续时间一般少于 1 周
眼部外观有变化吗?	有的话，考虑 Graves 眼病、其他眼眶肿块引起的突眼
讲话或者吞咽功能受到了影响吗?	如果是的话，考虑重症肌无力所致延髓症状、脑干卒中和 Miller Fisher 综合征
面部有麻木感吗?	有的话，考虑海绵窦病变（很可能是海绵窦肿块）或脑干病变
身体一侧有无力或麻木吗?	是的话，考虑脑干病变
平衡是否受到影响?	是的话，考虑脑干病变或小脑病变
影响因素	
在做某些活动（例如驾驶或者阅读）时，复视症状是否加重?	是的话，考虑重症肌无力

七、诊断流程

复视诊断流程见图 60-5、图 60-7。首先要确定复视是单眼看物体出现还是双眼看物体时出现，通过单眼看物体时，是看到一个物像还是两个物像来判断。

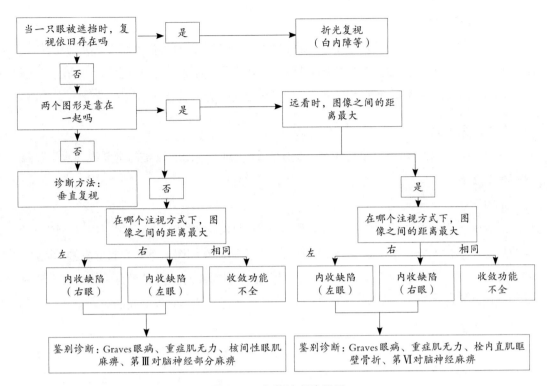

图60-5 复视诊断流程图

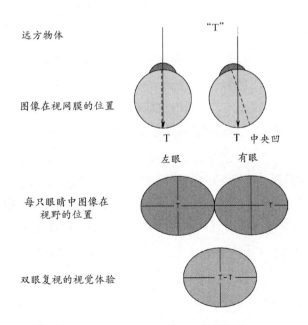

图60-6 内斜视示意图

注：该图示意的是右侧第Ⅵ脑神经麻痹时，患者注视远方字母"T"时双眼位置。注视时，右眼向鼻侧倾斜，图像"T"落在中心凹的左侧。左眼正常，图像"T"落在中心凹处。投射到视网膜上的图像是反的，中心凹左侧的视网膜图像认为是在右侧（见"图像的视野位置"）。右眼看到的"T"是左眼看到的"T"的右侧。这是"非内聚性复视"，也就是右眼看到右侧图像。

（一）单眼复视

一只眼闭上，另一只眼看物体时，感觉到两个物像，提示复视可能是屈光问题导致。在老年患者，最可能的原因是白内障。圆锥角膜等严重的角膜问题也会导致复视。一过性单眼复视常见，可能是角膜表面问题（如干眼症）导致，但往往原因不明。

（二）双眼复视

如果双眼注视物体时，出现复视，提示双眼运动不协调。需要确定复视是水平复视还是垂直复视。

1. 水平复视

• 看到最右侧图像的是哪一只眼？根据光学原理，一个眼看最右侧图像时，该图像会进入另一只的左侧。例如，如果左眼看右侧图像时，右侧图像进入右眼的左侧。因此，当双眼外斜时，通常提示眼睛内收无力。当左眼左侧物体时，外展无力时，两眼会形成对眼或内斜视（图60-6）。这还不能确定哪只眼有问题。这仅能告知我们在看物体时，两眼的相对位置。

• 向左侧或右侧看时，复视严重程度会增加吗（图像之间的距离增加）？看近处物体或远处物体时，复视严重程度会增加吗？看物体时，需要用到受损的神经或肌肉时，复视会加重。例如，看左侧物体，复视加重，提示左眼外展功能或右眼内收功能有问题。看近处物体，复视加重，提示一侧或双侧眼球内收功能（即内直肌）受损（因为看近处时眼球内聚）。看远处物体，复视加重，提示眼球外展（即外直肌）受损。举两个例子进行说明。第一个例子是，左侧第Ⅵ脑神经麻痹，会导致左侧外直肌无力，外展功能受损，引起水平复视，看远处物体时，复视加重。第二个例子是辐辏功能不全。脑干出现异常时，内直肌会无力，看近处物体时，双侧内直肌会完全收缩，因为两侧内直肌都会受累，看左侧物体和看右侧物体时，复视严重程度不会有差异。

2. 垂直复视

垂直复视3个问题与水平复视的3个问题类似（图60-7）。

• 哪一侧眼睛感觉到的是较低的图像？较高一侧眼感觉到的是较低图像。使眼球向下移动的肌肉（下直肌或者上斜肌）无力，该侧眼球位置较高，或是使眼球向上移动的肌肉（上直肌或下斜肌）无力，该侧眼球位置较低，因此，看物体时，会发生垂直复视。

• 向左看或向右看时，复视症状是否会加重？

• 向上看或向下看时，复视症状是否会加重？

通过以上这3个问题可以判断出是哪个斜肌或直肌有肌无力问题。然而，临床实践中，主要有5种眼部相关疾病会导致垂直复视，我们需要鉴别这5种原因（见图60-7垂直复视诊断流程图）。

① Graves眼病：要查看是否有眼球突出、结膜充血、睑下垂或者回缩相关体征。患者

可能会有甲状腺功能亢进或甲状腺功能减退的其他体征，但Graves病时，甲状腺功能正常也很常见。

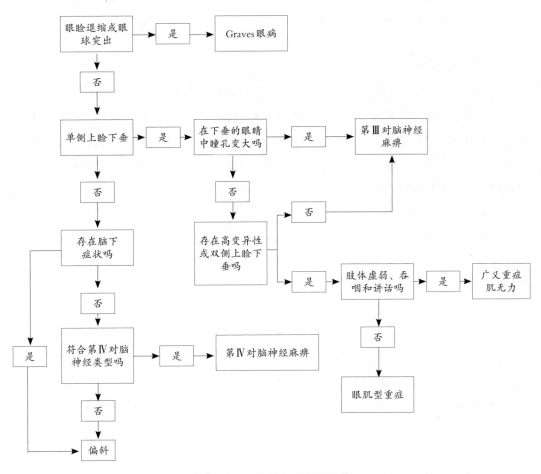

图60-7　垂直复视诊断流程图

② 重症肌无力：该病可引起所有肌肉麻痹，其典型特点是可变性，复视严重程度在一天内会发生变化。驾驶或阅读等对需要用眼的工作，复视严重程度会增加。有时，不同医师检查，复视严重程度不同，不同时间就诊，复视严重程度检查结果也会有所差异。轻度睑下垂可能是一个良好的诊断线索。

③ 第Ⅳ对脑神经麻痹：根据以上3个问题可判断出，一侧发生第Ⅳ脑神经麻痹时，该侧眼球位置会较高。当向正常眼球方向看或是向下看时，复视严重程度会增加。当头转向麻痹一侧时，第Ⅳ脑神经麻痹会更为明显。以上所述可以记为右–左–右（或者左–右–左）规则（例如，右侧第Ⅳ脑神经麻痹，右侧眼球位置较高，向左看，头右侧倾斜时复视严重程度增加）。

④ 第Ⅲ对脑神经麻痹：内收、上视和下视无力、受累侧睑下垂和（或）患侧瞳孔较

大（见图60-3）。

⑤ 反向斜视：反向斜视是脑干前庭通路受损导致。需要鉴别和排除上述4种疾病的体征。神经系统检查可发现通过脑干处感觉神经束或运动神经束的相关损害、其他脑神经病变、Horner综合征或小脑损害。

八、注意事项

1. 导致双眼复视最常见的原因是由单一肌肉或者神经受损，活动受限也有可能会导致双眼复视，虽然比较少见。也就是说，牵拉眼球向另一个方向移动的肌肉受限，无法收缩，眼球无法移动。导致肌肉活动受限的两个主要原因是肌肉炎症（例如Graves眼病），以及面部外伤所致的眶壁或者眶底骨折（一般根据病史可发现）。如果有眼球突出、眼结膜发红、甲状腺疾病史、面部创伤史，要怀疑这两种原因。

2. 如果怀疑肌无力，需要询问患者有无四肢无力、呼吸困难、吞咽困难等一般症状。肌无力患者可能会有呼吸衰竭或无法呼吸的风险。

3. 如果患者复视伴有疼痛，需要进行神经影像学检查，查看是否有鞍旁肿物、感染或颅内动脉瘤。

4. 患者眼球运动轻度无力时，仅某一方向或部分方向注视时会出现复视，患者表示复视间歇性出现。如果注视某个方向，复视一直存在，复视非间歇性而是持续性。

5. 起病情况在确定复视是急性还是慢性方面没有帮助。首先要判断复视病情是否在变化。更为重要的是确定两个图像之间的距离是否随着时间的推移而逐渐增加。发现复视恶化的另一个方法是：如果只有看一个方向时，有复视，一开始是看那个方向远处的物体才会出现复视。第Ⅵ对脑神经进行性麻痹时，一开始看远处物体会出现复视，之后进展到看近处物体也会出现复视。

6. "瞳孔规则"：第Ⅲ对脑神经支配眼睑肌、瞳孔缩肌和除外直肌、上斜肌外的所有眼外肌。如果患者存在完全性第Ⅲ对脑神经麻痹，但瞳孔功能完全正常（即在明、暗环境中，两侧瞳孔大小相同），如图60-3，那么，脑动脉瘤压迫使第Ⅲ对脑神经麻痹的可能性极低，这是因为第Ⅲ对脑神经中支配瞳孔的神经纤维，其解剖位置使其容易受到邻近动脉瘤的压迫。

九、预后

复视的预后取决于引起复视症状的原因。眼部肌病引起的复视，进展极其缓慢，Graves眼病尤其如此。但是，有时Graves眼病会引起眶部肿块快速生长，导致眼球突出和压迫性视神经病变。奇怪的是，压迫性视神经病变在眼球突出不明显的患者中更为常见。因此，有必要定期进行视野检查。

眼肌无力的诊断很重要，因为50%的眼肌无力患者会发展为全身性肌无力（诊断后2

年80%患者会发展为全身性肌无力）。因此，必须认真随访这类患者，特别是有呼吸衰竭或呼吸停止风险的患者。

导致脑神经病变最常见的原因是微血管病变，大部分这类患者一般在12 ~ 14周内会自然痊愈。动脉瘤并不是导致脑神经病变的常见原因，但是需要及时发现和治疗动脉瘤，因为动脉瘤患者发生蛛网膜下隙出血及死亡的风险极高。

感染通常是脑膜炎导致，需要继续进行针对性治疗。肿瘤性麻痹通常是海绵窦部位良性肿瘤导致，进展缓慢。复视很少是癌或者淋巴瘤导致，但是如果有这类疾病，患者通常会有脑膜或骨骼表现，即使有干预措施，存活率较低。

导致复视的脑干疾病中最常见的是卒中和脑血管慢性疾病。局限性卒中引起的复视，其他症状极少时，预后较好。患者数周内可康复，但有可能会持续存在。治疗重点是对卒中风险进行长期管理控制。

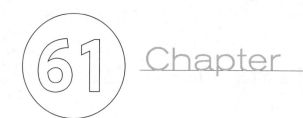

第61章
步态异常
Jeff Wiese, MD, and Michelle Guidry, MD

案例介绍

患者，男性，34岁。因"行走困难"前来就诊。2周前，患者发现"右侧下肢无力"，并引起走路姿势异常。

思考：

1.你还需要问诊哪些问题，以确定患者步态异常的特征？

2.维持正常行走的5个基本生理要素是什么？

3.仅依据病史资料能否找出患者步态异常的明确原因？

4.哪些病史问题有助于确定评估患者的步态异常症状？

一、概述

行走（步态）是一种控制跌倒的运动。直立身体会向前跌倒，伸出的足和腿必须通过支撑身体的重量以及旋转在上肢的体重来防止身体跌倒。步态异常是以下5类疾病引起的（表61-1）。

1.弯曲臀部（提高膝部）、弯曲膝关节（抬起足）或者支持踝关节背屈（足离开地面）的肌肉力量不足。

2.足部感觉不足（或神经病变引起的感觉过度），不能传达到大脑足部已经准备好身体来旋转肢体。

3.腿部肌肉力量不足，难以保持腿部（膝部）伸展以支持身体的重量。

4.身体通过伸展的腿移动，将身体的重量转移至另一侧腿（在下一步时伸展的那一侧）时，腿部肌肉不能放松。

5.小脑疾病，小脑通常会接收感觉输入，并协调肌肉收缩（前进肢体）和松弛（另一侧肢体）。

表61-1 关键术语

关键术语	内容
共济失调	身体不平衡或者运动不协调
小脑共济失调	由于小脑功能受损引起的共济失调
正常压力脑积水	痴呆症、共济失调、尿失禁三联征，是由于蛛网膜颗粒吸收脑脊液受阻引起的液体积聚压迫大脑所致
周围性神经病变	感觉神经或者运动神经功能异常导致无力和（或）感觉异常

续表

表61-1	关键术语
关键术语	**内容**
感觉性共济失调	由于下肢本体感觉或感觉反馈受损引起共济失调
痉挛性截瘫	强直性肌肉收缩导致肌肉不能松弛。肌张力增加是由于脊髓或者脑部抑制性神经元损伤所致

二、病因

步态异常是肌肉疾病、神经疾病、骨和关节疾病或者小脑病变引起的。

三、开始问诊

1.查看患者既往病史，大部分步态异常是慢性疾病或先天性疾病引起的。

2.评估症状的进展过程，步态症状急性起病提示外伤或脑卒中。渐进性的长期发病过程提示全身性疾病、周围神经病变或任何类型的小脑疾病。

3.避免诱导式提问，后续可能需要使用封闭式问题找出最可能的原因。

四、问诊框架

1.评估预警症状。

2.问诊导致步态异常加重的疾病（如在黑暗处行走或者上楼梯时）。

3.询问身体其他部位无力症状（即手臂、颈部）。

4.询问身体其他部位感觉异常的症状。

5.询问酗酒史以及吸毒史。

6.获取完整饮食史。

7.确定步态异常症状的进展模式和症状的持续时间，以及伴随症状以及诱发因素。

五、找出预警症状

除脊髓冲击或脑卒中以外，步态异常的原因，很少会危及生命。对于所有步态异常的病例，突然发作的步态异常是预警症状；严重性较低的疾病如退化性关节病，通常发作隐匿。慢性神经系统退行性疾病，如帕金森病和小脑变性也是隐匿起病（表61-2）。

严重疾病

1.肿瘤或感染造成脊髓神经卡压。

2.脑卒中。

3.正常压力脑积水。

4.主动脉夹层导致脊髓缺血。

表61-2 预警症状	
	考虑
药物注射	硬膜外或者脊髓脓肿造成脊髓冲击
近期细菌感染	
发热	
肿瘤病史	转移性恶性肿瘤造成脊髓冲击
尿失禁	
臀部和腹股沟区（鞍区麻醉）麻木	
房颤	脑卒中
高血压	
脑卒中病史	
视力丧失	
手臂无力	
尿失禁	正常压力脑积水
思维能力下降（问诊患者家属）	
胸痛	主动脉夹层导致脊髓缺血
高血压	

六、重点问诊

1.肌肉无力的原因

关于肌肉无力的原因请参阅第13章（肌肉无力）。鉴别无力症状是局限于单一肌肉（外伤性损伤、神经根型），单一肢体（脑卒中）还是四肢（全身性疾病或者脊髓病变）（表61-3、表61-4）。

表61-3 重点问诊	
问题	**考虑**
你走路的时候会像鸭子一样摇摆吗？ 身体其他部位有无力症状吗？	臀肌或者股四头肌无力：要开始步行，必须用力抬腿防止拖在地上。要做到这一点，必须通过臀肌（臀部）及股四头肌收缩来抬高髋部。如果臀肌或股四头肌无力，患者会向外侧晃动腿部以防止拖在地上，造成类似鸭子摇摆的步态
走路时，你觉得是否像是在迈台阶吗？	腓总神经损伤：腓总神经损伤导致足背屈无力使患者在向前行走时难以抬起足趾。患者会代偿性抬高膝部来抬起足部，使足趾离开地面。患者看起来像迈台阶
近期你是否进行过手术？下肢是否受过伤	腓总神经损伤：常见于下肢外伤或者手术后，患者腿部固定在床栏上，导致腓总神经麻痹
开始行走之前难以站立吗？	全身性无力（见第13章）

表61-4　感觉异常	
问题	**考虑**
走路时足部会向下拍击吗？走路时步基比平时要宽吗？ 描述你的饮食情况，你是严格的素食主义者吗？ 是否进行过未采取防护措施的性行为或有性病史（梅毒） 有糖尿病史吗？ 你会饮酒过量吗？ 闭眼后你的步态异常会加重吗？	感觉异常：正常步态的要求适当位置感，这是通过腿部肌肉的本体感觉传入来完成的。背侧纵束疾病（如维生素 B_{12} 缺乏、梅毒、糖尿病）会损害本体感觉，造成患者跌倒。为了增加稳定性，患者在走路时会增加两腿之间的距离。患者也可能通过向下拍击地面来增加感觉传入
	背侧纵束疾病：视觉传入补偿本体感觉传入的缺乏
眼睛开或者闭合你的步态同样糟糕吗？	小脑功能障碍
走路时足部有疼痛感或灼烧感吗？	感觉过敏步态（由于感觉神经病变）：由于感觉过敏，患者在行走时像是走在炙热的煤上（止痛步态）；类似于睡着后的行走状态（如坐针毡）

2.肌肉不能松弛

痉挛性截瘫的原因是由于上运动神经元疾病所致（从大脑皮质至脊髓前角）（表61-5）。

表61-5　重点问诊	
问题	**考虑**
试图走路时使自己前进有困难吗（慌张步态）？开始走路后很难自行停止吗（推进）？走路时步幅很小吗？	帕金森病：至腿部的运动传出长期受到过度刺激。肌肉强直收缩使其难以松弛，而患者在行走时试图向前伸展时很难放松和抬起足部。为了代偿，患者会以小而短的步幅行进，像是机器人（像女子）
出生时有没有相关的并发症吗？有多发性硬化史吗？	痉挛性截瘫：双下肢呈痉挛收缩状态。患者步幅较小，足尖从不离开地面。患者行走时，膝盖交叉摩擦，呈剪刀步态。这种步态最常见的原因是脑性麻痹以及多发性硬化
你是否感到自己的思维敏锐度下降了呢？你憋尿有困难吗？ 当你走路时是否感到脚"粘"在地板上吗？	正常压力性脑积水：常见于老年患者，以痴呆症、尿失禁以及失用症为特征。这种特征性步态有时又称为失用性步态

脑部疾病重点问诊见表61-6。

表61-6 脑部疾病	
问题	**考虑**
你是否注意到自己难以保持平衡？ 你定期饮酒吗？ 你有肺癌病史吗？	小脑疾病：中线小脑（小脑蚓部）处理来自下肢本体感觉传入，并相应调整至下肢的运动传入信号。当中线小脑受损或者损害（被乙醇），患者在向前走时不能做精细动作调整，导致躯干不平衡
当你向前行走时，你会从一边倒向另一边吗？ 当你走路时，你一直偏离直线或者"倒"向一侧吗？	急性中毒，尤其是酒精中毒单侧小脑疾病（如肿瘤、脓肿、血肿）

七、诊断流程

步态异常的诊断流程见图61-1。

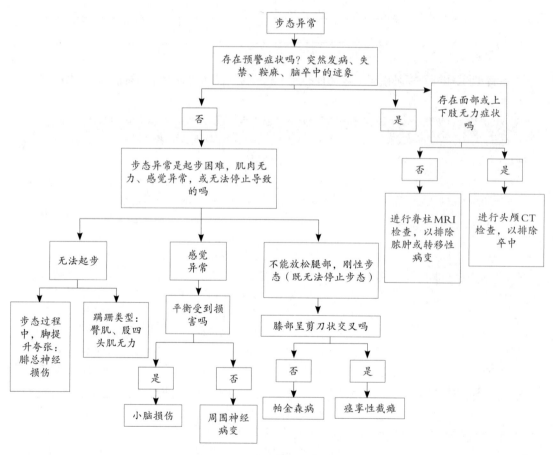

图61-1 诊断流程：步态异常

注：CT，计算机断层扫描；MRI，磁共振成像。

八、注意事项

1.观察步态异常的模式，有助于找到原因。

2.诈病患者步态特点是由左到右的大幅晃动，在向前行走时会撞击大厅的墙壁。

3.诈病患者有臀部倾斜动作（保持足够的控制以避免跌倒，直到他打算跌倒），而小脑疾病患者会突然有膝部的异常活动。

4.除非喝醉，小脑损害患者始终会向一侧偏斜（病变一侧）。

5.不要想当然地认为小脑功能是正常的，因为患者可以成功地完成手-鼻试验和跟-胫试验，这两种试验仅用于检测小脑半球附属物或小脑外侧半球。如果怀疑小脑病变，应该观察患者的所有步态；以检测小脑蚓部或小脑中线区的功能。

九、预后

步态异常的预后取决于潜在的疾病。

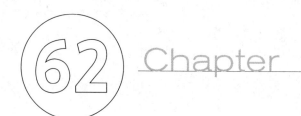

第62章

震 颤

Laurie Gordon, MD, and Daniel Tarsy, MD

案例介绍

患者，男性，45岁，因"震颤"前来就诊。近期患者开始注意到震颤症状，他在与儿子一起建造飞机模型时难以完成精细动作。患者的儿子因患者的抖动症状开玩笑，患者的妻子很关心患者新发的震颤症状，所以预约就诊。

思考：

1. 你应该询问哪些问题以了解更多患者的震颤症状？

2. 你如何分类震颤症状？

3. 哪些预警症状可以帮助确定病因是严重疾病还是良性疾病？

4. 根据患者的病史怎么确定患者震颤的原因？

一、概述

震颤是成年患者生活中最常见的运动障碍。在大部分病例，震颤继发于特发性震颤或帕金森病。患者通常担心自己患有帕金森或其他严重疾病才前来就诊。最常见的病因是特发性震颤，但在成年患者中，会有许多其他原因引起震颤。

体格检查对于评估震颤症状很重要，但是病史资料本身也可以为确立正确诊断提供必要线索。诊断方法首先要确定震颤症状的发作时间，是在休息时、保持一个姿势还是在做动作时。这将有助于缩小鉴别诊断范围，并能获取更有针对性的病史资料。虽然部分预警症状有助于提示需要紧急评估的震颤，但是评估通常在门诊进行（表62-1）。

表62-1 关键术语	
关键术语	**内容**
震颤	拮抗组肌肉以交替或者同步方式有节奏地振荡
动作性震颤	随意运动时出现振荡或者振荡加重，一般是中等频率（6～8Hz），又称为动力学震颤
姿势性震颤	保持某一抵抗重力的固定姿势或者其他固定姿势（握拳，站立）出现振荡，一般是更高的频率（8～14Hz）
静止性震颤	受累的身体部分在静息状态、在无动作（随意性肌肉的收缩）、未抵抗重力的状态出现振荡，一般频率较低（3～6Hz）
意向性震颤	动作性震颤的一种形式，振荡发生在动作开始时，接近目标时振幅增加。通常是指小脑疾病和（或）小脑连接疾病

续表

表62-1　关键术语

关键术语	内容
生理性震颤	在保持某一姿势时发生的不规则8～10Hz的振荡，在闭合双眼后或者患者肌肉上放置重力负载后症状通常消失。根据定义，轻度生理性震颤可能是正常表现，在一般人群中是很常见的
增强生理性震颤	因疲劳、睡眠剥夺、服用某些药物、某些内分泌疾病、服用咖啡因或者压力，生理性震颤幅度增加
特发性震颤	独立的姿势性震颤或者动作性震颤，累及双手，有时累及头部和发声，而无其他神经系统症状发现。由基因决定，大约占50%的患者有阳性家族史（"家族性震颤"）
帕金森病震颤	静止性震颤，通常是一种规律的"搓药丸"样动作，并且经常（但并非总是）伴有帕金森病的其他症状（僵硬、行动缓慢、步态变化）
任务特异性震颤	执行特定的任务时出现，如说话或写作时出现震颤

二、病因（包括多种疾病的患病率）

虽然许多震颤症状实际上是生理性或增强生理性，但是由于神经系统疾病导致的病理性震颤最常见的原因是继发于特发性震颤（姿势性震颤或动作性震颤）或帕金森病（静止性震颤）。确定震颤的原因是原发性疾病还是继发于其他神经系统疾病（如毒性、代谢性、结构性或血管异常）（表62-2、表62-3）。

表62-2　鉴别诊断

	患病率[a]
原发性震颤	
特发性震颤	0.4%～0.9%[b]
帕金森病	0.01%～0.4%[c]
帕金森综合征	
·多系统萎缩（multiple system atrophy,MSA）	0.002%～0.007%
·进行性核上性麻痹	0.0003%～0.008%
Wilson病	0.002%～0.003%
肌张力障碍性震颤	
心因性震颤	
小脑功能障碍	
中脑性震颤（脑红核）	
继发性震颤	
药物（见下表）	
疲劳、焦虑、恐惧	

注：a在一般人群中；空格提示患病率未知，b随着年龄的增长而增加；年龄≥65岁患者患病率4.6%～6.3%，c随着年龄的增长而增加；年龄≥65岁患病率1.6%。

表62-3 可能导致震颤的药物	
肾上腺素能药物	**其他**
苯丙胺类	锂
支气管扩张药	糖皮质激素
β肾上腺受体激动药	抗精神病药物
外周血管收缩药	咖啡因
三环抗抑郁药	环孢素
5-羟色胺再摄取抑制药	丙戊酸
	胺碘酮
	甲状腺素

三、开始问诊

与任何主诉一样，鼓励患者用自己的话尽可能多地讲述病史。避免患者简单地展示自己的震颤症状（表62-4）。

表62-4 问诊技巧	
问题	**牢记**
你这次就诊的原因是什么 是什么让你决定在这个时候就诊？ 对于震颤症状你担心的是什么？ 和我说说关于震颤更多的情况	将震颤确立为主诉，并描绘受到影响的活动、进展情况和严重程度、患者的顾虑和此次就诊的目的，同时鼓励患者用自己的语言说明情况

四、问诊框架

问诊震颤病史有3个主要目标：确定预警症状，确定震颤类型（静止性、姿势性或动作性），并找出有助于确定诊断的伴随症状。

询问以下有关震颤的特点：

1.发病。

2.进展情况。

3.性质（静止性、姿势性、动作性）。

4.部位。

5.对日常功能的影响。

6.伴随症状。

7.加重和缓解因素。

五、找出预警症状

震颤症状很少会作为紧急情况，但以下特征提示严重疾病，并应考虑进行紧急评估

（表 62-5 ）。

1.近期突然发作（数小时至数天之内）。

2.快速发展（数小时至数天）。

3.服用新的药物、控制药物、麻醉药或者毒品。

4.伴有突然的精神状态改变。

5.潜在疾病（例如：癌症或免疫缺陷性疾病），特别是伴有上述任何一项时。

表 62-5　预警症状[a]

症状	严重原因	良性原因
R，P，A，伴精神状态改变、癫痫发作、心脏疾病	中毒或者接触有毒物质，医源性（锂、糖皮质激素），代谢紊乱（低血糖、低钠血症、甲状腺功能亢进症、低钙血症）	增强生理性震颤 心因性药物相关的（如 β 受体激动药、甲状腺素、丙戊酸）
R，P，A，新发偏瘫、感觉丧失、复视或者构音障碍	结构性中枢神经系统损害（脑卒中，肿瘤，脓肿）	增强生理性震颤 周围神经病变 心因性
P，A伴有焦虑、情绪不稳、疼痛	酒精或药物戒断	增强生理性震颤 特发性震颤 焦虑 压力

注：A，action，动作性；P，postural，姿势性；R，resting，静止性。
a 震颤类型伴有相关症状。

并非所有严重疾病都需要紧急评估，如帕金森病、多系统萎缩、进行性核上性麻痹、Wilson病或者正常压力性脑积水。然而，两者疾病必须要考虑到，因为它们是潜在的可逆性疾病。

六、重点问诊

虽然患者会提供许多病史资料，但是使用针对性问题进行问诊将有助于确定震颤的特点并做出更精确的诊断（表 62-6 ）。

表 62-6　重点问诊

问题	考虑
主诉	
是什么让你来就诊的	就诊目的可能因患者而异；部分患者只是想确定患严重疾病，部分患者是想得到诊断，部分患者因震颤症状导致的功能障碍而来寻求治疗，在某些病例中震颤症状出现突然加重

续表

表 62-6　重点问诊

问题	考虑
发病	
震颤症状是何时及如何出现的？你第一次是如何注意到震颤症状的	患者寻求医生帮助，往往是因为配偶或同事发现患者出现异常运动
· 震颤症状是突然开始的	考虑急性发作的震颤，并询问是否存在前文所述预警症状。脑卒中、结构性损伤、中毒、心因性震颤
· 震颤症状刚刚出现（数小时至数天）	考虑急性发作的震颤，并询问是否存在前文所述预警症状。脑卒中、结构性损伤、中毒、毒性暴露、代谢紊乱及心因性震颤
· 开始服用新的药物后不久出现的	可能与药物有关，增强生理性震颤、代谢紊乱所致
· 几年前第一次注意到的	增强生理性震颤、特发性震颤、帕金森病/帕金森综合征及周围神经病变
· 记事起就有这个症状	增强生理性震颤、特发性震颤
· 症状是从有压力的时期/事件开始的	心因性震颤
进展情况	
随时间的推移，震颤症状是如何变化的	随着时间推移，许多震颤症状是进展的
· 震颤症状已逐渐加重	特发性震颤、帕金森病/帕金森综合征、Wilson病及特定任务的震颤
· 震颤症状没有发生改变	增强生理性震颤、肌张力障碍性震颤及特定任务的震颤
· 震颤症状累及身体其他部位	特发性震颤、帕金森病/帕金森综合征
· 震颤症状此前是单侧的，但是现在是双侧的	帕金森病（最常见的单侧起病的震颤）
性质	
你是什么时候会出现震颤症状？当你完全处于静息状态（睡觉前），保持一个姿势或者进行某一动作的时候吗？	首先让患者告诉你什么时候出现震颤，你可能需要进一步问诊患者加以确认
· 在静息状态下（坐在椅子上、看电视、睡觉）	帕金森病，帕金森综合征（MSA、PSP、抗精神病药物使用）
· 保持姿势时（持物或维持一个姿势）	特发性震颤、帕金森病/帕金森综合征、增强生理性震颤、代谢紊乱、毒品接触、中毒、结构性病变或外周神经病变
· 在进行某一动作时（饮酒、就餐、写作、化妆及更衣）	特发性震颤、肌张力障碍性震颤、中枢病变，如脑卒中、多发性硬化或占位性病变（小脑通路）
· 当接近目标时	小脑或小脑连接
· 仅当进行某一特定任务时	任务特异性震颤
· 仅出现在行走时	帕金森病/帕金森综合征、体位性震颤（如果震颤症状局限于双下肢）

续表

表62-6　重点问诊

问题	考虑
部位	
震颤症状的部位在哪里？震颤是单侧的还是双侧的？震颤累及双臂，双腿，头部、面部、下颌还是声音	患者指出的位置，可能是导致最担心或者功能障碍（即惯用手）的位置，可能需要提示指出其他的震颤位置
·单侧或者不对称性	帕金森病、肌张力障碍性震颤、结构性、多发性硬化，周围神经病变或心因性
·双侧及对称性	特发性震颤、增强生理性震颤、帕金森综合征（MSA、PSP、抗精神病药物使用）
·（双）手/（双）上肢	大部分震颤主要影响上肢
·仅累及双下肢	姿势性震颤
·下颌或者面部	帕金森病/帕金森综合征
·头部	特发性震颤、肌张力障碍性震颤
·发音	特发性震颤
对功能的影响	
震颤症状对你的生活有影响吗？	
·觉得震颤症状很尴尬	静止性震颤最常见的主诉，因为静止性震颤并不影响动作
·阅读有困难	见于姿势性和静止性震颤
·会打翻食物和饮料	特发性震颤、小脑功能障碍
·笔迹难以辨认	特发性震颤、小脑功能障碍、中枢神经系统病变、任务特异性震颤或肌张力障碍性震颤
·站立时觉得不舒服	体位性震颤
伴随症状	
你有运动方面的其他问题吗？	
·僵硬（或在床上翻身）	帕金森病/帕金森综合征（僵硬）
·运动缓慢（行走、就餐、写字）	帕金森病/帕金森综合征（迟缓）
·刷牙、切割食物、系鞋带、系纽扣、打领带或洗头发	帕金森病/帕金森综合征（迟缓）
·手臂或腿无力	结构性损伤
·不协调	帕金森病/帕金森综合征（迟缓）、特发性震颤、小脑功能障碍、中毒
你行走时有任何问题吗？近期有跌倒吗？	
·走路时缺乏手臂摆动	帕金森病/帕金森综合征
·拖着一条腿	帕金森病/帕金森综合征（迟缓）、脑部或者脊髓病变引起的无力
·不平衡或者跌倒	帕金森病/帕金森综合征（步态不稳）、CNS病变（无力）或小脑功能障碍（共济失调）
·开始行走有困难或者存在摇摆步态	帕金森病/帕金森综合征

续表

表62-6　重点问诊

问题	考虑
你有尿失禁，站立时头晕，性功能障碍，排便或排尿习惯改变，无任何特殊原因不由自主的出汗或者吞咽困难吗？	提示自主神经功能紊乱，由多系统萎缩所致。尿失禁也见于正常压力性脑积水，伴有认知功能变化
以下思维能力是否发生改变？	
· 意识障碍	中枢神经系统病变、中毒
· 幻觉	帕金森综合征（路易体痴呆）
· 轻度认知功能改变（例如：计算困难）	帕金森病／帕金森综合征、接触毒物、CNS病变
相关病史	
你有任何其他疾病吗？如果有的话，你正在服用哪些药物？	许多药物和毒物（表62-3，可能导致震颤的药物）有肾上腺素作用，可以引起体位性震颤，尤其是茶碱、β受体激动药吸入剂和咖啡因
你吸烟吗？	
你喝大量咖啡、茶或饮料吗？	
你是否因幻觉、精神病发作、抑郁或情绪波动服用药物？	抗精神病药物药物（如氯丙嗪，氟哌啶醇）可能导致多钟类型的震颤：静息性、姿势性或动作性
你是否因恶心、胃动力差或者反流病服用甲氧氯普胺？	甲氧氯普胺的作用方式与抗精神病药相同
影响因素	
压力，焦虑或者疲劳会加重震颤症状吗？	可能见于所有类型的震颤中
乙醇会改善震颤症状吗？	特发性震颤（见于65%～70%的患者）
其他信息	
你的家人是否有震颤症状？	特发性震颤、家族性帕金森病、Wilson病
你是否接触过杀虫剂（有机磷农药），重金属汞，铅或者其他化学物质（锰、砷、一氧化碳、氰化物或乙醇）？	接触毒品

七、诊断方法

首先，确定震颤症状的发病是急性还是慢性的。如果震颤症状是急性发作或进展迅速，应询问预警症状。其次，确定震颤症状的类型（静止性、姿势性或动作性）。进一步问诊以确定是神经系统原因引起的原发性震颤（如特发性震颤或帕金森综合征）还是继发于神经系统疾病以外的其他疾病引起的震颤（药物、毒物、代谢紊乱）。一旦确定，问诊针对性问题以缩小鉴别诊断的范围。震颤的诊断流程参见图62-1。

八、注意事项

1.患者描述震颤症状时会使用功能性描述。医生应进一步了解震颤症状是发生在静止状态、保持某一姿势时，还是在活动中。

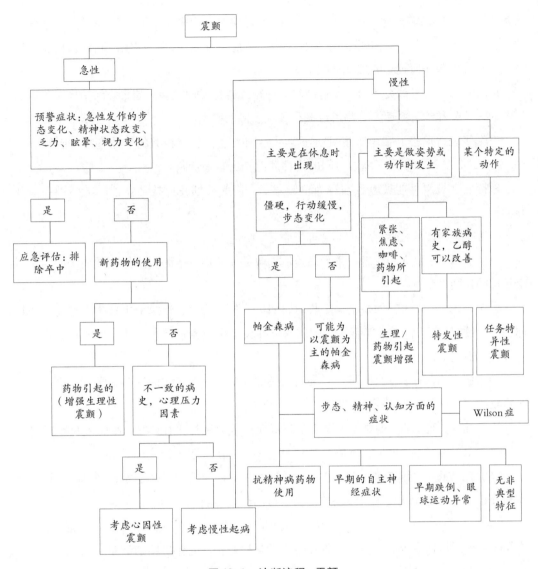

图62-1　诊断流程：震颤

2.许多患者和家属能够获取各种相关信息，特别是通过互联网。如果患者用"静息"或"姿势性震颤"描述，不要被误导。为了作出正确的诊断，不要想当然地认为患者或者家属会正确地使用这些术语。

3.静止性震颤可能会在停止保持姿势与动作数秒后重新出现，严重的姿势性或动作性震颤可能会掩盖静止性震颤。需确定震颤症状在何种情况下最为突出，以明确震颤的类型是静止性、姿势性还是动作性。

4.相比较治疗，患者可能更希望或者需要一个特定的诊断才能放心，通常情况下，需要排除帕金森病。

5.压力、常见的兴奋剂（如咖啡因、尼古丁）和疲劳通常会导致震颤。如果患者描述的是生理性震颤，需询问咖啡饮用情况、睡眠习惯及压力来源。凡是增加肾上腺素效应的事件（如疲劳、压力、咖啡因和某些药物）可能会加重生理性震颤。同样，疲劳、压力及焦虑会引起任何类型的震颤症状加重。

6.乙醇和苯二氮䓬类药物可通过减轻焦虑来缓解特发性震颤。如果震颤是由于焦虑而加重的，乙醇和苯二氮䓬类药物可以减少其他震颤的类型。

7.除非进行尸检，临床医生可能不容易鉴别帕金病与相关的非典型帕金森综合征（如MSA和PSP）；往往只能随着时间的推移才能作出鉴别诊断。

8.特发性震颤可能被患者描述为单侧发病，因为习惯完成技巧性活动的惯用手受到影响。

9.可能会与震颤症状混淆的其他非随意运动，包括：

（1）肌阵挛：孤立的或者一系列高速肌肉收缩。肌肉抽搐是一个描述性词语而不是一个具体的诊断。

（2）扑翼样震颤：在保持某一姿势时，肌肉突然、短暂、反复地出现张力丧失。有时称为"负性肌阵挛"，通常伴有不规则震颤。扑翼样震颤通常是失常性肝病或其他代谢紊乱失代偿引起的。

（3）肌张力障碍：一个肌肉或者一组肌肉的固定性痉挛导致的姿势异常，如果拮抗肌同步收缩则可能与不规则震颤有关。

（4）抽动：孤立的，通常是无节奏的局部肌肉收缩。常伴有预兆，临时主观性缓解。

（5）手足徐动症：单个肢体或者四肢无节奏、扭转性运动。

（6）舞蹈病：一种多动、不随意运动导致的无节奏抽动，无固定模式，不可预知的时间和分布，比手足徐动症频率更快速。这些运动往往与随意运动融在一起。

（7）单凭病史可能无法区分震颤、肌阵挛、扑翼样震颤、舞蹈病及其他运动障碍。往往需要根据体格检查、实验室检查和电生理学检查，才能作出鉴别诊断。

九、预后

急性震颤症状通常是严重疾病导致的，最终决定预后。在原发性震颤中，预后各不相同，但大部分病例有进展性倾向。特发性震颤尽管有时称为"良性"震颤，但是也会进展或缓解；然而，通常与帕金森病和其他帕金森综合征是不相关的。帕金森病发病的平均年龄为55～65岁。PSP和MSA的进展更迅速，患者的寿命更短。目前，帕金森病的治疗方法并不能阻止或逆转疾病进展。Wilson病如果未得到及时治疗，预后不良，但可能是可逆性的，所以对于不明原因震颤的患者，医生应考虑此疾病。心因性震颤缓解率较低，但具有较高的改善率。非神经系统疾病引起的继发性震颤的预后取决于潜在原因的治疗方案，可能预后良好。

第十二部分

精 神 疾 病

第63章

焦 虑

Michael H. Zaroukian, MD, PhD, FACP, FHIMSS, and Veera Pavan Kotaru, MD

案例介绍

女性，36岁，在丈夫陪同下就诊。主诉几乎终日处于紧张和忧虑的状态中，并且感到疲劳，睡眠欠佳。

思考：

1. 还需要询问患者哪些问题？

2. 对于该患者的焦虑症状，如何进行分类？

3. 引起该患者焦虑的原因可能有哪些？

4. 如何通过开放式问诊进一步采集病史，作出初步诊断？

5. 通过采集病史，如何区分正常焦虑情绪和病态的焦虑症？

一、概述

焦虑是面对生理和心理方面的威胁时出现的一种短期、恐惧的、适应性的、正常的情绪反应。当这种焦虑反应反复持续存在，情绪反应变强烈且更频繁或不合时宜时，会产生严重的痛苦，会损害正常功能、活动或关系，即为焦虑性情绪障碍。焦虑性情绪障碍十分常见，但是易被忽略。焦虑性障碍的诊断主要取决于病史采集，因为体格检查和实验室检查对诊断几乎没有帮助。应始终对焦虑性障碍提高警惕，特别是对以下患者：曾有"不明原因"的症状、过度求医、重大生活压力、既往严重生理或心理创伤、抑郁症或既往有药物滥用史及社会角色中断、难以胜任工作等的患者。一经诊断，即可根据表63-1将焦虑性障碍进行分类。

表63-1 关键术语	
关键术语	**内容**
焦虑	忧虑、不安或面对真实的/虚拟的威胁的惧怕
焦虑性障碍	过度焦虑和担心，至少持续6个月以上
广泛性焦虑障碍	对各种事物、环境或事件均过度焦虑，至少持续6个月以上
恐惧症	对特定的外界事物、活动或场景持续存在强烈的荒谬的焦虑和担心
场所恐惧症	对不能轻易进出的封闭性场所感到焦虑，进而有躲避倾向或身处其中时压力骤增
社交恐惧症	对任何社交或公开场合感到强烈恐惧或忧虑。在陌生人面前或在可能被别人仔细观察的社交或表演场合，会出现一种显著且持久的恐惧感

表63-1　关键术语	
关键术语	**内容**
特定对象恐惧症	面对特定事物或场合时出表现出一种显著且持续的恐惧，进而有躲避倾向且在身处其中时压力骤增
惊恐发作	突然发生（10min内）强烈的恐惧，有以下13项预警症状中的至少4项：心悸、胸闷、出汗、颤抖、呼吸困难、胃不适、腹部不适、眩晕、不真实感、手足发麻、濒死感、发疯感或失控感、感到潮热或寒战
惊恐障碍	惊恐发作反复出现，并因此持续担心会发生不幸后果或巨大变化，至少持续1个月
创伤后应激障碍	个体经历、目睹或遭遇到一个或多个创伤事件后，导致反复出现害怕、无助和恐惧感，且至少持续1个月。若症状持续时间小于1个月，则称为急性应激障碍
强迫症	反复出现插入性的想法、冲动、画面等，持续存在，引起显著的焦虑或痛苦，并做出难以自控的不必要的重复性、耗时的行为
因毒品、药物或疾病引起的焦虑	主要是由毒品（可卡因、安他非命、咖啡因）滥用，药物撤退（酒精、麻醉药、镇静药、烟碱、咖啡因），药物（减充血药、β受体激动药、氟西汀）或所处的医疗环境（见"预警症状"）引发的焦虑

二、病因

在焦虑性障碍中，环境因素的作用比特定的遗传变异更为重要。但是最近的一些研究表明遗传因素可能使部分个体的易感性增加，比如出现创伤后应激障碍（posttraumatic stress disorder, PTSD）。研究发现，焦虑性障碍的原因还与神经递质、局灶性脑部活动以及下丘脑–垂体轴功能等方面的改变有关，但尚无统一定论。在环境因素方面，童年时期的不幸、创伤经历和重大的应激性事件与成年时期焦虑性障碍有关（表63-2）。

表63-2　鉴别诊断		
	终生患病率（成年人，美国）[a]	**女男比例[b]**
广泛性焦虑障碍	3%～5%	3∶1
惊恐发作	7.3%	
惊恐障碍	2%～5%	3∶1
创伤后应激障碍	9%～12%	2∶1
因毒品、药物或疾病引起的焦虑		
强迫症	2%～3%	1∶1
场所恐惧症	3.5%～7%	4∶1
社交恐惧症	13.3%	1∶1
特定恐惧症	15.7%	2∶1

注：a 空格提示该病患病率未知；
　　b 精神疾病诊断和统计手册。

三、开始问诊

在采集病史前，对患者的既往病史、用药情况、家人、社交及职业情况进行一定的了解。

采集病史的环境需保持安静、舒适、私密。

告诉患者你会对他／她的隐私进行保密。

避免打断患者。

不催促患者。

使用开放式问题，用心聆听，加以验证并得到患者的肯定。

倾听患者的描述后，继续提问，不要使用诱导式问题。

在处理情感和构建医患关系时，使用NURS（名字、理解、尊重和支持）框架。

记住：患者通常并没有意识到存在焦虑障碍，或者并不知道自身的症状和焦虑障碍之间存在关系。

筛选诱发因素或加重因素，包括精神疾病的共病、压力、药物滥用（史），以及既往遭受过的虐待和忽视。

必要时使用决策－支持工具和提醒系统，包括问卷和病史采集工具。一些有用的在线资源见表63-3。开放式提问及提示见表63-4。

表63-3　在线资源

资源	网址
美国焦虑性障碍协会	http://www.adaa.org/index.cfm
精神卫生国立研究所	http://www.nimh.nih.gov/anxiety/anxietymenu.cfm
患者健康卷	http://www.depression-primarycare.org/clinicians/toolkits/materials/forms/phq9/questionaire/
汉密尔顿焦虑量表	http://www.anxietyhelp.orghama.html
国际神经精神问卷（简版）	http://www.medical-outcomes.com/index.php
Liebowitz社交性焦虑量表	http://www.anxietyhelp.org//information/liebowitz.html
精神疾病诊断和统计手册（4版）	http://dsm.psychiatryonline.orf/book.aspx?bookid=2

表63-4　开放式提问

开放式提问	提示
请描述你的担忧、害怕、担心和压力，以及对你生活的影响	建立一种舒适、相互信任的关系，用心倾听
请说出会诱发或加重你的担忧、害怕、担心和压力的人或事物	保持支持的、中立的态度，有效地处理情感（NURS）
当你感到担忧、害怕、担心和压力时，怎样才能缓解你的情况	避免打断患者的描述和诱导式提问，适时地让家庭成员参与

四、问诊框架

对预警症状进行评估。

对焦虑性障碍进行分类（如广泛性焦虑障碍、恐惧症、强迫症、创伤后应激障碍、惊恐发作、因毒品引起的焦虑）。

确定重要的合并症和危险因素。

五、找出预警症状

当焦虑性障碍加重基础疾病（如心绞痛、心力衰竭、哮喘）病情，引起不良反应（药物滥用）或自毁行为（自杀）时，患者的生命可能会受到威胁（表63-5、表63-6）。

表63-5 重症焦虑性障碍的诊断

诊断	终生患病率[a,b]
重症抑郁	5%～17%
酗酒	14%
自杀	13.5%（意念）; 3.9%（计划）; 4.6%（企图实施）
其他疾病	高血压和哮喘患者的惊恐发作的患病率是普通人群的3倍
痴呆	阿尔茨海默病: 1.7%
饮食失调	神经性厌食症: 0.9%（女）; 0.3%（男）
	神经性贪食症: 1.5%（女）; 0.5%（男）
	暴饮暴食症: 3.5%（女）; 2.0%（男）
躯体化疾病	
人格障碍	

注: a 数据引自: 空格提示该病患病率未知;
　　b 数据引自: 精神卫生国立研究所。

表63-6 预警症状

症状	考虑
认知障碍	痴呆
混沌或激越	毒品滥用或撤退反应，药物、缺氧、感染、头部受伤、低血糖
晕厥	颞叶癫痫，心律失常
剧烈头痛或游走性头痛	头部受伤、脑部感染、中枢神经系统肿瘤或出血、颞动脉炎
呼吸困难	惊恐发作、哮喘、气胸、肺栓塞、心力衰竭、缺氧
劳累性胸痛	心绞痛
甲状腺肿大	甲状腺功能亢进症、甲状腺功能减退症
皮疹、关节痛、血尿	血管炎、类风湿关节炎、系统性红斑狼疮
黄疸	传染性单核细胞增多症、病毒性肝炎

六、重点问诊

倾听患者的描述后，应进一步询问下列问题，从而对焦虑性障碍进一步分类。注意可能有多种疾病并存的情况（表63-7）。

表63-7 重点问诊	
问题	考虑
若下列问题的答案是肯定的	
你经常感到紧张、担心、易怒、不安吗？	广泛性焦虑障碍
总体来看，你是一个紧张的人吗？	
你是否出现疲劳感增加、难以集中精力或者困倦？	
你是否曾经有过的强烈而短暂的恐惧或恐惧突然发作吗？	惊恐发作
有何诱因？	
你是否感到胸部不适、腹部疼痛或者呼吸困难？	
你是否有自身非常担心的症状，但是医生难以进行解释，由此你感到不满意，从而反复就医或更换医生？	
你是否曾处于危险或生命受到威胁的处境中，感到难以保护自己或者曾看到过他人遭受的暴力伤害？	PTSD
对于这种经历，你是否做过噩梦或者头脑中闪现出来？	
什么事物会使你想起过去的创伤？	
你是否在一些地方感到害怕或紧张，例如：管道中、桥上、人群中、电梯中、飞机上、公交或汽车上，或者当你独自一人在外或在家？	场所恐惧症
当你觉得自己被他人注视或评价的时候是否感到害怕或紧张？你在公共场合演讲、表演、在他人面前吃饭、使用公共卫生间、参加聚会、做运动、参加考试、打电话、抢答、约会或寻求帮助的时候是否感到窘迫或害羞？	社交恐惧症
有没有一些特定场合或事物让你感到极大的恐惧，会让你很痛苦或限制你的行动，比如高处、黑暗的环境、昆虫、蛇、陌生人、暴风雪、水、血或针？	特定对象恐惧症
你是否有不愉快的或难以控制的想法在脑海中挥之不去，这些想法似乎会不断涌进来的，使得你一遍又一遍的重复想起？	强迫症
你是否会一遍又一遍去重复那些行为或偏好，难以控制，即便这种做法使你或你所关心的人困扰？	
性质	
这种焦虑是否：	
· 与多种不同的压力相关	广泛性焦虑障碍
· 是一种突然出现的惊恐，迅速达到顶峰并在数分钟内消失	惊恐发作
	惊恐性障碍
· 与某些特定场所有关，如果被困，很难逃脱	场所恐惧症

续表

表63-7 重点问诊

问题	考虑
· 与自己的窘迫或蒙羞的感觉有关	社交恐惧症
· 只与某特定的场合或事物有关	特定对象恐惧症
· 反复出现的插入性、不合理的想法，并有难以控制的冲动	强迫症
· 经常闪现出创伤性的体验或噩梦	PTSD
起病方式与病程	
· 描述一段典型的担忧、恐惧或焦虑的情况。诱因是什么，通常会持续多长时间	
· 这种情况是突然发生的，感觉很糟，来得快，消失得也快	惊恐发作 惊恐性障碍
· 当我在一群人面前时会有这种感觉，但是一会儿之后会消失	社交恐惧症
· 当我在一个拥挤的屋子里，离门又很远的时候症状会出现，当我走出去或离门近一些的时候，症状就消失了	场所恐惧症
· 当我开始爬梯子的时候会出现，直到我又重新回到地面，这种感觉才会消失	特定对象恐惧症
· 很多不同的东西都会引起这种感觉，我甚至觉得这种感觉是持续存在的。我真的就是"杞人忧天"	广泛性焦虑障碍
· 每当我想到要使我的家人免受伤害时，症状就出现了，直到我反复确认微波炉已经关了、门已经锁了，多达20次后，症状才停止	强迫症
· 如果我少喝点酒，症状就会出现，当我饮一瓶啤酒或吃一片安眠药，就会感觉好一些。自从我的抗甲状腺素药增量以后，症状更加严重了	与药物、镇静-催眠药物撤退反应或酒精撤退反应相关的焦虑
· 当我睡眠中出现气短或者在走路中出现胸痛时就会有这种感觉	与其他疾病相关的焦虑
相关症状	
当你感到担心、害怕或焦虑的时候，你是否存在其他伴随症状	
· 面色发红、心跳加快、双手出汗	社交恐惧症 特定对象恐惧症
· 变得非常疲劳，肌肉变得僵硬，忘记要做的事情，难以入眠	广泛性焦虑障碍
· 头痛、胸痛、胃痛、心跳加快、感到头晕及双手麻木	惊恐发作 惊恐性障碍
· 难以自控，浑身酸痛或者麻木	PTSD
· 双手会出现皮疹或秃斑	强迫症
其他症状	
· 是否有特殊的事物会引起这种恐惧、担心或痛苦的感觉	
· 几乎所有的事情，都会引起症状，与自己生活中发生的事情有关	广泛性焦虑障碍
· 每当我在音乐会上进行独奏的时候就会发生症状	社交恐惧症
· 每当我要打扫车库的时候，担心会有蜘蛛，就会出现症状	特定对象恐惧症
· 每当我在一个拥挤的房间里，而且不能轻易地出去的时候，就会出现症状	场所恐惧症
· 每当想到细菌时，就会有这种感觉	强迫症
· 每当车突然熄火的时候就会有这种感觉	PTSD
· 从我的母亲过世后，就开始有这种情况；另外一次是在暴风雪天，我驾车在公路上发生侧滑且差点撞上了一辆大卡车后，又一次有了这种感觉	惊恐发作
· 每当哮喘急性发作，我不得不去急诊的时候就会有这种感觉	其他疾病相关的焦虑

七、诊断流程

诊断的第一步是要确定焦虑性障碍是否由潜在的严重疾病或单独的原发性精神障碍引起。此外，应排除药物引起的焦虑。

其次，需要注意询问症状是否为突然发生的、无预警的或提示有已知诱发因素或环境的。如果多种情况均可引起焦虑，焦虑是持续性的，广泛性焦虑障碍的可能性大。如果引起焦虑发生的因素是特定的、已知的，提示恐惧症、强迫症或 PTSD 的可能性大。有标准化工具用于广泛性焦虑障碍和惊恐性障碍的筛查，如广泛性焦虑障碍 –7 问卷、Shedler 精神疾病快速诊断量表、焦虑筛查问卷。焦虑的诊断流程见章末图 63–1。

八、注意事项

1. 重症焦虑的躯体化症状会使部分患者认为自己患有不明原因的重病。如果诊断表明患者的症状并不乐观，患者可能会进行有伤害的检查或治疗。对于这部分患者，需要对其潜在的其他疾病进行细致的评估，对焦虑和躯体化症状之间的关系进行告知。

2. 患者对于自身原因的观念会对最终的诊断产生较大的影响。相对于使用心理学术语的患者（自述"感到心力交瘁"）而言，自述为"我因为没有时间锻炼才很疲劳"的患者，后者诊断为焦虑的可能性小。

3. 焦虑症患者通常羞于展示自己的真实情况。因此，建立积极的医患关系可能会使患者主动地描述病情、承认自身的症状，并接受相应治疗。

九、预后

如果不进行治疗，焦虑通常会持续存在，对患者及其家人造成显著的痛苦。鉴于治疗会为大部分患者带来较大的益处，准确、及时地诊断会帮助患者得到需要的治疗，提高患者的生活质量（表 63–8）。

表 63–8　预后	
广泛性焦虑障碍	经治疗患者的症状通常会得到缓解，但如果治疗中断易复发
场所恐惧症	部分未经治疗的患者使用镇静药或乙醇减轻焦虑症状。通常患者对治疗的反应良好
社交恐惧症及特定对象恐惧症	经治疗大部分患者至少有中度以上的改善
强迫症	随着 5– 羟色胺再摄取剂的应用，大部分患者症状得到改善，但是一小部分患者会进入缓解期。后续治疗需要防止复发
PTSD	早期 PTSD 患者通过积极干预，大部分能够快速缓解并好转。慢性 PTSD 患者通常治疗困难，倾向于进展性的能力丧失
惊恐性障碍	很少有患者可以完全治愈，多数患者仍存留部分症状或复发

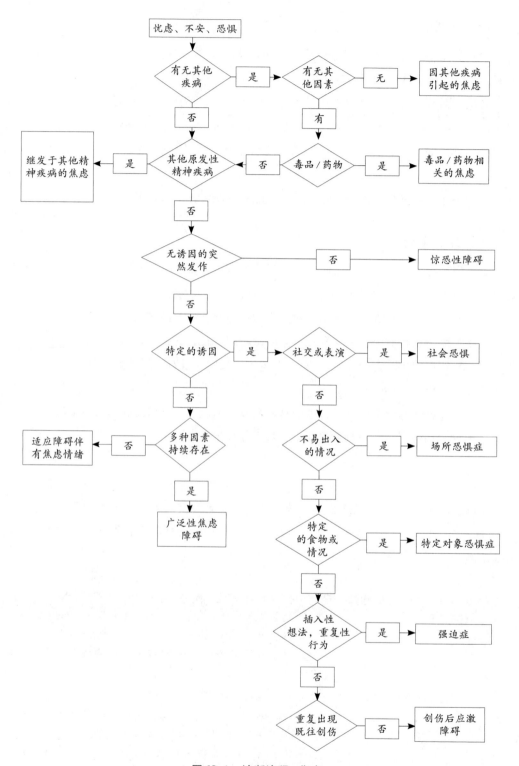

图63-1 诊断流程：焦虑

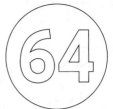

Chapter 64

第64章

抑　郁

John W. Williams, Jr., MD, MHSc, and Jason A. Nieuwsma, PhD

案例介绍

患者，女性，58岁。主诉"睡眠困难"。患者的睡眠问题开始于大约2个月前，自那时以来，患者感觉到自己"精疲力竭、虚弱，不像是以前的自己了"。在过去的2个月，患者体重增加了5.4kg。患者看起来有明显的精神萎靡，动作迟缓，回答问题延迟，难以集中注意力。

思考：

1.根据患者的初期表现，可能的诊断是什么？

2.你想获得哪些附加病史资料？

3.患者的既往病史可能如何指导诊断决策？

4.你怎么确定可能会导致患者出现症状的原因？

5.在患者离开医生办公室前，有没有至关重要的问题需要询问？

一、概述

临床抑郁症是一种综合征，主要症状为情绪低落或者快感缺乏，额外的心理症状（如注意力下降）、躯体症状（如失眠）及功能损害。抑郁情绪是很常见的。在初级诊疗中心对患者进行的系统筛选显示，10%～30%的患者有抑郁情绪。美国预防服务工作小组推荐进行2项简短的抑郁症筛查，患者健康问卷-2（patient health questionnaire-2, PHQ2）在人员辅助抑郁症护理支持中心可用。虽然抑郁情绪是抑郁症的重要特征之一，但实际上大部分患者主诉身体不适。如果未进行系统筛查，临床医生应考虑临床抑郁症，如果患者出现预警症状，例如失眠、疲劳、慢性疼痛，最近生活变化或者压力增加，自评健康状况一般或较差，及不明原因的全身症状（表64-1）。

表64-1　关键术语

关键术语	内容
快感缺失	几乎对所有活动的兴趣或者乐趣都显著减少，几乎每天如此
食欲或体重改变	食欲出现重大改变，或者非刻意性体重减轻或增加（例如：1个月体重变化≥5%）
注意力下降	思维能力或者注意力下降，几乎每日都有
精力减退	疲劳或者精力损失，几乎每日都有
抑郁情绪	几乎每日心情郁闷

续表

表64-1 关键术语

关键术语	内容
内疚感或者无价值感	无价值感或者过分的内疚，几乎每日都有
精神运动性活动增加或减少	精神运动性激越或者迟缓，几乎每日都有
睡眠障碍	失眠或者嗜睡，几乎每天如此
自杀意念	经常想到死亡或自杀

二、病因

女性患者，既往抑郁症病史，慢性内科疾病及一级亲属抑郁症病史是临床抑郁症的危险因素。在抑郁情绪或者抑郁症筛查（如PHQ2）呈阳性的患者中，抑郁症临床患病率因医院及患者的特点有显著不同。在初级诊疗中心，25% ～ 50%的此类患者有一过性烦躁不安（如因他们的运动队输了大型比赛情绪低落）或更持久且轻微的、不损害功能的症状，因此不符合精神科诊断的正式标准。25%的患者患有重症抑郁症，25%患者患有心境恶劣障碍或未特殊说明的（not otherwise specified, NOS）抑郁症，一小部分患者有双相障碍或者引起抑郁症状的一般疾病。

如果存在9个抑郁症状中的5个及以上时，则可以诊断为重度抑郁症，包括情绪低落或快感缺乏，功能损害持续时间≥2周。心境恶劣障碍是一种慢性、轻度的抑郁障碍，以抑郁情绪为特点，持续时间为数年，伴有其他抑郁症状。NOS抑郁障碍是较轻度的抑郁症，不符合重度抑郁症或心境恶劣障碍的诊断标准，特点是有2 ～ 4个的抑郁症状，包括情绪低落、快感缺乏、功能损害、持续时间≥2周。抑郁症常会与其他精神疾病共同存在（表64-2）。

表64-2 鉴别诊断

	在抑郁情绪患者中的患病率[a]	在无选择的初级诊疗中心的患病率
双相情感障碍	2% ～ 10%	0.5% ～ 3.0%
重度抑郁症	20% ～ 30%	4% ～ 9%
心境恶劣障碍	5% ～ 15%	1% ～ 4%
NOS 抑郁障碍	10% ～ 15%	4% ～ 6%
适应障碍		2% ～ 10%
丧亲之痛		1% ～ 2%
由一般疾病引起的情绪障碍	不确定，＜5%	不确定，但非常低
经前期烦躁不安障碍		育龄妇女中占2% ～ 9%
其他精神疾病，如乙醇中毒或焦虑症	10% ～ 50%（可能与抑郁症并存）	乙醇引发的障碍3% ～ 9% 焦虑症7% ～ 19%
一过性烦躁不安或者症状	25% ～ 50%	5% ～ 30%

续表

表64-2　鉴别诊断		
	在抑郁情绪患者中的患病率[a]	在无选择的初级诊疗中心的患病率
轻微，不符合精神疾病诊断标准		

注：a 在抑郁情绪或者抑郁症筛查阳性的患者；空格提示患病率未知。

三、开始问诊

1.问诊时以一般性问题开始较好，例如"家里或者工作怎么样"或"你的情绪怎么样"。

2.若要确诊为临床显著的抑郁症，需要存在2个主要症状中的1个，有效的问诊策略是针对性地询问抑郁情绪和快感缺失症状。由于来自不同背景的患者会使用不同术语描述抑郁症，所以最好使用几个同义词。如果患者有情绪低落或者快感缺乏的症状，认为筛查是阳性的，筛查阳性的似然比（LR$^+$）4.0 ～ 8.3，阴性检查的似然比（LR$^-$）为0.16 ～ 0.67（表64-3）。

表64-3　问诊技巧	
问题	牢记
在过去1个月里，有无情绪低落、沮丧或绝望？	抑郁症患者可能会使医生感到难过。将你的情感反应作为诊断线索
在过去1个月里，是否因为对做事情提不起兴趣或觉得无乐趣而烦恼？	在老年患者中，这种症状往往比抑郁情绪更为突出

四、问诊框架

如果患者存在情绪低落或快感缺乏症状，询问患者是否存在其他的抑郁症状或进行患者健康问卷（patient health questionnaire, PHQ）等抑郁症问卷调查。患者健康问卷包括9项内容，是一种自评量表，评估《精神障碍诊断与统计手册（diagnostic and statistical manual of mentaldisorders, DSM）》中的重度抑郁症9个体征和症状。患者根据近2周的体验来回答每个问题，确定对应的程度（范围从"不"到"几乎每日"），总得分范围0 ～ 27分。评分≥ 10分表示可能患有抑郁症（表64-4）。

1.询问对日常生活的影响，因为诊断抑郁症需要确认患者与家人、在工作或人际交往中存在功能障碍。

2.评估自杀的预警症状。

3.考虑继发性原因，如药物治疗、甲状腺功能减退症、恶性肿瘤及自身免疫性或中枢神经系统疾病。

4.考虑症状模式、持续时间及伴随症状以作出明确的诊断。

表64-4 与临床抑郁症相关的药物	
明确的因果关系	**可能存在的因果关系**
· 高剂量利血平	· 口服避孕药
· 高剂量糖皮质激素	· 卡马西平
· 合成代谢类固醇	· 苯巴比妥
· 可卡因或苯丙胺戒断	· 异维甲酸
· 乙醇	
· 干扰素	

五、找出预警症状

由于患者很少主动提出自杀想法，因此直接询问有关自杀的想法是很重要的。这个话题可以这样引入："你有没有觉得不值得过下去，或者你觉得死了会更好吗？"另一个方法是问："有时候，当一个人情绪低落或者抑郁时，他们可能会想到死。你有过这样的想法吗？"如果患者有自杀意念，询问更为详细的问题，鉴别被动自杀意念与主动自杀意念，评估自杀的风险。躯体症状与整体抑郁程度并不一致，如明显体重减轻伴轻度抑郁症，提示考虑其他诊断，如潜在的恶性肿瘤（表64-5）。

表64-5 预警症状	
预警症状	**评估**
自杀	
你有用某种方式伤害自己的想法吗？	回答"完全没有"的患者风险较低
你有没有计划过或考虑过用什么方法来伤害自己吗？	如果是的话，详细询问
你是否曾试图伤害自己？	过去尝试伤害自己是未来自残的危险因素
有想法和采取行动有很大的区别。你觉得你在不久的将来会试图伤害自己吗？	肯定的回答提示患者有非常高的自杀风险
严重的一般疾病	考虑
尽管饮食正常或接近正常，你的体重是否下降	恶性肿瘤
是否有其他人都感到正常而你却感到寒冷的时候？你是否有皮肤干燥或者便秘	甲状腺功能减退症
是否出现皮疹、眼或者口腔干涩、吞咽困难或手足疼痛/肿胀	自身免疫性疾病（如干燥综合征）
是否注意到震颤或者步态变化	中枢神经系统疾病
是否一侧身体出现无力症状	（帕金森病或反复脑卒中）

六、重点问诊

评估DSM症状

评估抑郁症状对功能的影响，向患者询问："问卷中的症状对你的工作、料理家务或与他人相处有哪些影响？"（表64-6）

表64-6　重点问诊	
问题	**考虑**
最近你的心情怎么样？是否感到情绪低落、沮丧或者绝望？这种情况多久发生一次？会持续多长时间？	抑郁情绪
你是否对日常活动失去兴趣？是否对以往感兴趣的事情提不起兴趣？	快感缺乏
睡眠情况怎么样？与你的正常睡眠比较有什么变化？	睡眠障碍
你的食欲或体重有何变化？	食欲或者体重变化
是否注意到你精力下降了？	精力下降
是否感到烦躁或难以坐着不动？是否感觉自己行动速度变慢了，就像你在做慢动作或陷在泥中？	精神运动性活动增加或减少
是否有难以集中注意力的情况？是否比以前难做出决定呢？	注意力下降
你感到内疚或为某些事情而自责吗？对于素未谋面的人你会如何形容自己？	内疚感或者无价值感
你是否觉得生活不值得过下去或觉得死了会更好吗？	自杀意念
有时，当一个人感觉情绪低落或者抑郁时，他们可能会想到死，你有这样的想法吗？	
性质	
至少有5项DSM症状，包括抑郁情绪或快感缺乏	重度抑郁症
症状较轻，包括抑郁情绪或者快感缺乏	心境恶劣障碍
	抑郁障碍NOS
	适应障碍
轻度症状，无功能损害	一过性烦躁不安
起病方式与病程	
这些症状是亲人死亡后出现的吗？	丧亲之痛
这些症状是在有压力的时期开始出现的吗？	适应障碍伴抑郁情绪
你是否见过或者经历过创伤性事件，即你或者他人的生命处于危险之中吗？	创伤后应激障碍
严重伤害造成怎样的威胁	
这些症状在大部分时间一直存在，至少2年了吗？	心境恶劣障碍或者慢性重度抑郁
这些症状发生在特定时间吗？	季节性情感障碍
你的症状是在月经前1周开始并在月经期后几天缓解吗？	经前期烦躁障碍
伴随症状	
你曾经有过心情非常好的时候，但没有什么原因吗？	双相情感障碍
这段症状期间是否伴随着思维加速，睡眠需求减少或者精力增加	双相情感障碍

续表

表64-6 重点问诊

问题	考虑
是否有使你陷入困境，例如：花太多钱、冲动性旅游或进行过多的活动吗？	双相情感障碍
你曾经看到过其他人看不到的东西吗？你是否听到其他人听不见的东西，例如：噪声或者小声说话或者交谈吗？	抑郁症伴有精神病表现 精神科疾病，例如： 精神分裂症或者 分裂性情感障碍
你曾经有过无理由的恐慌发作，体验到剧烈的焦虑、恐惧或者不适吗？	惊恐障碍
近1个月一半以上的日子你是否感到紧张、焦虑或不安？	广泛性焦虑障碍（参见第63章）
你饮酒吗？请告诉我你的饮酒习惯	
· 是否在一段时间饮酒过多	酒精性障碍 物质诱发的情绪障碍
· 饮酒曾经造成问题，例如：失去工作，违法问题或者酒后驾车	乙醇性障碍 物质诱发的情绪障碍
影响因素	
某些人觉得自己的情绪经常变化，每日情绪像是在过山车。你是这样的吗？	频繁情绪波动或者想成为人们关注的焦点提示存在人格障碍
某些人喜欢成为众人瞩目的焦点，而一些人则在居于社会边缘时感到满足，你如何形容自己	（当其他人为焦点时会感到困扰）

七、诊断流程

临床抑郁症一旦确诊，需要采集有关可能会影响治疗因素的附加病史。首先，探究患者对该诊断的理解和接受情况。对抑郁症心存偏见或者存在直接排斥反应可能会影响治疗效果。其次，询问既往的发作史和对治疗的反应。既往发作次数越多，复发风险越高，需要长期治疗。对既往有效的治疗方法可能对本次发作也有效。抑郁情绪的诊断方法流程参见章末图64-1。

八、注意事项

1.成年男性患者和青少年患者可能描述存在过度烦躁不安症状，而不是抑郁情绪。

2.由于抑郁症的心理、生理症状可能与其他疾病重叠，诊断患有严重或多重慢性疾病患者的抑郁症是有挑战性的。DSM诊断标准建议将这些症状纳入到临床抑郁症诊断中，除非证明该症状是"明确并充分地由一般疾病所致"。

3.区别痴呆症早期与抑郁症可能是有困难的，在许多情况下两者同时出现。如果抑郁症状与提示痴呆症的症状同样显著，诊断并治疗抑郁症。如果抑郁症治疗对患者无疗效，需进一步评估痴呆症。

4.虽然抑郁症在全球范围内很常见，但是在对症状描述（如"nervios"）和疾病归因（如susto, Hwa-byung）方面，不同文化之间是有差异的。

九、预后

在许多患者，重度抑郁症是一种复发性疾病；仅一次发作后复发的概率为50%，3次发作后复发的概率升至90%。对于愿意逐步接受药物治疗或特殊心理治疗的患者来说，缓解率为70%。慢性重度抑郁症(持续时间 ≥2年)更难治疗，药物治疗联合心理治疗疗效更好。在仅有抑郁症状的患者中，25%的患者在2年内会发展为重度抑郁症。

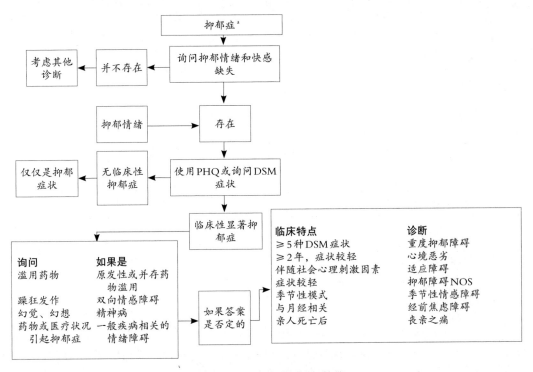

图64-1 诊断流程：抑郁情绪

注：a临床抑郁症的危险信号包括失眠，疲劳，慢性疼痛，最近的生活变化或压力增加，一般或较差的个人健康状况和无法解释的身体症状。DSM，精神疾病诊断与统计手册；NOS，未特殊说明的；PHQ，患者的健康问卷调查。

第十三部分

案 例 交 流

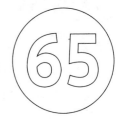

第65章
口述病例报告

Lawrence M. Tierney, Jr. MD

　　口述病例报告是对病史和体格检查结果的简单总结。与书面报告不同的是，口述病例报告是灵活多变的，可以是通过电话给医疗顾问的一句简单总结，也可以是在大型医学学术会议上做的更为正式的报告。简洁和有条理尤其重要，报告者既不能忽视重要细节，也不能重复报告同一内容。照读书面报告中的内容不是演示的目的。本章将重点介绍口述报告的基本组成部分：主诉、现病史、既往史、家族史及社会史、系统回顾，最后是体格检查结果。

　　主诉应尽可能直接、简短地阐明患者的主要问题。倾听患者讲述问题时，医生需要立即发现患者重点关注的问题。事实上，从叙述的第一句话开始，听众就要逐步确定诊断。过长的主诉（包括既往史）只会引起混淆，延长诊断时间。仅在阐述患者的顾虑时，才使用患者陈述的内容。一般认为主诉来自患者，且所说的内容正确，如果不是来自患者，要明确说明。最好交待患者的性别。介绍患者的职业有助于听众了解疾病史和社会史。在听完报告后，听众很可能要对患者进行检查。

　　现病史是口述报告中最重要的内容。如果现病史被准确介绍，在其结论中听众未能理解患者的问题，那么在进行广泛评估后弄清楚该问题的可能性也不大。应明确就诊前疾症状持续的时间，具体日期不是重点。明确具体日期是为了推断出疾病的持续时间。

　　介绍现病史的第一步是确定症状与可能的病因间的逻辑关系。例如，在介绍一位有胸痛症状的中年男性患者时，一开始就应该提到慢性高胆固醇血症，按照时间先后顺序，再提其他事件，一直到当前。许多病历让人感到疑惑，因为病历中首先提到的是最近的信息，然后是较前的事件。介绍现病史应该像讲故事，根据时间先后顺序来陈述。这对听众很重要。

　　该如何处理现病史中与诊断结论相悖的资料（否定信息）呢？当诊断依据足够充分时，就不要提及这些否定信息了。但是，当听众无法通过诊断依据推断出确切的结论时，就需要依据否定信息来缩小鉴别诊断范围。例如，一位27岁女性患者，胸骨后压榨性疼痛，放射至双臂，伴有濒死感，根据这些信息，推断出这些症状可能是精神疾病、心血管疾病、胃肠道疾病及药物导致。在本案例中，进行报告陈述时忽略相关信息（否定信息）有助于听众集中注意力进行鉴别诊断。

　　既往史是书面病历报告的重要组成部分，但在口述报告中所占篇幅较少。如果既往信息与现病史有相关性，可将这部分内容列到现病史中，时间太久远的既往史可以完全省略。家族史也是如此。冗长的家族史对疾病的诊断往往无帮助。如果家族史中有重要信息，最好将其列入现病史中。

一直以来，向听众展示患者的社会史是很重要的工作，也是人性化的体现。"社会史对诊断疾病无帮助"这类观点认为患者是病理生理标本，而非人类，对开展临床工作是不利的。了解社会史可以促进医患间的沟通。虽然药物使用情况和生活习惯是社会史中的内容，但这部分内容与现病史的关系更大。

系统回顾应尽量简短，应只包含显著的、值得进一步探究的症状和体征。如果包含过多内容，真正需要进行鉴别的症状和体征无法突显出来。

口头陈述中很重要的一点是，不要重复叙述某些信息。展示者应事先确定好某个信息归属于哪个部分，重复叙述只是在浪费时间。

虽然体格检查不是本书要介绍的内容，但还是要提供一些建议。最好使用简单的叙述性词汇来描述体格检查结果。虽然"显著""不显著"这类词是广泛使用的医学术语，但是对听众理解检查结果没有帮助。应该在1分钟内陈述完所有体格检查结果，简短地提及每个系统，告诉听众相关检查结果。例如，如果症状不是由肺部疾病导致，用"胸部检查结果阴性"来表述，完全可以说明问题。所有阳性发现，不论是否是预期的，都应提及。阴性检查结果只提及医生预期到的。陈述肝病患者病例时，可提及"未见蜘蛛痣"，告知听众你已经检查过了。无需陈述具体的部位或系统（如"胸部"——无哮鸣音、干啰音或湿啰音），因为听众清楚正在描述的身体部位。

实验室检查、其他诊断性检查和病情评估虽然不是本书的重点内容，但是在陈述报告时下面几点需要注意。展示的具体实验室数据取决于医院或诊所等机构的设置，以及患者症状及疾病的性质。有些听众更喜欢在演讲结束时听到简短的案例总结，但是，最好将详细的评估内容和诊疗计划放在书面报告中。再次强调，需要注意时间问题。众所周知，听众集中注意力的时间很少超过7分钟。

总之，优秀的口述报告是按时间顺序，用讲故事的方式来陈述，所用语言也是日常的。只有不断练习和实践，才能清晰地陈述想要表达的内容。口述病例报告是正在没落的艺术，也是需要被再次点燃的艺术。